"十二五"职业教育国家规划立项教材

 国家卫生和计划生育委员会"十二五"规划教材

全国中等卫生职业教育教材

供康复技术专业用

# 解剖生理学基础

主 编 黄嫦斌

副主编 陈明玉 李向利 鲍建瑛

编 委（以姓氏笔画为序）

冯培勋（河南省郑州市卫生学校）

苏艳英（云南省大理卫生学校）

李向利（辽宁省朝阳市卫生学校）

张春华（辽宁省朝阳市卫生学校）

陈明玉（辽宁省大连铁路卫生学校）

林 融（广西南宁市卫生学校）

周晓隆（合肥职业技术学院）

钟富良（浙江省桐乡市卫生学校）

高 健（潍坊护理职业学院）

黄嫦斌（广西南宁市卫生学校）

鲍建瑛（上海市卫生学校）

鲍耀波（广东省东莞卫生学校）

管永福（江西省赣州卫生学校）

秘 书 林 融（广西南宁市卫生学校）

人民卫生出版社

图书在版编目（CIP）数据

解剖生理学基础/黄嫦斌主编. —北京：人民卫生
出版社,2015

ISBN 978-7-117-21662-3

Ⅰ.①解… Ⅱ.①黄… Ⅲ.①人体解剖学－人体
生理学－医学院校－教材 Ⅳ.①R324

中国版本图书馆 CIP 数据核字（2015）第 255826 号

| 人卫社官网 | www. pmph. com | 出版物查询，在线购书 |
| 人卫医学网 | www. ipmph. com | 医学考试辅导，医学数据库服务，医学教育资源，大众健康资讯 |

解剖生理学基础

主　　编：黄嫦斌
出版发行：人民卫生出版社（中继线 010-59780011）
地　　址：北京市朝阳区潘家园南里 19 号
邮　　编：100021
E - mail：pmph @ pmph. com
购书热线：010-59787592　010-59787584　010-65264830
印　　刷：三河市宏达印刷有限公司（胜利）
经　　销：新华书店
开　　本：787×1092　1/16　　印张：29
字　　数：724 千字
版　　次：2016 年 1 月第 1 版　2022 年 6 月第 1 版第 8 次印刷
标准书号：ISBN 978-7-117-21662-3/R·21663
定　　价：89.00 元

打击盗版举报电话：010-59787491　E -mail：WQ @ pmph. com
（凡属印装质量问题请与本社市场营销中心联系退换）

# 出版说明

为全面贯彻党的十八大和十八届三中、四中、五中全会精神，依据《国务院关于加快发展现代职业教育的决定》要求，更好地服务于现代卫生职业教育快速发展的需要，适应卫生事业改革发展对医药卫生职业人才的需求，贯彻《医药卫生中长期人才发展规划(2011—2020年)》《现代职业教育体系建设规划(2014—2020年)》文件精神，人民卫生出版社在教育部、国家卫生和计划生育委员会的领导和支持下，按照教育部颁布的《中等职业学校专业教学标准(试行)》医药卫生类(第二辑)(简称《标准》)，由全国卫生职业教育教学指导委员会(简称卫生行指委)直接指导，经过广泛的调研论证，成立了中等卫生职业教育各专业教育教材建设评审委员会，启动了全国中等卫生职业教育第三轮规划教材修订工作。

本轮规划教材修订的原则：①明确人才培养目标。按照《标准》要求，本轮规划教材坚持立德树人，培养职业素养与专业知识、专业技能并重，德智体美全面发展的技能型卫生专门人才。②强化教材体系建设。紧扣《标准》，各专业设置公共基础课(含公共选修课)、专业技能课(含专业核心课、专业方向课、专业选修课)；同时，结合专业岗位与执业资格考试需要，充实完善课程与教材体系，使之更加符合现代职业教育体系发展的需要。在此基础上，组织制订了各专业课程教学大纲并附于教材中，方便教学参考。③贯彻现代职教理念。体现"以就业为导向，以能力为本位，以发展技能为核心"的职教理念。理论知识强调"必需、够用"；突出技能培养，提倡"做中学、学中做"的理实一体化思想，在教材中编入实训(实验)指导。④重视传统融合创新。人民卫生出版社医药卫生规划教材经过长时间的实践与积累，其中的优良传统在本轮修订中得到了很好的传承。在广泛调研的基础上，再版教材与新编教材在整体上实现了高度融合与衔接。在教材编写中，产教融合、校企合作理念得到了充分贯彻。⑤突出行业规划特性。本轮修订紧紧依靠卫生行指委和各专业教育教材建设评审委员会，充分发挥行业机构与专家对教材的宏观规划与评审把关作用，体现了国家卫生计生委规划教材一贯的标准性、权威性、规范性。⑥提升服务教学能力。本轮教材修订，在主教材中设置了一系列服务教学的拓展模块；此外，教材立体化建设水平进一步提高，根据专业需要开发了配套教材、网络增值服务等，大量与课程相关的内容围绕教材形成便捷的在线数字化教学资源包，为教师提供教学素材支撑，为学生提供学习资源服务，教材的教学服务能力明显增强。

　　人民卫生出版社作为国家规划教材出版基地,有护理、助产、农村医学、药剂、制药技术、营养与保健、康复技术、眼视光与配镜、医学检验技术、医学影像技术、口腔修复工艺等 24 个专业的教材获选教育部中等职业教育专业技能课立项教材,相关专业教材根据《标准》颁布情况陆续修订出版。

# 康复技术专业编写说明

根据教育部 2010 年公布的《中等职业学校专业目录(2010 年修订)》,康复技术专业(100500)的目的是面向基层医疗卫生机构、社区、残联及民政系统康复机构等,培养从事临床康复、社区康复和养老机构康复等工作,德智体美全面发展的高素质劳动者和技能型人才。人民卫生出版社积极落实教育部、国家卫生和计划生育委员会相关要求,推进《标准》实施,在卫生行指委指导下,进行了认真细致的调研论证工作,规划并启动了教材的编写工作。

本轮康复技术专业规划教材与《标准》课程结构对应,设置公共基础课(含公共选修课)、专业基础课、专业技能课(含专业核心课、专业选修课)教材。其中专业核心课教材根据《标准》要求设置共 10 种。

本轮教材编写力求贯彻以学生为中心、贴近岗位需求、服务教学的创新教材编写理念,教材中设置了"学习目标""病例/案例""知识链接""考点提示""本章小结""目标测试""实训/实验指导"等模块。"学习目标""考点提示""目标测试"相互呼应衔接,着力专业知识掌握,提高专业考试应试能力。尤其是"病例/案例""实训/实验指导"模块,通过真实案例激发学生的学习兴趣、探究兴趣和职业兴趣,满足了"真学、真做、掌握真本领""早临床、多临床、反复临床"的新时期卫生职业教育人才培养新要求。

本系列教材将于 2016 年 7 月前全部出版。

| 总序号 | 适用专业 | 分序号 | 教材名称 | 版次 |
|---|---|---|---|---|
| 1 | 护理专业 | 1 | 解剖学基础 ** | 3 |
| 2 | | 2 | 生理学基础 ** | 3 |
| 3 | | 3 | 药物学基础 ** | 3 |
| 4 | | 4 | 护理学基础 ** | 3 |
| 5 | | 5 | 健康评估 ** | 2 |
| 6 | | 6 | 内科护理 ** | 3 |
| 7 | | 7 | 外科护理 ** | 3 |
| 8 | | 8 | 妇产科护理 ** | 3 |
| 9 | | 9 | 儿科护理 ** | 3 |
| 10 | | 10 | 老年护理 ** | 3 |
| 11 | | 11 | 老年保健 | 1 |
| 12 | | 12 | 急救护理技术 | 3 |
| 13 | | 13 | 重症监护技术 | 2 |
| 14 | | 14 | 社区护理 | 3 |
| 15 | | 15 | 健康教育 | 1 |
| 16 | 助产专业 | 1 | 解剖学基础 ** | 3 |
| 17 | | 2 | 生理学基础 ** | 3 |
| 18 | | 3 | 药物学基础 ** | 3 |
| 19 | | 4 | 基础护理 ** | 3 |
| 20 | | 5 | 健康评估 ** | 2 |
| 21 | | 6 | 母婴护理 ** | 1 |
| 22 | | 7 | 儿童护理 ** | 1 |
| 23 | | 8 | 成人护理(上册)- 内外科护理 ** | 1 |
| 24 | | 9 | 成人护理(下册)- 妇科护理 ** | 1 |
| 25 | | 10 | 产科学基础 ** | 3 |
| 26 | | 11 | 助产技术 ** | 1 |
| 27 | | 12 | 母婴保健 | 3 |
| 28 | | 13 | 遗传与优生 | 3 |

续表

| 总序号 | 适用专业 | 分序号 | 教材名称 | 版次 |
|---|---|---|---|---|
| 29 | 护理、助产专业共用 | 1 | 病理学基础 | 3 |
| 30 | | 2 | 病原生物与免疫学基础 | 3 |
| 31 | | 3 | 生物化学基础 | 3 |
| 32 | | 4 | 心理与精神护理 | 3 |
| 33 | | 5 | 护理技术综合实训 | 2 |
| 34 | | 6 | 护理礼仪 | 3 |
| 35 | | 7 | 人际沟通 | 3 |
| 36 | | 8 | 中医护理 | 3 |
| 37 | | 9 | 五官科护理 | 3 |
| 38 | | 10 | 营养与膳食 | 3 |
| 39 | | 11 | 护士人文修养 | 1 |
| 40 | | 12 | 护理伦理 | 1 |
| 41 | | 13 | 卫生法律法规 | 3 |
| 42 | | 14 | 护理管理基础 | 1 |
| 43 | 农村医学专业 | 1 | 解剖学基础 ** | 1 |
| 44 | | 2 | 生理学基础 ** | 1 |
| 45 | | 3 | 药理学基础 ** | 1 |
| 46 | | 4 | 诊断学基础 ** | 1 |
| 47 | | 5 | 内科疾病防治 ** | 1 |
| 48 | | 6 | 外科疾病防治 ** | 1 |
| 49 | | 7 | 妇产科疾病防治 ** | 1 |
| 50 | | 8 | 儿科疾病防治 ** | 1 |
| 51 | | 9 | 公共卫生学基础 ** | 1 |
| 52 | | 10 | 急救医学基础 ** | 1 |
| 53 | | 11 | 康复医学基础 ** | 1 |
| 54 | | 12 | 病原生物与免疫学基础 | 1 |
| 55 | | 13 | 病理学基础 | 1 |
| 56 | | 14 | 中医药学基础 | 1 |
| 57 | | 15 | 针灸推拿技术 | 1 |
| 58 | | 16 | 常用护理技术 | 1 |
| 59 | | 17 | 农村常用医疗实践技能实训 | 1 |
| 60 | | 18 | 精神病学基础 | 1 |
| 61 | | 19 | 实用卫生法规 | 1 |
| 62 | | 20 | 五官科疾病防治 | 1 |
| 63 | | 21 | 医学心理学基础 | 1 |
| 64 | | 22 | 生物化学基础 | 1 |
| 65 | | 23 | 医学伦理学基础 | 1 |
| 66 | | 24 | 传染病防治 | 1 |

续表

| 总序号 | 适用专业 | 分序号 | 教材名称 | 版次 |
|---|---|---|---|---|
| 67 | 营养与保健专业 | 1 | 正常人体结构与功能 * | 1 |
| 68 | | 2 | 基础营养与食品安全 * | 1 |
| 69 | | 3 | 特殊人群营养 * | 1 |
| 70 | | 4 | 临床营养 * | 1 |
| 71 | | 5 | 公共营养 * | 1 |
| 72 | | 6 | 营养软件实用技术 * | 1 |
| 73 | | 7 | 中医食疗药膳 * | 1 |
| 74 | | 8 | 健康管理 * | 1 |
| 75 | | 9 | 营养配餐与设计 * | 1 |
| 76 | 康复技术专业 | 1 | 解剖生理学基础 * | 1 |
| 77 | | 2 | 疾病学基础 * | 1 |
| 78 | | 3 | 临床医学概要 * | 1 |
| 79 | | 4 | 康复评定技术 * | 2 |
| 80 | | 5 | 物理因子治疗技术 * | 1 |
| 81 | | 6 | 运动疗法 * | 1 |
| 82 | | 7 | 作业疗法 * | 1 |
| 83 | | 8 | 言语疗法 * | 1 |
| 84 | | 9 | 中国传统康复疗法 * | 1 |
| 85 | | 10 | 常见疾病康复 * | 2 |
| 86 | 眼视光与配镜专业 | 1 | 验光技术 * | 1 |
| 87 | | 2 | 定配技术 * | 1 |
| 88 | | 3 | 眼镜门店营销实务 * | 1 |
| 89 | | 4 | 眼视光基础 * | 1 |
| 90 | | 5 | 眼镜质检与调校技术 * | 1 |
| 91 | | 6 | 接触镜验配技术 * | 1 |
| 92 | | 7 | 眼病概要 | 1 |
| 93 | | 8 | 人际沟通技巧 | 1 |
| 94 | 医学检验技术专业 | 1 | 无机化学基础 * | 3 |
| 95 | | 2 | 有机化学基础 * | 3 |
| 96 | | 3 | 分析化学基础 * | 3 |
| 97 | | 4 | 临床疾病概要 * | 3 |
| 98 | | 5 | 寄生虫检验技术 * | 3 |
| 99 | | 6 | 免疫学检验技术 * | 3 |
| 100 | | 7 | 微生物检验技术 * | 3 |
| 101 | | 8 | 检验仪器使用与维修 * | 1 |
| 102 | 医学影像技术专业 | 1 | 解剖学基础 * | 1 |
| 103 | | 2 | 生理学基础 * | 1 |
| 104 | | 3 | 病理学基础 * | 1 |

续表

| 总序号 | 适用专业 | 分序号 | 教材名称 | 版次 |
|---|---|---|---|---|
| 105 | | 4 | 医用电子技术 * | 3 |
| 106 | | 5 | 医学影像设备 * | 3 |
| 107 | | 6 | 医学影像技术 * | 3 |
| 108 | | 7 | 医学影像诊断基础 * | 3 |
| 109 | | 8 | 超声技术与诊断基础 * | 3 |
| 110 | | 9 | X 线物理与防护 * | 3 |
| 111 | 口腔修复工艺专业 | 1 | 口腔解剖与牙雕刻技术 * | 2 |
| 112 | | 2 | 口腔生理学基础 * | 3 |
| 113 | | 3 | 口腔组织及病理学基础 * | 2 |
| 114 | | 4 | 口腔疾病概要 * | 3 |
| 115 | | 5 | 口腔工艺材料应用 * | 3 |
| 116 | | 6 | 口腔工艺设备使用与养护 * | 2 |
| 117 | | 7 | 口腔医学美学基础 * | 3 |
| 118 | | 8 | 口腔固定修复工艺技术 * | 3 |
| 119 | | 9 | 可摘义齿修复工艺技术 * | 3 |
| 120 | | 10 | 口腔正畸工艺技术 * | 3 |
| 121 | 药剂、制药技术专业 | 1 | 基础化学 ** | 1 |
| 122 | | 2 | 微生物基础 ** | 1 |
| 123 | | 3 | 实用医学基础 ** | 1 |
| 124 | | 4 | 药事法规 ** | 1 |
| 125 | | 5 | 药物分析技术 ** | 1 |
| 126 | | 6 | 药物制剂技术 ** | 1 |
| 127 | | 7 | 药物化学 ** | 1 |
| 128 | | 8 | 会计基础 | 1 |
| 129 | | 9 | 临床医学概要 | 1 |
| 130 | | 10 | 人体解剖生理学基础 | 1 |
| 131 | | 11 | 天然药物学基础 | 1 |
| 132 | | 12 | 天然药物化学基础 | 1 |
| 133 | | 13 | 药品储存与养护技术 | 1 |
| 134 | | 14 | 中医药基础 | 1 |
| 135 | | 15 | 药店零售与服务技术 | 1 |
| 136 | | 16 | 医药市场营销技术 | 1 |
| 137 | | 17 | 药品调剂技术 | 1 |
| 138 | | 18 | 医院药学概要 | 1 |
| 139 | | 19 | 医药商品基础 | 1 |
| 140 | | 20 | 药理学 | 1 |

** 为"十二五"职业教育国家规划教材
* 为"十二五"职业教育国家规划立项教材

# 前　言

全国中等卫生职业教育规划教材《解剖生理学基础》按照教育部新颁发的《中等职业学校专业教学标准(实行)》编写,供中等卫生职业教育康复技术专业使用。本教材以科学发展观为指导,全面落实教育规划纲要,贯彻"加快发展现代化职业教育"精神,以服务为宗旨,以就业为导向,遵循技术技能型人才成长规律;按照建立职业教育人才"立交桥"的要求,充分体现"三基"、"五性"、"三特定"的基本原则,与国家资格认证考试接轨,贴近临床、贴近岗位、贴近学生,注重职业教育人才德能并重、知行合一和崇高职业精神的培养。重视培养学生的创新、获取信息及终生学习的能力,突出教材的启发性,为我国康复保健工作提供人才支撑。

随着医学模式的改变、疾病谱的变化及我国人口老龄化的快速发展,人们对康复医学提出更高的要求。以此为背景,综合近几年来各职业院校使用教材的体会和意见,本教材在编写上有以下特点:①每章节开篇明确学习目标。②每章都精选案例导入,锻炼学生分析问题和解决问题的能力,激发学生的学习兴趣,引导学生建立临床思维。③在每一章节适当位置插入与康复、日常生活常识有关的"知识窗",拓展学生的视野。④引入执业资格考试考点提示,充分体现了卫生职业教育教学与临床岗位"零距离"接触的特点。⑤本教材涵盖了国家执业康复医学治疗技术(士)资格考试大纲中涉及的解剖学、组织学、胚胎学和生理学的内容,力求实现学历证书与资格证书的对接融通。⑥在每一章后通过小结对所学知识进行梳理,使学生能进一步回顾知识,把握重点。⑦在每一章后设定目标测试,测试内容围绕每一章节的知识点及职业资格考试,便于学生及时自我评价,检测知识掌握情况,同时也为学生顺利通过职业资格考试奠定基础。⑧在深入岗位调研的基础上,坚持"基本、必需、够用"的原则,删除高深烦琐的内容。⑨全书彩色印刷,清晰准确、直观到位,图文并茂,充分体现形态学特点。⑩配有网络增值服务。

本版教材得到了来自全国11所职业院校解剖学、生理学的13位编者勤奋敬业、默契配合,他们对编写工作的敬业精神和对细节的执著是本次教材顺利修订的保证,很高兴与他们一起愉快共事,借此机会,谨向他们表示衷心的感谢。

由于编写时间仓促和水平有限,书中错漏之处难免,恳请广大师生和读者批评指正,以便再版时更臻完善。

黄嫦斌

2015 年 10 月

# 目　录

# 第一章 绪 论

**学习目标**

1. 掌握人体的组成与分部；解剖学姿势和方位术语；人体的经穴。
2. 熟悉生命活动的基本特征；解剖生理学基础的定义及其在康复技术专业中的地位。
3. 了解人体功能活动的调节；学习解剖生理学基础的基本观点与方法。

**案例**

　　王某,男性,23 岁,腰部及左下肢疼痛 2 天。患者集训时不慎扭伤腰部,当时即感腰痛,并活动不利,行走困难,晚上卧床翻身不便,次日晨起床更觉困难,腰痛加剧,左下肢麻木,检查:腰椎生理曲线稍变平,并向左侧弯,腰部肌肉紧能度增强,$L_4 \sim L_5$ 棘突间有压痛,挺腹试验(+),压顶、叩顶试验(+),直腿抬高试验,左:30°,右70°,跚趾背屈试验:左(+),X 线拍片,见 $L_4 \sim L_5$ 椎间隙稍变窄。诊断:$L_4 \sim L_5$ 椎间盘突出症。取穴:肾俞,大肠俞,承扶,殷门,风市,委中,承山,昆仑等及腰背部。手法:揉法,按压法,滚法,弹拨法,运动关节类手法等治疗两周后恢复。

　　请问:1. 什么是人体的经穴?
　　　　　2. 中国传统康复疗法针灸推拿真的那么神奇吗?

## 第一节　解剖生理学基础的定义及地位

　　解剖生理学基础包括系统解剖学、生理学、组织学和胚胎学等多门学科的基本知识。系统解剖学阐述正常人体器官的形态结构、生理功能及其生长发育规律的科学;生理学研究生物体生命活动现象和功能活动变化规律的科学;组织学研究机体微细结构及其相关功能的科学;胚胎学研究从受精卵发育为新生个体的过程及其机制的科学。解剖生理学基础是中等卫生职业教育康复技术专业一门重要的专业核心课程。

　　学习解剖生理学基础的目的,是使学生获得技能型康复技术专业人才所必需的人体主要器官的位置、形态和毗邻,并能运用生理学基础知识解释正常的生命现象,为进一步学习其他专业技能课程,提高专业素质,适应康复技术专业岗位需求奠定基础。本课程的同步和后续课程包括疾病学基础、临床医学概要等。

## 第二节　人体的组成和分部

### 一、人体的组成

人体的基本结构和功能单位是**细胞**。形态结构相似、功能相近的细胞借细胞间质结合在一起构成**组织**。人体的基本组织有4种，即上皮组织、结缔组织、肌组织和神经组织。几种不同的组织构成具有一定形态、功能的结构称**器官**。器官中央有大的空腔，称空腔器官，如心、胃、膀胱、子宫等；无大的空腔，称实质器官，如肝、脾、肺、肾等。由若干结构、功能密切相关的器官连接在一起，共同完成一系列相似的生理功能的结构称**系统**。人体可分为9个系统，即运动系统、消化系统、呼吸系统、泌尿系统、生殖系统、脉管系统、神经系统、内分泌系统和感觉器官。各个器官和系统，虽然都有各自的生理功能，但它们通过神经、体液的调节，相互联系，密切配合，构成了一个完整的人体（图1-1）。

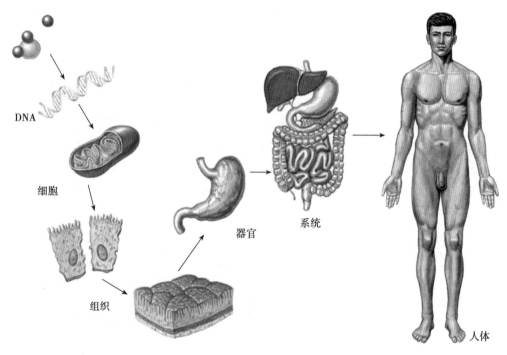

DNA

细胞

组织

器官

系统

人体

图1-1　人体的组成

消化、呼吸、泌尿及生殖系统的大部分器官都位于胸、腹、盆腔内，并借一定的孔道与外界相通，总称**内脏**。

### 二、人体的分部

按照人体的形态和部位，可将人体分为头、颈、躯干和四肢4个部分。头分为颅部和面部；颈分为颈部和项部；躯干的前面分为胸、腹、盆部和会阴；躯干的后面分为背和腰；四肢分为上肢和下肢，上肢分为肩、臂、前臂和手，下肢分为臀、大腿、小腿和足（图1-2）。

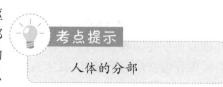

考点提示

人体的分部

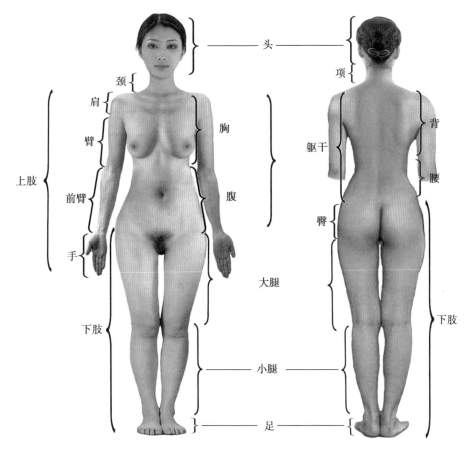

图 1-2 人体的分部和解剖学姿势

# 第三节 解剖学姿势和方位术语

在生活中,人体各部与器官结构的位置关系不是恒定不变的。为了准确描述人体各部、各器官的形态结构及相互间的位置关系,需要有公认的统一的标准和规范的语言,解剖学确定了统一的标准解剖学姿势、方位、轴和面等术语。

## 一、解剖学姿势

**解剖学姿势**是指身体直立,两眼平视前方,上肢下垂于躯干两侧,掌心向前,下肢并拢,足尖向前(见图 1-2)。

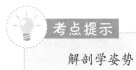

考点提示

解剖学姿势

## 二、轴

以解剖学姿势为依据,作出相互垂直的 3 种轴(图 1-3)。
1. **垂直轴** 为上下方向与身体长轴平行、与水平面垂直的轴。
2. **矢状轴** 为前后方向与身体长轴垂直、与水平面平行的轴。
3. **冠状轴** 或称额状轴,为左右方向与身体长轴垂直、与水平面平行的轴。

## 三、面

人体或其任何一个局部,均可在标准解剖学姿势条件下,作出 3 种相互垂直的切面(图 1-3)。

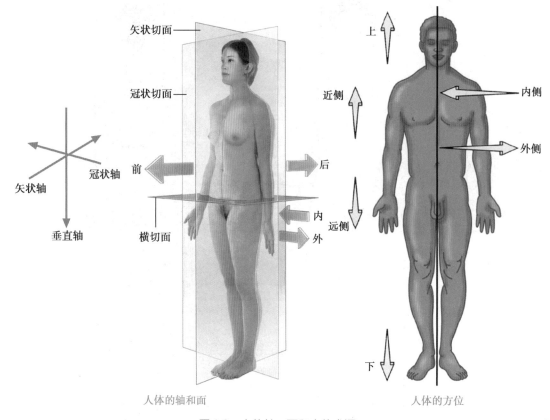

人体的轴和面　　　　　　　人体的方位

图 1-3　人体轴、面和方位术语

1. **矢状面**　沿矢状轴方向将人体纵行切开的剖面。通过人体正中的矢状面称为正中矢状面。
2. **冠状面**　沿冠状轴方向将人体纵行切开的剖面,又称额状面。
3. **水平面**　同时与上述两种切面垂直,将人体横行切开的剖面,又称横切面。

## 四、方位术语

方位术语以标准解剖学姿势为依据,用以准确描述人体各结构间的位置关系(图 1-3)。

考点提示

人体的轴、面和方位术语

1. **上和下**　近头者为上,近足者为下。
2. **前和后**　距身体腹侧面近者为前,距背侧面近者为后。
3. **内侧和外侧**　靠近正中矢状面者为内侧,反之为外侧。在四肢,前臂的内侧又称尺侧,外侧又称桡侧;小腿的内侧又称胫侧,外侧又称腓侧。
4. **内和外**　凡属空腔器官,近或在腔内者为内,远离内腔者为外。
5. **浅和深**　接近身体表面或器官表面者为浅,远离者为深。
6. **近侧和远侧**　接近躯干者为近侧,远离者为远侧。

# 第四节　人体的经穴

穴位医疗指于经穴位置施以各种刺激(指压、针灸等)来治疗病证,即中医学所称的经穴

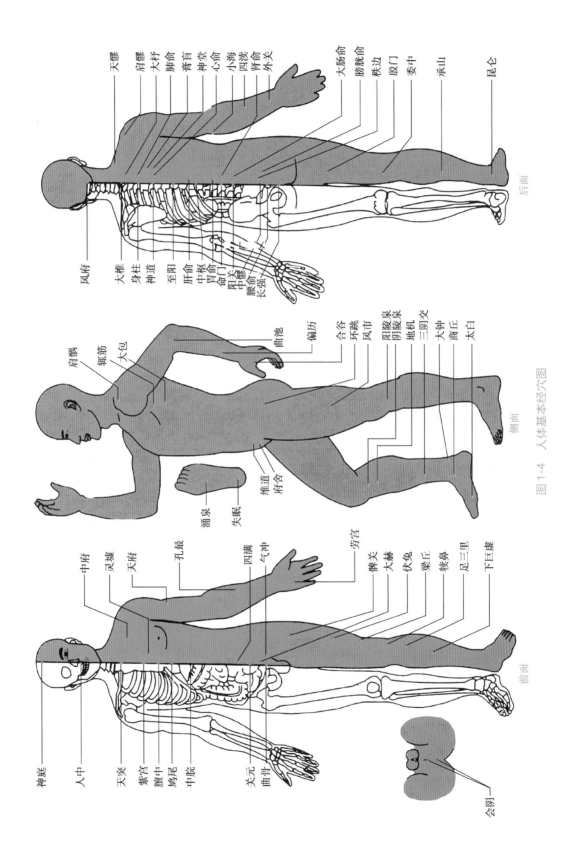

图 1-4 人体基本经穴图

疗法,它是康复医学医疗中的一项重要技术,可用于一些常见病的治疗,因此,要熟悉人体的常见穴位。

中医认为,经络是人体全身气血运行的通路,经络与体表交会之处即是经穴所在。内脏若有疾病,在身体表面上的相关部位就会有所表现,呈现出异状。经穴或称穴道,位于经络-能量的通道上。在人体五脏六腑12条"正经"、"任脉"、"督脉"经络上排列的人体穴道,称为"正穴",共有365处。经络以外的穴道及后来陆续发现的"新穴",人体穴道的总数远超1000处。但是并非所有的经穴均须加以灸治。

经穴位置因人而异,人体经穴图中所显示的经穴位置,仅供参考而已(图1-4)。以图示的基本经穴为中心,仔细查看周围皮肤及皮下组织的状态,才能真正找出患者的经穴。人体功能异常,就会反映到有关经穴上,因此,经穴疗法效果较好。

# 第五节　生命活动的基本特征

人体生命活动的基本特征主要有新陈代谢、兴奋性、应激性、适应性和生殖5个方面。

## 一、新陈代谢

**新陈代谢**是生物体与外界环境进行物质交换与能量交换以实现自我更新的过程,新陈代谢包括**同化作用**和**异化作用**两个过程。生物体不断地从体外环境中摄取有用的物质,使其合成、转化为机体自身结构,同时储存能量的过程,称为同化作用。生物体不断地将体内的自身物质进行分解,并把所分解的产物排出体外,同时释放出能量供应机体生命活动需要的过程,称为**异化作用**。新陈代谢是生命活动的最基本特征,新陈代谢一旦停止,生物体的生命活动也就结束。

## 二、兴奋性

在生物体内可兴奋组织具有感受刺激、产生兴奋的特性,称为**兴奋性**。能引起可兴奋组织产生兴奋的内外环境变化称为**刺激**。神经、肌肉和腺体等组织受刺激后,能迅速地产生可扩布的动作电位,即发生兴奋,这些组织被称为**可兴奋组织**。

刺激引起反应必须具备三个条件,即足够的刺激强度、足够的刺激作用时间和适宜的强度-时间变化率(单位时间内刺激强度的变化幅度)。如果刺激作用时间和强度-时间变化率保持不变,只改变刺激强度,把刚能引起组织细胞产生反应的最小刺激强度称为**阈强度**,简称阈值。刺激强度低于阈值的刺激称为**阈下刺激**,刺激强度大于阈值的刺激的称为**阈上刺激**。可兴奋组织有两种基本的生理活动过程。一种是组织细胞的功能由相对静止状态变为活动状态,称为**兴奋**;另一种是组织细胞的功能由活动状态转变为相对静止状态,称为**抑制**。兴奋和抑制二者是对立统一的生理活动过程。

## 三、应激性

人体内各种组织对外界环境变化(刺激)具有不同的反应,如肌肉表现为收缩、腺体表现为分泌,神经的反应则表现为发放并传导神经冲动。机体或一切活体组织对周围环境变化发生反应的能力或特性称为**应激性**。活体组织应激性的表现形式是多方面,既可是生物电活动,也可是细胞的代谢变化。

## 四、适应性

机体根据内外环境变化而调整体内各器官、系统活动,使机体的功能状态产生与内外环境变化相适应的变化,生物体具有的这种适应环境变化的能力称为**适应性**。适应性可分为行为适应性和生理适应性。行为适应性常有躯体活动的变化。如在低温环境中机体会出现趋热活动,遇到伤害性刺激时会出现躲避活动。行为适应性在生物界普遍存在,属于本能性行为。生理适应性是指身体内部的协调反应,如长期在高原低氧环境中生活的人,血液中红细胞数量和血红蛋白会增加,以增加输氧的能力;在强光照射下,瞳孔缩小以减少光线进入眼内及对视网膜的损伤。

## 五、生殖

生物个体的生命是有限的,必须通过生殖过程进行自我复制和繁殖,使生命过程得到延续。高等动物生殖主要是通过两性的交配实现的,是生命基本活动。但是,随着生物技术的发展,20 世纪末人类成功实现了通过克隆技术使生命得到复制,传统的生殖理论和观念受到挑战。

# 第六节 机体内环境和生理功能的调节

当机体内外环境发生变化时,体内各系统、器官和组织的功能及相互关系将发生相应的变化,并维持内环境的稳态。人体各器官功能的这种适应性反应称为**调节**。机体对各种功能活动的调节方式主要有 3 种,即**神经调节**、**体液调节**和**自身调节**。

## 一、机体内环境及其稳态

### (一)内环境

人体内的液体总称**体液**,体液总量约占体重的 60%,按其分布部位不同可分为细胞内液和细胞外液两大类。细胞内的液体称为**细胞内液**,约占体液的 2/3(占体重的 40%);细胞外部的液体称为**细胞外液**,约占体液的 1/3(占体重的 20%),包括血浆、组织液、淋巴液和脑脊液。生理学常将细胞外液称为**内环境**。内环境是细胞进行物质交换的场所。

### (二)稳态

生理学通常将内环境理化性质维持在相对恒定的状态称为**稳态**。内环境相对稳定是机体能够在外环境不断变化的情况下生存的首要条件,是细胞进行正常生命活动的必要条件。环境稳态的保持是一个复杂的生理过程,是一个不断破坏和不断恢复的过程,是一个动态的、相对稳定的状态。例如呼吸器官通过呼吸运动补充 $O_2$ 和排出 $CO_2$,消化器官通过消化和吸收摄取营养成分,泌尿系统通过生成和排出尿,排出各种代谢终产物,参与水、电解质及酸碱平衡的调节等。内环境稳态的维持是机体自身调节的结果。当环境发生剧烈变化或是疾病时,如果器官组织的代偿活动不能维持内环境稳态,内环境的理化性质可发生较大的变化,整个机体的功能也将发生障碍,严重时危及生命。例如肾衰竭时,由于代谢产物不能通过尿排出体外,可引起尿毒症。

## 二、人体生理功能的调节方式

### (一)神经调节

**神经调节**是指在神经系统的直接参与下所实现的生理功能调节过程,是人体最重要的调节方式。神经调节的基本方式是**反射**。反射是指中枢神经系统参与下,机体对刺激产生的规律性反应。反射活动的结构基础是**反射弧**。反射弧由 5 个部分组成,即感受器、传入神经纤维、神经中枢、传出神经纤维和效应器。感受器的作用是感受内外环境变化的刺激。感受器可将各种刺激的能量转换成电信号(神经冲动)沿传入神经纤维传至神经中枢,神经中枢包括脑和脊髓,中枢对传入信号进行分析处理并产生反应信息,传出神经纤维将中枢的反应信息传到效应器,效应器对刺激产生相应的生理反应(图1-5)。反射活动的完成有赖于反射弧结构和功能的完整,反射弧的 5 个部分中任何一个部分结构或功能遭受破坏,反射活动将不能完成。神经调节具有反应迅速、准确、作用时间短暂的特点。

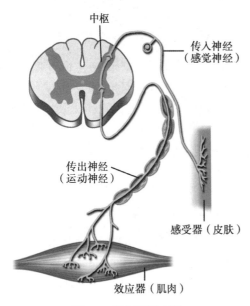

中枢

传入神经
(感觉神经)

传出神经
(运动神经)

感受器(皮肤)

效应器(肌肉)

图1-5 反射弧示意图

反射活动分为两种,一种是非条件反射,另一种是条件反射。**非条件反射**是人体先天就具有的维持生命的基本反射活动,其反射弧和反应都是固定的。**条件反射**是后天通过学习获得的,是个体在生活过程中逐渐建立起来的反射活动。

**(二)体液调节**

**体液调节**是指体内产生的一些化学物质通过体液途径,对某些细胞或组织器官的活动进行调节的过程。例如,胰岛 B 细胞分泌的胰岛素,经血液循环运送到全身各处,促进组织细胞对葡萄糖的摄取和利用,以维持机体血糖浓度的相对恒定。另外,某些细胞产生的一些化学物质虽不能随血液到身体其他部位发挥调节作用,但可在局部组织液内扩散,改变邻近组织细胞的活动。这种调节可看作是局部性体液调节,也称为**旁分泌调节**。体液调节的特点是反应比较缓慢、作用持续时间较长、作用范围较广泛。

**(三)自身调节**

**自身调节**是指组织、细胞在不依赖于外来神经或体液因素调节情况下,自身对周围环境变化刺激发生适应性反应的过程。有时一个器官在不依赖于器官外来的神经或体液调节情况下,器官自身对刺激发生的适应性反应过程也属于自身调节。自身调节的特点是影响范围小、调节幅度小、灵敏度低。

## 三、人体生理功能调节系统

人体各种功能调节主要以反馈控制系统为主。在控制系统中,控制部分不断受受控部分的影响,即受控部分不断有反馈信息返回输入给控制部分,并改变它的活动,这种控制系统称为**反馈控制系统**。反馈控制系统是一个闭环系统,具有自动控制能力。根据受控部分对控制部分发生的作用效果不同,可将反馈分为两种:负反馈和正反馈。在人体生理功能调节的自动控制系统中,如果受控部分的反馈信息能减弱控制部分活动,这样的反馈称为**负反馈**。负反馈是可逆的,在维持人体生理功能活动经常处于稳态的中具有重要意义。如在人体正常体温、血压、心率和某些激素水平等指标的维持过程中,负反馈调节发挥着重要的作用。与负反馈相反,如果反馈信息能促进或加强控制部分活动,这种反馈称为**正反馈**。正反馈往往是不可逆的,是不断增强的控制过程,直到整个生理过程结束为止。如排尿反射、分娩过程、血液凝固等均属于正反馈调控过程。

## 第七节 学习解剖生理学基础的基本观点与方法

学习解剖生理学基础时,应坚持进化与发展相一致、形态与功能相依存、局部与整体相统一、理论与实际相结合、理解和记忆并重的观点。只有坚持了这些基本观点,才能正确认识人体形态结构及其发展规律。

此外,解剖生理学基础主要还是一门以形态为主的科学,在准确地认识人体形态结构基础上理解其功能,在学习过程中要学会将教材、标本、图谱、挂图和多媒体有机结合使用,充分利用现代教学技术与解剖生理学传统学习相结合,注重实践观察,加深理解、增进记忆,进一步提高应用解剖生理学知识分析康复问题的能力。

### 本章小结

> 解剖生理学基础包括系统解剖学、生理学、组织学和胚胎学等多门学科的基本知识。人体分为头、颈、躯干和四肢4个部分。解剖学姿势指身体直立,两眼平视前方,上肢下垂于躯干两侧,掌心向前,下肢并拢,足尖向前。经络是人体全身气血运行的通路,经络与体表交会之处即是经穴所在。人体生命活动的基本特征主要有新陈代谢、兴奋性、应激性、适应性和生殖五个方面。机体对各种功能活动的调节方式主要有三种,即神经调节、体液调节和自身调节。根据受控部分对控制部分发生的作用效果不同,可将反馈分为两种:负反馈和正反馈。

(黄嫦斌)

### 目标测试

**A1 型题**

1. 在前后方向上垂直纵切人体并将人体分成左、右两部分的面是
    A. 冠状面　　　　　　B. 矢状面　　　　　　C. 水平面
    D. 横切面　　　　　　E. 前面
2. 横切面又指
    A. 矢状面　　　　　　B. 冠状面　　　　　　C. 水平面
    D. 额状面　　　　　　E. 以上均不是
3. 上肢的外侧又称为
    A. 尺侧　　　　　　　B. 近侧　　　　　　　C. 远侧
    D. 桡侧　　　　　　　E. 外侧
4. 人体的基本结构和功能单位是
    A. 细胞　　　　　　　B. 组织　　　　　　　C. 器官
    D. 系统　　　　　　　E. 蛋白质

## B1 型题

题 5 ~ 9 共用备选答案

    A. 上                B. 前                C. 内

    D. 深                E. 内侧

5. 器官或结构距颅顶近者为

6. 近内腔者为

7. 距身体腹侧面近者为

8. 距人体正中矢状面近者为

9. 距皮肤远者为

# 第二章 细 胞

**学习目标**

1. 掌握生物电现象;静息电位的概念及其产生机制;动作电位的概念及其产生机制;动作电位的引起和局部兴奋。
2. 熟悉细胞的形态和结构;细胞膜转运物质的四种方式。
3. 了解动作电位的传导。

**案例**

孙大爷,男,57岁,到某医院进行健康体检,医生给其开具体检项目内有心电图检查,该男性对心电图检查有疑问,经医生耐心讲解后,病人表示明白并愿意接受检查了。

请问:1. 你知道心电图检查是应用了哪些所学知识吗?
　　　2. 何为静息电位? 动作电位是怎么产生的?

构成人体的细胞大约有200种,每种细胞都有一定的形态结构,执行特定的功能。人体各种生命活动都是在细胞基础之上进行的,只有认识细胞的形态结构,对细胞的功能有一定了解,才能更深入地认识、理解生命活动的各种规律。

## 第一节 细胞的形态和结构

### 一、细胞的形态

构成人体的各种细胞大小不一,形态各异,功能不同。细胞的形态与其功能及所在部位关联极为密切,如流动的血细胞多为圆球形;具有收缩功能的肌细胞呈细长纤维状或梭形,以适应其功能;感受刺激、传导神经冲动的神经细胞则发出许多突起;覆于组织表面的上皮细胞紧密排列,形态多为扁平形、多边形、立方形等(图 2-1)。

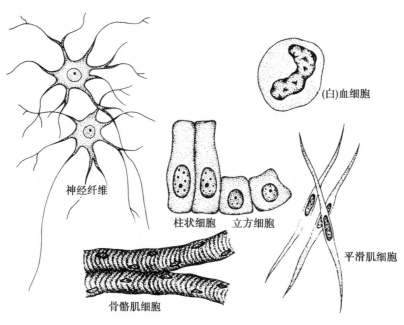

图 2-1　人体细胞的形态

知识窗

**细胞的发现**

　　细胞(cells)是由英国科学家(Robert Hooke,1635—1703)于 1665 年发现的。他当时用自制的光学显微镜观察软木塞的薄切片,发现软木塞放大后为一格一格的小空间,就以英文的 cell 命名之。这个英文单词并非另创词汇,因其本身就有一格一格房间的意思。因罗伯特·胡克观察的是早已死亡的细胞,他仅能看到残存的植物细胞壁。虽然他并非真的看见一个生命的单位,但后世的科学家仍认为其功不可没,还是将他当作发现细胞的第一人。而事实上真正首先发现活细胞的是荷兰生物学家列文虎克——显微镜的发明者。

## 二、细胞的结构

　　人体细胞的形态虽然各式各样,但基本结构一致,均由细胞膜、细胞质和细胞核 3 部分构成(图 2-2)。

### (一)细胞膜

　　**细胞膜**又称质膜,是指包覆于细胞表面的一层薄膜,其主要成分包括脂类、蛋白质和糖类三种。细胞膜的厚度约为 6~10nm,光镜下一般不可见,在高倍透射电镜下显示为两暗夹一明的"液态镶嵌模型"结构,即由基架脂质双分子层、镶嵌于其间的各种不同功能的蛋白质和少量的糖构成(图 2-3)。

　　1. **脂类**　是细胞膜的基本成分,约占细胞膜成分的 50% ,包括磷脂、胆固醇和糖脂三种类型。脂质的特点:熔点较低,在体温条件下呈液态,因而膜具有流动性。

　　2. **蛋白质**　蛋白质分子分散镶嵌在膜的脂质双分子层中,主要有表面蛋白和整合蛋白

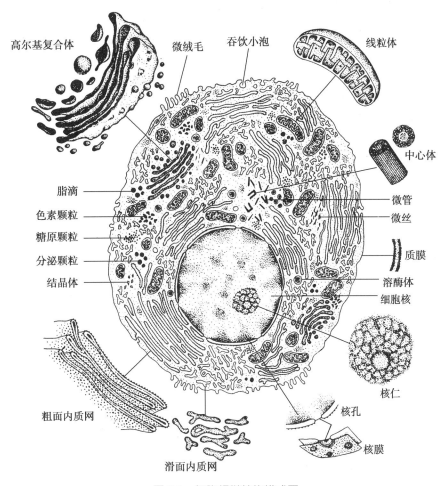

高尔基复合体　　微绒毛　　吞饮小泡　　线粒体

脂滴

色素颗粒

糖原颗粒

分泌颗粒

结晶体

中心体

微管

微丝

质膜

溶酶体

细胞核

核仁

核孔

核膜

粗面内质网

滑面内质网

图 2-2　细胞超微结构模式图

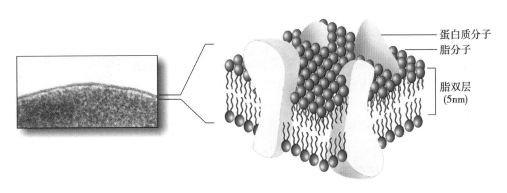

蛋白质分子

脂分子

脂双层
(5nm)

图 2-3　细胞膜结构模式图

两种形式。细胞膜的功能在很大程度上与镶嵌蛋白质的功能密切相关。有的蛋白质与物质的跨膜转运有关,如载体蛋白、通道蛋白、离子泵等;有的与信息传递有关,如分布在膜外表面的受体蛋白,能将环境中的特异性化学物质或信号传递到胞内,引起细胞功能的相应改变;还有一类蛋白质与能量转化有关,如 ATP 酶能分解三磷酸腺苷(ATP)而提供生理活动所需的能量。

3. **糖类**　细胞膜上糖类以共价键的形式与膜的脂质或蛋白质结合,形成糖脂和糖蛋白。结合于糖脂或糖蛋白上的糖链几乎总是伸向细胞膜的外侧,可作为一种分子标记发挥受体或抗原的作用。如在红细胞膜 ABO 血型系统的抗原就是由糖脂和糖蛋白上的不同寡糖链所决定的。

**(二)细胞质**

**细胞质**位于细胞膜与细胞核之间,包括基质、细胞器和包涵物 3 部分。

1. **基质**　为胶状物质,其成分包括水、无机盐、蛋白质、脂类、糖类、氨基酸及核苷酸等。基质是细胞进行物质代谢的重要场所。

2. **细胞器**　是细胞质内具有一定形态和生理功能的微细结构体。主要包括线粒体、内质网、高尔基复合体、溶酶体、核糖体、中心体、微粒以及细胞骨架等。各种细胞器在机体的协调下完成各自的功能(表2-1)。

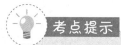
考点提示

各种细胞器的功能

表2-1　各种细胞器的功能

| 细胞器 | 功　　能 |
| --- | --- |
| 粗面内质网 | 参与蛋白质的合成、加工和转运 |
| 滑面内质网 | 参与肝糖原、脂类、固醇类激素的合成,储存、释放 $Ca^{2+}$ 参与肌纤维的收缩,是胃内 Cl 结合成 HCl 的场所 |
| 核糖体 | 参与蛋白质的合成 |
| 线粒体 | 是细胞进行生物氧化和能量转化的主要场所;产生 ATP,为细胞进行各种生命活动提供能量 |
| 高尔基复合体 | 为细胞内蛋白质分泌运输的中转站,是蛋白质合成加工及水解修饰的重要场所 |
| 溶酶体 | 分解细胞内的外来物质、清除衰老死亡的细胞器,通过消化物质提供细胞营养。参与机体免疫防御 |
| 中心体 | 参与细胞分裂及染色体分离活动 |

3. **包涵物**　是一些细胞的代谢产物或细胞的贮存物质,如脂滴、糖原、黑色素颗粒等,包涵物的种类及数量是随细胞的生理状况而变化着的。

**(三)细胞核**

**细胞核**是细胞遗传物质储存、复制和转录的场所,是代谢活动的中心。不同类型的细胞,其细胞核的数量、大小、位置一般也不同,大多数的细胞有一个细胞核;少数细胞有两个或多个细胞核,如骨骼肌细胞的核可多达几十甚至上百个;有的细胞无细胞核,如成熟红细胞。细胞核由核膜、核仁、染色质(染色体)及核基质等构成(图2-4)。

1. **核膜**　为包覆在细胞核表面的一层薄膜,由内外两层单位膜构成。

2. **核仁**　多呈圆球形,无膜包被。其主要成分为 RNA、DNA 和蛋白质,核仁是合成核糖

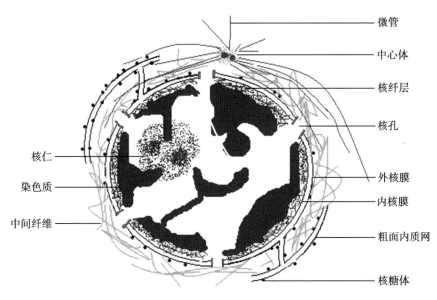

图 2-4　细胞核结构模式图

体的场所。

3. **染色质与染色体**　是同一种物质在细胞周期内两个不同阶段的存在形式,其主要由蛋白质和脱氧核糖核酸(DNA)组成。在细胞分裂间期,蛋白质和 DNA 呈细丝状,分布不均匀,且易被碱性染料着色,称为染色质;在细胞进行有丝分裂时,染色质细丝高度螺旋盘曲呈条状或棒状的结构,即称为染色体。染色体是遗传物质的载体。人类体细胞的细胞核内有46 条(23 对)染色体。其中 44 条为常染色体,2 条为性染色体,男性性染色体为 XY,女性性染色体为 XX。

4. **核基质**　为充满于细胞核内的无定形液态物质,其主要成分为蛋白质。

## 第二节　细胞膜的功能

细胞膜是一种具有特殊结构和功能的生物膜,它不仅作为一个屏障维持细胞正常的代谢活动,而且在物质转运、识别、跨膜信号传递等方面也起重要作用。

### 一、细胞膜的物质转运功能

细胞膜是细胞从外界摄取营养物质和排出代谢产物的必经结构,物质进出细胞膜主要采取以下四种方式。

#### （一）单纯扩散

**单纯扩散**是一种单纯的物理扩散现象,指脂溶性小分子物质,如 $O_2$、$CO_2$、尿素、乙醇等由膜的高浓度一侧向低浓度一侧转运的过程。扩散的方向和速度主要取决于膜两侧该物质的浓度差和膜对该物质的通透性。浓度差越大、通透性越高,则单位时间内物质扩散的量就越多。该种转运方式中,由于物质是顺浓度梯度被转运的,不需要额外消耗能量。

#### （二）易化扩散

**易化扩散**指水溶性或脂溶性低的小分子物质借助膜蛋白,由膜的高浓度一侧向低浓度一侧转运的过程。物质在易化扩散中是顺浓度梯度被转运的,不需要消耗能量,但须借助膜蛋白。根据参与转运的膜蛋白的不同,将易化扩散分为载体易化扩散和通道易化扩散两种类型。

　　1. **载体易化扩散**　载体易化扩散指水溶性小分子物质,如葡萄糖、氨基酸、核苷酸等借助载体蛋白(载体)顺浓度梯度转运的方式(图2-5)。载体实际上是一种贯穿于脂质双分子层的膜蛋白(见图2-3)。

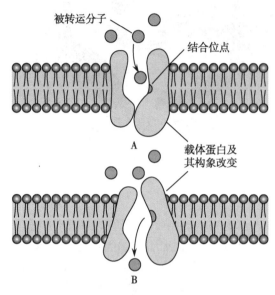

图2-5　载体易化扩散示意图

　　载体易化扩散具有以下特点:①特异性,即一种载体一般只能转运某种特定的物质,如葡萄糖载体只能转运葡萄糖,氨基酸载体只能转运氨基酸;②饱和现象,也就是物质能被转运的最大量是恒定的,这是由于载体和载体上与之结合的位点数量有限,能被转运的物质的量不会随物质在膜两侧浓度差的增加而增大;③竞争性抑制,指两种结构相似的物质同时被某一载体转运时,它们之间会存在竞争,即当其中一种物质的浓度增加时,会影响另一种物质的转运,使其被转运的量相应减少。

　　2. **通道易化扩散**　通道易化扩散指离子借助**通道蛋白**(简称**通道**)顺浓度差或电位差转运的方式(图2-6)。通道也属于膜蛋白,它如同贯穿于细胞膜并带"闸门"样装置的一条管道。按转运离子类型的不同,把通道分为 $Na^+$ 通道、$K^+$ 通道、$Ca^{2+}$ 通道等类型,每种通道对离子的转运有相对特异性,即它们一般主要转运相应的物质,如 $Na^+$ 通道转运 $Na^+$、$K^+$ 通道转

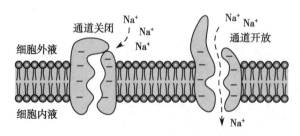

图2-6　通道易化扩散示意图

运 $K^+$、$Ca^{2+}$ 通道转运 $Ca^{2+}$ 等。按通道上"闸门"开闭条件的不同,分为**电压门控通道、化学门控通道和机械门控通道**三种类型,电压门控通道在膜两侧电位差发生改变,通常是膜发生去极化时开放;化学门控通道受膜外或膜内某些化学物质调控,兼有通道和受体功能的蛋白分子;机械门控通道受机械刺激调控,通常是质膜感受牵张刺激后引起通道的开放或关闭。

物质以单纯扩散和易化扩散方式被转运时,所需动力均来自于膜两侧电位差或被转运物质的浓度差所含的势能,不需要额外消耗能量,所以把它们称为**被动转运**。

**知识窗**

### 易化扩散与单纯扩散的作用

机体细胞 $O_2$ 的供应和 $CO_2$ 的排出都是以单纯扩散的方式进行的。易化扩散更是一种重要而普遍的细胞跨膜物质转运方式,人体许多重要的生理功能,如营养物质进入细胞、生物电的产生、兴奋的传导和骨骼肌的收缩等都与易化扩散有密切的关系。有些药物也是通过作用于离子通道而发挥作用的,如用于治疗心绞痛的药物硝苯地平就属于 $Ca^{2+}$ 通道阻滞剂。

### （三）主动转运

**主动转运**指小分子物质或离子借助膜蛋白,逆浓度差或电位差的跨膜转运的过程(图2-7)。因参与主动转运的膜蛋白有类似"水泵"的作用,把它称为**泵蛋白**,简称**泵**。泵按其转运离子的不同分为 $Na^+$ 泵、$Ca^{2+}$ 泵、$H^+$ 泵等。其中以 $Na^+$ 泵最为重要,$Na^+$ 泵是哺乳动物细胞膜中普遍存在的离子泵,又称 $Na^+$-$K^+$ **泵**,需在膜内的 $Na^+$ 和膜外的 $K^+$ 共同参与下才具有ATP 酶活性,故也称为 $Na^+$-$K^+$ **依赖式 ATP 酶**。$Na^+$ 泵在细胞内 $Na^+$ 浓度增高和(或)细胞外 $K^+$ 浓度增高时被激活,释放能量将 $K^+$ 泵入细胞内,$Na^+$ 泵出细胞外。生理情况下,$Na^+$ 泵每分解一个 ATP 分子,就可以将 3 个 $Na^+$ 由细胞内泵出至细胞外、2 个 $K^+$ 由细胞外泵入细胞内。$Na^+$ 泵活动形成和保持了 $Na^+$、$K^+$ 在膜两侧的不均衡分布,这种不均衡分布是细胞维持正常兴奋性的基础。

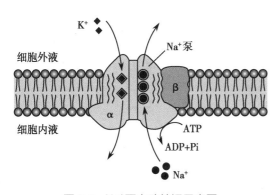

图2-7　$Na^+$ 泵主动转运示意图

### （四）出胞和入胞

**出胞**是指大分子物质或物质团块排出细胞到达细胞外的过程,如外分泌腺体分泌酶原颗粒和黏液、内分泌腺细胞分泌激素以及神经末梢释放神经递质等都属于出胞。**入胞**指大分子物质或物质团块进入细胞内的过程,根据进入细胞内物质性状的不同,将入胞分为吞饮和吞噬两种类型,液态物质的入胞过程称吞饮,吞饮可发生于体内几乎所有的细胞,是大分子物质如蛋白质进入细胞的唯一途径;固态物质的入胞过程称吞噬,吞噬仅发生于一些特殊的细胞,如单核细胞、巨噬细胞和中性粒细胞等(图2-8)。

各种细胞膜的物质转运方式特点比较见表2-2。

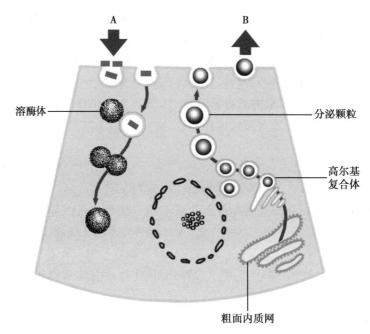

图 2-8 出胞和入胞示意图

表 2-2 细胞膜的物质转运方式

| 物质转运方式 | 转运的物质对象 | 是否需要膜蛋白 | 是否额外消耗能量 |
|---|---|---|---|
| 单纯扩散 | 脂溶性小分子物质,如 $O_2$、$CO_2$ 等 | 否 | 否 |
| 易化扩散 | 水溶性小分子物质及脂溶性低的小分子物质 | 载体蛋白、通道蛋白 | 否 |
| 主动转运 | 离子和小分子物质 | 否 | 是 |
| 出胞和入胞 | 大分子物质或物质团块 | 否 | 是 |

## 二、细胞膜的受体功能

受体是细胞内具有接受和转导信息功能的蛋白质。按分布部位的不同将受体分为膜受体、胞质受体和核受体三种。它们分别分布于细胞膜、细胞质和细胞核。其中以膜受体数量最多。受体能与神经递质、激素等物质进行特异性结合,把能与受体结合的物质称为配体,配体只有与受体结合后才能发挥对作用对象的调节作用。

# 第三节 细胞的生物电现象

细胞在生命活动过程中伴随的电活动现象称**生物电现象**。生物电现象表现为安静时的**静息电位**和活动时的**动作电位**两种形式。临床上广泛应用的心电图、脑电图、肌电图等是在器官水平上记录的生物电,它们是在细胞生物电活动基础上发生总和的结果。

## 一、静息电位及其产生机制

### (一)静息电位的概念

**静息电位**(RP)是指细胞安静状态下存在于膜两侧的电位差,因其存在于细胞膜的两侧,故又称**跨膜静息电位**或**膜电位**。静息电位可通过实验方法测得(图 2-9),将示波器两个电极置于安静状态下神经纤维表面的任意两点时,示波器屏幕上的光点在零水平线上移动,表明此时神经纤维表面任意两点间的电位差为零。当把其中一个电极伸入到细胞膜内时,示波器屏幕上的光点即从零下降到零以下的一定水平,并一直保持在该水平,表明细胞膜内、外存在电位差,并且细胞膜内电位水平较细胞膜外要低。若规定膜外电位为 0,则膜内电位即为负值。也就是说,此时细胞膜的电位呈现出膜内带负电、膜外带正电的状态,将安静时细胞膜所保持的这种"内负外正"的状态称为**极化状态**,简称**极化**。不同类型的细胞,其静息电位的水平也有所差异,如骨骼肌细胞约 $-90mV$、神经细胞约 $-70mV$ 和红细胞约 $-10mV$。

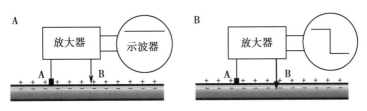

图 2-9　静息电位的测量示意图

### (二)静息电位的产生机制

目前生物电的产生机制可用离子流学说来解释。该学说认为,生物电是带电离子进行易化扩散的结果。离子扩散有两个必备条件:一是细胞内、外离子的不均衡分布(表 2-3);二是细胞膜在不同状态下对不同离子的通透性不同。细胞处于静息状态时,细胞

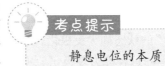

考点提示

静息电位的本质

膜对 $K^+$ 的通透性较大,对 $Na^+$ 和 $Cl^-$ 的通透性很小,对有机负离子($A^-$)则几乎无通透性。静息时,$K^+$ 通道开放,$K^+$ 顺浓度差向膜外扩散,而膜内带负电的大分子有机负离子由于细胞膜对它几乎不通透而留在细胞内。这样,随着 $K^+$ 的外移,膜外正电荷数增多,电位升高,膜的两侧就产生电位差,即膜外带正电,膜内带负电。但 $K^+$ 外流并不能无限制地进行下去,因为 $K^+$ 外流形成的外正内负的电场力会阻止 $K^+$ 继续外流。当浓度差(即促使 $K^+$ 外流的动力)和电位差(即阻止 $K^+$ 外流的阻力)使 $K^+$ 移动的效应达到平衡时,$K^+$ 的外流停止。这时,$K^+$ 外流所造成的膜两侧的电位差也稳定于某一数值不变,形成了 $K^+$ 的平衡电位。由此可见,细胞的静息电位主要是由细胞内 $K^+$ 的外流所产生。静息电位与极化状态都是由 $K^+$ 顺浓度差外流形成的,它们是同一现象的两种不同说法,静息电位是膜内、外的电位差,极化状态是膜两侧的电荷分布情况,两者都是细胞处于静息状态的标志。

表 2-3　静息状态下细胞膜内、外主要离子的分布情况及膜对离子的通透性

| 离子 | 膜内浓度(mmol/L) | 膜外浓度(mmol/L) | 膜对离子的通透性 |
| --- | --- | --- | --- |
| $Na^+$ | 12 | 145 | 很小 |
| $K^+$ | 155 | 4.5 | 很大 |
| $Cl^-$ | 4.2 | 116 | 介于 $Na^+$ 与 $K^+$ 之间 |
| $A^-$ | 60 | 15 | 无 |

## 二、动作电位及其产生机制

### （一）动作电位的概念

**动作电位**（AP）是指细胞受到有效刺激,在静息电位基础上发生的一次迅速可扩布的电位变化。动作电位是可兴奋细胞兴奋的标志。以神经纤维为例,记录到的动作电位情况如

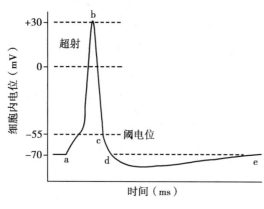

图 2-10 动作电位示意图
ab 峰电位上升支;bc 峰电位下降支;
cd 负后电位;de 正后电位

图 2-10 所示,当细胞受刺激时,膜电位在静息电位的水平上先从−70mV迅速上升至+30mV,形成动作电位的上升支,该过程极为短暂,大约持续 0.5ms;随后膜电位迅速恢复至接近静息电位水平,形成动作电位的下降支。动作电位的上升支和下降支共同形成尖峰状的电位变化,称为峰电位。峰电位之后膜电位经历了一个微小而缓慢的波动过程,称为后电位,历时较长,之后膜电位才完全恢复到静息电位水平。把上述膜电位在静息电位基础上往负值(绝对值)减小方向变化的过程称为**去极化**;膜电位由负变正,并保持在

"内正外负"的状态称为**反极化**,反极化是相较极化而言的;膜电位由正变负,最后恢复到静息电位水平的过程称为**复极化**。膜电位在静息电位基础上往负值(绝对值)增大方向变化的过程称为**超极化**。

### （二）动作电位的产生机制

细胞静息时膜内外离子的分布状态为膜内高$K^+$,膜外高$Na^+$。细胞受刺激后,细胞膜对$Na^+$的通透性增加,引起少量$Na^+$在浓度差这一动力推动下由膜外流向膜内,致使细胞膜局部发生去极化;当膜去极化达某一电位水平时,膜上$Na^+$通道突然大量开放,

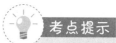

考点提示

动作电位产生的条件

细胞外大量$Na^+$在浓度差和静息时$K^+$外流造成的外正内负的电位差推动下快速内流,细胞内正电荷迅速增加。而$Na^+$内流所造成的膜内正电位,则形成了$Na^+$进一步内流的阻力,随着$Na^+$内流的增加,这种阻力也不断增大,当$Na^+$内流的动力与阻力达平衡时,膜上$Na^+$的净通量为零,这时膜两侧的电位差达到了一个新的平衡点,即**$Na^+$的平衡电位**,形成了动作电位曲线的上升支。与此同时,$K^+$通道开放,$K^+$顺浓度差和电位差快速外流,膜电位迅速下降直至基本恢复到静息电位水平,形成了动作电位曲线的下降支。因此,动作电位的上升支实际上是由$Na^+$大量快速内流所形成,动作电位的下降支实际上是$K^+$快速外流恢复静息电位的结果。动作电位发生之后,膜电位虽已恢复至受刺激前水平,但膜内外离子的分布尚未恢复至静息时的状态。在动作电位的形

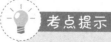

考点提示

动作电位上升支和下降支形成的机制

成和静息电位的恢复过程中,部分$Na^+$内流和$K^+$外流,使$Na^+$-$K^+$泵被激活,将细胞内的多余的$Na^+$泵出,细胞外多余的$K^+$泵回细胞内,使细胞内、外的$Na^+$和$K^+$浓度恢复到兴奋前的分

布状态,从而维持 $Na^+$ 和 $K^+$ 内、外的不均衡分布,恢复细胞的正常兴奋性。

 **知识窗**

### "冒死"吃河豚

河豚又名气泡鱼,是暖水性海洋底栖鱼类,河豚虽然有剧毒,但其肉鲜美柔嫩无比,回味无穷。河豚的毒性是由其体内河豚毒素引起的。河豚毒素为剧毒物质。不同性别、不同鱼体部分以及不同季节,河豚所含毒素的量有所不同。以卵巢和肝脏含毒素量最多,故毒性也最大,其次是肾脏、血液、眼、腮和鱼皮等处。河豚毒素是一种非蛋白质、高活性的神经毒素,微溶于水,易溶于醋,河豚毒素进入人体后可抑制神经细胞膜对 $Na^+$ 的通透性,从而阻断神经冲动的传导,使神经麻痹。人误食河豚毒素中毒后初期表现为面部潮红,头痛,剧烈恶心、呕吐,腹痛、腹泻,继而出现嘴唇、舌体、手指麻木等感觉神经麻痹表现;最后出现运动神经症状,如四肢肌肉无力、运动艰难,甚至因全身麻木而瘫痪。严重者可致血压下降、心动过缓、呼吸困难,以至因呼吸衰竭而死亡。

## 三、动作电位的引起和局部兴奋

### (一)动作电位的引起

实验证明,除阈刺激、阈上刺激作用于可兴奋细胞,能够引发动作电位外,细胞受多次阈下刺激后,也可产生动作电位。但不是所有作用于细胞的刺激都一定能引发动作电位。只有当有效刺激作用于细胞,并使膜电位去极化达到某一临界电位值,细胞膜上 $Na^+$ 通道突然大量开放,引起大量 $Na^+$ 内流,才能产生动作电位。把能引起细胞膜上 $Na^+$ 通道突然大量开放、引发动作电位的这个临界膜电位值称为**阈电位**。因此静息电位去极化达到阈电位是动作电位产生的必要条件。一般来说,阈电位约比静息电位小 10~20mV,如神经细胞的静息电位约–70mV,其阈电位为–55mV 左右。

### (二)局部兴奋

阈下刺激作用于细胞后,引起少量 $Na^+$ 内流,细胞膜局部去极化,但产生的电位水平低于阈电位水平,不能进行远距离传导,此时的电位即是**局部电位**,又称**局部兴奋**。局部电位有以下特点:①不具有"全或无"特点,即其幅度会随刺激强度的增加而增加;②衰减性传导,局部电位以电紧张方式向周围扩布,随传导距离的增加而减小甚至消失;③没有不应期,反应可以叠加总和,其中相距较近的多个局部反应同时产生的叠加称为**空间总和**,多个局部反应先后产生的叠加称为**时间总和**。当局部电位总和达阈电位水平时即可产生动作电位。

## 四、动作电位的传导

### (一)传导机制

细胞膜某一部位产生的动作电位可沿细胞膜不衰减地向整个细胞扩布,这一过程称为**传导**。动作电位传导的原理可用局部电流学说来解释。以无髓神经纤维为例(图2-11),当细胞膜局部受刺激兴奋时,兴奋部位的细胞膜呈外负内正的反极化状态,而与它相邻的未兴奋区则仍处于外正内负的极化状态。因此,兴奋区与邻旁未兴奋区之间将出现电位差,产生由正电位区流向负电位区的电流,这种兴奋区与邻旁未兴奋区之间的电流称为**局部电流**。该电流的方向在膜内由兴奋部位向未兴奋部位,在膜外由未兴奋部位向兴奋部位,致使未兴奋部位细胞膜发生去极化,达到阈电位水平,触发动作电位,如此沿着细胞膜连续进行,就表现为兴奋在整个细胞的传导。动作电位在神经纤维上的传导,称为**神经冲动**。因动作电位在无髓神经纤维上是由已兴奋点向未兴奋点依次传导的,所以传导速度较慢。而有髓神经纤维的髓鞘有电绝缘性,只有郎飞结之间的节间段才能形成局部电流,动作电位在有髓神经纤维上传导是由一个郎飞结传到下一个郎飞结,即呈跳跃式传导(图2-11),因此传导速度比无髓神经纤维要快得多。

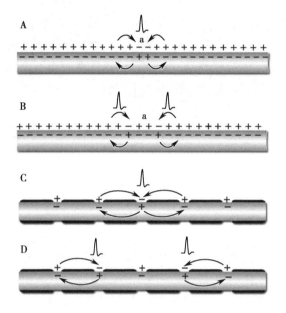

图2-11　动作电位的传导示意图
A、B 为动作电位在无髓神经纤维上的传导　C、D 为动作电位在有髓神经纤维上的传导

## （二）传导特点

动作电位的传导具有以下几个特点:①**不衰减性**:指动作电位的幅度不随传导距离的增加而减小,这就保证了信息传导的准确性。②**"全或无"现象**:即条件具备时,动作电位即产生,且一旦产生,电位幅度就达到并保持在最大值,不会因刺激强度的增强而增大;条件不具备,则不会产生动作电位。③**双向传导**:细胞受刺激后,产生的动作电位可沿受刺激局部向方向相反的细胞两端传导。

 知识窗

### 生物电在医学领域的应用

一定生理过程对应着一定的电反应,由生物电变化可推知生理过程是否正常;组织的生理状态又会受输入其内电信号的影响。正是基于此,生物电被广泛应用于医学领域中,如用于疾病诊断的心电图、脑电图、肌电图等检查;以下器械被用于疾病的(康复)治疗,如恢复一时失控心脏正常节律的"心脏起搏器",可置于颈动脉内的血压调节器,能使残肢或无肢患者完成正常人手部一些主要动作的假肢(机械手)实为一种肌电控制的假手,自动供给或撤除麻醉药物的自动麻醉机,调节人体呼吸节律的自动人工呼吸器,代替失明眼球的"人工视觉"实为一部小型电视摄像机,它通过电信号刺激大脑,使盲人获得部分视觉恢复。

**本章小结**

　　细胞由细胞膜、细胞质和细胞核3部分构成。细胞膜的主要成分为脂质、蛋白质和糖。细胞质内含有线粒体、内质网等细胞器,细胞膜具有物质转运和受体功能,细胞膜转运物质的方式主要有单纯扩散、易化扩散、主动转运、出胞和入胞四种,其中前两种为被动转运,后两种为主动转运。细胞的生物电主要有静息电位和动作电位两种形式,静息电位是静息时存在于细胞膜两侧的电位差,由 $K^+$ 外流形成;动作电位是活动时存在于细胞膜两侧的电位差,上升支由 $Na^+$ 内流形成,下降支由 $K^+$ 外流形成。只有细胞膜受刺激后去极化达到阈电位水平才能产生动作电位。动作电位以局部电流的形式进行传导。

（苏艳英）

 **目标测试**

**A1 型题**

1. 下列结构中不属于细胞器的是

    A. 线粒体　　　　　　　　B. 中心体　　　　　　　　C. 溶酶体

    D. 肌浆网　　　　　　　　E. 内含物

2. 女性染色体组型为

    A. 44XY　　　　　　　　B. 44XX　　　　　　　　C. 46XY

    D. 46XX　　　　　　　　E. 45XY

3. 安静时细胞内的 $K^+$ 外流是通过

    A. 单纯扩散　　　　　　　B. 通道转运　　　　　　　C. 载体转运

    D. 主动转运　　　　　　　E. 出胞作用

4. 物质逆浓度差通过细胞膜属于

    A. 单纯扩散　　　　　　　B. 易化扩散　　　　　　　C. 主动转运

    D. 被动转运　　　　　　　E. 出胞与入胞

5. 关于 $Na^+$ 泵的叙述,错误的是

    A. 其化学本质是细胞膜的镶嵌蛋白质

    B. 具有 ATP 酶的作用

    C. 在细胞内 $Na^+$ 浓度升高、细胞外 $K^+$ 浓度升高时被激活

    D. 可逆浓度差排出 $K^+$ 同时摄入 $Na^+$

    E. 又称 $Na^+$-$K^+$ 依赖式 ATP 酶

6. 阈电位产生时,神经细胞膜对哪种离子的通透性突然增大

    A. $Mg^{2+}$　　　　　　　B. $K^+$　　　　　　　　C. $Ca^{2+}$

    D. $Cl^-$　　　　　　　　E. $Na^+$

7. 可兴奋细胞兴奋的依据是产生

    A. 离子运动　　　　　　　B. 动作电位　　　　　　　C. 静息电位

    D. 收缩反应　　　　　　　E. 分泌

8. 不能使细胞兴奋的是
    A. 阈刺激　　　　　　　　　B. 阈下刺激　　　　　　　　　C. 阈上刺激
    D. 强度为阈值水平的刺激　　E. 高于阈强度的刺激

9. 兴奋-收缩耦联的因子是
    A. $Na^+$　　　　　　　　　B. $K^+$　　　　　　　　　C. $Cl^-$
    D. $Ca^{2+}$　　　　　　　　E. $Mg^{2+}$

10. 关于神经细胞动作电位的叙述不正确的是
    A. 动作电位包括上升支和下降支
    B. 上升支和下降支分别是细胞膜去极化和复极化的过程
    C. 动作电位具有可扩布性
    D. 动作电位具有"全或无"特点
    E. 动作电位的幅度随传导距离的增大而减小

**B1 型题**

题 11～13 共用备选答案
    A. 极化　　　　　　　　　　B. 去极化　　　　　　　　　C. 超极化
    D. 反极化　　　　　　　　　E. 复极化

11. 细胞膜内电位由-70mV 变为-30mV

12. 细胞安静时膜两侧电位呈内负外正的状态

13. 细胞膜电位向负值增大的方向发展直至高于静息点位水平

题 14～16 共用备选答案
    A. $K^+$外流　　　　　　　　B. $Na^+$内流　　　　　　　　C. $Na^+$外流
    D. $K^+$内流　　　　　　　　E. $Ca^{2+}$内流

14. 产生神经细胞动作电位上升支

15. 产生神经细胞动作电位下降支

16. 产生静息电位

# 第三章 基 本 组 织

### 案例

　　李大爷,男,65 岁,因咳嗽,痰中带血丝于当地医院就诊,无其他不适,既往体健,否认结核病史,吸烟史 45 年,1～2 包/日,体检无特殊。胸部 CT 检查示右肺上叶后段周围型结节,直径 1.5cm,毛刺征,纵隔淋巴结阴性。当地医院考虑"结核(陈旧性?)",未做进一步检查,单纯抗炎治疗后病人回家。其后咯血症状反复,6 个月后复查胸部 CT 示病变增大至直径 4cm,局部侵犯壁层胸膜。手术探查为右肺上叶鳞状细胞癌,行根治术。

　　问题:1. 分布于呼吸道的上皮是什么上皮?
　　　　　2. 你能利用基本组织的知识解释此病吗?

## 第一节　上 皮 组 织

　　**上皮组织**简称上皮,由紧密排列的上皮细胞和极少量的细胞间质组成。上皮细胞具有明显的**极性**,即细胞不同表面在结构和功能上具有明显差别。朝向身体的表面或有腔器官的腔面,称为**游离面**;与游离面相对的朝向深部结缔组织的一面,称为**基底面**;上皮细胞之间的连接面为侧面。极性在单层上皮细胞表现得最典型。上皮基底面附着于基膜上,并借此与结缔组织相连。上皮组织内大都无血管,其营养由结缔组织提供。上皮组织内有丰富的感觉神经末梢。

　　上皮组织按功能分为**被覆上皮**和**腺上皮**两大类。被覆上皮具有保护、吸收、分泌和排泄等功能,腺上皮具有分泌功能。此外体内还有少量特殊分化的上皮,如能感受特定理化刺激的感觉上皮、具有收缩能力的肌上皮。

## 一、被覆上皮

**被覆上皮**覆盖于体表、衬贴在体腔和有腔器官内表面,根据其构成细胞的层数和细胞的形状进行分类和命名(表3-1)。

表3-1 被覆上皮的类型和主要分布

| 分类 | 上皮类型 | 主要分布 |
|---|---|---|
| 单层上皮 | 单层扁平上皮 | 内皮:心、血管和淋巴管<br>间皮:胸膜、腹膜和心包膜 |
| | 单层立方上皮 | 肾小管和小叶间胆管 |
| | 单层柱状上皮 | 胃、肠、胆囊和子宫 |
| | 假复层纤毛柱状上皮 | 呼吸管道 |
| 复层上皮 | 复层扁平上皮 | 角化:皮肤表皮<br>未角化:口腔、食管、阴道 |
| | 变移上皮 | 肾盂、输尿管和膀胱 |

1. **单层扁平上皮** 又称单层鳞状上皮,由一层扁平细胞紧密排列而成。从表面观察,细胞呈多边形,边缘锯齿状,互相嵌合,核椭圆形,位于细胞中央。在垂直切面上,核扁,细胞扁薄,只有含核的部分略厚(图3-1,图3-2)。

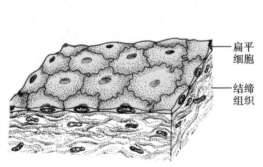

图3-1 单层扁平上皮模式图

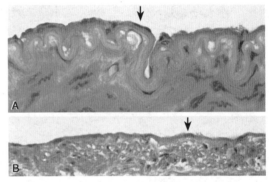

图3-2 单层扁平上皮(内皮)光镜图

A. 中动脉;B. 中静脉;↓内皮细胞核

衬贴于心、血管及淋巴管腔面的单层扁平上皮称**内皮**,内皮薄而光滑,有利于液体的流动和物质交换;衬于胸膜、腹膜和心包膜表面等处的单层扁平上皮称**间皮**,间皮光滑湿润,可减少器官活动时相互间的摩擦。

2. **单层立方上皮** 由一层立方形的细胞紧密排列而成。从表面观察,细胞呈多边形。从垂直切面看,细胞呈立方形,核圆形,位于细胞的中央(图3-3)。这种上皮分布于肾小管、小叶间胆管等处,具有分泌和吸收功能。

3. **单层柱状上皮** 由一层棱柱状细胞紧密排列而成。从表面观察,细胞呈多边形(图3-4,图3-5)。从垂直切面上观察,细胞呈高柱状,核椭圆形,靠近细胞的基底部。有些单层柱状上皮细胞之间夹有杯状细胞,能分泌黏液,对上皮细胞起润滑和保护作用。单层柱状上皮多分布于胃、肠、胆囊和子宫等器官的腔面,具有保护、分泌和吸收等功能。

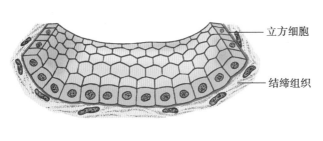

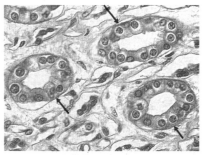

A. 模式图

B. 肾小管单层立方上皮

图 3-3　单层立方上皮（箭头所示）

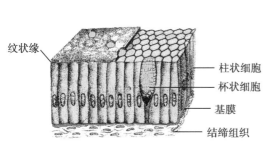

图 3-4　单层柱状上皮模式图

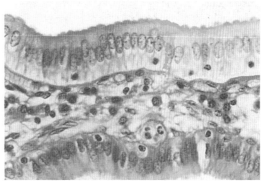

图 3-5　单层柱状上皮（胆囊）光镜图

4. **假复层纤毛柱状上皮**　由一层高低不等、形态不同的细胞紧密排列而成（图 3-6，图 3-7）。从侧面看，各细胞核并不排列在同一水平面上，看起来形似多层细胞，但所有细胞的基底面都附着于基膜上，实际上只有一层细胞。由于接近表面的细胞呈柱状，并有纤毛，故称为**假复层纤毛柱状上皮**。这种上皮分布在呼吸道等处，主要有保护功能。

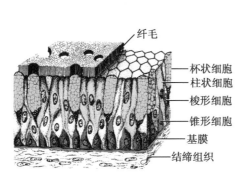

图 3-6　假复层纤毛柱状上皮模式图

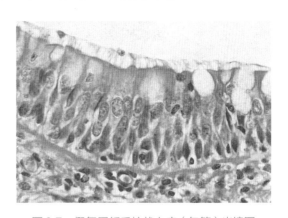

图 3-7　假复层纤毛柱状上皮（气管）光镜图

5. **复层扁平上皮**　又称复层鳞状上皮，由多层形态不同的细胞紧密排列而成。从垂直切面上看，其浅表部为数层扁平细胞；中间部为数层多边形细胞；基底部为一层矮柱状或立方形的细胞，该层细胞分裂增殖能力较强（图 3-8，图 3-9）。皮肤的复层扁平上皮，其表层细胞不断角化、脱落;而分布于口腔、食管和阴道等处的复层扁平上皮不角化。复层扁平上皮具有耐摩擦、阻止异物侵入、损伤后再生修复等作用。

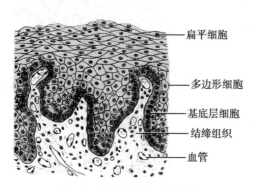

扁平细胞

多边形细胞

基底层细胞

结缔组织

血管

图 3-8 复层扁平上皮模式图

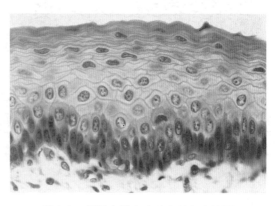

图 3-9 复层扁平上皮(食管)光镜图

6. **变移上皮** 又称**移行上皮**,分布于肾盂、输尿管及膀胱等处。其特点是上皮细胞的大小、形状和层数可随器官的收缩和扩张而发生改变。当器官收缩时,上皮变厚,细胞层数变多(图 3-10A);当器官扩张时,浅层细胞变扁平,上皮变薄,细胞层数变少(图 3-10B)。

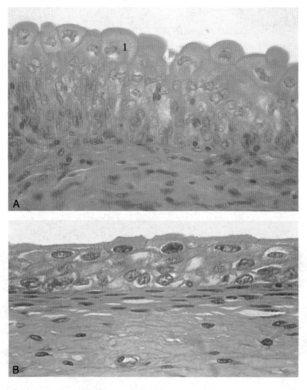

图 3-10 膀胱变移上皮光镜图
A. 空虚态;B. 扩张态;1. 盖细胞

## 二、腺上皮和腺

**腺上皮**是指以分泌功能为主的上皮。**腺**则是以腺上皮为主要成分构成的具有分泌功能的器官。

### （一）腺的分类

腺依其分泌物排出方式的不同分为**外分泌腺**和**内分泌腺**。外分泌腺的分泌物经导管排到体表或腔内,如汗腺、唾液腺等;内分泌腺没有导管,也称无管腺,其分泌物经血液、淋巴或组织液输送,如甲状腺、肾上腺等。

### （二）外分泌腺的分类和一般结构

外分泌腺按组成的细胞数量,可分为单细胞腺（如杯状细胞）和多细胞腺（如唾液腺）。多细胞腺大小不等,一般由**分泌部**和**导管部**两部分构成。

1. **分泌部** 一般由一层腺上皮细胞围成,中央有腔,腔与腺的导管部相连,具有分泌功能。依分泌部的形态可分为管状腺、泡状腺或管泡状腺 3 种;按分泌物性质的不同,可分为黏液性腺、浆液性腺和混合性腺 3 种（图 3-11）。

2. **导管部** 管壁由上皮围成,与分泌部相连,除输送分泌物外,有的导管其上皮兼有分泌和吸收功能。

## 三、上皮组织的特殊结构

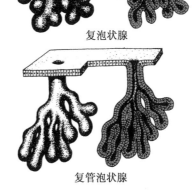

单管状腺

复泡状腺

复管泡状腺

图 3-11 外分泌腺的形态分类模式图

由于上皮组织的细胞有明显极性,其细胞的两极常处在不同环境当中,为了适应其功能,细胞的游离面、侧面和基底面常特化形成一些特殊的结构。

1. **上皮细胞的游离面**

（1）**微绒毛**:是上皮细胞游离面的细胞膜和细胞质伸出的微细指状突起,其内含有微丝。微绒毛使细胞的游离面的表面积显著增大,有利于细胞对物质的吸收。

（2）**纤毛**:是上皮细胞游离面的细胞膜和细胞质伸出的较粗长的突起,主要含微管。纤毛可做节律性的摆动,从而将黏附于上皮表面的分泌物及有害物质排出。呼吸道大部分的腔面被覆为有纤毛的上皮。

2. **上皮细胞的侧面** 上皮细胞排列紧密,细胞间隙很窄,在其侧面有一些特殊的细胞间连接结构。常见的有紧密连接、中间连接、桥粒和缝隙连接,这些结构在电镜下才可见（图3-12）。它们具有加强细胞间牢固联系、封闭细胞间隙、参与细胞间信息传递（缝隙连接）等不同功能。

3. **上皮细胞的基底面** **基膜**为上皮细胞基底面与深部结缔组织之间的一层薄膜。它除具有支持和连接作用外,还是一种半透膜,有利于物质交换。

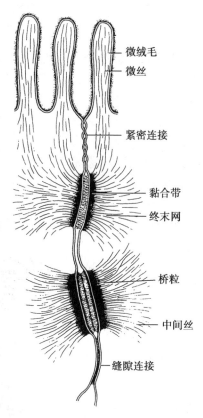

微绒毛

微丝

紧密连接

黏合带

终末网

桥粒

中间丝

缝隙连接

图 3-12　单层柱状上皮的微绒毛与细胞连接模式图

# 第二节　结 缔 组 织

　　**结缔组织**由细胞和大量细胞间质构成。与上皮组织相比,结缔组织的主要特点是:①细胞种类多,但数量少,其形态、功能各异,且分布稀疏无极性。②细胞间质多,形态多样,包括无定形均质状的基质和细丝状的纤维。③不与外界环境直接接触。

　　结缔组织主要起连接、支持、营养、修复和保护等作用,结缔组织是体内分布最广泛、形式最多样的一种组织。

## 一、固有结缔组织

　　固有结缔组织即通常所说的结缔组织,其在体内的分布极广。

### （一）疏松结缔组织

　　疏松结缔组织结构疏松,形似蜂窝,故又称**蜂窝组织**。其特点是细胞种类多且分散,纤维排列松散,基质含量较多。在体内疏松结缔组织分布广泛,它位于器官之间、组织之间及细胞之间,起连接、支持、营养、防御和修复等作用(图 3-13)。

　　**1. 细胞**

　　（1）**成纤维细胞**:是疏松结缔组织的主要细胞。细胞形态不规则,扁平多突起,胞体较大;胞核较大,卵圆形,着色浅,核仁明显;胞质丰富,弱嗜碱性。成纤维细胞能合成基质和纤维,具有较强的再生能力,在人体发育及创伤修复期间,增殖分裂尤为活跃。

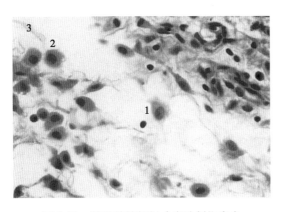

图 3-13　疏松结缔组织（皮肤创伤愈合
组织）光镜图
1. 成纤维细胞；2. 巨噬细胞；3. 胶原纤维

（2）**巨噬细胞**：广泛分布于疏松结缔组织内，细胞形态多样，有圆形、椭圆形和不规则形等，其表面有短而粗的突起，称伪足；胞核小而圆、染色较深；细胞质丰富，多为嗜酸性。

巨噬细胞是血液中的单核细胞进入结缔组织后形成的，具有活跃的变形运动能力，具有吞噬、清除体内衰老死亡的细胞、肿瘤细胞、异物和参与免疫应答等功能。

（3）**浆细胞**：呈圆形或卵圆形，核圆形，多偏于细胞一侧，核染色质呈粗块状，从核中心呈辐射状排列，形似车轮；胞质丰富，嗜碱性。浆细胞能合成和分泌免疫球蛋白（Ig）即抗体，参与体液免疫。浆细胞正常时疏松结缔组织中少见，但在病原微生物易侵入的消化道、呼吸道的黏膜中及慢性炎症部位较多见。

（4）**肥大细胞**：常成群分布于小血管周围，细胞呈圆形或卵圆形，胞体较大。核小而圆，多位于细胞中央；胞质内充满粗大的异染性颗粒，颗粒内含肝素、组胺、白三烯等生物活性物质。肝素有抗凝血作用；组胺和白三烯可引起荨麻疹、哮喘和休克等过敏反应。

（5）**脂肪细胞**：单个或成群分布，细胞呈球形，体积较大，胞质内含大的脂滴，常将扁圆形胞核及少量胞质挤至细胞一侧。HE 染色的标本中，脂滴被有机溶剂溶解，使细胞呈空泡状。脂肪细胞能合成和贮存脂肪，参与脂类代谢。

2. **细胞间质**

（1）**纤维**：有 3 种，即胶原纤维、弹性纤维和网状纤维。

1）**胶原纤维**：新鲜时呈白色，故又称白纤维。在 3 种纤维中数量最多，HE 染色片上呈粉红色波浪形，常有分支。胶原纤维韧性大，抗拉力强，但弹性较差，它是结缔组织具有支持作用的物质基础。

2）**弹性纤维**：新鲜时呈黄色，故又称黄纤维。HE 染色片上，染成浅红色，纤维较细，有分支并交织成网。弹性纤维弹性好，但韧性差，其弹性会随着年龄的增长而逐渐减弱。

3）**网状纤维**：数量最少，纤维细短而分支较多，常相互交织成网，易被硝酸银染成黑色，故又称嗜银纤维。网状纤维主要存在于网状组织。

（2）**基质**：疏松结缔组织中的基质较多，呈无定形的胶体状，其化学成分主要为蛋白多糖和水。蛋白多糖分子排列成微孔状结构，可限制病菌的蔓延和毒素的扩散。此外，基质中含有从毛细血管渗出的液体，称**组织液**。组织液是组织细胞和血液之间进行物质交换的媒介。

**（二）致密结缔组织**

致密结缔组织结构致密，由细胞和细胞间质构成。细胞主要是成纤维细胞，细胞间质包括基质和纤维。其特点是细胞和基质成分少，纤维成分多、粗大且排列紧密，纤维主要是胶原纤维和弹性纤维。该组织主要分布于肌腱、韧带、皮肤真皮、巩膜、硬脑膜及许多器官的被膜等处，有支持、连接和保护等作用（图 3-14，图 3-15）。

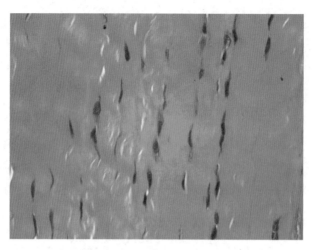

图 3-14　致密结缔组织（肌腱）光镜图

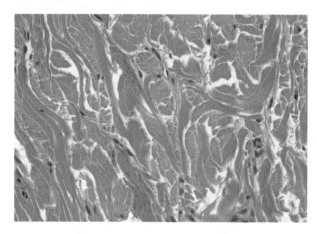

图 3-15　致密结缔组织（皮肤真皮）光镜图

### （三）脂肪组织

脂肪组织主要由大量脂肪细胞群集而成，并由少量疏松结缔组织分隔成许多脂肪小叶（图 3-16）。脂肪组织主要分布于皮下、网膜、系膜和黄骨髓等处。具有贮存脂肪、支持、缓冲、保护脏器和维持体温等作用。

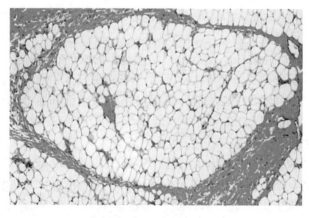

图 3-16　脂肪组织光镜图

### （四）网状组织

网状组织由细胞和细胞间质构成。细胞为网状细胞,网状细胞为多突起的星形细胞,细胞突起彼此相互连接成网。细胞间质主要由网状纤维和基质构成,网状纤维相互交织分布于基质中。网状组织存在于造血器官和淋巴组织等处,构成血细胞的发生和淋巴细胞发育的微环境（图3-17）。

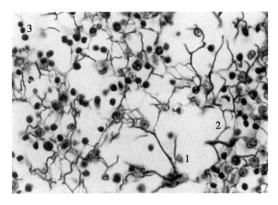

图3-17 网状组织（淋巴结）光镜图
1. 网状细胞;2. 网状纤维;3. 淋巴细胞

## 二、软骨组织和软骨

软骨组织由软骨细胞和细胞间质构成。软骨由软骨组织及其周围的软骨膜构成。软骨膜为致密结缔组织,对软骨的生长发育、创伤的修复等有重要作用。软骨组织内没有血管,其营养供给来自软骨膜内的血管。

### （一）软骨组织的结构

1. **细胞间质** 细胞间质由纤维和基质构成,呈均质状。基质主要成分为蛋白多糖和水,呈凝胶状。包埋在基质中的纤维主要有胶原纤维和弹性纤维,不同类型的软骨其纤维的数量和种类有较大的差异。

2. **软骨细胞** 包埋于软骨基质中,软骨细胞所在的腔隙称软骨陷窝。软骨细胞的形态与其发育程度有关。靠近软骨周边的软骨细胞比较幼稚,细胞扁而小,常单个分布;越靠近软骨中央部的软骨细胞越大越趋于成熟,细胞呈圆形或椭圆形,常成群分布。

### （二）软骨的分类

软骨依其细胞间质中所含纤维成分的不同,分为透明软骨、弹性软骨和纤维软骨3种类型（图3-18,图3-19,图3-20）。

1. **透明软骨** 新鲜时呈半透明状。细胞间质内含胶原纤维。透明软骨分布广泛,主要分布于鼻、喉、气管、支气管的软骨、肋软骨及关节软骨等处。

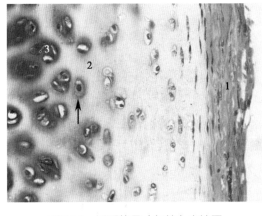

图3-18 透明软骨（气管）光镜图
↑软骨细胞与软骨囊;1. 软骨膜;
2. 软骨基质;3. 同源细胞群

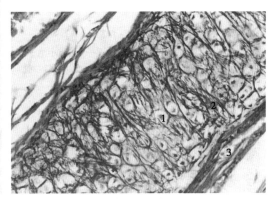

图3-19 弹性软骨（耳廓）光镜图
1. 软骨细胞;2. 弹性纤维;3. 软骨膜

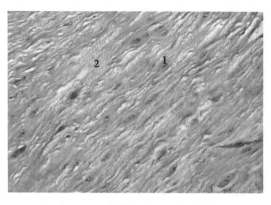

图 3-20　纤维软骨（椎间盘）光镜图
1. 软骨细胞；2. 胶原纤维

2. **弹性软骨**　弹性软骨的细胞间质内含大量弹性纤维，其主要分布于耳廓和会厌等处。

3. **纤维软骨**　纤维软骨的细胞间质内含大量交叉或平行排列的胶原纤维束，有较好的韧性。主要分布于椎间盘、耻骨联合及关节盘等处。

## 三、骨组织和骨

骨组织是人体内一种坚硬的结缔组织，由骨细胞和坚硬的细胞间质构成。骨由骨组织、骨膜和骨髓等构成。

### （一）骨组织的一般结构

1. **细胞间质**　骨组织的细胞间质是一种钙化的细胞间质，由有机物和无机物构成。有机物含量少，其成分为胶原纤维和基质，基质呈凝胶状，具黏合作用；无机物又称骨盐，含量较多，其主要成分为磷酸钙和碳酸钙等。

骨胶原纤维被基质黏合在一起，并有钙盐沉积构成薄板状结构，称**骨板**。骨板内或骨板之间的小腔，称**骨陷窝**，陷窝向周围呈放射状排列的细小管道，称**骨小管**，相邻骨陷窝的骨小管相互连通。

2. **骨细胞**　位于骨陷窝内，其表面有很多突起伸入骨小管内，相邻骨细胞突起彼此相互接触（图 3-21）。

### （二）骨密质和骨松质的结构特点

骨组织形成骨密质和骨松质两种形式，两者微细结构上的区别在于骨板的排列方式不同。现以长骨为例说明其结构特点：

1. **骨密质**　位于长骨的骨干和骨骺的表面，由致密规则排列的骨板及分布于骨板内、骨板间的骨细胞构成。骨板有 4 种，包括：外环骨板、内环骨板、骨单位（哈弗斯系统）和间骨板（图 3-22，图 3-23）。

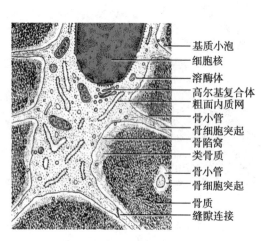

图 3-21　骨细胞超微结构模式图

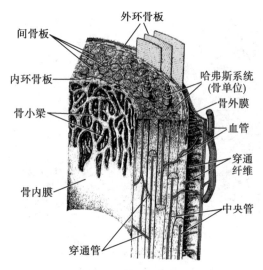

图 3-22　长骨骨干结构立体模式图

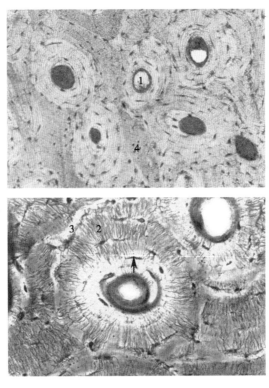

图 3-23　哈弗斯系统（长骨横切面）光镜图

**2. 骨松质**　主要位于长骨两端的骨骺内。由许多细片状或针状骨小梁交织而成，骨小梁则由不规则骨板及骨细胞构成。小梁之间有很多空隙，其内含有红骨髓、血管和神经等。

# 第三节　肌　组　织

肌组织主要由肌细胞构成，在肌细胞之间有少量的结缔组织、丰富的血管、淋巴管和神经等。肌细胞细长呈纤维状，又称肌纤维，其细胞膜称肌膜，细胞质称肌浆。根据形态结构和功能特点，肌组织可分为骨骼肌、心肌和平滑肌 3 类。

## 一、肌细胞的形态结构

**1. 骨骼肌**　骨骼肌因附着于骨骼而得名，主要分布于头、颈、躯干和四肢。骨骼肌收缩快而有力，并受人的意识支配，属随意肌。

（1）**骨骼肌纤维的一般结构**：光镜下，骨骼肌纤维呈细长的圆柱状，长短不一，短的仅数毫米，长的可超过 10cm。胞核呈扁椭圆形，数量较多，一条骨骼肌纤维有数十个到上百个细胞核，位于细胞周缘，紧靠肌膜，呈扁椭圆形（图3-24）。

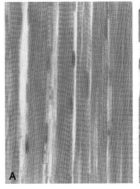
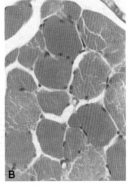

图 3-24　骨骼肌纤维光镜图

A. 纵切面；B. 横切面

骨骼肌的肌浆内含有大量与肌纤维长轴平行排列的**肌原纤维**。每条肌原纤维都有许多色浅的明带(又称 I 带)和色深的暗带(又称 A 带),明带和暗带交替排列,相邻各条肌原纤维的明带和暗带都整齐地排列在同一平面上,所以整条骨骼肌纤维显示出明暗相间的横纹,又称横纹肌。在 HE 染色的标本上,暗带中央有一条浅色窄带称 H 带,H 带中央有一条深色的 M 线,明带中央则有一条深色的细线称 Z 线。相邻两条 Z 线之间的一段肌原纤维称**肌节**,它是骨骼肌纤维结构和功能的基本单位,每个肌节都由 1/2 I 带+A 带+1/2 I 带所组成(图 3-25)。

(2) **骨骼肌纤维的超微结构**

1) **肌原纤维**:由大量的粗、细肌丝构成,它们有规律地平行排列,组成明带、暗带。粗肌丝位于肌节的暗带,中间固定于 M 线上,两端游离。细肌丝一端固定在 Z 线上,另一端游离,插入到粗肌丝之间,直达 H 带外缘。因此,明带内只有细肌丝,暗带中央的 H 带内只有粗肌丝,除 H 带以外的暗带内既有粗肌丝又有细肌丝。当肌纤维收缩时,粗肌丝牵拉细肌丝向 M 线方向滑行,使肌节变短,同时 I 带和 H 带的宽度也变窄。

2) **横小管**:是由肌膜向肌浆内凹陷所形成的小管,其走行方向与肌纤维长轴垂直,故称横小管,它位于暗带与明带交界处。横小管的功能是将肌膜的兴奋冲动迅速传到细胞内,引起同一条肌纤维上每个肌节的同步收缩(图 3-26)。

3) **肌浆网**:是由肌纤维的滑面内质网特化而成,位于横小管之间,它包绕着每一条肌原纤维,并沿其长轴行排列且分支吻合,形成连续的管状系统,也称纵行小管。位于横小管两侧的肌浆网扩大呈环行的扁囊,称终池,终池与横小管平行并紧密相贴,但并不相通。每条横小管及其两侧的终池共同组成三联体。肌浆网具有调节肌浆中 $Ca^{2+}$ 浓度的作用(图 3-26)。

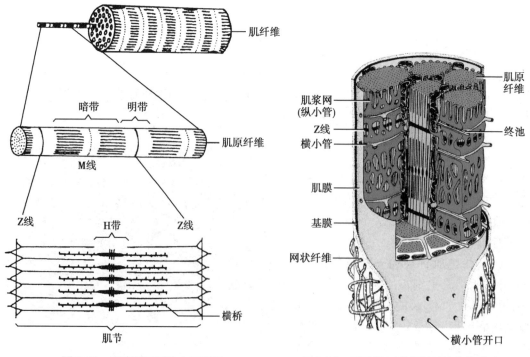

图 3-25 骨骼肌逐级放大示意图    图 3-26 骨骼肌纤维超微结构立体模式图

**老年人长期卧床对肌肉的影响**

　　长时间卧床,2个月后肌容积将明显减少,有明确的组织学变化及肌肉代谢的变化,可导致失用性肌肉萎缩。完全休息时,肌力每周下降 10% ~ 15%,每日约下降 1% ~ 3%,完全卧床 3 ~ 5 周的患者肌力下降一半。康复护理人员要指导长期卧床的病人适当地进行按摩、翻身等帮助活动,防止肌肉萎缩。

　　**2. 心肌**　分布于心脏和邻近心脏的大血管根部。心肌收缩具有自动节律性,缓慢而持久,不易疲劳,且不受意识支配,属不随意肌。

　　(1)**心肌纤维的一般结构**:心肌纤维呈短圆柱状,有分支,彼此吻合成网。相邻心肌纤维的连接处形成的结构称**闰盘**,在一般染色标本中其着色较深,呈横行或阶梯状细线。一般有一个细胞核,少数两个核,核卵圆形,位于细胞中央;心肌纤维在纵切面上也显示横纹,但不如骨骼肌纤维明显(图 3-27,图 3-28)。

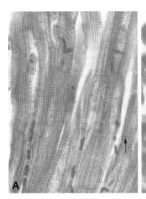
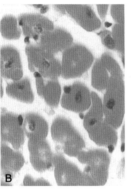
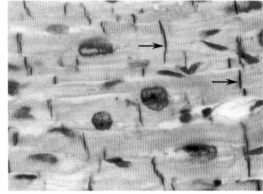

图 3-27　心肌纤维光镜图
A. 纵切面;B. 横切面;↑闰盘

图 3-28　心肌纤维光镜图
→闰盘

　　(2)**心肌纤维的超微结构**:心肌纤维的超微结构与骨骼肌近似,但具有以下特点:①肌原纤维粗细不等。②横小管较粗,位于 Z 线水平。③肌浆网较稀疏,终池较小且少,横小管两侧的终池一般不能同时存在,三联体极少见,往往是横小管与一侧的终池紧贴形成二联体,所以心肌纤维储 $Ca^{2+}$ 能力较差,必须不断地从体液中摄取 $Ca^{2+}$(图 3-29)。

　　**3. 平滑肌**　平滑肌广泛分布于血管壁和许多内脏器官,收缩缓慢而持久,不受意识控制,属不随意肌。

　　平滑肌纤维呈长梭形,无横纹,大小不一。细胞核呈长椭圆形或杆状,只有一个,位于细胞中央,胞质嗜酸性。平滑肌纤维除少数在内脏器官中呈单个分散存在外,绝大部分平行成束或成层排列,在同一层平滑肌纤维多平行排列并相互嵌合(图 3-30)。

## 二、肌细胞的收缩功能

　　人体各种形式的运动,主要是靠肌细胞的收缩来完成。有肌细胞构成的组织包括骨骼

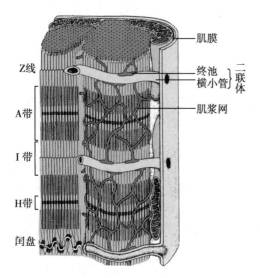

图 3-29 心肌纤维超微结构立体模式图

肌膜
Z线
终池
横小管 } 二联体
肌浆网
A带
I带
H带
闰盘

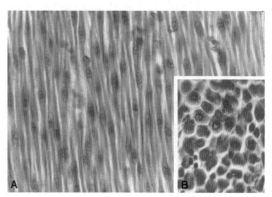

图 3-30 平滑肌纤维光镜图
A. 纵切面;B. 横切面

肌、心肌和平滑肌,它们在结构和功能上虽有差异,但收缩的基本形式和原理是相似的。本节以骨骼肌为例,主要讨论肌细胞收缩的基本知识。

**（一）骨骼肌的收缩原理**

目前公认的骨骼肌收缩机制是肌丝滑行学说。该学说认为,肌细胞收缩并不是肌细胞中肌丝本身的缩短或卷曲,而是细肌丝在粗肌丝之间滑行的结果。肌丝滑行使肌节长度缩短。肌原纤维缩短表现为肌细胞收缩(图 3-31)。

**（二）兴奋-收缩耦联**

在人体,骨骼肌受躯体运动神经支配。当神经冲动经运动终板传至肌细胞时,肌膜产生动作电位,沿横管膜迅速传至三联管。终池膜上 $Ca^{2+}$ 通道开放,终池内的 $Ca^{2+}$ 释放入肌浆中,导致肌浆中 $Ca^{2+}$ 浓度迅速升高,引发上述肌丝滑行过程。

肌细胞兴奋时,首先在肌膜上产生动作电位,然后才触发肌细胞收缩。肌细胞兴奋产生动作电位与收缩关联起来的中介过程称为**兴奋-收缩耦联**。

当神经冲动停止时,肌膜及横管膜电位恢复,终池膜上 $Ca^{2+}$ 通道关闭,同时终池膜上 $Ca^{2+}$ 泵将 $Ca^{2+}$ 泵回终池贮存,肌浆中 $Ca^{2+}$ 浓度降低,引起肌细胞舒张。由此可见,三联管是兴奋-收缩耦联的结构基础,$Ca^{2+}$ 是兴奋-收缩耦联的关键物质。

**（三）骨骼肌的收缩形式**

骨骼肌收缩是指肌肉张力增加和（或）肌肉长度缩短的机械变化,其收缩形式有以下几种:

1. **等长收缩和等张收缩** 肌肉收缩时,长度不变而张力增加的收缩形式为**等长收缩**;张力不变而长度缩短的收缩形式为**等张收缩**。肌肉的收缩形式主要取决于所承受的负荷情况,负荷分为前负荷和后负荷两种类型,**前负荷**指肌肉收缩前所承受的负荷,其作用在于增加肌肉收缩前的长度即初长度。**后负荷**指肌肉收缩过程中所承受的负荷。

人体骨骼肌的收缩大多数情况下为混合形式。如维持躯体姿势时,骨骼肌以等长收缩为主;肢体自由运动时,骨骼肌则以等张收缩为主。

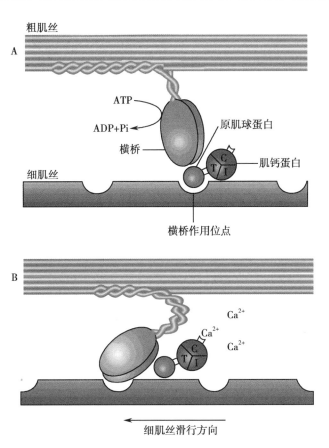

图 3-31　肌丝滑行示意图

**2. 单收缩和强直收缩**　一次刺激作用于骨骼肌相应引起一次收缩,称为**单收缩**。骨骼肌受连续多次刺激出现持续收缩的状态,称为**强直收缩**。由于刺激的频率不同,强直收缩可分为两种:①不完全强直收缩,因刺激频率较低,后一次刺激引发的收缩落在前一次收缩的舒张期内,骨骼表现为肌舒张不完全。②完全强直收缩,因刺激频率很高,后一次刺激引发的收缩落在前一次收缩的收缩期内,骨骼肌出现收缩叠加现象。据测定,完全强直收缩的肌张力可达单收缩的 3 ~ 4 倍,因而可产生强大的收缩效果。正常情况下,人体内骨骼肌的收缩都属于完全强直收缩,这是因为躯体运动神经传来的冲动频率总是连续的。

# 第四节　神 经 组 织

**神经组织**是构成神经系统的主要成分,是高度分化的组织。由神经细胞和神经胶质细胞构成。神经细胞是神经系统的基本结构和功能单位,又称**神经元**。神经元的数量庞大,具有接受刺激、传导冲动和整合信息的生理功能,有些神经元还具有内分泌功能。**神经胶质细胞**对神经元起支持、保护、绝缘、营养等作用。

## 一、神经元

神经元形态多样,由胞体和突起两部分组成(图 3-32)。

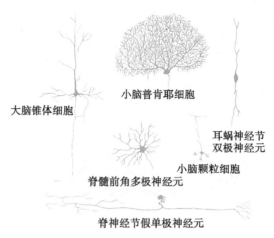

大脑锥体细胞

小脑普肯耶细胞

耳蜗神经节
双极神经元

小脑颗粒细胞

脊髓前角多极神经元

脊神经节假单极神经元

图 3-32 神经元的主要形态模式图

## （一）神经元的结构

**1. 胞体** 大小不一,形态各异,有圆形、星形、梭形、锥体形等多种形态,是神经元的代谢和营养中心。

（1）**细胞膜**:具有接受刺激、产生并传导神经冲动和信息处理的功能。

（2）**细胞核**:大而圆,着色较浅,位于胞体中央,核仁大而明显。

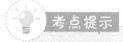

考点提示

神经元

（3）**细胞质**:除含有一般细胞器外,还含有两种特有的细胞器即嗜染质和神经原纤维。

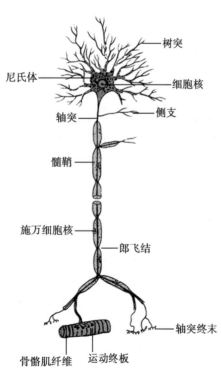

树突

尼氏体

细胞核

轴突

侧支

髓鞘

施万细胞核

郎飞结

轴突终末

骨骼肌纤维

运动终板

图 3-33 运动神经元模式图

1）**嗜染质**:又称**尼氏体**,呈嗜碱性,经 HE 染色呈紫蓝色,光镜下为颗粒状或小块状结构,分散在细胞质和树突内。电镜下,嗜染质由大量平行排列的粗面内质网和散在其间的游离核糖体构成,能合成蛋白质和神经递质。

2）**神经原纤维**:神经原纤维在 HE 染色切片中,不能分辨,经硝酸银染色,神经原纤维染成棕黑色,呈细丝状,在胞体内相互交织成网,并伸入到树突和轴突内。除具有支持神经元的作用外,还参与神经递质及离子等物质的运输。

**2. 突起** 由神经元的细胞膜和细胞质突出形成,依据其形态结构和功能可分为树突和轴突两种。

（1）**树突**:较短有分支,呈树枝状,每个神经元有一个或多个树突,其内部结构与胞体相似,也含有嗜染质和神经原纤维。树突的主要功能是接受刺激,并将神经冲动传给胞体。

（2）**轴突**:一般比树突细,呈细索状。每个神经元只有一个轴突,其长短不一,短的仅数微米,长的可达1m 以上。表面光滑,分支较少。轴突起始部呈圆锥形称轴丘,轴丘与轴突内均没有嗜染质。轴突的主要功能是将神经冲动由胞体传递给其他神经元或效应器(图3-33)。

## （二）神经元的分类

神经元通常以突起的数目和功能两种方法进行分类。

**1. 按神经元的突起数目分类** ①**多极神经元**:从神经元胞体发出多个突起,其中有一个为轴突,多个为树突,如脊髓前角的运动神经元。②**双极神经元**:从神经元胞体发出两个突起,一个为轴突,一个为树突,如视网膜双极神经元。③**假单极神经元**,胞体只发出一个突起,距胞体不远处,突起即分为两个分支,一支为周围突,分布到外周组织和器官,另一支为中枢突,伸向脑和脊髓(见图3-32)。

**2. 按神经元的功能分类** ①**感觉神经元**:也称传入神经元,多为假单极神经元,可接受体内、外各种刺激,将刺激转化

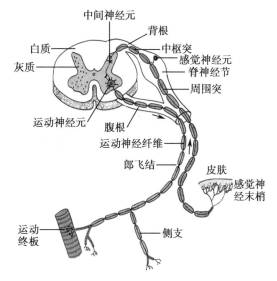

图3-34 脊髓和脊神经模式图示
三种神经元的关系

为神经冲动传向中枢。②**运动神经元**:也称传出神经元,一般为多极神经元,它能把中枢发出的神经冲动传给肌肉或腺体调节其活动。③**中间神经元**:也称联络神经元,介于感觉和运动神经元之间,起联络作用(图3-34)。

## （三）突触

突触是神经元与神经元之间,或神经元与效应细胞(肌细胞、腺细胞)之间的一种特化的细胞连接,它是神经元传递信息的重要结构。

突触按神经元接触部位的不同可分为轴-体、轴-树和轴-轴等突触;按功能的不同可分为兴奋性突触

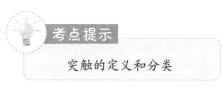

考点提示

**突触的定义和分类**

和抑制性突触;按神经冲动传递方式不同,突触可分为电突触和化学性突触两类,电突触即缝隙连接,神经元之间以电流作为信息媒介,化学性突触以神经递质作为传递信息的载体,即一般所说的突触。

电镜下观察,化学性突触包括3部分(图3-35,图3-36)。

**1. 突触前膜** 是轴突末端的球形膨大部分,该处的细胞膜为突触前膜,突触前膜侧胞质中含有许多突触小泡和线粒体等,突触小泡内含神经递质。

**2. 突触后膜** 是与突触前部相对应的树突或胞体的部分,其中,与突触前膜相接触的细胞膜为突触后膜,膜上具有特异性的接受神经递质的受体。

**3. 突触间隙** 是突触前膜和突触后膜之间的狭小间隙,宽约15~30nm。

当神经冲动传至突触前膜时,突触小泡移向突触前膜并与之融合,通过胞吐作用将神经递质释放到突触间隙内,经突触间隙神经递质到达突触后膜与后膜上的相应受体结合,引起突触后神经元的兴奋或抑制。化学性突触神经冲动传导的特点是单向性的,即只能由突触前神经元传到突触后神经元,不能逆向传导。

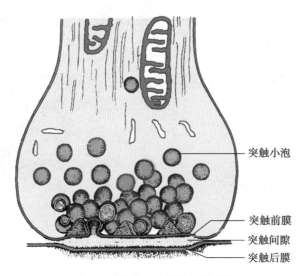

图 3-35 化学性突触结构模式图

突触小泡
突触前膜
突触间隙
突触后膜

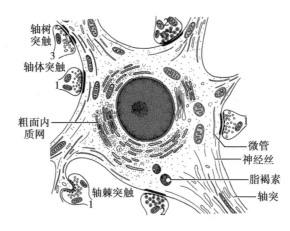

图 3-36 多极神经元及其突触超微结构模式图

1. 突触小体内有圆形清亮小泡,含乙酰胆碱;2. 突触小体内有颗粒型小泡,含单胺类;3. 突触小体内有扁平清亮小泡,含甘氨酸等

## 二、神经胶质细胞

神经胶质细胞广泛分布于神经系统中,神经胶质细胞一般较神经细胞小,具有突起,但不分树突和轴突。根据其分布的位置不同,神经胶质细胞可分为中枢神经系统的胶质细胞和周围神经系统的胶质细胞。

### （一）中枢神经系统的胶质细胞

主要有星形胶质细胞、少突胶质细胞和小胶质细胞 3 种（图 3-37,图 3-38）。

1. **星形胶质细胞** 是神经胶质细胞最大的一种,胞体上有许多突起呈星形。其在神经冲动的传导过程中起绝缘作用,并参与血-脑屏障的构成。

2. **少突胶质细胞** 胞体较小,参与中枢神经系统中有髓神经纤维髓鞘的构成。

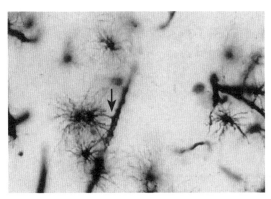

图 3-37　星形胶质细胞光镜图

镀银染色；↓星形胶质细胞突起形成脚板，
附着于毛细血管

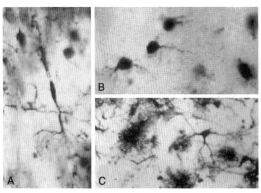

图 3-38　神经胶质细胞光镜图

A. 小胶质细胞；B. 小突胶质细胞；
C. 原浆性星形胶质细胞

3. **小胶质细胞**　是最小的一种神经胶质细胞，来源于血液中的单核细胞，具有吞噬功能。

（二）周围神经系统的胶质细胞

主要包括神经膜细胞，也称**施万细胞**，它包裹在神经元突起的外面，参与构成周围神经系统的神经纤维，有营养保护和绝缘作用。

### 三、神经纤维

**神经纤维**是由神经元的长突起和包在它外面的神经胶质细胞构成的结构。神经纤维根据有无髓鞘可分为两类。

（一）有髓神经纤维

1. **周围神经系统的有髓神经纤维**　是由位于中央的神经元的长突起及周围的髓鞘和神经膜构成。一个神经膜细胞只包裹一段神经元的长突起，故髓鞘和神经膜呈节段性。相邻节段间的无髓鞘缩窄部，称**郎飞结**（图 3-39）。

2. **中枢神经系统的有髓神经纤维**　中枢神经系统有髓神经纤维的髓鞘是由少突胶质细胞的突起包卷而成。

由于髓鞘的绝缘作用，有髓神经纤维的兴奋只发生在郎飞结处的轴膜上，使神经冲动的传导从一个郎飞结跳到下一个郎飞结，呈跳跃式传导，故其传导速度快。

（二）无髓神经纤维

在周围神经系统，无髓神经纤维由较细的神经元长突起和包在它外面的神经膜细胞构成，神经膜细胞不形成髓鞘，无郎飞结。

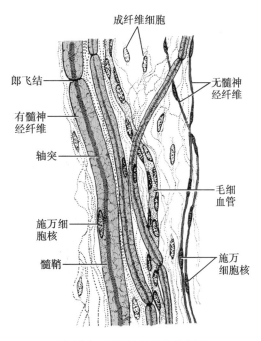

图 3-39　周围神经纤维仿真图

43

在中枢神经系统中,无髓神经纤维往往与有髓神经纤维混杂在一起。无髓神经纤维神经冲动传导是连续式的,故其传导速度比有髓神经纤维慢(图3-39)。

### 四、神经末梢

**神经末梢**是周围神经纤维的终末部分终止于其他组织或器官内所形成的一些特殊结构。按其功能的不同可分为两大类。

#### (一) 感觉神经末梢

**感觉神经末梢**是感觉神经纤维的终末部分与所在组织共同形成的结构,又称感受器。它能接受体内、外环境的各种刺激,并将刺激转化为神经冲动,传向中枢,产生感觉。感受器种类很多,根据形态结构的不同,可分两类(图3-40)。

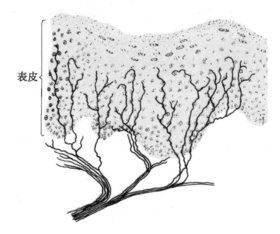

图3-40 表皮的游离神经末梢仿真图

1. **游离神经末梢** 是感觉神经纤维的终末脱去髓鞘反复分支而成,其裸露的细支广泛分布于表皮、角膜、黏膜上皮等处,能感受冷、热和痛觉的刺激。

2. **有被囊神经末梢** 神经纤维末梢外面包裹有结缔组织被囊,种类较多,常见的有如下几种:①触觉小体:能感受触觉。②环层小体:能感受压觉和振动觉。③肌梭:分布于骨骼肌内,能感受肌纤维的伸缩变化,在骨骼肌的活动中起重要调节作用(图3-41,图3-42)。

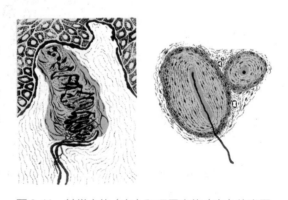

图3-41 触觉小体(左)和环层小体(右)仿真图

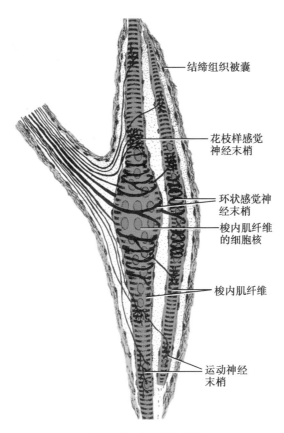

图 3-42　肌梭模式图

## （二）运动神经末梢

**运动神经末梢**是运动神经纤维的终末部分,分布于肌组织和腺体所形成的结构,又称效应器。其功能是支配肌纤维的收缩和调节腺体的分泌。

分布于骨骼肌的运动神经末梢称**运动终板**,电镜观察,运动终板的结构与化学性突触相似,所以运动终板也称为神经肌突触(图 3-43)。

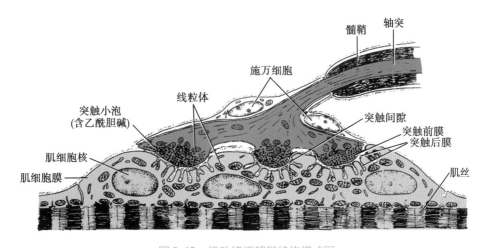

图 3-43　运动终板超微结构模式图

**本章小结**

　　基本组织包括上皮组织、结缔组织、肌组织和神经组织。衬贴于心、血管及淋巴管内腔面的单层扁平上皮称内皮。被覆于胸膜、腹膜和心包等处的单层扁平上皮称间皮。结缔组织包括固有结缔组织、软骨组织、骨组织及血液。固有结缔组织包括疏松结缔组织、致密结缔组织、网状组织和脂肪组织。肌组织包括骨骼肌、心肌和平滑肌。神经组织由神经细胞(神经元)和神经胶质细胞组成。神经元由胞体和突起两部分组成。按功能可分为感觉神经元、运动神经元和中间神经元。突触是神经元与神经元之间,或神经元与效应细胞之间一种特化的细胞连接,它是神经元传递信息的重要结构。化学性突触包括突触前膜、突触间隙和突触后膜。

（黄嫦斌）

 **目标测试**

### A1 型题

1. 下列何处的上皮称内皮

　　A. 胃的腔面　　　　　　　　　　　B. 衬于心脏、血管和淋巴管腔面的上皮

　　C. 呼吸道的腔面　　　　　　　　　D. 膀胱的腔面

　　E. 体腔浆膜表面

2. 单层柱状上皮的分布不包括

　　A. 胃　　　　　　　B. 肠　　　　　　　C. 子宫

　　D. 气管　　　　　　E. 以上都不是

3. 构成假复层纤毛柱状上皮的细胞不包括

　　A. 柱状细胞　　　　B. 扁平细胞　　　　C. 杯状细胞

　　D. 梭形细胞　　　　E. 锥体形细胞

4. 由多层细胞构成的上皮,表层细胞扁平形,中间数层细胞呈多边形,基底层细胞呈矮柱状或立方形细胞,该上皮是

　　A. 单层柱状上皮　　B. 单层扁平上皮　　C. 单层立方上皮

　　D. 复层扁平上皮　　E. 变移上皮

5. 结缔组织的特点不包括

　　A. 细胞少但种类多

　　B. 细胞分布稀疏

　　C. 细胞无极性

　　D. 细胞间质少

　　E. 具有支持、连接、营养、保护和修复等功能

6. 疏松结缔组织的特点不包括

　　A. 细胞种类多　　　　　　　　　　B. 纤维排列松散

　　C. 基质丰富　　　　　　　　　　　D. 整个组织排列紧密

　　E. 细胞间质包括基质和纤维两种成分

7. 构成造血组织、淋巴组织的基本成分的是
   A. 疏松结缔组织　　　　B. 致密结缔组织　　　　C. 网状组织
   D. 脂肪组织　　　　　　E. 以上都不对

8. 肌节等于
   A. I 带+A 带　　　　　　　　　　　　B. I 带+H 带
   C. H 带+A 带　　　　　　　　　　　　D. 1/2I 带+A 带+1/2I 带
   E. 1/2A 带+I 带+1/2A 带

9. 肌原纤维结构和功能的基本单位是
   A. 粗肌丝　　　　　　　B. 细肌丝　　　　　　　C. 肌节中的粗肌丝
   D. 肌节　　　　　　　　E. 肌原原纤维

10. 神经元内能合成蛋白质的细胞器是
    A. 线粒体　　　　　　　B. 滑面内质网　　　　　C. 尼氏体
    D. 神经原纤维　　　　　E. 高尔基复合体

11. 能产生抗体的细胞是
    A. 肥大细胞　　　　　　B. 浆细胞　　　　　　　C. 巨噬细胞
    D. 网状细胞　　　　　　E. 脂肪细胞

12. 结缔组织中的巨噬细胞来源于
    A. 中性粒细胞　　　　　B. 淋巴细胞　　　　　　C. 嗜酸性粒细胞
    D. 单核细胞　　　　　　E. 血小板

13. 神经元的轴突及包绕其周围的神经胶质细胞构成
    A. 神经纤维　　　　　　B. 神经原纤维　　　　　C. 神经末梢
    D. 突触　　　　　　　　E. 嗜染质

14. 分布于皮肤的表面、口腔、食管和阴道的内表面的被覆上皮是
    A. 假复层纤毛柱状上皮　　B. 复层扁平上皮　　　　C. 单层柱状上皮
    D. 变移上皮　　　　　　　E. 单层扁平上皮

15. 多极神经元含有
    A. 一个轴突,一个树突　　　　　　　　B. 一个轴突,多个树突
    C. 一个中枢突,多个周围突　　　　　　D. 一个周围突,多个中枢突
    E. 多个树突,多个轴突

16. 分布于肌腱的是
    A. 致密结缔组织　　　　B. 脂肪组织　　　　　　C. 网状组织
    D. 疏松结缔组织　　　　E. 以上均不对

## B1 型题
题 17~19 共用备选答案
    A. 脂肪组织　　　　　　B. 网状组织　　　　　　C. 血液
    D. 疏松结缔组织　　　　E. 致密结缔组织

17. 细胞种类多而分散,纤维种类全且排列疏松的组织是

18. 主要分布于肌、肌腱、腱膜和韧带等处的组织是

19. 主要分布在骨骼、淋巴结、脾和淋巴组织处的是

# 第四章 运动系统

 学习目标

1. 掌握运动系统的组成和功能；全身骨的数目、位置、名称、形态结构及重要骨性标志；肩、肘、腕、髋、膝、踝关节的位置、组成、运动及特点。
2. 熟悉脊柱、胸廓及骨盆的组成、形态及特点；全身骨骼肌的位置、起止点、作用及重要的肌性标志。
3. 了解骨的构造和功能；关节的辅助结构；骨骼肌的构造及辅助结构。

 案例

某男,80岁,平时健康,因不慎跌倒后发现:不能站起,右下肢不能支持体重,不能行动,被送到医院,经X线摄片检查发现右侧股骨粗隆骨折。

请问:1. 为什么老年人易发生骨折?
2. 刚学会走步的儿童经常摔跤为什么不易发生骨折?

**运动系统**由骨、骨连结和骨骼肌三部分组成,具有支持、运动和保护等功能。骨与骨之间的连接装置,称**骨连结**,为运动枢纽;全身各骨借骨连结构成骨骼,为人体支架;附着于骨骼上的肌称**骨骼肌**,为运动的动力器官。

## 第一节 骨与骨连结

### 一、概述

**骨**在成人一般有206块,按部位可分为颅骨29块(其中6块听小骨)、躯干骨51块、上肢骨64块、下肢骨62块(图4-1)(表4-1)。

表4-1 成人全身骨

$$
全身骨(206)
\begin{cases}
颅骨(29)
\begin{cases}
脑颅(8) \\
面颅(15) \\
听小骨(6)
\end{cases} \\
躯干骨(51)
\begin{cases}
胸骨(1) \\
肋(24) \\
椎骨(26)
\end{cases} \\
四肢骨(126)
\begin{cases}
上肢骨(64) \\
下肢骨(62)
\end{cases}
\end{cases}
$$

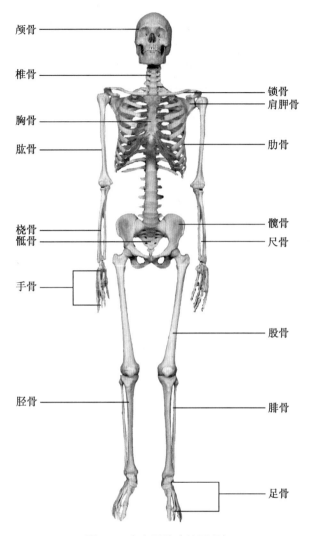

颅骨

椎骨

胸骨

肱骨

桡骨
骶骨

手骨

胫骨

锁骨
肩胛骨

肋骨

髋骨
尺骨

股骨

腓骨

足骨

图 4-1　全身骨骼（前面观）

（一）骨的形态

骨根据形态可分为长骨、短骨、扁骨和不规则骨四类。

（二）骨的构造

每块骨均为一个器官，骨由骨质、骨膜和骨髓构成（图 4-2）。

1. **骨质**　按结构分为**骨密质**和**骨松质**。骨密质分布于骨的表层；骨松质分布于骨的内部。颅盖骨内、外表面的骨密质分别称**内板**和**外板**，两板之间的松质称**板障**，内有板障静脉通过。

2. **骨膜**　被覆于除关节面以外的骨表面，由结缔组织构成，含有丰富的神经、血管和淋巴管，对骨的营养、生长发育、再生修复等，起着重要的作用。

3. **骨髓**　充填于骨髓腔和松质的间隙内，分为**红骨髓**和**黄骨髓**。红骨髓有造血功能，6 岁以后，长骨骨干内的红骨髓逐渐被脂肪组织替代而形成黄骨髓，失去造血功能。人体大量失血或重度贫血的情况下，黄骨髓能转化为红骨髓，又能恢复造血功能。在椎骨、髂骨、肋骨、胸骨及长骨两端松质内的骨髓，终生都是红骨髓。临床上常在髂骨和胸骨处穿刺抽取骨

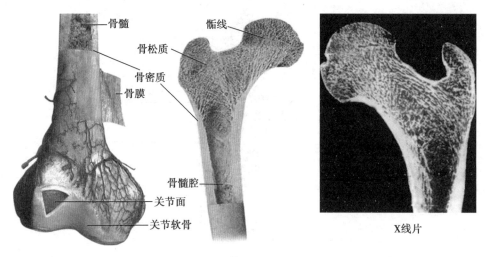

图 4-2 骨的构造

髓,进行检查。

（三）骨连结

骨与骨之间借致密结缔组织、软骨或骨相连结,称**骨连结**。按连结形式的不同分为直接连结和间接连结两种。

1. **直接连结** 可分为纤维连结、软骨连结和骨性结合。较牢固,活动范围极小或完全不能活动(图 4-3)。

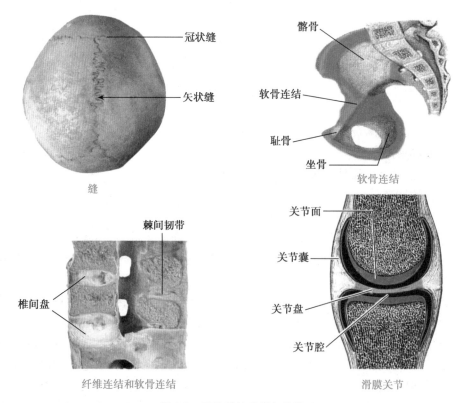

图 4-3 骨连结的分类与构造

**2. 间接连结** 骨与骨之间借结缔组织囊相连,囊内有腔隙,含有滑液,活动度大,称**关节**。

(1)关节的基本结构:包括关节面、关节囊和关节腔三部分。关节面上覆有关节软骨,能承受压力、吸收震荡、减少摩擦、利于关节活动;关节囊由致密结缔组织构成,其厚薄和紧张度决定关节的稳固性、灵活性;关节腔内呈负压、有少量滑液,对维持关节的稳定性有一定作用(图4-3)。

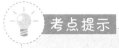

考点提示

关节的基本结构

(2)关节的辅助结构:关节除基本结构外,还有一些特殊结构以增加关节的灵活性、增强关节的稳固性。如韧带、关节盘、关节唇等。

(3)关节的运动:关节可围绕一定的轴而运动,不同关节的运动形式和范围不同。关节的运动形式有以下几种。

1)屈和伸:通常是指关节沿冠状轴进行的运动。运动时,相关节的两骨之间的角度变小称为**屈**,反之,角度增大称为**伸**。在足部,足尖上抬,足背向小腿前面靠拢为踝关节的伸,习惯上称之为**背屈**,足尖下垂为踝关节的屈,习惯上称为**跖屈**。

2)收和展:是关节沿矢状轴进行的运动。运动时,骨向正中矢状面靠拢称为(内)**收**,反之,远离正中矢状面称为(外)**展**。

3)旋转:是关节沿垂直轴进行的运动。运动时骨向前内侧旋转,称**旋内**,而向后外侧旋转,则称**旋外**。在前臂将手背转向前方的运动称**旋前**,将手掌恢复到向前而手背转向后方的运动称**旋后**。

4)环转:运动的骨,其上端在原位转动,下端则作圆周运动,运动时全骨描绘出一圆锥形的轨迹。环转运动实际上是屈、展、伸、收依次结合的连续运动。

知识窗

**康复训练对关节的影响**

系统的康复训练会使关节的形态结构和关节周围的结构产生许多适应性的变化:①可使关节面软骨和骨密质增厚,骨小梁变粗,因而提高关节的负载量。②可使关节囊和韧带增厚,关节周围的肌肉发达,从而加大了关节的牢固性。③可使关节囊、韧带和关节周围肌肉的伸展性增大,因而也增加了关节的灵活性。

## 二、躯干骨及其连结

躯干骨包括26块椎骨、1块胸骨和12对肋,共51块,它们借骨连结构成脊柱和胸廓。

### (一)脊柱

位于背部正中,由26块椎骨借椎间盘、韧带和关节连结而成。参与胸廓、腹后壁和骨盆的组成,具有支持体重、运动和保护内部器官等功能。

**1. 椎骨** 包括颈椎7块、胸椎12块、腰椎5块、骶骨1块和尾骨1块。

(1)椎骨的一般形态:椎骨由前面的椎体和后面的椎弓两部分组成。椎体呈短圆柱状,椎弓呈半环形,连于椎体的后外侧,两者共同围成**椎孔**。所有椎骨的椎孔相连构成**椎管**,管内容纳脊髓。椎弓连结椎体的部分较窄厚,称**椎弓根**。椎弓根的上、下两缘各有一切迹,分别称**上切迹**和**下切迹**。相邻两个椎骨的上、下切迹共同围成**椎间孔**,孔内主要有脊神经通过。椎弓的后部较宽阔,称**椎弓板**。在椎弓板上发出 7 个突起,分别是向后伸出的 1 个棘突,向两侧伸出的 2 个横突,以及向上、下方各伸出的 1 对上关节突和 1 对下关节突(图4-4)。

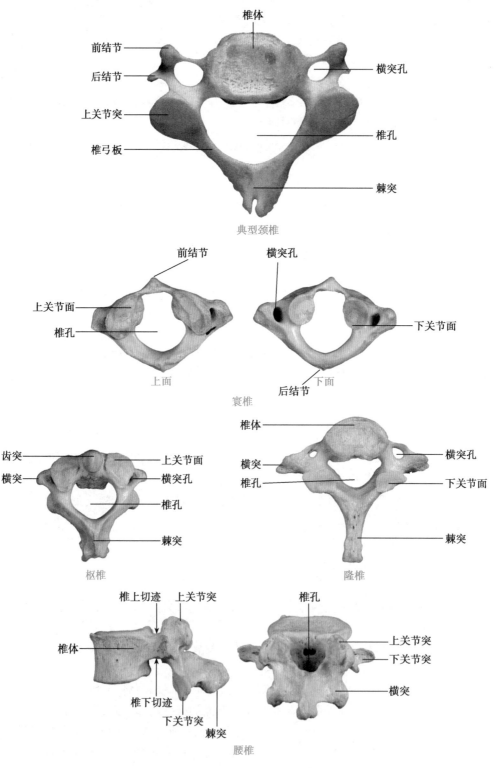

图 4-4　各部椎骨的形态

（2）各部椎骨的主要特征：不同部位的椎骨，除上述结构特点外，还有各自的特点（图4-4）。

1）颈椎：椎体较小，棘突末端分叉，横突根部有横突孔，有血管通过。除此以外，第1颈椎又称**寰椎**，呈环形，无椎体和棘突；第2颈椎又称**枢椎**，椎体上有一齿突；第7颈椎又称**隆椎**，棘突较长，末端无分叉，第7颈椎棘突下凹陷处为"大椎穴"。

2）胸椎：棘突细长，斜向后下方，椎体两侧和横突末端有与肋关节相连的肋凹。

3）腰椎：椎体大，棘突呈板状，向后方呈矢状位水平伸出，各棘突之间的间隙较宽，临床常选择第3~4或第4~5腰椎棘突间进行腰椎穿刺。第2腰椎棘突下为"命门穴"，第4腰椎棘突下为"腰阳关穴"。

4）骶骨：由5块骶椎融合而成，呈三角形。底朝前上，与第5腰椎相接，尖向下，连尾骨。前面光滑微凹，有4对骶前孔；后面粗糙隆凸，有四对骶后孔，相当于八髎穴的位置，自上而下，分别称为"上髎、次髎、中髎、下髎"。骶骨两侧面的上部各有一个关节面，称**耳状面**。骶骨内有纵行的骶管，其下端呈三角形，称**骶管裂孔**。

5）尾骨：由4块退化的尾椎融合而成，上接骶骨，下端游离为尾骨尖（图4-5）。

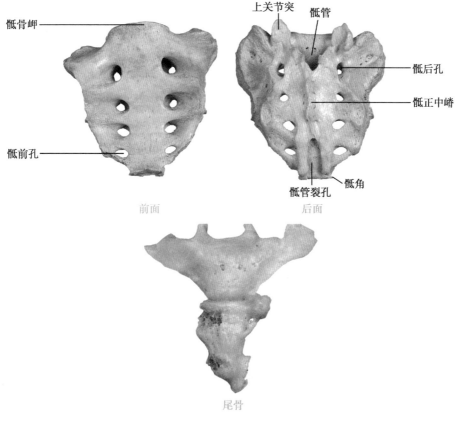

上关节突　骶管

骶骨岬

骶后孔

骶正中嵴

骶前孔

骶管裂孔　骶角

前面　　　　　　　　后面

尾骨

图4-5　骶骨和尾骨

**知识窗**

### 低头族与颈椎病

平时留意一下我们周围,您会发现无论乘电梯、走路或者吃饭都有不少人在低头摆弄手机,有人称之为手机"低头族"。长期低头玩手机颈部生理曲度出现"曲相变直",更厉害的会出现"生理曲度反张"。长期低头会使颈部肌肉处于牵拉状态,时间长的话会引起颈项部肌肉的紧张,从而缺乏弹性,严重的会使颈神经、椎动脉甚至脊髓受到压迫或刺痛,引起颈项部酸痛、手麻、恶心、双下肢走路犹如"踩棉花"。

2. **椎骨的连结** 主要有椎间盘、韧带和关节。

(1) 椎间盘:为相邻两个椎体间的连结,由髓核和纤维环构成。髓核为柔软富有弹性的胶状物质,位于中央。纤维环呈同心圆排列在髓核周围,坚韧而有弹性。椎间盘除有连接椎体,承受压力的功能,又有缓冲震荡(图4-6)。颈腰部的椎间盘前厚后薄,纤维环破裂时,髓核容易向后外侧突出,突入椎管或椎间孔,压迫脊髓和脊神经,临床上称为椎间盘脱出症,其中腰部较为常见。

**考点提示**

椎间盘

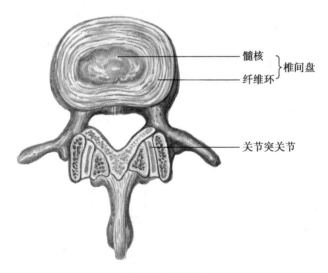

图4-6 椎间盘

(2) 韧带:连结椎骨的韧带有长、短两类(图4-7)。

长韧带共有3条,即前纵韧带、后纵韧带和棘上韧带。前纵韧带和后纵韧带分别位于椎体和椎间盘的前面和后面,对连结椎体和椎间盘具有重要作用,同时,还可以限制脊柱过度伸、屈的功能。棘上韧带为连结于各棘突尖的纵行韧带,到颈部后扩展为三角形板状的弹性膜,称**项韧带**。

短韧带包括黄韧带和棘间韧带。**黄韧带**为相邻两椎弓板间的连结,具有增强脊柱弹性和限制脊柱过度前屈的作用(图4-8)。**棘间韧带**位于相邻各棘突之间,前接黄韧带,后方移行于棘上韧带。临床上行腰椎穿刺时,依次经过皮肤、皮下组织、棘上韧带、棘间韧

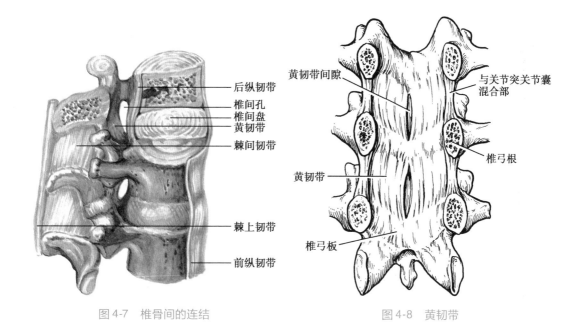

图 4-7 椎骨间的连结

图 4-8 黄韧带

带、黄韧带等。

（3）关节：**关节突关节**由相邻椎骨的上、下关节突的关节面构成，只能作轻微滑动。**寰枕关节**由枕骨髁与寰椎上关节凹构成，可使头部前屈、后伸和侧屈运动。**寰枢关节**由寰椎和枢椎构成，寰椎以齿突为轴，可连同头部作旋转运动（图 4-9）。

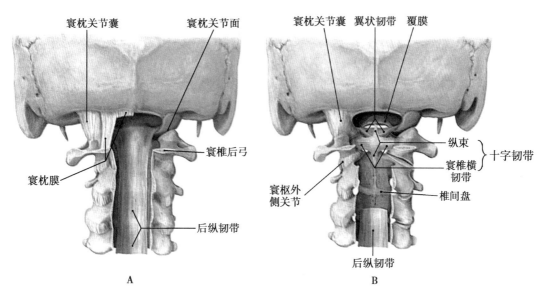

图 4-9 寰枕关节（A）、寰枢关节（B）

### 3. 脊柱的整体观及其运动

（1）脊柱的整体观：成人脊柱长约 70cm，女性略短，其长度可因姿势不同而略有差异，静卧比站立时，可长出 2~3cm，这是由于站立时椎间盘被压缩所致。椎间盘的总厚度约占脊柱全长的 1/4（图 4-10）。

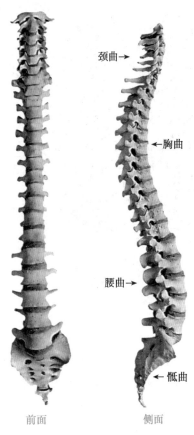

颈曲→

←胸曲

腰曲→

←骶曲

前面　　　　　侧面

图 4-10　脊柱的整体观

1）脊柱前面观:椎体自上而下逐渐变宽,至骶椎上端最宽,这与椎体的负重逐渐增加有关,自骶骨耳状面以下,由于重力经髋骨传至下肢骨,椎体已无承重意义,体积也逐渐缩小。

2）脊柱后面观:所有棘突连贯成纵嵴,位于背部正中线上。

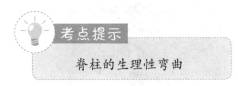

考点提示

脊柱的生理性弯曲

3）脊柱侧面观:脊柱有颈曲、胸曲、腰曲、骶曲 4 个生理性弯曲(图 4-10)。其中,颈曲和腰曲凸向前,胸曲和骶曲凸向后。

脊柱的这些弯曲增大了脊柱的弹性,对维持人体的重心稳定和减轻震荡有重要意义,从而对脑和胸腹腔脏器具有保护作用。

（2）脊柱的运动:可作屈、伸、侧屈、旋转和环转运动。运动幅度较大的部位在下颈部和下腰部,故临床损伤也多见于这两处。

（二）胸廓

由 12 块胸椎、12 对肋、1 块胸骨和它们之间的连结共同构成。构成胸廓的主要关节有肋椎关节和胸肋关节。

1. 胸骨　位于胸前壁正中,前凸后凹,可分为胸骨柄、胸骨体和剑突 3 部分。

胸骨柄上宽下窄,上缘中份为**颈静脉切迹**,是针灸取"天突穴"的骨性标志,两侧有锁切迹与锁骨相连结。胸骨柄与胸骨体连结处微向前突,称**胸骨角**,两侧平对第 2 肋。**胸骨体**呈长方形,外侧缘接第 2～7 肋软骨。**剑突**薄而狭长,下端游离(图 4-11)。

2. 肋　由肋骨和肋软骨组成,第 1～7 对肋前端与胸骨连结;第 8～10 对肋前端借肋软骨与上位肋软骨连结,形成**肋弓**;第 11～12 对肋前端游离于腹壁肌层中,称**浮肋**(图 4-12)。

3. 胸廓的整体观及运动　胸廓除保护、支持功能外,主要参与呼吸运动(图 4-13)。

## 三、颅骨及其连结

**颅**位于脊柱上方,由 23 块颅骨组成,分为脑颅和面颅两部分,二者以眶上缘和外耳门上缘的连线为其分界线(图 4-14)。

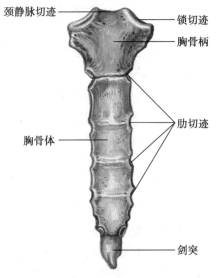

颈静脉切迹　　　　锁切迹

胸骨柄

肋切迹

胸骨体

剑突

图 4-11　胸骨

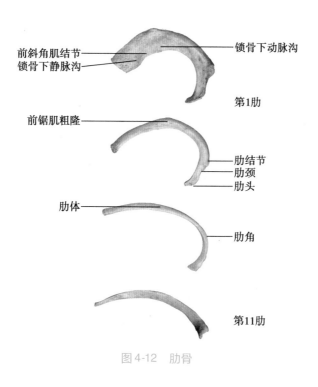

前斜角肌结节 —— 锁骨下动脉沟
锁骨下静脉沟 ——

第1肋

前锯肌粗隆 ——

—— 肋结节
—— 肋颈
—— 肋头

肋体 ——

—— 肋角

第11肋

图 4-12 肋骨

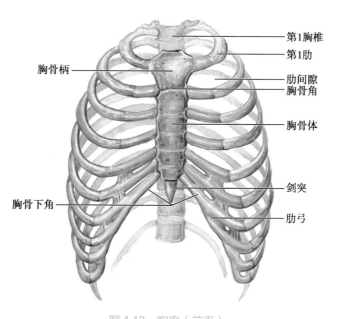

第1胸椎
第1肋

胸骨柄 ——

肋间隙
胸骨角

胸骨体

剑突

胸骨下角

肋弓

图 4-13 胸廓（前面）

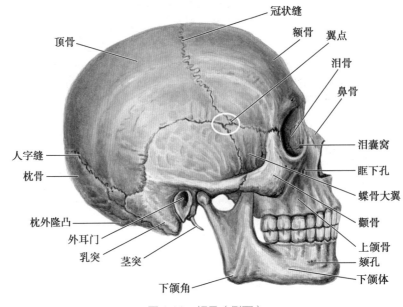

图 4-14　颅骨（侧面）

**（一）脑颅**

共 8 块，位于颅的后上部。其中不成对的有额骨、筛骨、蝶骨和枕骨，成对的有颞骨和顶骨。它们共同围成颅腔。

**（二）面颅**

共 15 块，成对的有鼻骨、泪骨、颧骨、腭骨、下鼻甲及上颌骨，不成对的有犁骨、下颌骨和舌骨（图 4-16）。

**下颌骨**为面颅骨最大者，分一体两支。**下颌体**呈蹄铁形，位于前部，上缘构成牙槽弓，有容纳下牙根的牙槽。下颌体前外侧面有一对**颏孔**。**下颌支**上端有两个突起，前方的称冠突，后方的称髁突。下颌支后缘与下颌体相交处，称**下颌角**。下颌支内有下颌管，向前与颏孔相通，向后连通于下颌支内面中部的下颌孔（图 4-15）。

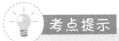

考点提示

颅骨的组成

**（三）颅的整体观**

1. **颅顶面观**　颅盖各骨借缝紧密连结，额骨与两侧顶骨连结构成**冠状缝**。两侧顶骨连结构成**矢状缝**，两侧顶骨与枕骨连结构成**人字缝**。在新生儿颅盖骨之间尚存留有未完全骨化的结缔组织，称为**囟**。位于额骨与两顶骨之间的为**前囟**，于 1 ~ 2 岁左右闭合；

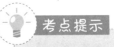

考点提示

前囟闭合的时间

位于两顶骨与枕骨之间的为**后囟**，生后不久即闭合（图 4-17）。前囟在临床上常作为婴儿发育和颅内压变化的检查部位。

2. **颅底内面观**　颅底内面则高低不平，呈阶梯状，分别称颅前窝、颅中窝和颅后窝。窝中有很多孔和裂，大多与颅底外面相通，为血管、神经穿过的通道。如**筛孔、视神经管、眶上裂、破裂孔、圆孔、卵圆孔、棘孔、舌下神经管内口、枕骨大孔、颈静脉孔**等（图 4-18）。

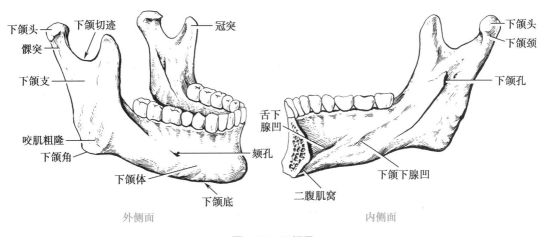

图 4-15 下颌骨

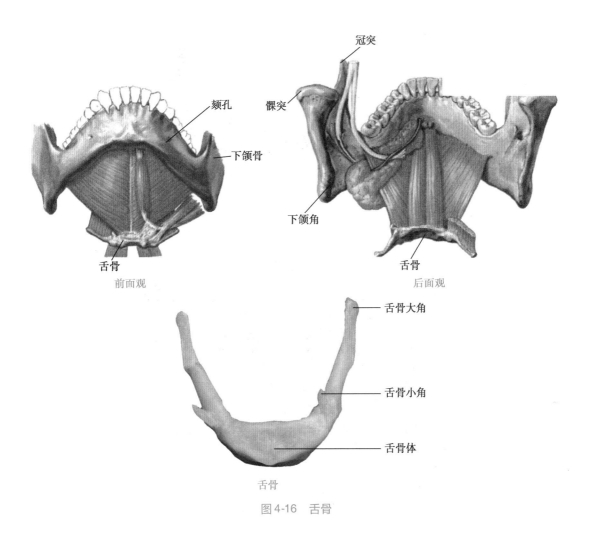

图 4-16 舌骨

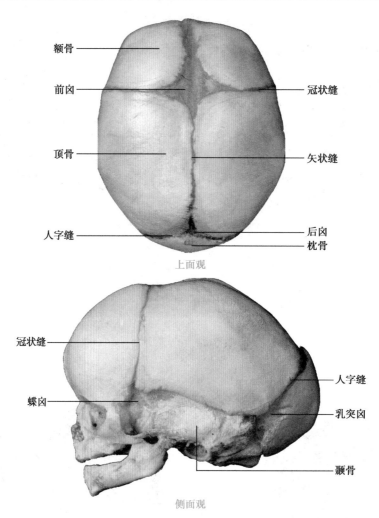

额骨

前囟

顶骨

人字缝

冠状缝

矢状缝

后囟
枕骨

上面观

冠状缝

蝶囟

人字缝

乳突囟

颞骨

侧面观

图 4-17　新生儿颅

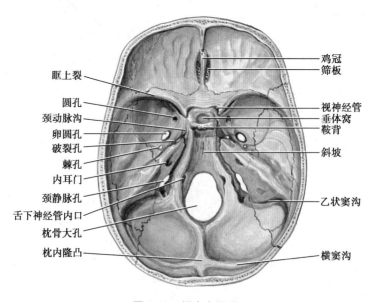

眶上裂

圆孔

颈动脉沟

卵圆孔

破裂孔

棘孔

内耳门

颈静脉孔

舌下神经管内口

枕骨大孔

枕内隆凸

鸡冠
筛板

视神经管

垂体窝

鞍背

斜坡

乙状窦沟

横窦沟

图 4-18　颅底内面观

3. **颅底外面观** 颅底外面高低不平,分前、后两部分。前面为分隔口腔和鼻腔的水平骨板,称骨腭。后部可见**枕骨大孔**,其后上方有**枕外隆凸**(图4-14)。

4. **颅侧面观** 中部有外耳门,内耳门后方为乳突,前方是颧弓,二者在体表可摸到,是重要的骨性标志。颧弓的内上方有一浅窝,称**颞窝**。颞窝内在额、顶、颞和蝶骨会合处常构成一"H"形缝,称**翼点**,此处骨质较薄弱,其内面有脑膜中动脉前支通过,故外伤骨折时,易伤及该血管,引起硬膜外血肿。针灸时,此处取"太阳穴"(图4-14)。

考点提示

**翼点**

5. **颅前面观** 分为额区、眶、骨性鼻腔(图4-19)。

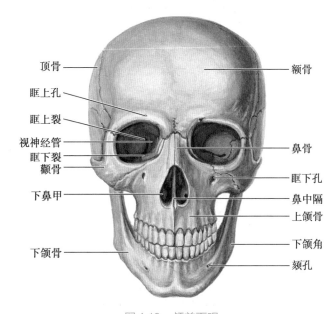

图4-19 颅前面观

(1)额区:为眶以上的部分。两侧可见隆起的额结节,结节下方有与眶上缘平行的弓形隆起,称**眉弓**。左右眉弓间的平坦部,称**眉间**。

(2)眶:容纳眼球及附属结构,呈四棱锥形,有1尖、1底和4个壁。

(3)骨性鼻腔:位于面颅中央,借骨性鼻中隔将其分为左右两半。外侧壁由上而下有三个向下弯曲的骨片,称**上、中、下鼻甲**,每个鼻甲下方为相应的鼻道,分别称**上、中、下鼻道**(图4-20)。

(4)骨性鼻窦:为上颌骨、额骨、蝶骨及筛骨内含气的空腔,位于鼻腔周围并开口鼻腔,共四对,即**额窦、筛窦、蝶窦**和**上颌窦**(图4-21)。

(四)颅骨的连结

**颞下颌关节**由下颌骨的髁突与颞骨的下颌窝及关节结节组成。关节囊的前部较薄弱,下颌关节易向前脱位(图4-22)。

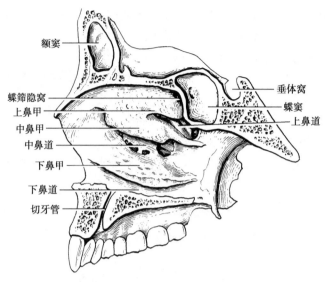

图 4-20　鼻甲及鼻道

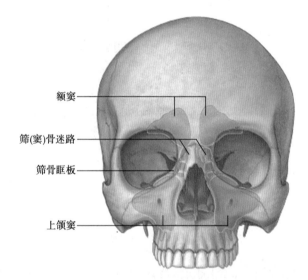

图 4-21　鼻窦位置示意图

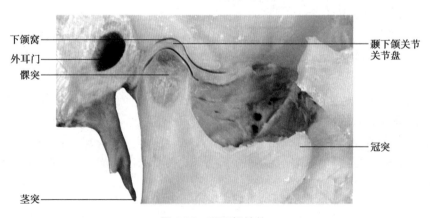

图 4-22　颞下颌关节

## 四、四肢骨及其连结

### （一）上肢骨及其连结

#### 1. 上肢骨

（1）锁骨：位于胸廓前上方两侧，呈“∼”形，内侧 2/3 凸向前，外侧 1/3 凸向后，二者之间交界处较薄弱，锁骨骨折多发生在此处。内侧端粗大，为胸骨端，有关节面与胸骨柄相关节。外侧端扁平，为肩峰端（图 4-23）。

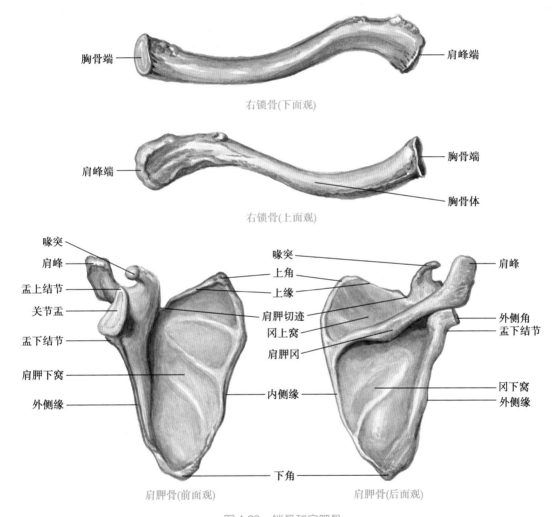

右锁骨(下面观)

右锁骨(上面观)

肩胛骨(前面观)　　　肩胛骨(后面观)

图 4-23　锁骨和肩胛骨

（2）肩胛骨：为三角形扁骨，贴于胸廓后面两侧，介于第 2 到第 7 肋骨之间。可分二面、三缘和三角（图 4-23）。

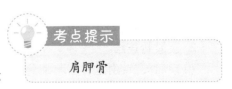

考点提示

肩胛骨

**二面**：前面微凹，称**肩胛下窝**。后面有一横嵴，称**肩胛冈**，其上、下方的浅窝，分别称**冈上窝**和**冈下窝**。肩胛冈向外侧延伸的扁平突起，称**肩峰**，为肩部最高点。大椎穴与肩峰连线的 1/2 处为“肩井穴”。

**三缘**：为上缘、内侧缘和外侧缘。

**三角**：上角为上缘与脊柱缘会合处,平对第 2 肋。下角为脊柱缘与腋缘会合处,平对第 7 肋或第 7 肋间隙,为计数肋的标志。外侧角为腋缘与上缘会合处,最肥厚,为朝向外侧方的梨形浅窝,称**关节盂**,与肱骨头相关节。

（3）肱骨：上端内上方是半球形的**肱骨头**,肱骨头的外侧和前方分别有隆起的大结节和小结节,它们向下各延伸一嵴,称大结节嵴和小结节嵴。两结节间有一纵沟,称结节间沟,有肱二头肌长头肌腱通过。肱骨上端与肱骨体交界处稍细,称**外科颈**,较易发生骨折。肱骨体中部外侧面有粗糙的**三角肌粗隆**。后面中部,有一自内上斜向外下的浅沟,称**桡神经沟**,桡神经沿此沟经过。下端较扁,外侧部前面有半球状的**肱骨小头**；内侧部有滑车状的**肱骨滑车**。肱骨小头外侧和滑车内侧各有一突起,分别称**外上髁**和**内上髁**。内上髁后方有一浅沟,称**尺神经沟**,尺神经由此经过（图 4-24）。

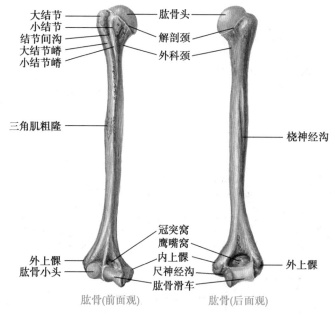

大结节　　　肱骨头
小结节　　　解剖颈
结节间沟　　外科颈
大结节嵴
小结节嵴

三角肌粗隆　　　　　　　桡神经沟

冠突窝
鹰嘴窝
外上髁　　　内上髁　　　外上髁
肱骨小头　　尺神经沟
　　　　　　肱骨滑车

肱骨（前面观）　　　肱骨（后面观）

图 4-24 肱骨

（4）桡骨：位于前臂外侧。上端膨大称**桡骨头**,下端外侧向下突出,称**桡骨茎突**（图 4-25）。上端内面的关节面,称尺切迹,与尺骨头相关节,下面有腕关节面与腕骨相关节。

（5）尺骨：位于前臂内侧。上端粗大,前面有一半环形深凹,称**滑车切迹**,与肱骨滑车相关节。切迹后上方的突起称**鹰嘴**。下端为尺骨头,头后内侧的锥状突起,称**尺骨茎突**（图 4-25）。在正常情况下,尺骨茎突比桡骨茎突约高 1cm。

（6）手骨：共 27 块,包括 8 块腕骨、5 块掌骨和 14 块指骨（图 4-26）。

**2. 上肢骨连结**

（1）肩关节：由肱骨头与肩胛骨关节盂构成（图 4-27）。近似圆球的肱骨头和浅而小的关节盂,仅能容纳关节头的 1/4～1/3,这种结构形状增加了运动幅度,但也降低了关节的稳定性。关节囊薄而松弛,运

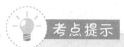

考点提示

肩关节的组成及特点

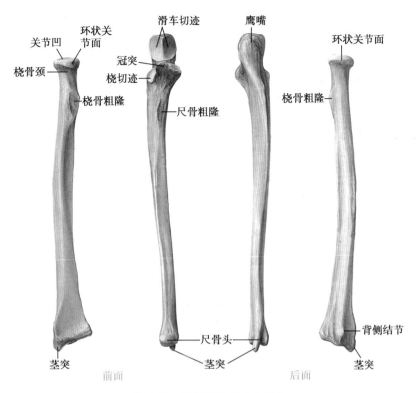

图 4-25 桡骨和尺骨（右侧）

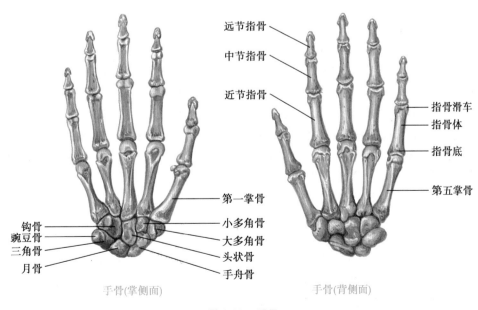

图 4-26 手骨

65

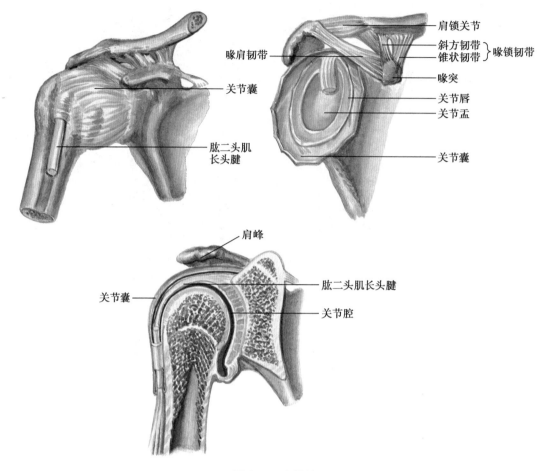

图 4-27 肩关节

动灵活,可关节囊的前、后和上方都有肌腱和韧带加强,其下方最为薄弱,故肩关节易发生前下方脱位。肩关节为全身最灵活的关节,能做屈、伸、内收、外展、旋内、旋外及环转运动。

(2) 肘关节:由肱骨下端与尺、桡骨上端构成,包括三个关节:**肱尺关节、肱桡关节、桡尺近侧关节**(图 4-28)。上述 3 个关节包在一个关节囊内,肘关节囊前、后壁薄而松弛,两侧壁厚而紧张,并有韧带加强。囊的后壁最薄弱,故常见桡、尺二骨向后方脱位。固定肘关节的韧带有桡侧副韧带、尺侧副韧带、桡骨环状韧带。肱骨内、外上髁和尺骨鹰嘴都易在体表扪及,当肘关节伸直时,此三点位于一条直线上,当肘关节屈至 90° 时,此三点的连线构成一尖端朝下的等腰三角形。肘关节发生脱位时,鹰嘴移位,三点位置关系发生改变。而肱骨髁上骨折时,三点位置关系不变。

(3) 前臂骨的连结:包括前臂骨间膜、桡尺近侧关节和桡尺远侧关节。

**前臂骨间膜**:连结尺骨和桡骨的骨间缘之间的坚韧纤维膜。纤维方向是从桡骨斜向下内达尺骨。当前臂处于旋前或旋后位时,骨间膜松弛。前臂处于**半旋前位**时,骨间膜最紧张,这也是骨间膜的最大宽度。因此,处理前臂骨折时,应将前臂固定于半旋前或半旋后位,以防骨间膜挛缩,影响前臂愈后的旋转功能。

由于前臂骨之间的连结是一个联合关节,临床要求做前臂骨折外固定或手术时,一定要将骨折端对接整齐,否则影响日后的旋转运动。

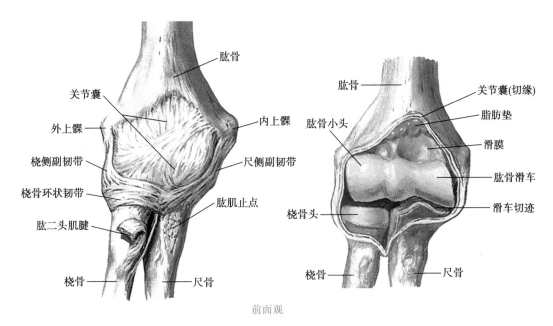

前面观

图 4-28　肘关节

（4）手关节:包括桡腕关节、腕骨间关节、腕掌关节、掌骨间关节、掌指关节和手指骨间关节(图 4-29)。

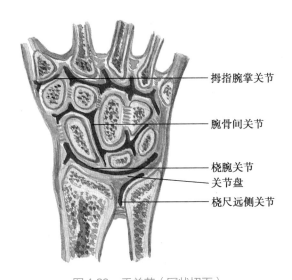

图 4-29　手关节（冠状切面）

1）桡腕关节:又称**腕关节**,由桡骨的腕关节面和尺骨头下方的关节盘与手舟骨、月骨和三角骨构成。桡腕关节可作屈、伸、展、收及环转运动。

2）腕掌关节:由远侧列腕骨与 5 个掌骨底构成。除拇指和小指的腕掌关节外,其余各指的腕掌关节运动范围极小。

3）拇指腕掌关节:由大多角骨与第 1 掌骨底构成,属于鞍状关节,为人类及灵长目动物所特有。

4）掌指关节:共 5 个,由掌骨头与近节指骨底构成。

67

### 肩 周 炎

　　肩周炎又称肩关节周围炎,是肩关节周围肌肉、韧带、肌腱、滑囊、关节囊等软组织损伤、退变而引起的关节囊和关节周围软组织的一种慢性无菌性炎症,以肩关节疼痛、运动功能障碍和肌肉萎缩为主要临床表现的疾病。肩周炎的康复治疗目的主要是改善肩部血液循环,加强新陈代谢,减轻肌肉痉挛、牵伸粘连和挛缩的组织,以减轻和消除疼痛,恢复肩关节的正常功能,恢复日常生活自理能力。肩周炎康复治疗方法通常是以非手术治疗为主,包括物理因子治疗、手法治疗、运动疗法、功能锻炼等。

### （二）下肢骨及其连结

#### 1. 下肢骨

　　（1）髋骨:由髂骨、耻骨和坐骨构成,三骨会合处外侧面有一深窝,称**髋臼**,15 岁前三骨之间为软骨结合,15 岁后软骨逐渐骨化融合;下部有一大孔,称**闭孔**。髋骨的上缘肥厚,形成弓形的**髂嵴**。髂嵴前端为**髂前上棘**,髂前上棘后方 5 ~ 7cm 处,髂嵴向外突起,称**髂结节**。髋骨上内面的浅窝称**髂窝**,髂窝下界有圆钝骨嵴,称**弓状线**,向前延续为耻骨梳,终于耻骨结节,耻骨结节下方有一长椭圆形粗糙面,为**耻骨联合面**。髋骨后下方有尖形的坐骨棘,其上、下方分别有**坐骨大切迹**和**坐骨小切迹**。髋骨下部的粗糙隆起,为**坐骨结节**(图 4-30)。

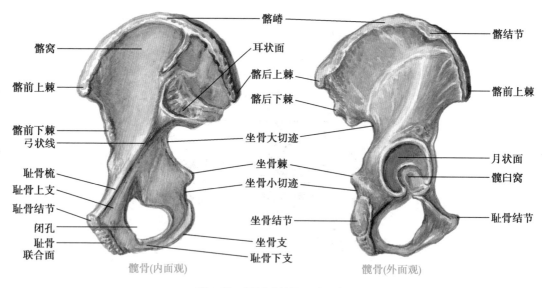

髂嵴
髂窝
耳状面
髂结节
髂后上棘
髂前上棘
髂后下棘
髂前上棘
髂前下棘
弓状线
坐骨大切迹
月状面
髋臼窝
耻骨梳
坐骨棘
耻骨上支
坐骨小切迹
耻骨结节
耻骨结节
坐骨结节
闭孔
坐骨支
耻骨
耻骨下支
联合面
髋骨(内面观)
髋骨(外面观)

图 4-30　髋骨（外面、内面）

　　（2）股骨:是人体最长最结实的长骨,长度约为体高的 1/4,分一体两端。上端有朝向内上的**股骨头**。头下外侧的狭细部称**股骨颈**。颈与体连结处的上外侧和内下方有两个隆起,分别称**大转子**和**小转子**。股骨体上端后面有**臀肌粗隆**,下端有两个向后突出的膨大,为**内侧髁**和**外侧髁**。两髁之间后部的深窝称**髁间窝**。两髁侧面最突起处,分别为内上髁和外上髁(图 4-31)。侧卧屈股,股骨大转子高点与骶管裂孔连线的外 1/3 与内 2/3 交点处,为"环跳穴"。

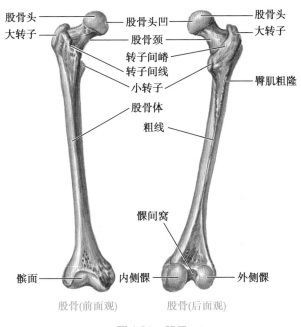

股骨头 — 股骨头凹 — 股骨头
大转子 — — 大转子
— 股骨颈
— 转子间嵴
— 转子间线 — 臀肌粗隆
— 小转子
股骨体
粗线

髁间窝

髌面 — 内侧髁 — 外侧髁

股骨(前面观) 股骨(后面观)

图 4-31 股骨

（3）髌骨:是人体最大的籽骨,位于膝关节的前面(图 4-32)。

（4）胫骨:位于小腿内侧部,上端膨大,向两侧突出,形成**内侧髁**和**外侧髁**。两髁之间为**髁间隆起**。上端前面的隆起称胫骨粗隆,是股四头肌腱的附着点。胫骨体呈三棱柱形,较锐的前缘和平滑的内侧面直接位于皮下,外侧缘有小腿骨间膜附着,称**骨间缘**。下端内下有一突起,称**内踝**(图 4-32)。内踝尖上 3 寸处为"三阴交"。

（5）腓骨:位于胫骨外后方,上端稍膨大,称**腓骨头**,其前下方凹陷处为"阳陵泉穴"。头下方缩窄,称腓骨颈。腓骨体内侧缘锐利,称骨间缘,有小腿骨间膜附着。下端膨大,形成**外踝**(图 4-32)。

（6）足骨:共26块,包括7块跗骨、5块跖骨和14块趾骨(图 4-33)。

**跗骨**:几乎占据全足的一半,与下肢支持和负重功能相适应,距骨上面有前宽后窄的关节面,称**距骨滑车**,与内、外踝和胫骨的下关节面相关节。跟骨后端隆突,为**跟骨结节**。距骨前接足舟骨,足舟骨内下方的隆起称**舟骨粗隆**。

**2. 下肢骨连结**

（1）耻骨联合:由两侧耻骨联合面借纤维软骨构成的耻骨间盘连结构成。耻骨间盘中往往出现一矢状位的裂隙,女性较男性的厚,裂隙也较大,孕妇和经产妇尤为显著。耻骨联合的活动甚微,但在分娩过程中,耻骨间盘中的裂隙增宽,以增大骨盆的径线(图 4-34)。

（2）骨盆:由左、右髋骨和骶、尾骨连结而成。骨盆以界线为界,分为上方的大骨盆和下方的小骨盆。**界线**由骶骨的岬、弓状线、耻骨梳、耻骨结节至耻骨联合上缘构成的环形线。小骨盆有上、下两口,上口即界线;下口由尾骨尖、骶结节韧带、坐骨结节、坐骨支、耻骨支和耻骨联合下缘围成,小骨盆上、下口之间为**骨盆腔**,在女性是胎儿分娩的产道。两

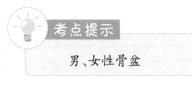
**考点提示**
男、女性骨盆

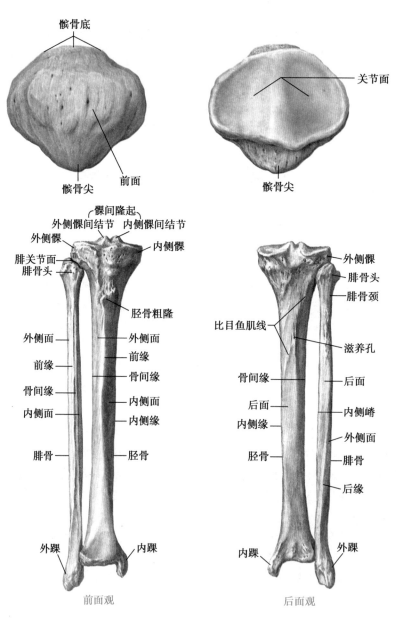

髌骨底

前面

髌骨尖

关节面

髌骨尖

髁间隆起
外侧髁间结节　内侧髁间结节
外侧髁　　　　　　内侧髁
腓关节面
腓骨头

胫骨粗隆

外侧面　　　　　　外侧面
前缘　　　　　　　前缘
　　　　　　　　　骨间缘
骨间缘　　　　　　内侧面
内侧面　　　　　　内侧缘

腓骨　　　　　　　胫骨

外踝　　　　　　　内踝

前面观

外侧髁
腓骨头
腓骨颈

比目鱼肌线
滋养孔

骨间缘　　　　　　后面
后面　　　　　　　内侧嵴
内侧缘　　　　　　外侧面
胫骨　　　　　　　腓骨
　　　　　　　　　后缘

内踝　　　　　　　外踝

后面观

图4-32　髌骨、胫骨和腓骨（右侧）

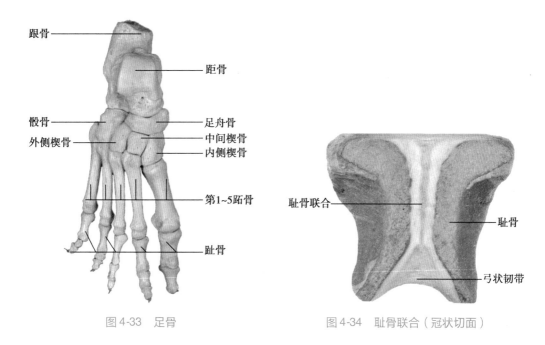

图 4-33 足骨　　　　　　　　　　图 4-34 耻骨联合（冠状切面）

侧坐骨支与耻骨下支连成**耻骨弓**，它们之间的夹角称为**耻骨下角**。从青春期开始，骨盆的形态出现性别差异（图 4-35）（表 4-2）。

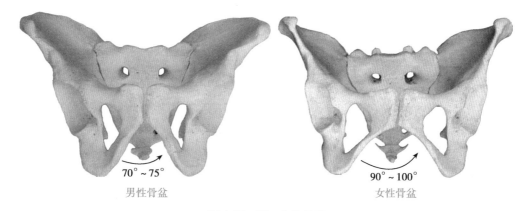

图 4-35 男、女性骨盆

表 4-2 男、女性骨盆形态的差异

| 项 目 | 男 性 | 女 性 |
|---|---|---|
| 骨盆形状 | 较窄长 | 较宽短 |
| 骨盆的上口 | 心形 | 椭圆形 |
| 骨盆的下口 | 较狭窄 | 较宽大 |
| 骨盆腔 | 漏斗状 | 圆桶状 |
| 耻骨下角 | 70°～75° | 80°～100° |

（3）髋关节：由髋臼与股骨头构成。髋臼深凹，股骨头几乎全部纳入髋臼内。髋关节的关节囊坚韧致密，向上附着于髋臼周缘及横韧带，向下附着于股骨颈，前面达转子间线，后面

包罩股骨颈的内侧 2/3,外侧 1/3 在囊外,所以股骨颈骨折有囊内、囊外骨折之分。关节囊后下部较薄弱,股骨头易此处脱位(图 4-36,图 4-37)。

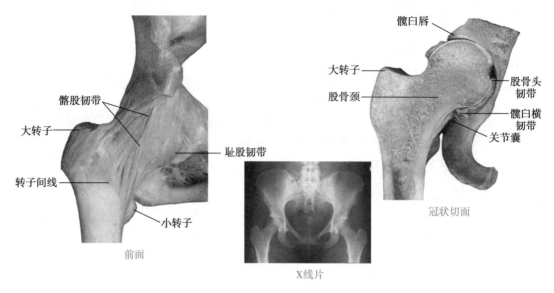

图 4-36　髋关节(右侧)

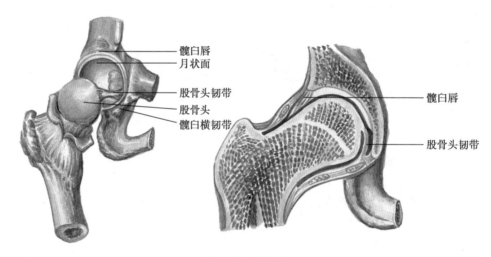

图 4-37　髋关节

髋关节可作屈、伸、内收、外展、旋内、旋外和环转运动,但运动幅度及灵活性不及肩关节。

(4)膝关节:是人体最大最复杂的关节,由股骨下端、胫骨上端和髌骨共同构成。其构造特点有:①关节囊薄而松弛,前壁有髌韧带;外侧有圆束状的腓侧副韧带,两侧韧带在伸膝时紧张,屈膝时松弛,半屈膝时最松弛;内侧有三角形的胫侧副韧带;后侧有

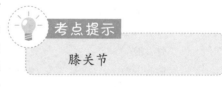

考点提示

膝关节

腘斜韧带,防止膝关节过伸。②囊内有前、后交叉韧带,膝交叉韧带牢固地连结股骨和胫骨,可限制胫骨沿股骨向前、后移位,前交叉韧带在伸膝时最紧张,能限制胫骨前移,后交叉韧带

在屈膝时最紧张,可限制胫骨后移。③关节囊内有内、外侧半月板,可防止胫骨前、后移位、缓冲压力,进一步增强关节的稳定性,同时也加大了膝关节的灵活性(图4-38)。

膝关节可作屈、伸运动,在半屈位时,小腿尚可作旋转运动。

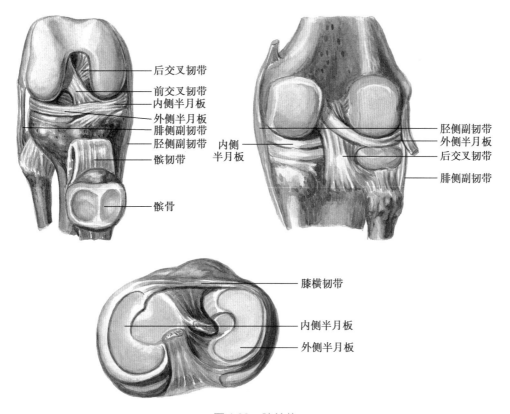

图 4-38　膝关节

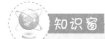

### 运动与半月板损伤

由于半月板随膝关节运动而移动,当膝关节在急骤强力动作时,常造成半月板损伤。如踢足球时,当急剧伸小腿并作强力旋转,半月板尚未来得及前滑,被膝关节上、下关节面挤住,即可发生半月板挤伤或破裂。由于内侧半月板与关节囊及胫侧副韧带紧密相连,因而内侧半月板损伤的机会较多。

(5)胫骨和腓骨的连结:胫、腓两骨之间的连结紧密,包括上端的胫腓关节、小腿骨间膜相连和下端的韧带连结。

(6)足关节:包括距小腿(踝)关节、跗骨间关节、跗跖关节、跖骨间关节、跖趾关节和趾骨间关节(图4-39)。

**距小腿关节:**亦称**踝关节**,由胫骨、腓骨的下端与距骨构成,关节囊附着于各关节面的周围,其前、后壁薄而松弛,两侧有韧带加强。内侧有内侧韧带(或称**三角韧带**),为坚韧的三角形纤维索,起自内踝尖,向下呈扇形展开,止于足舟骨、距骨和跟骨。外侧韧带由不连续的三

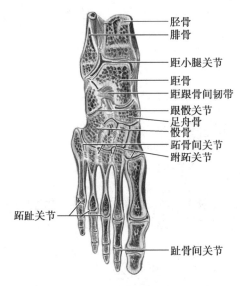

图 4-39　足关节的冠状切面

标注：胫骨、腓骨、距小腿关节、距骨、距跟骨间韧带、跟骰关节、足舟骨、骰骨、跖骨间关节、跗跖关节、跖趾关节、趾骨间关节

条独立的韧带组成，前为距腓前韧带，中为跟腓韧带，后为距腓后韧带，三条韧带均起自外踝，分别向前、向下和向后内止于距骨及跟骨，均较薄弱。

踝关节能作背屈（伸）和跖屈（屈）运动。距骨滑车前宽后窄，当背屈时，较宽的滑车前部嵌入关节窝内，踝关节较稳定。当跖屈时，由于较窄的滑车后部进入关节窝内，足能作轻微的侧方运动，关节不够稳定，故踝关节扭伤多发生在跖屈（如下山、下坡、下楼梯等）的情况。

（7）足弓：跗骨和跖骨借其连结而形成的凸向上的弓，称**足弓**（图 4-40）。可分为纵弓和横弓。足弓增加了足的弹性，使足成为具有弹性的"三足架"。足弓主要借骨连结、韧带及肌腱来维持，如维持足弓的组织过度劳损、先天发

育不良或骨折损伤时，足弓便有可能塌陷，形成**扁平足**。因此，要主动训练足部肌肉，加强肌力才能发挥足弓的良好性能。

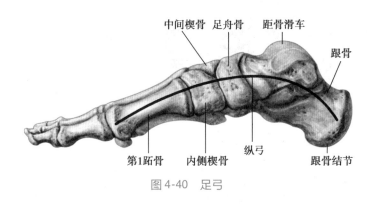

图 4-40　足弓

标注：中间楔骨、足舟骨、距骨滑车、跟骨、第1跖骨、内侧楔骨、纵弓、跟骨结节

# 第二节　骨　骼　肌

## 一、概述

运动系统的肌均属骨骼肌。每块肌都具有一定的形态、结构、位置和辅助装置，并有固定的血管、淋巴管和神经分布，执行一定的功能，所以每块肌都可视为一个器官。

### （一）肌的构造和分类

骨骼肌由**肌腹**和**肌腱**构成。肌腹由肌纤维组成，具有收缩和舒张功能；肌腱由胶原纤维构成，坚韧、无收缩功能，位于肌腹的两端，肌借腱附着于骨骼，阔肌的腱性部分称**腱膜**。当肌受到突然暴力时，通常肌腱不致断裂而肌腹可能断裂，或肌腹与肌腱连结处或是肌腱的附着处被拉开。

肌的形态多种多样，按其外形可分为长肌、短肌、阔肌和轮匝肌四种（图 4-41）。长肌多

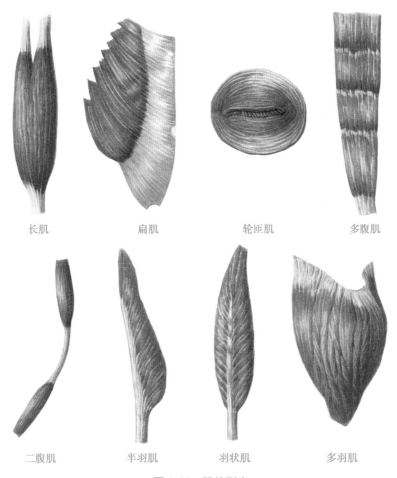

| 长肌 | 扁肌 | 轮匝肌 | 多腹肌 |

| 二腹肌 | 半羽肌 | 羽状肌 | 多羽肌 |

图 4-41 肌的形态

见于四肢,有些长肌的起端有两个以上的头聚成一个肌腹,称为二头肌、三头肌或四头肌;有些长肌肌腹被中间腱划分成两个肌腹,称二腹肌;短肌短小,主要分布于躯干的深面,扁肌薄而宽阔,多分布于躯干的浅部;轮匝肌呈环形,分布于孔和裂的周围。

根据肌的位置可分为头肌、颈肌、躯干肌、四肢肌等。

（二）肌的起止和配布

肌通常以两端附着于两块或两块以上的骨面上,中间跨过一个或多个关节。通常把接近身体正中面或四肢近侧端的附着点看作为肌的**起点**或定点;把另一端则看作为**止点**或动点(图 4-42)。肌肉的定点和动点在一定条件下可以相互置换。

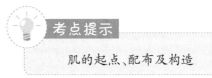

考点提示

肌的起点、配布及构造

肌在关节周围的配布形式和多少与关节的运动类型密切相关。即每一个关节至少配布有两组运动完全相反的肌群,这些在作用上相反的两群肌互称**拮抗肌**。拮抗肌在功能上既相互对抗,又互为协调和依存。此外,关节在完成某一种运动时,常依赖多块肌配合,这些作用相同的肌称为**协同肌**。

（三）肌的辅助结构

在肌的周围有筋膜、滑膜囊和腱鞘等辅助装置协助肌的活动,具有保持肌的位置,减少

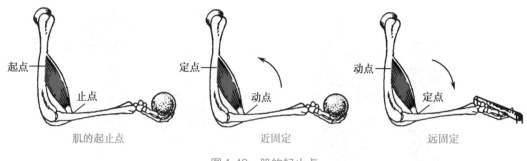

图 4-42　肌的起止点

运动时的摩擦和保护等功能。

1. **筋膜**　分浅筋膜和深筋膜两种(图 4-43)。①**浅筋膜**:又称皮下筋膜,位于真皮之下,包被全身各部,由疏松结缔组织构成。内含浅动脉、皮下静脉、皮神经、淋巴管及脂肪等。②**深筋膜**:又称固有筋膜,由致密结缔组织构成,位于浅筋膜的深面,它包被体壁、四肢的肌和血管、神经等。深筋膜与肌的关系密切,随肌的分层而分层。

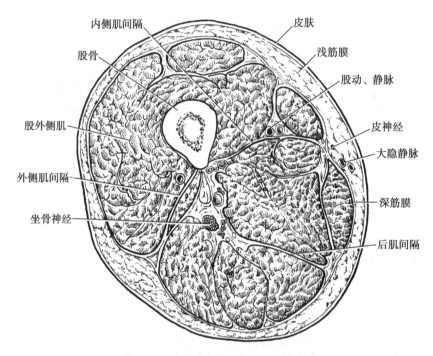

图 4-43　大腿中部水平切面(示筋膜)

2. **滑膜囊**　为封闭的结缔组织小囊,壁薄,内有滑液,多位于肌腱与骨面相接触处,以减少两者之间的摩擦。有的滑膜囊在关节附近和关节腔相通。滑膜囊炎症可影响肢体局部的运动功能。

3. **腱鞘**　是包围在肌腱外面的结缔组织鞘管,如手、足活动性较大的部位,它分外层的**腱纤维鞘**和内层的**腱滑膜鞘**两部分(图 4-44)。腱滑膜鞘位于腱纤维鞘内,为双层圆筒形的鞘。若手指不恰当地作长期、过度且快速的活动,可导致腱鞘损伤,产生疼痛并影响肌腱的滑动,称为**腱鞘炎**。

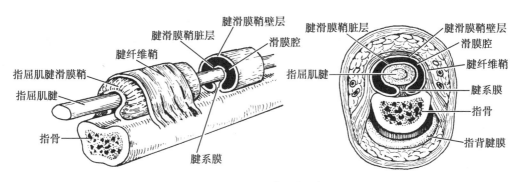

图 4-44　腱鞘（示意图）

知识窗

### 康复训练对肌的影响

经常性、科学性的康复训练可使肌体积增加,肌纤维增粗,肌纤维中线粒体增多增大,能量物质增加,满足了机体耗能的需要;可使肌中肌糖原、肌球蛋白、肌红蛋白和水分含量增加,肌中能量储备和储氧能力增加,从而提高了肌的工作效率;可使肌内和肌之间的结缔组织增厚,增加了机体、肌腱和韧带的抗拉能力;

可使肌内毛细血管数量增加、增粗,毛细血管大量开放,血管口径也有所扩张,使流过肌组织的血液量增加,改善了肌的营养状态,从而提高了肌的工作效率。

## 二、头肌

头肌可分为面肌和咀嚼肌两部分(图 4-45)。

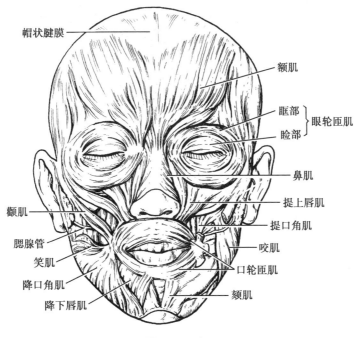

图 4-45　头肌

### （一）面肌

面肌为扁薄的皮肌，位置表浅，大多起自颅骨，止于面部皮肤，收缩时可改变面部皮肤的外形，产生各种表情，故称表情肌。表情肌主要有：枕额肌、眼轮匝肌、口轮匝肌等。

### （二）咀嚼肌

咀嚼肌包括咬肌、颞肌、翼外肌和翼内肌，它们均配布于下颌关节周围，参加咀嚼运动。

## 三、颈肌

颈肌主要有颈阔肌、胸锁乳突肌和舌骨上、下肌群。

### （一）颈阔肌

位于颈部浅筋膜中，是一块薄而宽阔的扁肌，有紧张颈部皮肤、下拉口角的作用。

### （二）胸锁乳突肌

肌位于颈阔肌的深面，起自胸骨柄前面和锁骨的胸骨端，止于乳突。一侧肌收缩使头向同侧倾斜，脸转向对侧；两侧收缩可使头后仰。一侧病变使肌挛缩时，可引起斜颈（图4-46）。

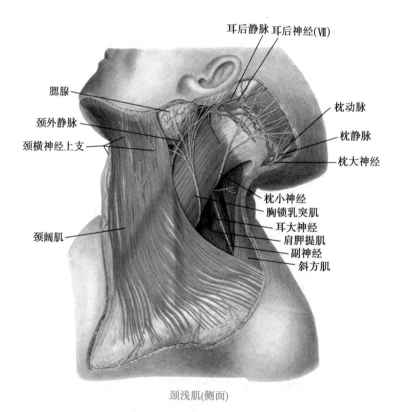

颈浅肌(侧面)

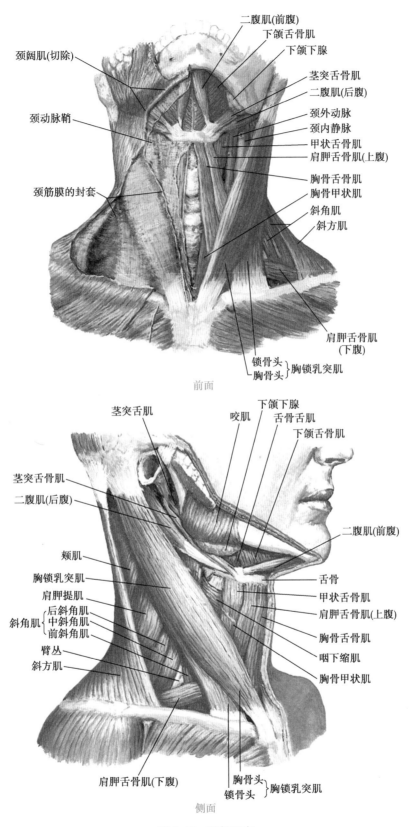

图 4-46　颈部肌肉

## 四、躯干肌

躯干肌可分为背肌、胸肌、膈、腹肌和会阴肌。

### （一）背肌

背肌位于躯干后面的肌群，可分为浅、深两层（图4-47）。

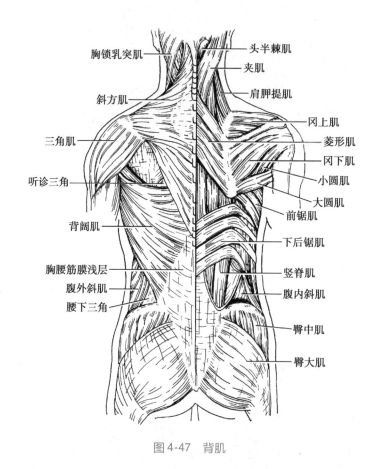

图 4-47 背肌

1. **浅层** 都是扁肌，主要有斜方肌和背阔肌。

（1）斜方肌：位于项部和背上部的浅层，为三角形的扁肌，左右两侧合在一起呈斜方形。该肌收缩使肩胛骨向脊柱靠拢，上部肌束可上提肩胛骨，下部肌束使肩胛骨下降。如果肩胛骨固定，一侧肌收缩使颈向同侧屈、脸转向对侧，两侧同时收缩可使头后仰。该肌瘫痪时，产生"塌肩"。胸锁乳突肌与斜方肌之间凹陷处，与乳突平齐处，为"风池穴"。

（2）背阔肌：为全身最大的扁肌，位于背的下半部及胸的后外侧。收缩时使肱骨内收、旋内和后伸。当上肢上举固定时，可引体向上。

2. **深层** 数目较多，位于棘突的两侧的沟内。深层为短肌，浅层为长肌，其中以**竖脊肌**最重要。竖脊肌起自骶骨背面和髂嵴的后部，向上分出三群肌束，沿途止于椎骨和肋骨，向上可到达颞骨乳突。收缩时使脊柱后伸和仰头，一侧收缩使脊柱侧屈。

### （二）胸肌

胸肌可分为两群，即胸上肢肌和胸固有肌（图4-48）。

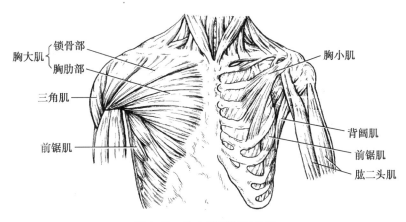

图 4-48 胸上肢肌和固有肌

1. **胸上肢肌** **胸大肌**位置表浅,宽而厚,呈扇形,覆盖胸廓前壁的大部,起自锁骨的内侧半、胸骨和第 1～6 肋软骨等处,各部肌束聚合向外,以扁腱止于肱骨大结节嵴。作用:使肩关节内收、旋内和前屈。如上肢固定,可上提躯干,与背阔肌一起完成引体向上的动作,也可提肋助吸气。

2. **胸固有肌** 包括肋间外肌和肋间内肌。肋间外肌作用为提肋,使胸廓纵径及横径皆扩大,以助吸气;肋间内肌作用为降肋助呼气。

3. **胸部筋膜** 分浅、深二层,浅层覆盖胸大肌表面,较薄弱,深层在胸大肌深面,包裹胸小肌,向上附于锁骨,在胸小肌和锁骨之间增厚的部分叫**锁胸筋膜**,有血管、神经穿过。胸壁内面有胸内筋膜覆盖。

**(三)膈**

膈位于胸、腹腔之间,为向上膨隆呈穹隆的扁肌。起自于胸廓下口的周缘和腰椎前面,肌纤维向上移行为中央部的**中心腱**。

膈上有 3 个裂孔:①**主动脉裂孔**:在第 12 胸椎前方,有主动脉和胸导管通过。②**食管裂孔**:在主动脉裂孔的左前上方,约在第 10 胸椎水平,有食管和迷走神经通过。③**腔静脉孔**:在食管裂孔的右前上方的中心腱内,约在第 8 胸椎水平,有下腔静脉通过(图 4-49)。

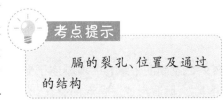

**考点提示**

膈的裂孔、位置及通过的结构

膈为主要的呼吸肌,收缩时,膈穹隆下降,胸腔容积扩大,以助吸气;松弛时,膈穹隆上升恢复原位,胸腔容积减小,以助呼气。膈与腹肌同时收缩,则能增加腹压,协助排便、呕吐、咳嗽、喷嚏及分娩等活动。

**(四)腹肌**

腹肌位于胸廓与骨盆之间,主要组成腹壁,可分为前外侧群和后群。

1. **前外侧群** 前外侧群形成腹腔的前外侧壁;包括腹外斜肌、腹内斜肌、腹横肌和腹直肌等(图 4-50)。

(1)腹外斜肌:为宽阔扁肌,位于腹前外侧部的浅层,以 8 个肌齿起自下 8 个肋骨的外面,与前锯肌、背阔肌的肌齿交错,肌纤维斜向前下,后部肌束向下止于髂嵴前部,其余肌束向内移行于腱膜,经腹直肌的前面,并参与构成腹直肌鞘的前层,至腹正中线终于白线。腹

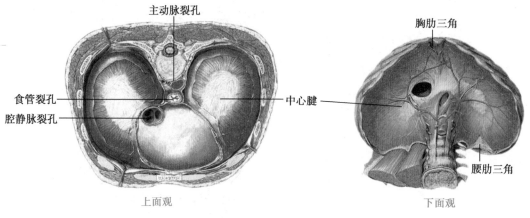

图 4-49 膈

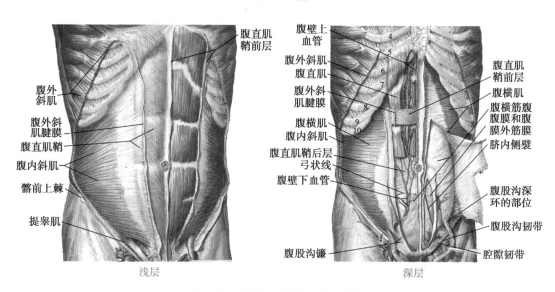

图 4-50 腹前外侧壁肌（浅、深）

外斜肌腱膜的下缘卷曲增厚连于髂前上棘与耻骨结节之间，称为**腹股沟韧带**。在耻骨结节外上方，腱膜形成三角形的裂孔，为**腹股沟管浅（皮下）环**。

（2）腹内斜肌：在腹外斜肌深面（图 4-50）。腹内斜肌的最下部发出一些细散的肌纤维，包绕精索、睾丸和阴囊，称为**提睾肌**，收缩时可上提睾丸。此肌虽属骨骼肌，但不受意志支配。

（3）腹横肌：在腹内斜肌深面，肌束横行向前延为腱膜，腱膜越过腹直肌后面参与组成腹直肌鞘后层，止于**白线**。腹横肌最下部的肌束和腱膜下缘的内侧部分分别参与构成提睾肌和腹股沟镰（图 4-50）。

（4）腹直肌：位于腹前壁正中线的两旁，居腹直肌鞘中，上宽下窄，起自耻骨联合和耻骨嵴，肌束向上止于胸骨剑突和第 5～7 肋软骨的前面。肌的全长被 3～4 条横行的**腱划**分成几个肌腹（图 4-50）。

腹前外侧群肌的作用：共同保护腹腔脏器及维持腹内压，保持腹腔脏器位置的固定。当腹肌收缩时，可增加腹压，以协助排便、分娩、呕吐和咳嗽等功能，还可降肋助呼气，并能使脊柱前屈、侧屈与旋转。

2. **后群** 后群有腰大肌和腰方肌，腰大肌将在下肢中叙述。

**腰方肌**位于腹后壁，在脊柱两侧，其内侧有腰大肌，其后方有竖脊肌。作用：下降和固定第 12 肋，并使脊柱侧屈。

3. **腹肌形成的特殊结构**

（1）腹直肌鞘：包绕腹直肌，由腹外侧壁三个阔肌的腱膜构成。鞘分前、后两层，前层由腹外斜肌腱膜与腹内斜肌腱膜的前层愈合而成；后层由腹内斜肌腱膜的后层与腹横肌腱膜愈合而成。

（2）白线：位于腹前壁正中线上，介于左右腹直肌鞘之间，由两侧的腹直肌鞘纤维彼此交织而成，上方起自剑突，下方止于耻骨联合。

（3）腹股沟管：为腹股沟韧带内侧半上方的一条斜行肌腱裂隙，内有男性精索或女性子宫圆韧带通过，长约 4.5cm。管的内口称**腹股沟管深（腹）环**，管的外口即**腹股沟管浅（皮下）环**（图 2-50）。

（4）海氏三角（腹股沟三角）：位于腹前壁下部，由腹直肌外侧缘、腹股沟韧带和腹壁下动脉围成的三角区。

**知识窗**

**腹股沟管和海氏三角的临床意义**

腹股沟管和海氏三角都是腹壁下部的薄弱区。在病理情况下，如腹膜形成的鞘突未闭合，或腹壁肌肉薄弱、长期腹内压增高等，可致腹腔内容物由此区突出形成疝。若腹腔内容物经腹股沟管深环进入腹股沟管，再经腹股沟管浅环突出，下降入阴囊，构成腹股沟斜疝；若腹腔内容物不经腹股沟管深环，而从腹股沟三角处膨出，则为腹股沟直疝。

**（五）会阴肌**

会阴肌指封闭小骨盆下口的肌，主要有会阴深横肌、尿道括约肌和肛提肌、尾骨肌。由会阴深横肌和尿道括约肌及覆盖于它们上、下面的尿生殖膈上、下筋膜共同组成**尿生殖膈**，男性有尿道通过，女性有尿道和阴道通过。由肛提肌、尾骨肌及覆盖于它们上、下面的盆膈上、下筋膜共同组成**盆膈**，内有直肠通过。

## 五、四肢肌

**（一）上肢肌**

上肢肌分为肩肌、臂肌、前臂肌和手肌。

1. **肩肌** 配布于肩关节周围，均起自上肢带骨，止于肱骨，能运动肩关节并能增强关节的稳固性（图 4-51，图 4-52）。

**三角肌**位于肩部，呈三角形。起自锁骨的外侧段、肩峰和肩胛冈，与斜方肌的止点对应，肌束逐渐向外下方集中，止于肱骨体外侧的三角肌粗隆。肱骨上端由于三角肌的覆盖，使肩部呈圆隆形。腋神经受损可致该肌瘫痪萎缩，使肩峰突出于皮下（图 4-51）。

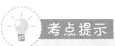
**考点提示**

三角肌的起止点及功能

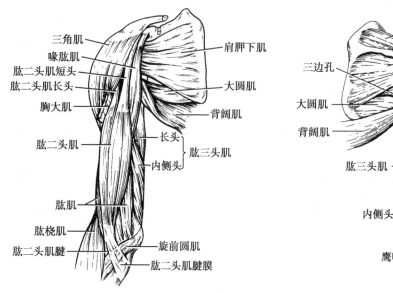

图 4-51　上肢肌与臂肌（前面）　　　　图 4-52　上肢肌与臂肌（后面）

作用：外展肩关节，前部肌束可以使肩关节屈和旋内，后部肌束能使肩关节伸和旋外。

2. **臂肌**　臂肌覆盖肱骨，以内侧和外侧两个肌间隔分隔成前、后两群，前群为屈肌，后群为伸肌。

（1）前群：包括浅层的肱二头肌和深层的肱肌和喙肱肌（图4-51，图4-52）。

**肱二头肌**呈梭形，起端有两个头，长头以长腱起自肩胛骨盂上结节，通过肩关节囊，经结节间沟下降；短头在内侧，起自肩胛骨喙突。两头在臂的下部合并成一个肌腹，向下移行为肌腱，止于桡骨粗隆。作用：屈肘关节；当前臂在旋前位时，能使其旋后。此外还能协助屈肩关节。

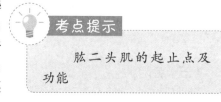

考点提示

　　肱二头肌的起止点及功能

（2）后群：**肱三头肌**起端有三个头，长头以长腱起自肩胛骨盂下结节，向下行经大、小圆肌之间；外侧头与内侧头分别起自肱骨后面桡神经沟的外上方和内下方的骨面，三个头向下以一坚韧的肌腱止于尺骨鹰嘴。作用：伸肘关节，长头还可使肩关节后伸和内收。

3. **前臂肌**　前臂肌位于尺、桡骨的周围，分为前（屈肌）、后（伸肌）两群，主要运动腕关节、指骨间关节。除了屈、伸肌外，还配布有旋肌，这对于手的灵活运动有重要意义。

（1）前群：共9块肌，分四层排列（图4-53）。

1）第一层：有5块肌，自桡侧向尺侧依次为：肱桡肌、旋前圆肌、桡侧腕屈肌、掌长肌、尺侧腕屈肌。

2）第二层：只有1块肌，即指浅屈肌。

3）第三层：有2块肌，为拇长屈肌和指深屈肌。

4）第四层：为**旋前方肌**是方形的小肌，贴在桡、尺骨远端的前面，起自尺骨，止于桡骨。作用为使前臂旋前。

（2）后群：共10块肌，分为浅、深两层排列（图4-54）。

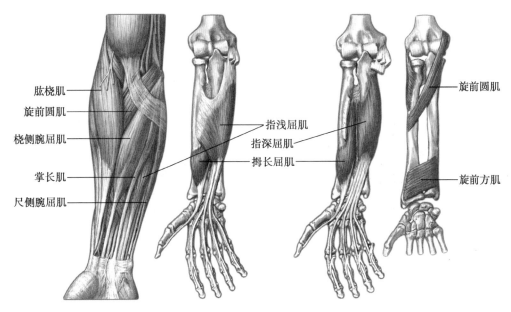

图 4-53　前臂肌前群（浅、深层）

肱桡肌

旋前圆肌

桡侧腕屈肌

掌长肌

尺侧腕屈肌

指浅屈肌

指深屈肌

拇长屈肌

旋前圆肌

旋前方肌

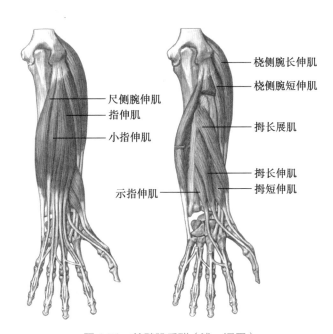

尺侧腕伸肌

指伸肌

小指伸肌

示指伸肌

桡侧腕长伸肌

桡侧腕短伸肌

拇长展肌

拇长伸肌

拇短伸肌

图 4-54　前臂肌后群（浅、深层）

1）浅层：有 5 块肌，以一个共同的腱即伸肌总腱起自肱骨外上髁以及邻近的深筋膜，自桡侧向尺侧依次为：桡侧腕长伸肌、桡侧腕短伸肌、指伸肌、小指伸肌和尺侧腕伸肌。

2）深层：也有 5 块肌，从上外向下内依次为：旋后肌、拇长展肌、拇短伸肌、拇长伸肌和示指伸肌。

4. **手肌**　位于手的掌侧，全是短小的肌肉，其作用为运动手指。手肌分为外侧、中间和内侧三群（图 4-55）。

（1）外侧群：外侧群较为发达，在手掌拇指侧形成一隆起，称**鱼际**，有 4 块肌，分浅、深两

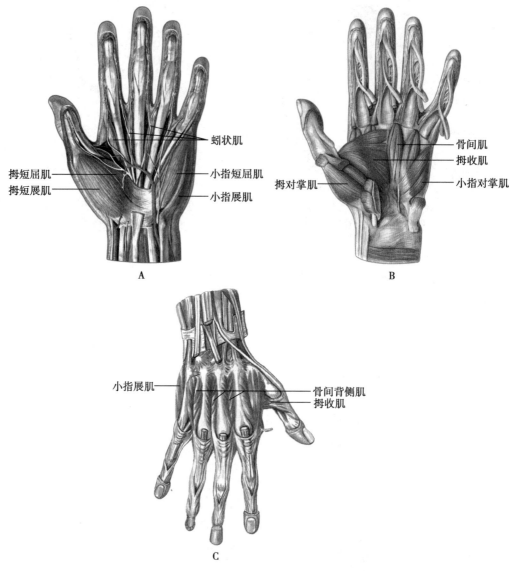

图 4-55　手肌（前面）

层排列。浅层外侧为拇短展肌,内侧为拇短屈肌;深层外侧为拇对掌肌,内侧为拇收肌。

作用:分别使拇指作外展、前屈、对掌和内收动作。

（2）内侧群:在手掌小指侧,形成一隆起称**小鱼际**,有 3 块肌,分浅、深两层排列。浅层外侧为小指短屈肌,内侧为小指展肌;深层为小指对掌肌。

作用:分别使小指作前屈、外展和对掌动作。

（3）中间群:位于掌心,包括蚓状肌和骨间肌。共 11 块,包括 4 块蚓状肌,3 块骨间掌侧肌和 4 块骨间背侧肌。

作用:蚓状肌可以屈第 2～5 指掌指关节、伸指骨间关节;骨间掌侧肌可使第 2、4、5 指向中指靠拢（内收）;骨间背侧肌可使第 2、4、5 指离开中指（外展）和第 3 指左右倾斜。手掌中心,握拳时,中指尖处,为"劳宫穴";手背处,拇指与示指之间肌肉隆起最高点为"合谷穴"。

### 5. 上肢的局部结构

（1）腋窝：位于臂上部内侧和胸外侧壁之间的锥形空隙，有顶、底和前、后、内侧及外侧四个壁。

（2）三边孔和四边孔：位于肩胛下肌、大圆肌、肱三头肌长头和肱骨上端之间的两个间隙。肱三头肌长头内侧的间隙为三边孔，有旋肩胛动脉通过；外侧的间隙称四边孔，有旋肱后动脉及腋神经通过。

（3）肘窝：位于肘关节前面，为三角形凹窝。

（4）腕管：位于腕掌侧，由屈肌支持带即腕横韧带和腕骨沟围成。

### （二）下肢肌

分为髋肌、大腿肌、小腿肌和足肌。

1. **髋肌** 主要起自骨盆的内面和外面，跨过髋关节，止于股骨上部，主要运动髋关节。按其所在的部位和作用，可分为前、后两群（图4-56，图4-57）。

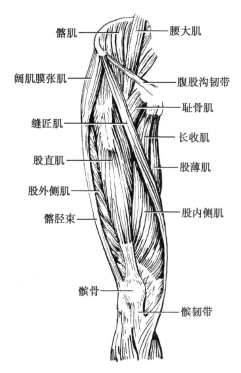

图4-56 髋肌、大腿肌前群及内侧群（浅、深层）

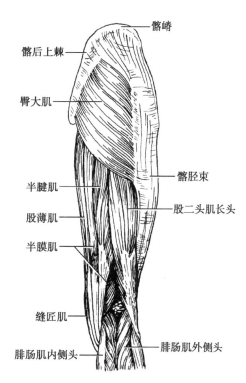

图4-57 髋肌和大腿肌后群（浅、深层）

（1）前群

1）髂腰肌：由腰大肌和髂肌组成。**腰大肌**起自腰椎体侧面和横突。**髂肌**呈扇形，位于腰大肌的外侧，起自髂窝。两肌向下会合，经腹股沟韧带深面，止于股骨小转子。

作用：使髋关节屈和旋外。下肢固定时，可使躯干屈，如仰卧起坐。

2）阔筋膜张肌：位于大腿上部前外侧，起自髂前上棘，肌腹在阔筋膜两层之间，向下移行于髂胫束，止于胫骨外侧髁。

作用：使阔筋膜紧张并屈髋。

（2）后群：后群肌主要位于臀部，故又称臀肌。**臀大肌**位于臀部浅层、大而肥厚，形成特有的臀部隆起，覆盖臀中肌下半部及其他小肌，起自髂骨翼外面和骶骨背面，肌束斜向下外，止于髂胫束和股骨的臀肌粗隆（图4-57）。

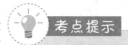

考点提示

臀大肌的起止点及功能

作用：使髋关节伸和旋外。下肢固定时，能伸直躯干，防止躯干前倾，是维持人体直立的重要肌肉。

2. **大腿肌** 位于股骨周围，分为前群、后群和内侧群（图4-56，图4-57）。

（1）前群

1）缝匠肌：是全身最长的肌，呈扁带状，起于髂前上棘，经大腿的前面，斜向下内，止于胫骨上端的内侧面（图4-56）。作用：屈髋和屈膝关节，并使已屈的膝关节旋内。

2）股四头肌：是全身最大的肌，有四个头，即股直肌、股内侧肌、股外侧肌和股中间肌。股直肌起自髂前下棘；股内侧肌和股外侧肌分别起自股骨粗线内、外侧唇；股中间肌位于股直肌的深面，在股内、外侧肌之间，起自股骨体的前面。四个头向下形成一腱，包绕髌骨的前面和两侧，向下续为**髌韧带**，止于胫骨粗隆（图4-56）。

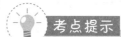

考点提示

股四头肌的起止点及功能

作用：是膝关节强有力的伸肌，股直肌还可屈髋关节。

（2）内侧群：共有5块肌，位于大腿的内侧，分浅、深两层。浅层自外向内依次为耻骨肌、长收肌和股薄肌，深层自上向下依次为短收肌和大收肌。除股薄肌止于胫骨上端的内侧以外，其他各肌都止于股骨粗线（图4-56）。

作用：主要使髋关节内收。

（3）后群：位于大腿后面，主要有股二头肌、半腱肌、半膜肌（图4-57）。

**股二头肌**位于股后部的外侧，有长、短两个头，长头起自坐骨结节，短头起自股骨粗线，两头会合后，以长腱止于腓骨头（图4-57）。

作用：后群3块肌可以屈膝关节、伸髋关节。屈膝时股二头肌可以使小腿旋外，而半腱肌和半膜肌使小腿旋内。

3. **小腿肌** 分为前群、外侧群和后群（图4-58）。

（1）前群：主要有3块肌。自内层向外侧依次为胫骨前肌、趾长伸肌和踇长伸肌。

（2）外侧群：有腓骨长肌和腓骨短肌。作用：使足外翻和屈踝关节（跖屈）。

（3）后群：位于小腿后方，分浅、深两层（图4-59）。

1）浅层：有强大的**小腿三头肌**，浅表的两个头称**腓肠肌**，起自股骨内、外侧髁的后面，内、外侧头会合，约在小腿中点移行为腱性结构；位置较深的一个头是比**目鱼肌**，起自腓骨后面的上部和胫骨的比目鱼肌线，肌束向下移行为肌腱，和腓肠肌的腱合成粗大的**跟腱**止于跟骨结节。作用：屈踝关节和屈膝关节。在站立时，能固定踝关节和膝关节，以防止身体向前倾斜。跟腱与外踝高点之间的凹陷处为"昆仑穴"；跟腱与内踝高点之间的凹陷处为"太溪穴"。

2）深层：有4块肌，腘肌在上方，另3块在下方为：趾长屈肌、踇长屈肌和胫骨后肌。

4. **足肌** 可分为足背肌和足底肌（图4-60）。

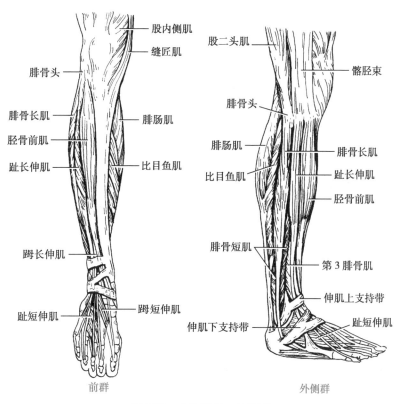

股内侧肌
缝匠肌
腓骨头
腓骨长肌
胫骨前肌
趾长伸肌
腓肠肌
比目鱼肌
𫏋长伸肌
趾短伸肌
𫏋短伸肌

前群

股二头肌
髂胫束
腓骨头
腓肠肌
比目鱼肌
腓骨长肌
趾长伸肌
胫骨前肌
腓骨短肌
第3腓骨肌
伸肌上支持带
伸肌下支持带
趾短伸肌

外侧群

图 4-58 小腿肌前、外侧群

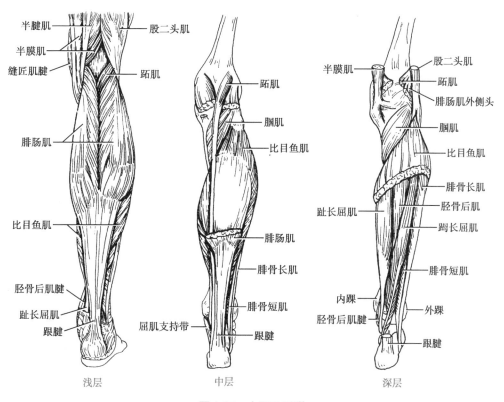

半腱肌
半膜肌
缝匠肌腱
股二头肌
跖肌
腓肠肌
比目鱼肌
胫骨后肌腱
趾长屈肌
跟腱

浅层

跖肌
腘肌
比目鱼肌
腓肠肌
腓骨长肌
腓骨短肌
屈肌支持带
跟腱

中层

半膜肌
股二头肌
跖肌
腓肠肌外侧头
腘肌
比目鱼肌
腓骨长肌
胫骨后肌
𫏋长屈肌
趾长屈肌
腓骨短肌
内踝
外踝
胫骨后肌腱
跟腱

深层

图 4-59 小腿肌后群

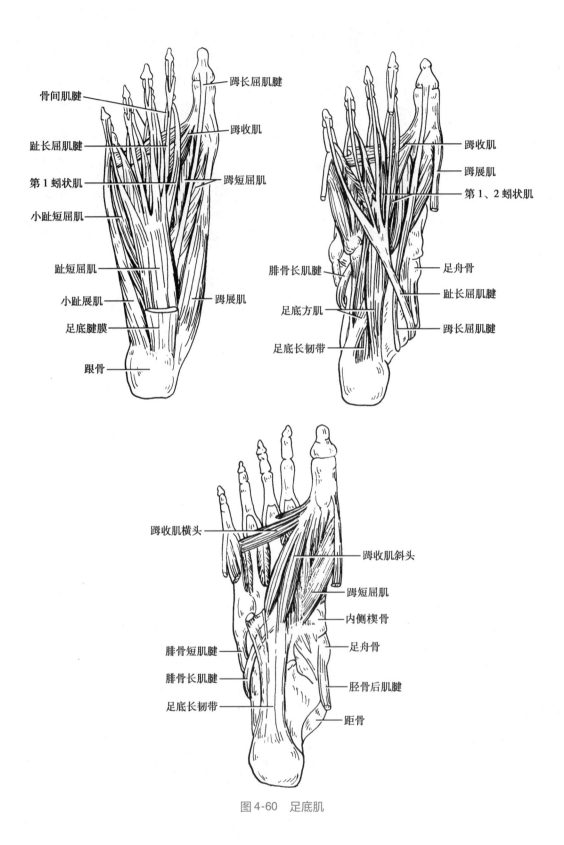

骨间肌腱

跨长屈肌腱

跨收肌

趾长屈肌腱

第1蚓状肌

跨短屈肌

小趾短屈肌

趾短屈肌

小趾展肌

跨展肌

足底腱膜

跟骨

跨收肌

跨展肌

第1、2蚓状肌

腓骨长肌腱

足舟骨

足底方肌

趾长屈肌腱

足底长韧带

跨长屈肌腱

跨收肌横头

跨收肌斜头

跨短屈肌

内侧楔骨

腓骨短肌腱

足舟骨

腓骨长肌腱

胫骨后肌腱

足底长韧带

距骨

图 4-60　足底肌

**5. 下肢的局部结构**

（1）股管：为一长约 1.2cm 的小间隙，上口称股环，其前界为腹股沟韧带，后界为耻骨梳韧带，内侧为腔隙韧带即陷窝韧带，外侧为股静脉的血管鞘。

（2）股三角：位于大腿前面的上部，上界为腹股沟韧带，内侧界为长收肌内侧缘，外侧界为缝匠肌的内侧缘。三角内有股神经、股血管和淋巴结等。

（3）腘窝：位于膝关节的后方，呈菱形。窝内有腘血管、胫神经、腓总神经、脂肪和淋巴结等。

# 第三节　全身重要骨性标志和肌性标志

在活体体表可以观察，触摸到的骨性突起和凹陷、肌的轮廓以及皮肤皱纹等，均称**体表标志**。这些标志在临床上，对描述器官的位置，确定某些器官的体表投影，判定血管、神经在人体的走向，穿刺定位的标志，针灸取穴的标志等，具有重要意义。

## 一、全身重要的骨性标志

### （一）颅骨的骨性标志

1. **眶上缘、眉弓**　眶上缘稍上方的弧形隆起，其深面内侧半有额窦，并正对大脑额叶下缘。

2. **眶上切迹（眶上孔）**　一般位于眶上缘中内 1/3 交界处，内有眶上神经和血管通过，压迫有明显痛感。临床上按压该处用来判断昏迷程度。

3. **颧弓**　颅侧面中部有外耳门，前方是颧弓，上缘后端即耳廓前方可触知颞浅动脉的搏动；中点上方约 4cm 处为翼点，内有脑膜中动脉通过；下方一横指处，有腮腺导管横过咬肌表面。

4. **颞骨乳突**　位于耳垂后方的骨突起，其后部颅底内面有乙状窦，中耳炎时此处有压痛；其根部前缘的前内方有茎乳孔，面神经由此出颅。

5. **枕外隆凸**　枕鳞中央最突出部，其深面为窦汇。

6. **下颌支**　由下颌体后方上耸的方形骨板构成。

7. **下颌角**　下颌支后缘与下颌底相交处，此处骨质薄弱，容易骨折。

8. **下颌底**　下颌骨下缘圆钝，为下颌底。

9. **舌骨**　在颈前部正中，甲状软骨的上方。

10. **髁突**　位于颧弓下方，耳屏的前方。下颌开闭运动时，可触到髁突前后滑动。若髁突滑动受限，可引起张口困难。

11. **翼点**　为额骨、顶骨、蝶骨、颞骨相汇合处，在颧弓上方 3～4cm 处，是颅骨的薄弱部位，其内部有脑膜中动脉的前支通过。

### （二）躯干骨的骨性标志

1. **颈静脉切迹**　在胸骨柄的上缘，与第二胸椎体平齐，其上方为胸骨上窝。一般气管位于切迹正中，头臂静脉在此平面合成。其上 2 横指为甲状腺手术的切口区。

2. **胸骨角**　胸骨体与胸骨柄连接处微向前突，称胸骨角，可在体表扪及，两侧平对第二肋骨，是计数肋的重要标志；平对第 4 胸椎体下缘平面。此平面正对气管杈、主动脉弓的起始端和末端。食管的第二狭窄处，也是上纵隔、下纵隔分界的标志。

3. **剑突** 胸骨下方的突出,位于两侧肋弓之间,可作为肝脏测量的标志,剑突与左侧肋弓的交点处是心包穿刺的常用部位。

4. **肋间隙** 两肋之间,对心脏骤停病人进行紧急抢救穿刺时,沿胸骨左侧第4肋间隙垂直扎进,行心内注射,多注入右心室;第8肋间隙与腋后线相交处,常用于胸腔穿刺和胸腔闭式引流。

5. **肋弓** 第8~10对肋前端借肋软骨与上位肋软骨连接,形成肋弓,触摸肝、脾的标志。胆囊底的体表投影位于右锁骨中线与右肋弓交点处,胆囊发炎时,该处可有压痛。

6. **骶角、骶管裂孔** 骶管上通连椎管,下端的裂孔称骶管裂孔,裂孔两侧有向下突出的骶角,骶管麻醉常以骶角作为标志。

7. **第7颈椎棘突** 头前俯时,在项下部正中最突出处,常作为计数椎骨序数的标志。

8. **腰椎棘突** 在后正中线上可以摸到,棘突短宽,呈板状,各棘突之间的间隙较宽,水平伸向后方。临床可在此进行腰椎穿刺术。

9. **颈动脉结节** 即第6颈椎横突前结节,位于胸锁乳突肌前缘深处,正对环状软骨平面。平环状软骨,在胸锁乳突肌前缘,以拇指向后压,可将颈总动脉压向颈动脉结节,阻断血流,达到止血的目的。

（三）上肢骨的骨性标志

1. **锁骨** 呈"~"形弯曲,位于颈根部水平处,全长位于皮下,可在体表扪及。

2. **肩胛冈** 肩胛骨背侧面有一横嵴,称肩胛冈,两侧肩胛冈内侧端的连线,通过第3胸椎棘突。

3. **肩峰** 肩胛冈向外侧延伸的扁平突起,称肩峰,是肩部的最高点,与锁骨外侧端相关节,为肩部的最高点,是测量上肢长度的定点。

4. **肩胛骨下角** 为脊柱缘与腋缘会合处,平对第7肋或第7肋间隙,为计数肋的标志。

5. **肱骨大结节** 肱骨头外侧的隆起,是肩部最外侧的骨性突起。

6. **肱骨内上髁** 肱骨小头外侧的突起。

7. **肱骨外上髁** 肱骨滑车内侧的突起。

8. **尺骨鹰嘴** 尺骨切迹后上方的突起。临床常用于骨折牵引。

9. **尺骨茎突** 尺骨头后内侧的锥状突起,称尺骨茎突。

10. **桡骨茎突** 桡骨下端前凸后凹,外侧向下突出,称桡骨茎突。

11. **舟骨** 是近排腕骨中最长最大的一块,近桡侧。

12. **豌豆骨** 位于小鱼际的根部,腕部远侧皮纹内侧的突起,其外侧有尺神经深支到达手掌。

13. **掌骨** 5块,由桡侧向尺侧,为第1~5掌骨。

14. **指骨** 属长骨,共14块,拇指有2节,其余各指为3节,分别为近节指骨,中节指骨和远节指骨。

（四）下肢骨的骨性标志

1. **髂嵴、髂结节** 髂骨体构成髋臼的上2/5,翼上缘肥厚,形成弓形的髂嵴,骨髓采样处,两侧髂嵴最高点连线经过第4腰椎棘突,腰椎穿刺和椎管内麻醉据此定位。

2. **髂前上棘、髂后上棘** 髂嵴前端为髂前上棘,后端为髂后上棘。

3. **耻骨结节** 位于腹股沟内侧端,瘦人易摸到。

4. **耻骨联合** 在两侧腹股沟内侧端之间可摸到的骨性横嵴,其下有外生殖器。由于膀

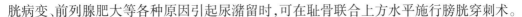

胱病变、前列腺肥大等各种原因引起尿潴留时,可在耻骨联合上方水平施行膀胱穿刺术。

5. **坐骨结节** 位于臀大肌下缘的内侧,屈大腿时在臀部易摸到。

6. **股骨大转子** 股骨颈与股骨体连接处上外侧的方形隆起,大腿外侧上部的突起。屈髋时,由坐骨结节至髂前上棘的连线通过股骨大转子。

7. **胫骨粗隆** 胫骨上端前面的隆起,位于髌骨下缘四横指处,股四头肌腱止点,有髌韧带附着。临床常在其上缘后外方 2~2.5cm 处定一点,然后在此点向下 2~3cm 处钻孔进行胫骨结节牵引。

8. **髌骨** 位于膝关节前面,居于皮下,髌韧带上接续髌骨,向下止于胫骨粗隆。当膝关节腔积液时,可在髌骨两侧缘中点,行关节腔穿刺抽液检查。

9. **股骨内、外侧髁和胫骨内、外侧髁** 膝部上方、下方两侧的隆起。股骨内侧髁、外侧髁最突出的部分为股骨内上髁、外上髁。

10. **腓骨头** 腓骨上端稍膨大,称腓骨头。在其下方腓骨颈处,腓总神经在此分为腓浅和腓深神经,此处外伤时,易损伤腓总神经,导致"马蹄内翻足"。

11. **内踝、外踝** 踝部两侧的明显骨隆起分别是内踝和外踝,外踝高于内踝。内踝前 1 横指左右处是大隐静脉,临床常在此行大隐静脉切开插管术;在外踝下 1 个半横指处定一点,在此点平行后移 1 横指处,或外踝下垂直向下 2 横指处行根骨牵引钻孔。

12. **跟骨结节** 跟骨后端隆凸,跟骨结节、内踝,二者连线的中点深方是胫后血管通过处。

13. **胫骨内侧面** 检查水肿。

## 二、全身重要的肌性标志

### (一)头颈部的肌性标志

1. **咬肌** 当牙咬紧时,在下颌角的前上方,颧弓下方可摸到坚硬的条状隆起。

2. **颞肌** 当牙咬紧时,在颞窝,于颧弓上方可摸到坚硬的隆起。

3. **胸锁乳突肌** 当头向一侧转动时,可明显看到从前下方斜向后上方呈长条状的隆起。在环甲膜水平高度,胸锁乳突肌前缘可触及颈总动脉搏动;其后缘的中点有颈丛皮支穿出,是颈部皮肤浸润麻醉的阻滞点;在左侧胸锁乳突肌后缘与锁骨上缘相交处,若触及肿大的淋巴结,可为胃癌食管癌的诊断提供参考。

【附】皮肤标志

1. **人中沟** 在上唇外面中线上有一纵行浅沟,称为人中沟。人中沟分为三份,在中、上 1/3 交界处为"人中"。

2. **鼻唇沟** 在颊和上唇的分界处有斜行浅沟,称鼻唇沟。

### (二)躯干部的肌性标志(图 4-61)(图 4-62)

1. **斜方肌** 在项部和背上部,可见斜方肌的外上缘的轮廓。

2. **背阔肌** 在背下部可见此肌的轮廓,它的外下缘参与形成腋后壁。

3. **竖脊肌** 脊柱两旁的纵形肌性隆起。

4. **胸大肌** 胸前壁较膨隆的肌性隆起,其下缘构成腋前壁。

5. **前锯肌** 在胸部外侧壁,发达者可见其肌齿。

6. **腹直肌** 腹前正中线两侧的纵形隆起,肌肉发达者可见脐以上有三条横沟,即为腹直肌的腱划。白线、经腹直肌的旁正中线、腹直肌外缘为腹部手术中常用的切口。

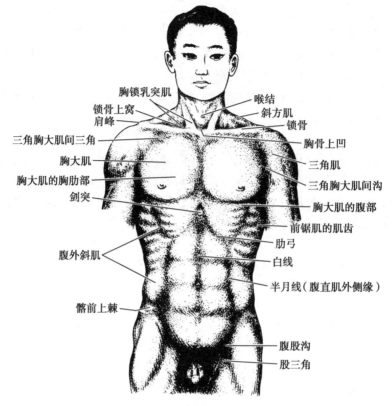

图 4-61　躯干前面的体表标志

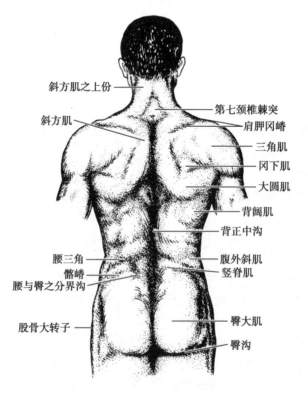

图 4-62　躯干背面的体表标志

7. **腹外斜肌**  在腹外侧,以肌齿起于下数肋,其轮廓较清楚。

8. **腹股沟韧带**  连于髂前上棘与耻骨结节之间。临床腹股沟疝修补术时可用此加强腹股沟管壁。腹股沟韧带中内 1/3 处直向下约 1 横指搏动处为股动脉,外侧为股神经,内侧为股静脉,临床可用股动脉压迫止血,股静脉穿刺及股神经麻醉定位。

9. **腹股沟**  为腹部与股前部分界的沟。

**【附】皮肤标志**

1. **脐**  位于腹部正中。此处易发生脐疝,腹腔镜手术常经脐上或脐下缘建立气腹。脐正中处为"神阙穴";脐上 4 寸,为"中脘";平脐旁开 2 寸,为"天枢穴";脐下 1.5 寸,为"气海穴";脐下 3 寸,为"关元穴"。

2. **乳头**  男性常位锁骨中线的第四肋间隙或第五肋骨上。距胸前正中线 10cm。女性的位置变动较大,未育女青年大多位于第五肋骨,中年妇女大多位于第六肋骨。两乳头连线的中点,为"膻中穴"。

**(三)上肢的肌性标志**(图 4-63)

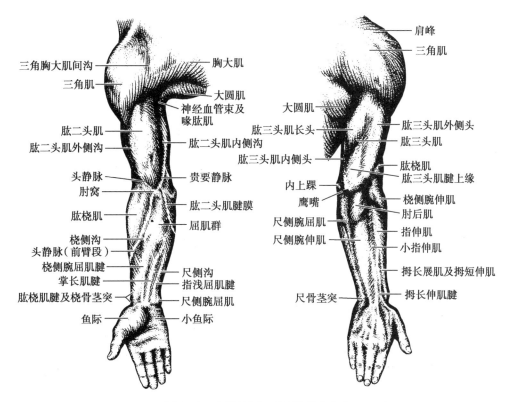

图 4-63  上肢前面、后面的体表标志

1. **三角肌**  在肩部形成圆隆的外形,其止点在臂外侧中部呈现一小凹。

2. **肱二头肌**  当屈肘握拳旋后时,可明显在臂前面见到膨隆的肌腹。在肘窝中央,亦可摸到此肌的肌腱。其内侧沟有肱动脉、正中神经和尺神经通过,临床在此手术不要损伤上述结构。

3. **肱三头肌**  在臂的后面,三角肌后缘的下方可见到肱三头肌长头。

4. **肱桡肌**  当握拳用力屈肘时,在肘部可见到肱桡肌的膨隆肌腹。

5. **掌长肌** 当手用力半握拳屈腕时,在腕前面的中份、腕横纹的上方明显可见此肌的肌腱。

6. **桡侧腕屈肌** 握拳时,在掌长肌腱的桡侧,可见此肌的肌腱。

7. **尺侧腕屈肌** 用力外展手指半屈腕时,在腕的尺侧,可见此肌的肌腱。

8. **鼻烟窝** 在腕背侧面,当拇指伸直外展时,自桡侧向尺侧可见拇长展肌、拇短伸肌和拇长伸肌肌腱。在后二肌腱之间有深的凹陷,称**鼻烟窝**。

9. **指伸肌腱** 在手背,伸直手指,可见此肌至 2 ~ 5 指的肌腱。当手外伤指伸肌腱或指背腱膜断裂缝合后,要用过伸石膏固定。

**【附】皮肤标志**

1. **腋前、后襞** 上肢下垂时,在肘窝前、后面见到的皮肤皱襞。

2. **肘窝横纹** 屈肘时,在肘窝处出现肘窝横纹。曲肘成 90°,肘横纹外端凹陷处为"曲池穴";在肘横纹中,肱二头肌腱的尺侧缘为"曲泽穴"。

3. **腕掌侧横纹** 屈腕时,在腕掌侧出现 2 ~ 3 条横行的皮肤皱纹,分别称为近侧横纹、中间横纹(不恒定)和远侧横纹。

**(四)下肢的肌性标志(图4-64)**

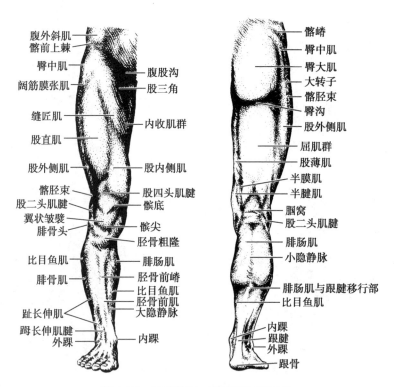

图4-64 下肢前面、后面的体表标志

1. **股四头肌** 在大腿屈和内收时,可见股直肌在缝匠肌和阔筋膜张肌所组成的夹角内。股内侧肌和股外侧肌在大腿前面的下部,分别位于股直肌的内、外侧。

2. **臀大肌** 在臀部形成圆隆外形。

3. **股二头肌** 在腘窝的外上界,可摸到它的肌腱止于腓骨头。

4. **半腱肌、半膜肌** 在腘窝的内上界,可摸到它们的肌腱止于胫骨,其中半腱肌腱较

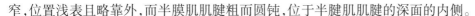

窄,位置浅表且略靠外,而半膜肌肌腱粗而圆钝,位于半腱肌肌腱的深面的内侧。

5. **踇长伸肌** 当用力伸踇趾时,在踝关节前方和足背可摸到此肌的肌腱。

6. **胫骨前肌** 在踝关节的前方,踇长伸肌腱的内侧可摸到此肌的肌腱。

7. **趾长伸肌** 当背屈时,在踝关节前方,踇长伸肌腱的外侧可摸到此肌的肌腱。在伸趾时,在足背可清晰见到至各趾的肌腱。

8. **小腿三头肌(腓肠肌和比目鱼肌)** 在小腿后面,可明显见到该肌膨隆的肌腹及跟腱。

9. **跟腱** 在距小腿关节后方,呈粗索状,向下止于跟骨结节。

【附】皮肤标志

1. **臀股沟** 为一横行的沟,界于臀部与大腿后面之间。

2. **腘窝横纹** 在腘窝呈横行的皱纹。

# 第四节　骨骼的功能

骨是人或动物体内或体表坚硬的组织。分两种,人和高等动物的骨骼在体内,由许多块骨头组成,叫内骨骼;节肢动物、软体动物体外的硬壳以及某些脊椎动物(如鱼、龟等)体表的鳞、甲等叫外骨骼。通常说的骨骼指内骨骼。

## 一、骨的发生和生长

### (一)骨的发生

骨来源于胚胎时期的间充质。由于骨的类型不同,骨组织发生的方式有两种,即膜性骨发生和软骨性骨发生。

1. 膜性骨发生　是指从胚胎性结缔组织不经过软骨阶段直接骨化形成骨组织,也称为膜内成骨。人体内只有少数骨骼以此种方式成骨,它们在发生过程中与软骨无关,主要发生在一些扁平骨,如顶骨、额骨、枕骨、颞骨等,以及上、下颌骨和锁骨的一部分等。膜内成骨的成骨过程开始于胚胎期的第8周。

2. 软骨性骨发生　软骨性骨发生是指先由间充质形成软骨雏形,在此基础上再进一步骨化形成骨组织,又称为**软骨内成骨**。人体中大多数骨骼,如躯干骨、四肢骨以及部分颅底骨等都是由软骨内成骨方式形成,但在骨外膜的内层又有膜内成骨。

### (二)骨的生长

骨的生长是在膜内成骨和软骨内成骨的基础上进行的,使骨由小变大。以长骨为例,长骨的雏形软骨逐渐由骨组织替代,替代过程由骨干中心和骨的两端开始;最终在骨干和两端之间只留下一层薄薄的软骨板,称**骺软骨**或**生长板**。骺软骨不断形成新的软骨,软骨随后又被骨化,使骨体不断地增长,一旦骺软骨完全骨化后,骨也就停止生长。

### (三)骨龄

骨骼年龄的简称,虽然每个儿童的骨生长速度不同,但是一般来说,骨龄同年龄是相应的。人类骨骼发育的变化基本相似,每一根骨的发育过程都具有连续性和阶段性。不同阶段的骨具有不同的形态特点,因此,骨龄评估能较准确地反映个体的生长发育水平和成熟程度。它不仅可以确定儿童的生物学年龄,而且还可以通过骨龄及早了解儿童的生长发育潜力以及性成熟的趋势;通过骨龄还可预测儿童的成年身高,骨龄的测定还对一些儿科内分泌疾病的诊断有很大帮助。通常要拍摄人左手手腕部的 X 光片,医生通过 X 光片观察左手掌指骨、腕骨及桡尺骨下端的骨化中心的发育程度,来确定骨龄。

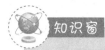 **知识窗**

**哪些因素影响着骨的生长?**

骨的基本形态是由遗传因子调控的,但环境因素对骨生长发育也有影响。影响骨生长发育的因素有神经、内分泌、营养、疾病及其他物理、化学因素等。此外,机械因素对骨的生长发育也起重要作用,加强锻炼可使骨得到正常发育。长期对骨的不正常压迫,如童工负重、儿童的不正确姿势以及肿瘤的压迫,可引起骨的变形。

## 二、骨的化学成分和物理特性

骨不仅坚硬且具一定弹性,抗压力约为 $15kg/mm^2$,并有同等的抗张力。这些物理特性是由它的化学成分所决定的。骨组织的细胞间质由有机质和无机质构成,有机质由骨细胞分泌产生,约占骨重的 1/3,其中绝大部分是胶原纤维,其余是无定形基质,赋予骨以韧性和弹性。无机质主要是钙盐,约占骨重的 2/3,主要成分为碱性磷酸钙、碳酸钙和氯化钙等,沿胶原纤维的长轴排列,赋予骨以硬度和脆性。

有机质与无机质的比例随年龄增长而逐渐变化,幼儿骨的有机质较多,柔韧性和弹性大,易变形,不易完全折断,常发生柳枝样骨折。老年人不但有机质渐减,而且因激素水平下降,影响钙盐的吸收和沉积,易出现骨质疏松,因而骨质变脆,易发生骨折。

 **考点提示**

骨的理化特性

## 三、骨的功能

### (一)支持功能
骨和骨之间由骨连结构成人体骨架,对体重起支持作用。

### (二)保护功能
骨构成体腔的外壁,保护内部的重要器官。

### (三)运动功能
骨为肌肉提供附着面,在神经系统作用下,肌肉收缩牵动骨以关节为中心做各种运动。

### (四)造血功能
一些骨腔内含有红骨髓,具有造血作用。

### (五)储存钙、磷的功能
体内的大量的钙、磷储存在骨中,并随体内钙、磷代谢状况发生储存或释放。

## 四、运动对骨的影响

### (一)适应运动对骨的影响
长期进行适宜的训练,可促进骨骼的生长发育;可使骨密质变厚,骨变粗,骨面肌肉附着处突起更加明显;可使骨小梁的排列根据张力和压力的方向更加整齐有规律;使骨抗压、抗弯、抗扭性能加强。

### （二）不适运动对骨的影响

运动对骨骼产生载荷，载荷过大或载荷重复次数过多均可引起骨折。超过骨骼强度的单一载荷引起的骨损伤称为**骨折**；重复骨骼强度内的载荷引起的骨损伤称为**疲劳骨折**。

### （三）运动与骨的重塑

重塑是骨骼通过改变大小、形状和结构以适应力学需要的功能。随施加外力的变化，骨进行不断的重塑。

运动对骨组织产生一种机械应力，而机械应力与骨组织之间存在着一种生理平衡。当应力增大时，引起骨质增生，承载面增加，使应力减小，达到新的平衡。如运动减少，应力下降，骨组织疏松，承载面减小，使应力增加，达到新的平衡。

 **本章小结**

> 运动系统由骨、骨连结和骨骼肌3部分组成。关节的基本结构包括关节面、关节囊和关节腔三部分。骨按部位可分为颅骨、躯干骨和四肢骨。躯干骨共51块、颅骨有23块、四肢骨共126块。骨骼肌由肌腹和肌腱构成。骨骼肌可分为头肌、颈肌、躯干肌和四肢肌四部分。头肌可分为面肌和咀嚼肌两部分。全身重要的骨性标志有乳突、翼点、颧弓、胸骨角、第7颈椎棘突、肩峰、骶角、尺骨鹰嘴和跟骨结节等。全身重要的肌性标志有咬肌、颞肌、胸锁乳突肌、胸大肌、三角肌、肱二头肌、肱三头肌、鱼际、股四头肌、股二头肌、臀大肌和跟腱等。骨组织发生的方式有膜性骨发生和软骨性骨发生两种。骨的功能包括支持、保护、运动、造血和储存钙、磷等。

（鲍耀波）

### 目标测试

#### A1 型题

1. 全身最粗大的长骨是
    A. 股骨　　　　　　　　B. 胫骨　　　　　　　　C. 腓骨
    D. 肱骨　　　　　　　　E. 桡骨

2. 下列有关红骨髓描述中正确的是
    A. 成人存在于髓腔内　　　　　　B. 不存在于板障内
    C. 髂骨、胸骨、椎骨内终生存在　　D. 胎儿期造血，成年期不造血
    E. 黄骨髓不能转化为红骨髓

3. 临床上成人经常用于抽取红骨髓的是
    A. 肱骨　　　　　　　　B. 锁骨　　　　　　　　C. 胫骨
    D. 肋骨　　　　　　　　E. 髂骨

4. 骨伤后能参与修复的结构是
    A. 骨质　　　　　　　　B. 骨髓　　　　　　　　C. 骨膜
    D. 骨骺　　　　　　　　E. 关节软骨

5. 老年人的骨叙述错误的是
    A. 有机物质相对少些　　　　　　B. 骨的脆性较大易骨折

C. 有机物质和无机质的比例约为 7：3　　D. 易出现骨质疏松症

E. 有机物质和无机质的比例约为 3：7

6. 不属于关节基本结构的是

A. 关节盘　　　　　　　　B. 关节囊纤维层　　　　　　C. 关节囊滑膜层

D. 关节面　　　　　　　　E. 关节腔

7. 躯干骨由下列哪些骨组成

A. 椎骨、肋骨和肋软骨　　B. 胸骨、肋骨和肩胛骨　　　C. 椎骨、骶骨和尾骨

D. 椎骨、胸骨和 12 对肋骨　E. 椎骨、骶骨和尾骨

8. 穿过横突孔的结构是

A. 脊神经　　　　　　　　B. 椎动脉　　　　　　　　　C. 颈内静脉

D. 迷走神经　　　　　　　E. 颈内动脉

9. 计数椎骨棘突的标志是

A. 枢椎的齿突　　　　　　B. 隆椎的棘突　　　　　　　C. 胸骨角

D. 颈动脉结节　　　　　　E. 肩胛骨下角

10. 骶管麻醉时,须摸认的体表标志是

A. 骶岬　　　　　　　　　B. 骶正中嵴　　　　　　　　C. 骶角

D. 骶后孔　　　　　　　　E. 骶管裂孔

11. 计数肋序数的骨性标志是

A. 隆椎　　　　　　　　　B. 肩峰　　　　　　　　　　C. 肋弓

D. 胸骨角　　　　　　　　E. 喙突

12. 椎间盘脱出症时,髓核脱出的常见方位是

A. 向前　　　　　　　　　B. 向后　　　　　　　　　　C. 向前外侧

D. 向后外侧　　　　　　　E. 以上均不是

13. 脊柱的正常生理弯曲是

A. 颈曲凸向后　　　　　　B. 胸曲凸向前　　　　　　　C. 胸曲凸向后

D. 骶曲凸向前　　　　　　E. 腰曲是出生时就有的

14. 下列何者为椎骨间的 3 种长连结

A. 椎间盘、前纵韧带和后纵韧带　　　　B. 前纵韧带、黄韧带和后纵韧带

C. 黄韧带、棘间韧带和棘上韧带　　　　D. 棘间韧带、前纵韧带和后纵韧带

E. 前纵韧带、后纵韧带和棘上韧带

15. 不成对的面颅骨是

A. 筛骨　　　　　　　　　B. 腭骨　　　　　　　　　　C. 上颌骨

D. 下鼻甲　　　　　　　　E. 犁骨

16. 成对的脑颅骨是

A. 额骨　　　　　　　　　B. 鼻骨　　　　　　　　　　C. 枕骨

D. 蝶骨　　　　　　　　　E. 顶骨

17. 前囟闭合的时间是

A. 出生前　　　　　　　　B. 出生后 1.5 岁　　　　　　C. 出生后 5～6 岁

D. 出生后 6 个月　　　　　E. 出生后 3 岁

18. 翼点叙述错误的是

A. 位于颞窝前下部

B. 该处骨质薄弱

C. 构成"H"形的缝

D. 内侧有脑膜中动脉通过

E. 蝶骨、顶骨、筛骨和上颌骨四骨的会合处

19. 成人颅顶骨最薄弱处为

    A. 前囟点               B. 乳突部               C. 翼点

    D. 人字点               E. 额部

20. 与肩胛骨关节盂相关节的是

    A. 锁骨肩峰端          B. 肱骨头           C. 肱骨大结节

    D. 肩峰               E. 以上都不是

21. 与肱骨滑车相关节的是

    A. 桡骨的环状关节面    B. 尺骨头          C. 尺骨滑车切迹

    D. 尺骨的桡切迹       E. 桡骨头

22. 肱骨下端的主要骨性标志是

    A. 肱骨滑车和外上髁         B. 肱骨小头和内上髁

    C. 内上髁和外上髁          D. 尺神经沟和肱骨滑车

    E. 肱骨小头和尺神经沟

23. 不属于髋骨体表标志的是

    A. 髂前上棘          B. 髂窝            C. 耻骨结节

    D. 髂结节            E. 坐骨结节

24. 与股骨下端相关节的是

    A. 髌骨和腓骨         B. 胫骨粗隆和髌骨    C. 胫骨上端和髌骨

    D. 腓骨和胫骨上端     E. 腓骨和髌骨

25. 从肩关节囊内通过的肌腱是

    A. 喙肱肌肌腱         B. 肱肌肌腱         C. 肱二头肌长头腱

    D. 肱二头肌短头腱    E. 肱三头肌长头腱

26. 对骨盆的描述,错误的是

    A. 以界线为界,分为大骨盆及小骨盆    B. 男性耻骨下角小于女性

    C. 女性骨盆外形短而宽          D. 女性呈椭圆形,男性呈心形

    E. 以上均不对

27. 膝关节

    A. 由股骨、胫骨和髌骨组成       B. 内侧半月板呈"O"形

    C. 外侧半月板呈"C"形       D. 关节囊外有前、后交叉韧带

    E. 关节腔内有滑膜襞

28. 胸锁乳突肌

    A. 为颈部浅层肌        B. 止于下颌角       C. 止于枕骨

    D. 收缩时使颈前屈     E. 受臂丛的分支支配

29. 胸大肌叙述错误的是

    A. 起于锁骨内侧半,胸骨和第 1~6 肋软骨

B. 止于肱骨大结节嵴

C. 作用使肩关节内收、旋内、前屈

D. 作用使肩关节内收、旋外

E. 上肢固定有提肋助吸气作用

30. 食管裂孔约平对

A. 第 8 胸椎      B. 第 9 胸椎      C. 第 10 胸椎

D. 第 11 胸椎      E. 第 12 胸椎

31. 形成腹股沟韧带的是

A. 腹外斜肌腱膜      B. 腹内斜肌腱膜      C. 腹横肌腱膜

D. 腹横筋膜      E. 腹壁浅筋膜

32. 背阔肌可使

A. 肩胛骨后移、旋外      B. 肩关节内收、旋外      C. 肩关节内收、后伸

D. 肩关节旋外、后伸      E. 脊柱向同侧屈

33. 胸大肌止于

A. 肱骨大结节      B. 肱骨大结节嵴      C. 肱骨小结节

D. 肱骨小结节嵴      E. 结节间沟

34. 竖脊肌的错误描述是

A. 位于脊柱两侧的沟内      B. 起自骶骨背面和髂嵴后部

C. 向上止于椎骨、肋和乳突      D. 一侧收缩可使脊柱转向对侧

E. 收缩时可使脊柱后伸和仰头

35. 既能运动肩关节,又能运动肘关节的肌是

A. 肱二头肌和旋前圆肌      B. 背阔肌和大圆肌      C. 肱三头肌和喙肱肌

D. 肱二头肌和肱三头肌      E. 肱肌和胸大肌

36. 三角肌不能使肩关节

A. 屈      B. 伸      C. 外展

D. 旋转      E. 内收

37. 小腿三头肌叙述错误的是

A. 包括腓肠肌和比目鱼肌      B. 以跟腱止于距骨

C. 以跟腱止于跟骨      D. 使足跖屈和屈膝关节

E. 受胫神经支配

38. 臀大肌的描述错误的是

A. 起自髂骨翼外侧面      B. 止于股骨大转子

C. 其深面有坐骨神经等结构      D. 下肢固定时可伸躯干

E. 伸并外旋髋关节

39. 收缩时既屈髋关节同时又屈膝关节的是

A. 股二头肌      B. 股直肌      C. 缝匠肌

D. 半腱肌与半膜肌      E. 股四头肌

40. 能屈髋关节并使之旋外的是

A. 臀大肌      B. 臀中肌      C. 髂腰肌

D. 股四头肌      E. 阔筋膜张肌

## B1 型题

题 41 ~ 43 共用备选答案

  A. 胸椎       B. 枢椎       C. 隆椎

  D. 腰椎       E. 寰椎

41. 第 1 颈椎又称

42. 第 2 颈椎又称

43. 第 7 颈椎又称

题 44 ~ 46 共用备选答案

  A. 颈椎       B. 胸椎       C. 隆椎

  D. 腰椎       E. 寰椎

44. 无椎体的是

45. 棘突末端分叉的是

46. 椎体有肋凹的是

题 47 ~ 49 共用备选答案

  A. 小结节      B. 大转子      C. 跟结节

  D. 关节结节     E. 顶结节

47. 下颌窝前方的隆起为

48. 小腿三头肌抵止的结构是

49. 属于肱骨结构的是

# 第五章　神　经　系　统

**学习目标**

1. 掌握脊髓、脑的形态、结构；四大神经丛的主要分支和分布，胸神经前支的节段性分布。
2. 熟悉神经系统的组成；脑、脊髓的被膜和血管；脑神经的组成、主要脑神经的性质、分支和分布；反射和反射中枢；神经系统的感觉功能；神经系统对躯体运动的调节；人类大脑皮质活动的特征。
3. 了解神经系统常用术语；内脏神经；神经系统对内脏活动的调节。

**案例**

　　患者女性,54 岁,做家务时突发左侧肢体活动不灵。体检:意识清,失语,心律不齐,心率 106 次/分,脉搏 86 次/分,左上肢肌力 0 级、下肢肌力 2 级,偏身感觉障碍。诊断:脑栓塞。

　　请问:1. 为什么脑栓塞的病人会出现肢体活动障碍?

　　　　　2. 你能利用神经系统的知识解释吗?

## 第一节　概　　述

### 一、神经系统的组成和功能

#### （一）神经系统组成

　　**神经系统**包括中枢部和周围部。中枢部包括脑和脊髓,也称**中枢神经系统**;周围部包括与脑相连的 12 对脑神经和与脊髓相连的 31 对脊神经,也称**周围神经系统**(图 5-1)。周围部又可根据分布对象不同,分为**躯体神经**和**内脏神经**。躯体神经分布于体表、骨、关节和骨骼肌。内脏神经分布于内脏、心血管和腺体。躯体神经和内脏神经均含有感觉和运动两种纤维成分,而内脏运动神经又分为交感神经和副交感神经。

**考点提示**

神经系统组成

#### （二）神经系统功能

　　神经系统不但能控制和调节机体内各系统的功能活动,保证生命活动的正常进行,而且能维持机体与外环境的统一,使机体适应内、外环境的变化。

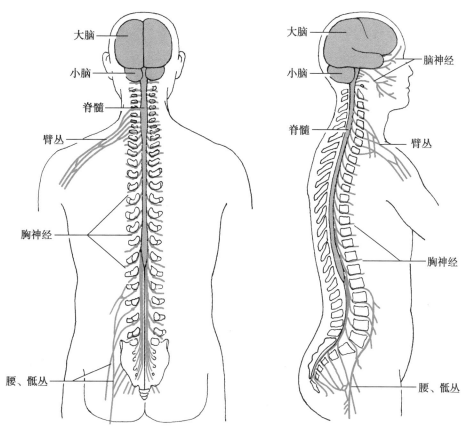

图 5-1 神经系统概况

## 二、神经系统的常用术语

**灰质**：位于中枢部，是神经元胞体和树突聚集的部位，在新鲜标本上色泽灰暗，称灰质。大脑、小脑的灰质称皮质。

**白质**：在中枢部，是神经纤维聚集的部位，在新鲜标本上色泽白亮，称白质。大脑、小脑的白质又称髓质。

**神经核与神经节**：形态和功能相似的神经元胞体聚集成团，位于中枢部的称神经核，位于周围部的称神经节。

**纤维束与神经**：起止、行程和功能相同的神经纤维聚集成束，位于中枢部的称纤维束，位于周围部的称神经。

**网状结构**：在中枢部，由灰质和白质混合而成。

# 第二节 中枢神经系统

## 一、脊髓

### （一）脊髓的位置和外形

**脊髓**位于椎管内，上端在枕骨大孔处与脑相连，下端成人平第 1 腰椎体下缘，新生儿可达第 3 腰椎体下缘。

脊髓呈前后略扁的圆柱形,有**颈膨大**和**腰骶膨大**。两处膨大的形成是由于此处脊髓节段的神经元相对较多,分别连有上、下肢的神经。下端变细形成**脊髓圆锥**,其向下延续的细丝称终丝。

考点提示

脊髓位置

脊髓表面有 6 条纵形沟裂。脊髓前面正中的深沟,称**前正中裂**;后面正中的浅沟,称**后正中沟**;脊髓的两侧,有一对前外侧沟和一对后外侧沟,沟内分别连有脊神经的前根和后根(图 5-2)。

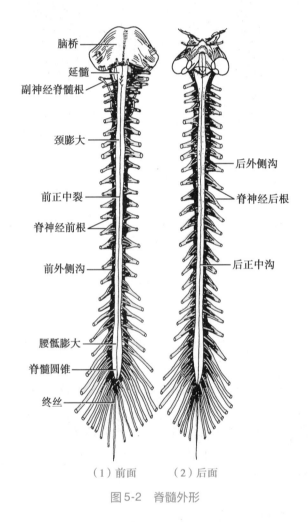

脑桥
延髓
副神经脊髓根
颈膨大
前正中裂
脊神经前根
前外侧沟
腰骶膨大
脊髓圆锥
终丝

后外侧沟
脊神经后根
后正中沟

(1)前面  (2)后面

图 5-2 脊髓外形

脊神经前根与后根在椎间孔处合成**脊神经**,脊神经共有 31 对。每对脊神经所相连的一段脊髓为一个**脊髓节段**。脊髓共有 31 个节段,即颈髓 8 个、胸髓 12 个、腰髓 5 个、骶髓 5 个和尾髓 1 个。腰、骶、尾部的脊神经根在到达相应的椎间孔之前要在椎管内下行一段距离,在脊髓圆锥以下围绕终丝形成**马尾**(图 5-3)。由于成人第 1 腰椎以下无脊髓只有马尾,故临床上常选第 3、4 或第 4、5 腰椎间进行穿刺,避免损伤脊髓。

**(二)脊髓的内部结构**

脊髓由灰质和白质构成。灰质中央有贯穿其全长的纵行小管,称中央管(图 5-4,

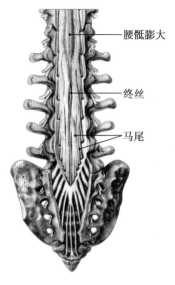

图 5-3 脊髓圆锥与马尾

图5-5）。

1. **灰质** 在脊髓横断面上,灰质围绕中央管呈蝶形或 "H"形。灰质两侧向前突出的部分称**前角**,由运动神经元组成。前角运动神经元是支配躯干、四肢骨骼肌运动,因此,当前角运动神经元损伤时,它所支配的骨骼肌会出现肌张力降低、代谢障碍,以致引起肌肉萎缩,此称为**弛缓性瘫痪**。后部狭长处为**后角**,内含联络神经元,接受脊神经后根的传入纤维。脊髓胸1到腰3节段的前、后角之间为**侧角**,内含交感神经元;脊髓骶2~4节段,相当于侧角的部位,含副交感神经元称**骶副交感核**。

2. **白质** 位于灰质的周围,借脊髓表面的沟裂分为3个索,前正中裂与前外侧沟之间称**前索**;前、后外侧沟之间称**外侧索**;后正中沟与后外侧沟之间称**后索**。各索由密集的纵横神经纤维束组成。纤维束主要分为两类:

（1）上行（感觉）纤维束

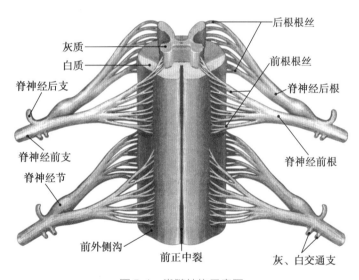

图5-4 脊髓结构示意图

1）薄束和楔束:位于后索,薄束在内侧,纵贯脊髓全长;楔束仅见于脊髓胸4节段以上,位于薄束的外侧。传导同侧躯干和四肢深（本体）感觉（肌、腱、关节的位置觉、运动觉和震动觉）和精细触觉（如通过触摸辨别两点间的距离和物体纹理粗细等）的冲动。

**知识窗**

**脊髓后索病变**

脊髓后索病变时,本体感觉和精细触觉的信号不能上传入大脑皮质,在病人闭目时,不能确定自己的肢体所处的位置,站立时身体摇晃倾斜,也不能辨别物体的性状、纹理粗细等。

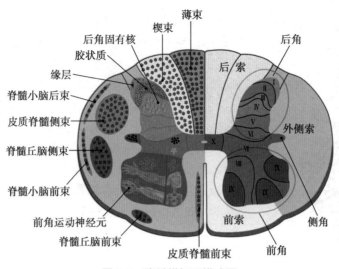

图5-5　脊髓横切面模式图

2）脊髓丘脑束：位于脊髓的外侧索和前索内，传导对侧躯干和四肢浅感觉（痛温觉、粗触觉和压觉）的冲动。

（2）下行（运动）纤维束

**皮质脊髓束**：位于脊髓的前索和外侧索，将大脑皮质的神经冲动传至脊髓前角运动神经元，管理骨骼肌的随意运动。

（三）脊髓的功能

1. **传导功能**　包括感觉和运动传导功能。脊髓内上、下行纤维束是联系脑与躯干、四肢感受器和效应器的重要结构。脊髓能将脊神经分布区的各种感觉冲动通过上行纤维束传导至脑，又能将脑产生的神经冲动通过下行纤维束和脊神经传导至效应器。

2. **反射功能**　脊髓灰质内有许多躯体反射、内脏反射的低级中枢。如膝反射、排尿反射等。

知识窗

**脊髓半横断**

由于脊髓外伤、炎症、肿瘤或髓外肿瘤压迫可导致脊髓半横断。典型的临床表现为损伤平面以下同侧肢体硬瘫（损伤皮质脊髓束所致）；损伤平面以下同侧本体感觉和精细触觉障碍（损伤薄束和楔束所致）；损伤平面低1~2节段以下对侧痛温觉障碍（损伤脊髓丘脑束所致）。上述三个方面表现称为 Brown-Sequard 综合征。

## 二、脑

脑位于颅腔内，包括延髓、脑桥、中脑、小脑、间脑和端脑6部分，习惯将延髓、脑桥、中脑合称为脑干（图5-6）。

（一）脑干

脑干自下而上由**延髓**、**脑桥**和**中脑**3部分组成。
上接间脑，下连脊髓，后有小脑。

> **考点提示**
>
> 脑干组成

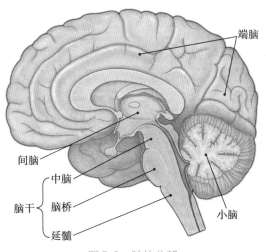

图 5-6 脑的分部

### 1. 脑干的外形

（1）腹侧面：延髓腹侧面有与脊髓相续的前正中裂，裂上部两侧的纵行隆起，称**锥体**，内有皮质脊髓束通过。其大部分纤维在锥体的下部左右交叉，构成**锥体交叉**。延髓腹侧面连有舌下神经、舌咽神经、迷走神经、副神经（图5-7）。

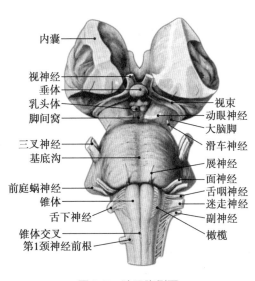

图 5-7 脑干腹侧面

脑桥下缘借**延髓脑桥沟**与延髓分界。沟中由内侧向外侧依次连有展神经、面神经和前庭蜗神经。脑桥腹侧面正中有一纵行的浅沟，称**基底沟**，有基底动脉通过。基底部外侧变细称小脑中脚，上连三叉神经根。脑桥上缘与中脑的大脑脚相接。

中脑腹侧面有两个粗大的柱状结构称**大脑脚**，其间的凹陷称**脚间窝**，动眼神经由此出脑。

（2）背侧面：延髓下部后正中沟两侧各有两个纵行隆起，分别是薄束结节和**楔束结节**。其深面分别含有**薄束核**、**楔束核**。延髓背侧面上部与脑桥共同形成**菱形窝**，构成第四脑室底（图5-8）。

中脑的背侧面有上、下两对隆起，分别称**上丘**和**下丘**，是视觉反射和听觉反射中枢。下丘的下方连有滑车神经。

### 2. 脑干的内部结构 脑干的内部结构包括灰质、白质和网状结构。

（1）灰质：脑干灰质的核团分为脑神经核和非脑神经核两类。

1）脑神经核：分为脑神经运动核和脑神经感觉核。脑神经核的名称和位置多与其相连的脑神经的名称和连脑部位大致对应，是脑神经纤维起始或终止的部位。

2）非脑神经核：不与脑神经相连，如延髓中的薄束核、楔束核，中脑内的黑质和红核等，是传导神经冲动的结构。

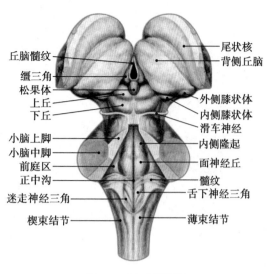

丘脑髓纹
缰三角
松果体
上丘
下丘
小脑上脚
小脑中脚
前庭区
正中沟
迷走神经三角
楔束结节

尾状核
背侧丘脑
外侧膝状体
内侧膝状体
滑车神经
内侧隆起
面神经丘
髓纹
舌下神经三角
薄束结节

图5-8 脑干背侧面

（2）白质：由上、下行纤维束组成。

1）上行纤维束：①**内侧丘系**：传导对侧躯干和四肢深感觉和精细触觉的冲动。②**脊髓丘脑束**：传导对侧躯干和四肢浅感觉（痛温觉、粗触觉和压觉）的冲动。③**三叉丘系**：传导对侧头面部浅感觉（痛温觉、触觉和压觉）的冲动。

2）下行纤维束：①**皮质脊髓束**：管理躯干及对侧肢体骨骼肌的随意运动。②**皮质核束**：管理双侧头面部骨骼肌，但睑裂以下的表情肌和舌肌只接受对侧的皮质核束管理。

（3）网状结构：散布于各核团和纤维之间。网状结构构成了上、下行网状激动系统。

3. **脑干的功能**

（1）传导功能：大脑皮质联系小脑、脊髓的上、下行纤维束必须经过脑干。

（2）反射功能：延髓内有呼吸中枢和心血管活动中枢，合称"**生命中枢**"；脑桥内有角膜反射中枢；中脑内有瞳孔对光反射中枢等。

（3）网状结构的功能：参与控制睡眠-觉醒活动，调节骨骼肌张力和内脏活动等。

（二）小脑

1. **小脑的位置和外形**　小脑位于颅后窝内，脑桥和延髓的后上方。小脑中间较狭窄称**小脑蚓**，两侧膨大称**小脑半球**。小脑半球下面靠近枕骨大孔的部分较膨隆，称**小脑扁桃体**（图5-9，图5-10）。其前方邻近延髓，下方靠近枕骨大孔。颅脑外伤导致颅内压过高时，小脑扁桃体常被挤而嵌入枕骨大孔形成小脑扁桃体疝，压迫延髓的生命中枢。

2. **小脑的内部结构**　小脑内部灰质、白质的配布与脊髓不同。小脑表面被覆一层灰

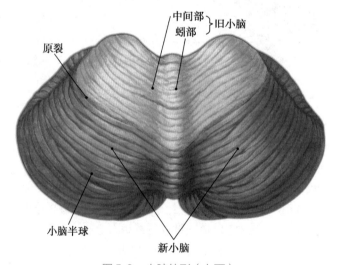

中间部
蚓部 } 旧小脑
原裂
小脑半球
新小脑

图5-9 小脑外形（上面）

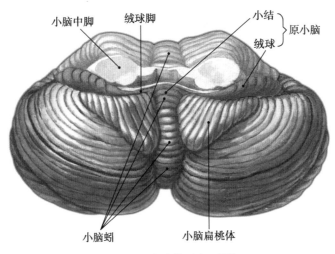

图5-10 小脑外形（下面）

质,称为**小脑皮质**。白质在深部,也称小脑**髓质**。髓质内有四对灰质团块,称**小脑核**。

3. **小脑的功能** ①小脑蚓可维持躯体平衡;②小脑半球能调节肌张力;③协调肌群运动。

4. **第四脑室** 为延髓、脑桥和小脑之间的腔隙。底为菱形窝,顶朝向小脑,向下通脊髓中央管,上借中脑水管与第三脑室相通,借一个正中孔和两个外侧孔与蛛网膜下隙相通。

**（三）间脑**

**间脑**位于中脑和端脑之间。间脑主要由背侧丘脑和下丘脑组成(图5-11)。

1. **背侧丘脑** 又称**丘脑**,是间脑背侧的一对卵圆形灰质团块。背侧丘脑被"Y"形的白质内髓板分成前核群、内侧核群和外侧核群3部分。外侧核群又分为背侧部和腹侧部,腹侧部由前向后可分为腹前核、腹中间核和腹后核。其中外侧核群的**腹后核**,是感觉传导的中继核,躯体感觉传导都经腹后核传到大脑皮质的感觉中枢。背侧丘脑后端外下方有一对隆起,

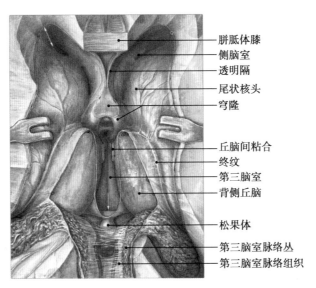

| | 胼胝体膝 |
| | 侧脑室 |
| | 透明隔 |
| | 尾状核头 |
| | 穹隆 |
| | 丘脑间粘合 |
| | 终纹 |
| | 第三脑室 |
| | 背侧丘脑 |
| | 松果体 |
| | 第三脑室脉络丛 |
| | 第三脑室脉络组织 |

图5-11 间脑（上面观）

分别称**内侧膝状体**和**外侧膝状体**,与听觉冲动、视觉冲动传导有关。

2. **下丘脑** 位于背侧丘脑的前下方,主要由**视交叉**、**灰结节**和**乳头体**组成。灰结节向下移行为**漏斗**,其末端连有**垂体**。下丘脑具有调节体温、摄食、生殖、水盐平衡和内分泌活动等功能。

3. **第三脑室** 间脑内矢状位的裂隙,称第三脑室。是两侧背侧丘脑和下丘脑之间的狭窄腔隙。前借室间孔与侧脑室相连,后借中脑水管与第四脑室相通。

**（四）端脑**

**端脑**通常又称**大脑**,被大脑纵裂分为左、右大脑半球,并借胼胝体相连。大脑半球与小脑之间有大脑横裂。

1. **大脑半球的外形和分叶** 大脑半球表面布满大脑沟和大脑回。每侧大脑半球分内侧面、上外侧面和下面,并借 3 条叶间沟分为 5 个叶(图 5-12)。

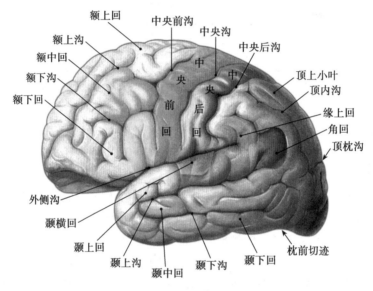

图 5-12 大脑半球（上外侧面）

（1）大脑半球的叶间沟和分叶

1）叶间沟:①**外侧沟**:位于半球的上外侧面,自前下斜行向后上方。②**中央沟**:起自半球上缘中点的稍后方,沿上外侧面斜向前下方。③**顶枕沟**:位于半球内侧面后部,并转至上外侧面。

2）分叶:①**额叶**:为外侧沟之上,中央沟之前的部分。②**顶叶**:为中央沟以后,顶枕沟以前的部分。③**颞叶**:为外侧沟以下的部分。④**枕叶**:位于顶枕沟后方。⑤**岛叶**:位于外侧沟的深部。

（2）大脑半球重要的沟、回

1）上外侧面:①额叶:中央沟前方有与之平行的**中央前沟**,两沟之间为**中央前回**。自中央前沟向前发出上、下两条沟,分别称**额上沟**和**额下沟**。额上、下沟将中央前回以前的部分,分为**额上回**、**额中回**、**额下回**。②顶叶:中央沟后方有与之平行的**中央后沟**,两沟之间为**中央后回**。围绕颞上沟末端的为**角回**。包绕外侧沟后端的为**缘上回**。③颞叶:外侧沟下方有与之平行的**颞上沟**,两沟之间为**颞上回**。在外侧沟的下壁上有两三条短的**颞横回**。

2）内侧面：胼胝体背侧和头端的脑回为**扣带回**；扣带回中部的上方为**中央旁小叶**，是中央前、后回在半球内侧面的延续部分；在胼胝体后下方，有自顶枕沟行向前下至枕叶的**距状沟**。距状沟的前下方，自枕叶向前伸向颞叶的沟为**侧副沟**。侧副沟前部上方有**海马旁回**，其前端向后弯曲的部分称**钩**（图5-13）。

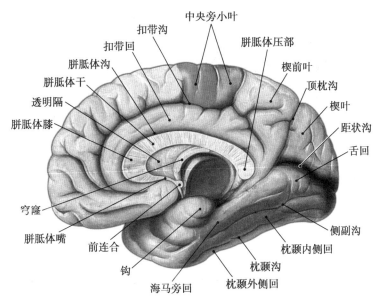

图5-13 大脑半球（内侧面）

扣带回、海马旁回及钩等合称**边缘叶**。边缘叶与下丘脑、杏仁体、丘脑前核群等皮质下结构密切联系，共同构成**边缘系统**，与内脏调节、学习和记忆、情绪反应、性活动等功能有关。

3）下面：额叶下面有纵行的**嗅束**，其前端膨大称**嗅球**。嗅球和嗅束参与嗅觉冲动的传导。

**2. 大脑的内部结构** 大脑半球表层为**大脑皮质**，深部为**髓质**。在大脑半球的基底部，包埋于白质中的灰质团块称**基底核**。

（1）大脑皮质的功能定位：大脑皮质是人体活动的最高中枢，其不同部位，有完成某些反射活动的相对集中区，称**大脑皮质的功能定位**（图5-14）。

1）躯体运动区：位于中央前回和中央旁小叶的前部，管理对侧半身的骨骼肌运动。

2）躯体感觉区：位于中央后回和中央旁小叶的后部，接受对侧半身感觉传导纤维。

3）视区：位于距状沟两侧的皮质。

4）听区：位于颞横回，每侧听区接受双侧的听觉冲动传入。

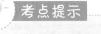

考点提示

大脑皮质功能定位区

5）语言区：详见本章脑的高级功能。

（2）基底核：是大脑半球髓质内灰质团块的总称，主要包括**豆状核**、**尾状核**、**杏仁体**等（图5-15）。豆状核分为壳和苍白球。豆状核和尾状核合称**纹状体**，纹状体具有调节肌张力和协调肌群运动等作用。

（3）大脑髓质：位于皮质的深面，由大量的神经纤维组成。

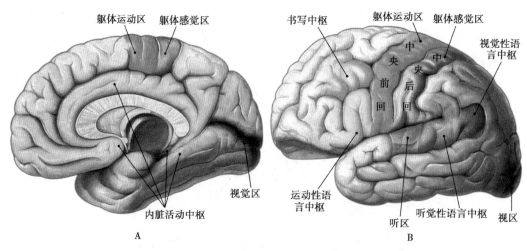

图 5-14　大脑皮质主要功能区

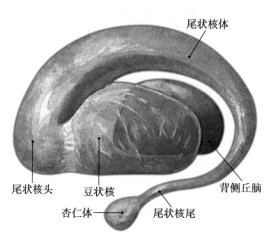

图 5-15　基底核

1）内囊：位于背侧丘脑、尾状核与豆状核之间的白质纤维板称内囊。在大脑水平切面上，内囊呈向外开放的"V"形，分 3 部分：豆状核与尾状核头部之间的部分称内囊前肢；豆状核与背侧丘脑之间的部分称内囊后肢，内有皮质脊髓束、丘脑中央辐射和视辐射等通过；前、后肢的结合部称内囊膝，有皮质核束通过（图 5-16）。

内囊是投射纤维高度集中的区域，所以此处病灶即使不大，也可导致严重的后果。例如营养一侧内囊的小动脉破裂（通称脑出血）或栓塞时，内囊膝和后肢受损，导致对侧半身深、浅感觉障碍、对侧半身随意运动障碍，双眼对侧半视野偏盲，即临床所谓的"三偏"综合征。

2）胼胝体：位于大脑纵裂底部，为连接两侧大脑半球的白质纤维。

（4）侧脑室：位于大脑半球内，左右各一。借室间孔与第三脑室相交通（图 5-17）。

考点提示

内囊位置、分部及损伤后的临床表现

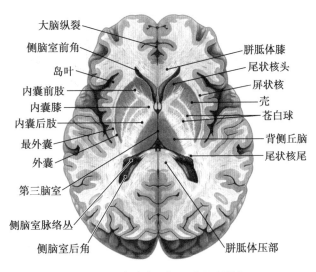

图 5-16 大脑水平切面（示内囊）

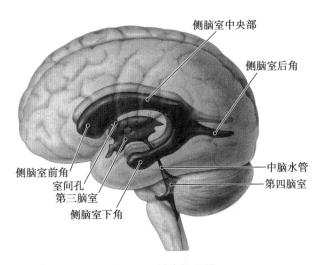

图 5-17 脑室投影图

## 三、脊髓和脑的被膜、血管及脑脊液的循环

### （一）脊髓和脑的被膜

脊髓和脑表面自外向内有硬膜、蛛网膜和软膜 3 层被膜，有保护、支持脊髓和脑的作用。

#### 1. 硬膜

（1）硬脊膜：为厚而坚韧的结缔组织膜，包裹脊髓，上端在枕骨大孔边缘与硬脑膜延续，下部在第 2 骶椎水平逐渐变细包裹马尾，末端附于尾骨。硬脊膜与椎管内面骨膜之间的狭窄腔隙称**硬膜外隙**，容纳脊神经根、脂肪、淋巴管、静脉丛和疏松结缔组织，并略呈负压（图 5-18）。

（2）硬脑膜：由两层构成，外层为衬于颅骨内面的骨膜，内层折叠，深入脑各部之间起固定和承托作用。硬脑膜与颅盖骨连接疏松，易于分离，而与颅底骨结合紧密（图 5-19）。硬脑膜形成的结构主要有：

115

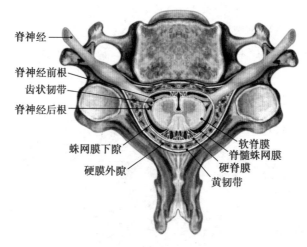

图 5-18 脊髓的被膜

1）大脑镰:呈镰刀形伸入大脑纵裂,分隔两个大脑半球。

2）小脑幕:呈半月形伸入大脑横裂,分隔大脑和小脑。前缘游离称**小脑幕切迹**,其前方与中脑相邻。

3）硬脑膜窦:硬脑膜在某些部位两层分开,构成含静脉血的腔隙,称**硬脑膜窦**。主要有:**上矢状窦**、**下矢状窦**、**直窦**、**窦汇**、**横窦**、**乙状窦**和**海绵窦**。

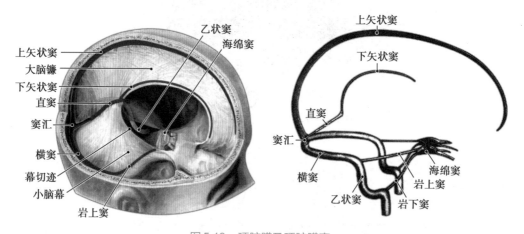

图 5-19 硬脑膜及硬脑膜窦

2. **蛛网膜** 薄而透明,无血管和神经。蛛网膜与软膜之间的不规则腔隙称**蛛网膜下隙**,内含脑脊液。此隙在某些部位扩大形成**蛛网膜下池**,主要有小脑延髓池和终池。蛛网膜在上矢状窦两侧形成**蛛网膜粒**突入窦内,脑脊液可通过蛛网膜粒渗入上矢状窦内,回流入静脉。

3. **软膜** 薄而透明,富含血管,紧贴脑和脊髓表面并深入其沟、裂中,按位置分别称为软脑膜和软脊膜。在脑室附近,软脑膜、毛细血管和室管膜上皮共同突入脑室内构成**脉络丛**,是产生脑脊液的主要结构。

（二）脊髓和脑的血管

1. **脊髓的血管**

（1）脊髓的动脉:来自椎动脉和节段性动脉。椎动脉发出脊髓前、后动脉,沿脊髓表面下降,与肋间后动脉、腰动脉发出的节段性动脉分支吻合成网,分支营养脊髓。

（2）脊髓的静脉:脊髓的静脉较动脉多而粗,收集脊髓内的小静脉后汇合成脊髓前、后静脉,最后注入硬膜外隙的椎内静脉丛。

2. 脑的血管

（1）脑的动脉:来自颈内动脉和椎动脉。

1）颈内动脉:起自颈总动脉,经颈动脉管入颅后,分出**大脑前动脉**、**大脑中动脉**等。主要供应大脑半球的前 2/3 和间脑前部（图 5-20,图 5-21）。其中大脑中动脉发出一些细小的中央支,垂直向上穿入脑实质,营养纹状体、内囊膝和内囊后肢前部。因其血流压力大,血管脆性高,在高血压动脉硬化时易发生破裂出血（故又称出血动脉）。

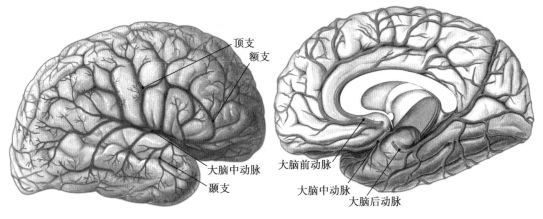

图 5-20　大脑半球上外侧面的动脉　　　　　图 5-21　大脑半球内侧面的动脉

2）椎动脉:起自锁骨下动脉,经枕骨大孔入颅后合并成基底动脉,最后形成两条**大脑后动脉**。主要营养脑干、小脑、间脑后部和大脑半球的后 1/3。

3）大脑动脉环（willis 环）:围绕视交叉、灰结节和乳头体,由前交通动脉、大脑前动脉、颈内动脉、后交通动脉和大脑后动脉吻合而成。当动脉环某处发育不良或阻断时,可通过血液重新分配,在一定程度上起代偿作用,以维持脑的血液供应（图 5-22）。

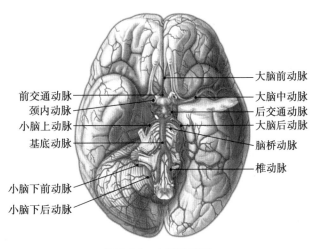

图 5-22　大脑动脉环

117

（2）脑的静脉:脑的静脉不与动脉伴行,分为浅静脉和深静脉。收集皮质、髓质和基底核等处的静脉血,注入邻近的静脉窦。

**（三）脑脊液的产生与循环途径**

1. **脑脊液** 为各脑室脉络丛产生的无色透明液体,总量约 150ml,流动于脑室和蛛网膜下隙内。脑脊液对脑和脊髓起缓冲、保护、运输代谢产物和调节颅内压的作用。

2. **脑脊液循环途径** 左、右侧脑室→室间孔→第三脑室→中脑水管→第四脑室→正中孔和左、右外侧孔→蛛网膜下隙→蛛网膜粒→上矢状窦→颈内静脉（图 5-23）。

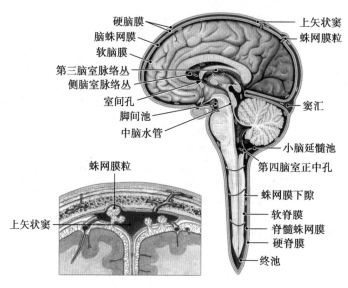

图 5-23 脑脊液循环模式图

# 第三节 周围神经系统

## 一、脊神经

**脊神经**与脊髓相连,共 31 对,由前根、后根在椎间孔处汇合而成,包括 8 对颈神经、12 对胸神经、5 对腰神经、5 对骶神经和 1 对尾神经。

脊神经是混合性神经,前根为运动性,后根为感觉性。脊神经后根上有一椭圆形膨大,称**脊神经节**。脊神经出椎间孔后分为前、后两支。后支细小,分布于躯干背侧的深层肌和皮肤。前支粗大,分布于头颈、躯干前外侧、上肢和下肢。除第 2～11 对胸神经的前支外,其余脊神经的前支分别交织成神经丛,包括颈丛、臂丛、腰丛和骶丛。

**（一）颈丛**

**颈丛**位于胸锁乳突肌上部的深面。由第 1～4 颈神经的前支构成。

1. **皮支** 自胸锁乳突肌后缘中点附近浅出,呈放射状分布于颈前外侧、肩、头后外侧及耳廓等处的皮肤（图 5-24）。

2. **膈神经** 为颈丛的主要分支。经胸廓上口进入胸腔,沿肺根的前方、心包外侧下行达膈。运动纤维支配膈肌的运动,感觉纤维分布于心包、胸膜及膈下部分腹膜,右膈神经还分布于肝和胆囊（图 5-25）。

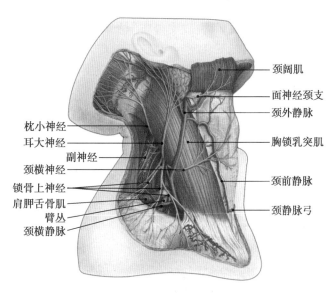

图 5-24　颈丛皮支的分布

颈阔肌
面神经颈支
颈外静脉
枕小神经
耳大神经
胸锁乳突肌
副神经
颈横神经
锁骨上神经
颈前静脉
肩胛舌骨肌
臂丛
颈横静脉
颈静脉弓

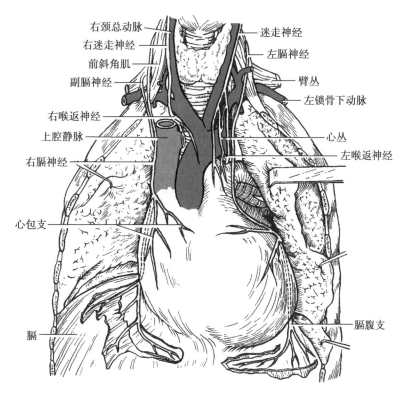

图 5-25　膈神经

右颈总动脉
右迷走神经
前斜角肌
副膈神经
右喉返神经
上腔静脉
右膈神经
心包支
膈

迷走神经
左膈神经
臂丛
左锁骨下动脉
心丛
左喉返神经
膈腹支

## （二）臂丛

**臂丛**由第 5~8 颈神经前支和第 1 胸神经前支的大部分组成。臂丛自斜角肌间隙穿出，经锁骨下动脉和锁骨的后方进入腋窝，围绕在腋动脉周围（图 5-26~5-28）。

1. **肌皮神经** 肌支支配肱二头肌等，皮支分布于前臂外侧皮肤。

2. **正中神经** 沿肱二头肌内侧下降，经肘窝下行于前臂前群浅、深层肌之间，经腕入手掌。肌支主要支配前臂前群桡侧的屈肌、手掌外侧肌群；皮支分布于掌心、鱼际、桡侧三个半指掌面的皮肤。

3. **尺神经** 随肱动脉下行，在臂中部转向后下，经尺神经沟进入前臂，沿尺动脉内侧下降达腕部。肌支支配前臂前群尺侧的屈肌、手掌内侧和中间肌群；皮支分布于手掌尺侧及尺

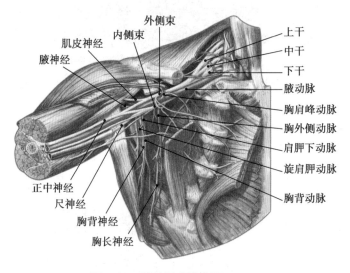

图 5-26　臂丛组成模式图

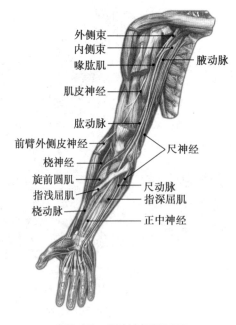

图 5-27　上肢神经前面观

侧一个半指、手背尺侧半及尺侧两个半指的皮肤。

4. **桡神经** 沿桡神经沟向外下,经前臂背侧深、浅肌群之间下行。肌支支配上肢的伸肌;皮支分布于上肢背面、手背桡侧半及桡侧两个半指的皮肤。

5. **腋神经** 绕肱骨外科颈的后方至三角肌深面。肌支支配三角肌;皮支分布于肩关节周围的皮肤。

**考点提示**

臂丛主要分支和分布

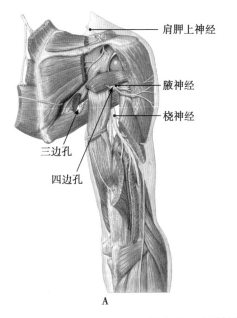

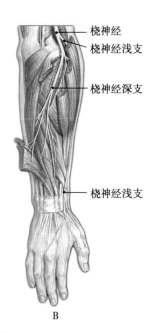

图 5-28 上肢神经后面观

**知识窗**

**臂丛神经的临床应用**

1. 由于颈丛皮支自胸锁乳突肌后缘中点附近穿出,因此临床作颈部表浅手术时,常在此处作阻滞麻醉。

2. 右膈神经由颈丛发出下行后,分支管理肝和胆囊感觉,故肝、胆疾患引起疼痛时常放射到右肩部。

3. 肱骨中段骨折易损伤桡神经,导致上肢伸肌瘫痪而出现"垂腕症"。

4. 肱骨下段(肱骨髁上)骨折易损伤尺神经、正中神经,使所支配的肌瘫痪而出现"猿掌"。

5. 尺神经单纯性损伤可出现"爪形手"。

6. 若肱骨上段骨折(或肩关节脱位)时,易损伤腋神经,导致肩部皮肤感觉丧失、三角肌瘫痪。

**(三)胸神经前支**

胸神经前支共 12 对。除第 1 对的大部分参与臂丛组成,第 12 对的少部分参与腰丛组成外,其余不形成神经丛。第 1~11 对胸神经前支出椎管后伴随肋间血管行走于肋间隙,称**肋间神经**;第 12 对胸神经前支位于第 12 肋下方,称**肋下神经**。肌支分布于肋间肌和腹前外侧肌群,皮支分布于胸、腹壁皮肤及相应的壁胸膜、壁腹膜。

胸神经前支在胸、腹壁皮肤的分布具有明显的节段性。第 2 胸神经前支分布于胸骨角平面,第 4、6、8、10 对胸神经前支,分别分布于乳头平面、剑突平面、肋弓平面、脐平面,第 12 胸神经前支分布于耻骨联合与脐连线中点平面(图 5-29)。

### (四)腰丛

**腰丛**位于腰大肌深面。由第 12 胸神经前支的一部分、第 1~3 腰神经前支、第 4 腰神经前支的一部分组成(图 5-30)。

1. **髂腹下神经**和**髂腹股沟神经** 主要分布于腹股沟区的肌和皮肤,髂腹股沟神经还分布于男性阴囊(或女性大阴唇)的皮肤。

2. **闭孔神经** 穿闭孔出盆腔,分布于股内侧肌群、股内侧面皮肤及髋关节。

3. **股神经** 经腹股沟韧带深面,于股动脉外侧进入股三角。肌支支配大腿肌前群,皮支除分布于股前部皮肤外,还有一长支称隐神经,向下与大隐静脉伴行至足的内侧缘,分布于小腿内侧面及足内侧缘的皮肤(图 5-31)。

### (五)骶丛

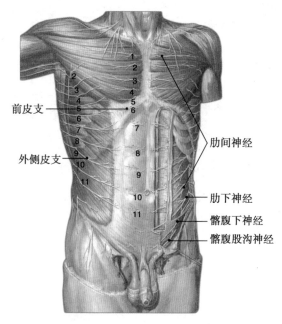

图 5-29 躯干皮神经的节段性分布

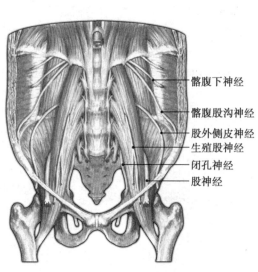

图 5-30 腰丛神经分支(前面观)

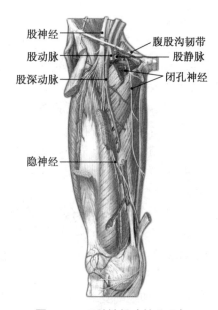

图 5-31 下肢神经(前面观)

骶丛位于盆腔内,骶骨和梨状肌的前面。由腰骶干(第4腰神经前支的一部分和第5腰神经前支合成)与全部骶、尾神经的前支组成(图5-32)。

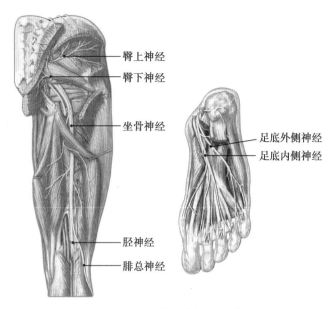

图5-32 下肢神经(后面观)

1. **臀上神经** 支配臀中肌和臀小肌。
2. **臀下神经** 支配臀大肌和髋关节。
3. **阴部神经** 分布会阴部和外生殖器。
4. **坐骨神经** 为全身最粗、最长的神经,经梨状肌下孔出骨盆,在臀大肌深面、经坐骨结节与大转子之间下行至大腿后面,在股二头肌深面下降达腘窝上方分为胫神经和腓总神经。坐骨神经本干分布于髋关节和股后群肌。

(1)**胫神经**:为坐骨神经本干的直接延续,在小腿肌深面伴胫后动脉下降,经内踝后方入足底,分为足底内侧神经和足底外侧神经(图5-33)。肌支支配小腿后群肌、足底肌;皮支分布于小腿后面及足底皮肤。若胫神经损伤,因小腿后群肌收缩无力,主要表现为不能以足尖站立,内翻减弱,从而使足背屈和外翻,出现"钩状足"。

(2)**腓总神经**:沿腘窝外侧缘下降,绕腓骨颈外侧向前下,分为腓浅神经和腓深神经。腓浅神经除支配

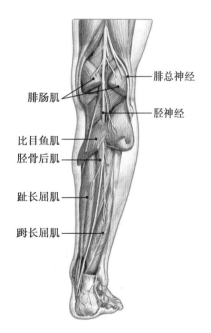

图5-33 胫神经

小腿外侧肌群外,还分布于小腿外侧、足背及第2~5趾背的皮肤。腓深神经穿小腿前群肌至足背,分布于小腿前群肌、足背肌和小腿前面及第1、2趾相对缘的皮肤。腓总神经绕过腓骨颈的位置表浅,是小腿神经中最易损伤的神经。腓骨头骨折时很可能损伤腓总神经,造成所支配的肌瘫痪而出现"马蹄内翻足"。

## 二、脑神经

**脑神经**共12对(图5-34)。脑神经的排列顺序和名称如下:

第Ⅰ对嗅神经;第Ⅱ对视神经;第Ⅲ对动眼神经;第Ⅳ对滑车神经、第Ⅴ对三叉神经,第Ⅵ对展神经;第Ⅶ对面神经;第Ⅷ对前庭蜗神经;第Ⅸ对舌咽神经;第Ⅹ对迷走神经;第Ⅺ对副神经;第Ⅻ对舌下神经。

脑神经按所含的纤维成分的不同,可分为3类性质的脑神经:第Ⅰ、Ⅱ、Ⅷ对脑神经只含传入纤维,为感觉神经;第Ⅲ、Ⅳ、Ⅵ、Ⅺ、Ⅻ对脑神经只含传出纤维,为运动神经;第Ⅴ、Ⅶ、Ⅸ、Ⅹ对脑神经含有传入和传出两种纤维,为混合神经;第Ⅲ、Ⅶ、Ⅸ、Ⅹ对脑神经含副交感纤维。

### (一)嗅神经

**嗅神经**为感觉神经。嗅神经由起自鼻黏膜嗅区的许多条细小的嗅丝。嗅丝向上穿过筛骨上的小孔,连于大脑半球额叶下方的嗅球,传导嗅觉冲动。

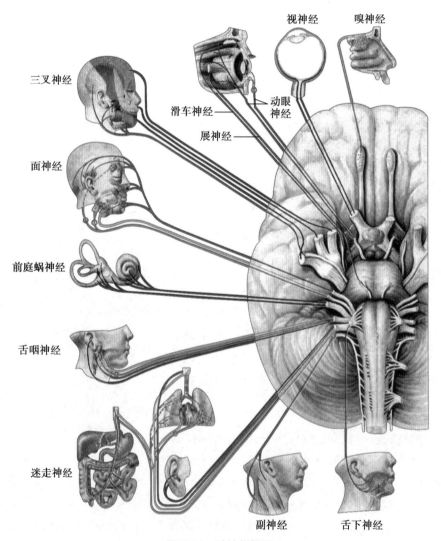

图5-34 脑神经概况

**（二）视神经**

**视神经**为感觉神经。视神经由视网膜的节细胞轴突组成。视神经离开眼球后行于眶内,穿视神经管入颅腔,连于视交叉,再经视束连于间脑的外侧膝状体,传导视觉冲动。

**（三）动眼神经**

**动眼神经**为运动神经,含躯体运动纤维和一般内脏运动纤维。躯体运动纤维支配除上斜肌和外直肌以外的眼球外肌,内脏运动纤维支配瞳孔括约肌和睫状肌。如动眼神经损伤,可出现眼睑下垂、眼外斜视、瞳孔散大及瞳孔对光反射消失等。

**（四）滑车神经**

**滑车神经**为运动神经,支配上斜肌。

**（五）三叉神经**

**三叉神经**属混合性脑神经,含躯体感觉和躯体运动两种纤维。感觉纤维的周围突组成眼神经、上颌神经和下颌神经。

1. **眼神经** 为感觉神经,向前经眶上裂入眶,分布于泪腺、结膜和鼻黏膜以及鼻背的皮肤。其中一支经眶上孔（切迹）出眶,分布于额部的皮肤,称眶上神经。"压眶反射"即压迫此神经。

2. **上颌神经** 为感觉神经,经圆孔出颅,穿眶下裂入眶,最终经眶下孔延续为眶下神经。分布于硬脑膜、上颌窦、睑裂与口裂之间的皮肤,上颌牙、牙龈及鼻腔、口腔顶的黏膜。

3. **下颌神经** 为混合神经,经卵圆孔出颅腔,分布于咀嚼肌、下颌牙、牙龈,舌前 2/3 及口腔底的黏膜,耳颞区和口裂以下的皮肤。

**（六）展神经**

**展神经**属运动神经,支配外直肌。若一侧展神经损伤,可至同侧眼内斜视。

**（七）面神经**

**面神经**属混合性神经,含躯体运动、内脏运动、内脏感觉三种纤维。面神经出脑后经内耳门进入面神经管,发出鼓索进入鼓室,分支支配泪腺、下颌下腺、舌下腺等腺体的分泌活动,管理舌前 2/3 的味蕾,传导味觉冲动。经茎乳孔出面神经管,穿腮腺实质向前呈爪状分支,支配面肌。

**（八）前庭蜗神经**

**前庭蜗神经**为感觉神经。前庭蜗神经由蜗神经和前庭神经组成,连于脑桥。前庭蜗神经分布于壶腹嵴、椭圆囊斑和球囊斑,传导平衡感觉冲动。蜗神经分布于螺旋器,传导听觉冲动。

**（九）舌咽神经**

**舌咽神经**属混合性神经,主要有:①内脏运动纤维:支配腮腺的分泌。②内脏感觉纤维:分布于舌后 1/3 的黏膜和味蕾、咽及中耳等处的黏膜,另有分支分布于颈动脉窦、颈动脉小球。③躯体运动纤维:支配咽肌。

**（十）迷走神经**

**迷走神经**属混合性神经,含有四种纤维:①内脏运动纤维和内脏感觉纤维:主要分布于颈部、胸部和腹部的脏器,管理脏器的运动和感觉。②躯体感觉纤维:分布于耳廓、外耳道的皮肤和硬脑膜。③躯体运动纤维:支配软腭和咽喉肌。

迷走神经自延髓出脑后,伴舌咽神经、副神经,经颈静脉孔出颅,随颈部大血管下行达颈根部,向下围绕食管形成神经丛,在食管下段形成迷走神经前干、后干,前干、后干穿膈的食管裂孔入腹腔再形成神经丛。沿途分支分布于颈、胸部器官,肝、脾、胰、肾和结肠左曲以上的消化管。

迷走神经在颈、胸部的主要分支有:

1. **喉上神经** 沿颈内动脉内侧下行,分支分布于声门裂以上的喉黏膜、会厌、舌根、喉外肌。

2. **颈心支** 参与心丛的构成,发出分支支配心肌。

3. **喉返神经** 右喉返神经绕右锁骨下动脉、左喉返神经绕主动脉弓,返回至颈部,沿气管与食管之间上行,分支分布于喉内肌及声门裂以下黏膜。

### (十一)副神经

**副神经**属运动神经,支配胸锁乳突肌和斜方肌。

### (十二)舌下神经

**舌下神经**属运动性神经,支配舌肌。

## 三、内脏神经

**内脏神经**分布于内脏、心血管和腺体,分为内脏运动神经和内脏感觉神经。

### (一)内脏运动神经与躯体运动神经的比较

内脏运动神经与躯体运动神经在功能上互相依存、互相协调,又互相制约,以维持机体内、外环境的统一和平衡。但二者也有不同之处。①躯体运动神经支配骨骼肌并受意识控制,而内脏运动神经支配平滑肌、心肌和腺体,在一定程度上不受意识控制。②躯体运动神经只有一种纤维成分,而内脏运动神经包括交感、副交感两种神经纤维,并且多数内脏器官同时接受两种纤维的支配。③躯体运动神经低级中枢是位于脑干的躯体运动核和脊髓灰质前角,而内脏运动神经低级中枢较分散,位于脑干的内脏运动核和脊髓胸 1 至腰 3 节段侧角、骶 2~4 节段的骶副交感核。④躯体运动神经自低级中枢至骨骼肌只有一个神经元,而内脏运动神经自低级中枢发出(节前纤维)后,必须在内脏运动神经节内换神经元,由此发出的纤维(节后纤维)才能到达支配器官。⑤躯体运动神经以神经干的形式分布于效应器,而内脏运动神经的节后纤维则通常先在效应器周围形成神经丛,后由神经丛分支到器官。

### (二)交感神经

交感神经低级中枢位于脊髓胸 1 至腰 3 节段的侧角,由此发出节前纤维;其周围部由交感干、交感神经节及其发出的节后纤维、交感神经丛组成(图 5-35)。

1. **交感神经节** 分椎旁节和椎前节两大类。椎旁节位于脊柱两旁,约 19~24 对,同侧椎旁节借节间支相连而成的串珠状结构叫**交感干**。椎前节位于椎体前方的动脉根部,包括腹腔神经节、主动脉肾神经节、肠系膜上神经节、肠系膜下神经节等。

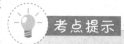

**考点提示**

交感神经低级中枢位置

交感神经节前纤维去向有 3 种:①终止于相应的椎旁节。②在交感干内上升或下降,终止于相邻的椎旁节。③穿过椎旁节,到椎前节内更换神经元。

交感神经节后纤维去向有 3 种:①返回脊神经,随脊神经分布至头颈、躯干和四肢的血管、汗腺和竖毛肌。②附于动脉表面形成神经丛,随动脉走行到达所支配的器官。③直接到达所支配的器官。

2. **交感神经的分布概况** 交感神经的节后纤维在人体的分布,按颈、胸、腰、盆部总结如下:

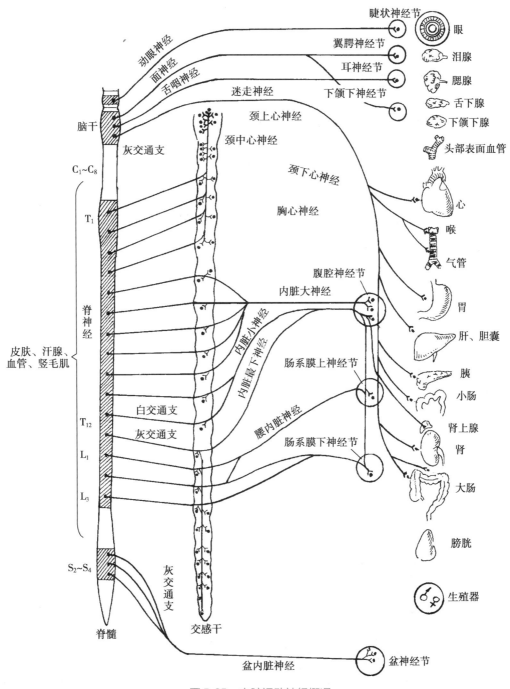

图 5-35 内脏运动神经概况

黑色:节前纤维;黄色:节后纤维

（1）颈部:随 8 对颈神经走行,分布至头颈、上肢的血管、汗腺和竖毛肌;附于邻近的动脉,分布至头颈的腺体(如泪腺、唾液腺、甲状腺等)、血管、瞳孔开大肌;发出分支组成咽丛、心丛等。

（2）胸部:随 12 对胸神经走行,分布于胸腹壁的血管、汗腺和竖毛肌;形成胸主动脉丛、食管丛、肺丛及心丛等分布于相应器官;第 6~12 胸交感干神经节的节前纤维组成内脏大神

127

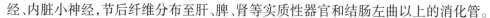

经、内脏小神经,节后纤维分布至肝、脾、肾等实质性器官和结肠左曲以上的消化管。

（3）腰部:随5对腰神经分布至结肠左曲以下的消化管及盆腔脏器,部分纤维随血管分布至下肢。

（4）盆部:随骶尾神经分布于下肢及会阴部的血管、汗腺和竖毛肌;一些小支加入盆丛,分布于盆腔器官。

### （三）副交感神经

**副交感神经**低级中枢由脑干的副交感神经核和脊髓灰质的骶副交感核组成,副交感神经节多位于器官附近或器官壁内,称器官旁节或器官内节。由脑干副交感神经核发出的副交感神经纤维随Ⅲ、Ⅶ、Ⅸ、Ⅹ对脑神经分布;由脊髓的骶副交感核发出的节前纤维随骶神经走行,组成盆内脏神经加入盆丛,节后纤维支配结肠左曲以下的消化管和盆腔脏器。

### （四）交感神经与副交感神经的主要区别

交感神经和副交感神经都是内脏运动神经,常共同支配一个器官,形成对内脏器官的双重神经支配。但两者在来源、形态结构、分布范围和功能等方面各有其特点,两者主要区别见表5-1。

表5-1　交感神经与副交感神经的主要区别

| | 交感神经 | 副交感神经 |
| --- | --- | --- |
| 低级中枢 | 脊髓胸1至腰3节段侧角 | 脑干内副交感神经核、脊髓的骶副交感核 |
| 周围神经节 | 椎旁节、椎前节 | 器官旁节、器官内节 |
| 节前、后纤维 | 节前纤维短、节后纤维长 | 节前纤维长、节后纤维短 |
| 分布范围 | 全身血管及胸、腹、盆腔内脏的平滑肌、心肌、腺体、竖毛肌和瞳孔开大肌 | 胸、腹、盆腔内脏的平滑肌、心肌、腺体、瞳孔括约肌、睫状肌 |

## 第四节　脑和脊髓的传导通路

脑和脊髓的传导通路是指大脑皮质与感受器、效应器之间神经冲动的传导通路,包括感觉传导通路和运动传导通路。

### 一、感觉传导通路

感觉传导通路的共同特点是:均由3级神经元传导,都有1次交叉。

#### （一）躯干、四肢深感觉和精细触觉传导通路

深感觉又称本体感觉,指肌、腱、关节的位置觉、运动觉和震动觉。此传导通路第1级神经元的胞体位于脊神经节内,其周围突布于肌、腱、关节及皮肤的感受器,中枢突进入脊髓同侧后索,其纤维组成薄束和楔束上行至延髓的薄束核和楔束核(第2级神经元),换神经元后,发出节后纤维左右交叉形成内侧丘系,上行止于背侧丘脑腹后核。第3级神经元位于背侧丘脑的腹后核。由此核发出丘脑皮质束,经内囊后肢上行至大脑皮质中央后回上2/3和中央旁小叶的后部(图5-36)。

#### （二）躯干、四肢痛、温觉和粗触觉传导通路

又称浅感觉传导通路。第1级神经元位于脊神经节,其周围突随脊神经布于躯干、四肢

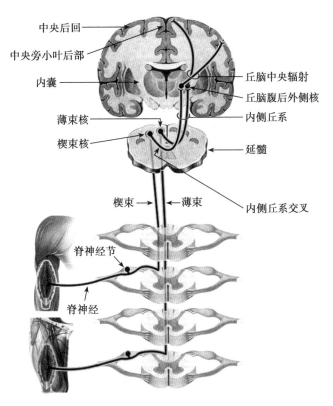

图 5-36　躯干、四肢的本体觉和皮肤精细触觉传导通路

皮肤的感受器,中枢突随脊神经后根入脊髓后角。第 2 级神经元位于脊髓后角,换元后发出纤维上升 1~2 个脊髓节段后交叉到对侧,组成脊髓丘脑束上行至背侧丘脑腹后核。第 3 级神经元位于背侧丘脑腹后核,换元后发出的纤维经内囊后肢投射到大脑皮质中央后回的上 2/3 和中央旁小叶的后部(图 5-37)。

（三）头面部痛、温觉和粗触觉传导通路

主要由三叉神经传入。第 1 级神经元位于三叉神经节,其周围突组成三叉神经三大分支分布于头面部的皮肤和口腔、鼻腔黏膜等感受器,中枢突经三叉神经根进入脑干内的三叉神经感觉核群。第 2 级神经元为三叉神经感觉核群,换元后发出纤维左右交叉形成三叉丘系,上行至背侧丘脑腹后核。第 3 级神经元位于背侧丘脑腹后核,换元后发出纤维经内囊后肢投射至中央后回的下 1/3 的皮质(图 5-38)。

（四）视觉传导通路

视网膜的感光细胞接受光的刺激并产生神经冲动,经视网膜的双极细胞(第 1 级神经元)传给节细胞(第 2 级神经元),节细胞的轴突在视神经盘处汇集成视神经,视神经孔入颅形成视交叉,并向后延续为视束。每侧视束由来自同侧视网膜颞侧半的纤维和对侧视网膜鼻侧半的纤维共同组成。视束向后绕大脑脚,至外侧膝状体(第 3 级神经元),换元后发出的纤维组成视辐射,经内囊后肢的后部,投射至枕叶距状沟两侧的皮质,产生视觉(图 5-39)。

在视觉传导通路中,损伤的部位不同,其临床症状也不同。如一侧视神经损伤,引起患侧眼全盲;一侧视束完全损伤,则引起患侧眼鼻侧半视野偏盲、健侧眼颞侧半视野偏盲。

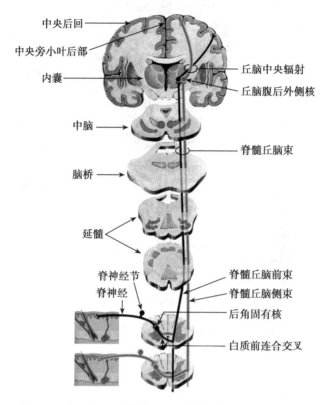

中央后回
中央旁小叶后部
内囊
中脑
脑桥
延髓
脊神经节
脊神经

丘脑中央辐射
丘脑腹后外侧核
脊髓丘脑束
脊髓丘脑前束
脊髓丘脑侧束
后角固有核
白质前连合交叉

图 5-37　躯干和四肢的痛、温、触（粗）、压觉传导通路

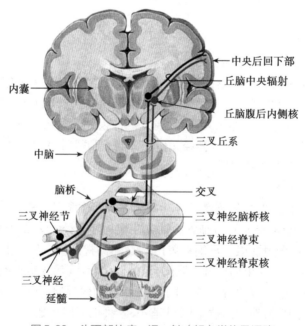

内囊
中脑
脑桥
三叉神经节
三叉神经
延髓

中央后回下部
丘脑中央辐射
丘脑腹后内侧核
三叉丘系
交叉
三叉神经脑桥核
三叉神经脊束
三叉神经脊束核

图 5-38　头面部的痛、温、触（粗）觉传导通路

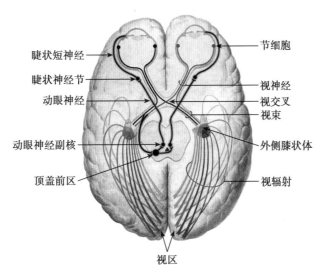

睫状短神经

睫状神经节

动眼神经

动眼神经副核

顶盖前区

节细胞

视神经

视交叉

视束

外侧膝状体

视辐射

视区

图5-39　视觉传导通路

## 二、运动传导通路

大脑皮质是躯体运动的最高级中枢,其对躯体运动的调节是通过锥体系和锥体外系2部分传导通路来实现的。

### （一）锥体系

**锥体系**由上、下运动神经元组成。上运动神经元位于大脑皮质内,其轴突组成下行的纤维束。其中下行至脊髓的纤维,称皮质脊髓束;下行至脑干的躯体运动神经核的纤维,称皮质核束。锥体系的下运动神经元位于脑干躯体运动核和脊髓前角,发出的轴突分别参与脑神经和脊神经的组成。锥体系的主要功能是管理骨骼肌的随意运动。

1. **皮质脊髓束**　上运动神经元的胞体主要在中央前回上2/3和中央旁小叶的皮质,其轴突组成皮质脊髓束下行,经内囊后肢、中脑、脑桥至延髓形成锥体(图5-40)。在锥体下端,大部分纤维交叉到对侧形成锥体交叉,交叉后的纤维沿脊髓外侧索下行,称皮质脊髓侧束,沿途终止于脊髓各节段的前角,主要支配四肢肌;小部分没有交叉的纤维,下行于同侧的脊髓前索,称皮质脊髓前束。该束仅达胸节,并经白质前连合逐节交叉至对侧,终止于同侧和对侧的脊髓前角细胞,支配躯干和四肢骨骼肌的运动。皮质脊髓前束中有一部分纤维始终不交叉而止于同侧脊髓前角细胞,支配躯干肌。所以,躯干肌是受两侧大脑皮质支配的。

2. **皮质核束**　上运动神经元的胞体主要在中央前回下1/3的皮质,其轴突组成皮质核束下行,经内囊膝至脑干,大部分纤维止于双侧的脑神经运动核,面神经核下半(支配眼裂以下的面肌)和舌下神经核只接受对侧皮质核束的纤维。下运动神经元的胞体位于脑干的脑神经运动核内,其轴突随脑神经分布到头、颈、咽、喉等处的骨骼肌(图5-41)。

锥体系的任何部位损伤都可引起随意运动障碍,出现肢体瘫痪。上运动神经元损伤(核上瘫)和下运动神经元损伤(核下瘫)的临床表现归纳如下(表5-2)(图5-42)。

### （二）锥体外系

**锥体外系**是指锥体系以外管理骨骼肌运动的传导路径。其纤维起自大脑皮质,在下行

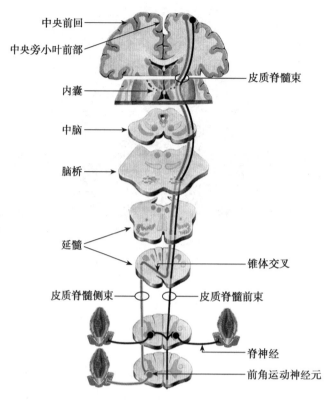

图 5-40 皮质脊髓束

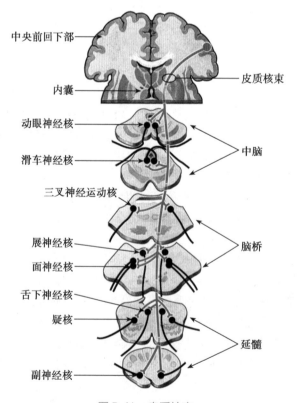

图 5-41 皮质核束

表5-2 上、下运动神经元损伤后的临床表现比较

| 症状与体征 | 上运动神经元损伤 | 下运动神经元损伤 |
|---|---|---|
| 瘫痪范围 | 常较广泛 | 常较局限 |
| 瘫痪特点 | 痉挛性瘫（硬瘫） | 弛缓性瘫（软瘫） |
| 肌张力 | 增高 | 减低 |
| 腱反射 | 亢进 | 消失 |
| 病理反射 | 有 | 无 |
| 肌萎缩 | 早期无,晚期为失用性萎缩 | 早期即有萎缩 |

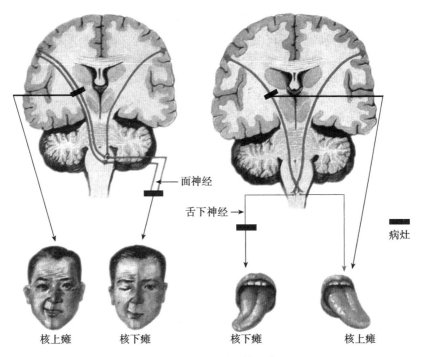

面神经

舌下神经 →

病灶

核上瘫　　核下瘫　　　　核下瘫　　　　核上瘫

图 5-42　核上瘫和核下瘫

过程中与纹状体、小脑、红核、黑质及网状结构等发生广泛联系,并经多次换元后,最后到达脊髓前角或脑神经运动核,通过脊神经或脑神经,支配相应的骨骼肌。锥体外系的主要功能是调节肌紧张、维持肌群的协调性运动,协助锥体系完成精细的随意运动(5-43)。

**知识窗**

### 神经肌肉促进技术

神经肌肉促进技术包括神经发育促进技术（Bobath 技术）、中枢性促进技术（Brunnstrom 技术）、皮肤感觉促通技术（Rood 技术）及本体感觉神经肌肉促进技术（PNF）。在运动障碍患者的康复治疗中,可以单独使用某项技术,如 Bobath 技术、Brunnstrom 技术,也可将各项技术综合使用。该技术主要适用于中枢神经系统损伤引起的运动障碍的康复治疗,目前临床上主要用于脑瘫患儿和偏瘫患者。

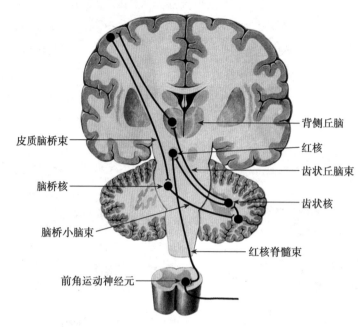

图 5-43 锥体外系（皮质-脑桥-小脑）

左侧标注（从上到下）：皮质脑桥束、脑桥核、脑桥小脑束、前角运动神经元

右侧标注（从上到下）：背侧丘脑、红核、齿状丘脑束、齿状核、红核脊髓束

# 第五节 神经系统活动的一般规律

## 一、神经纤维传导兴奋的特征

神经纤维的基本功能是传导神经冲动,在传导兴奋时具有以下特征:

### （一）双向传导

在刺激神经纤维的某一点时,产生的动作电位可同时向方向相反的两端传导。

### （二）绝缘性

指同束神经内各神经纤维传导神经冲动时,它们之间互不干扰,保证神经冲动传导的准确性。

### （三）生理完整性

只有神经纤维结构和功能两方面都保持完整时,才能正常传导兴奋。如果受损伤、局部应用麻醉药、低温等,可因生理传导功能障碍而造成传导阻滞。

### （四）相对不疲劳性

神经纤维可长时间接受刺激而保持其传导兴奋的能力,即为相对不疲劳性。

## 二、反射和反射中枢

### （一）反射

**反射**是神经系统的基本活动方式。完成反射的结构基础是反射弧,如果反射弧的任何一部分损伤,反射即出现障碍,因此临床上常用检查反射的方法来诊断神经系统的某些疾病。

### （二）反射中枢

在反射活动中,起主导作用的部位是反射中枢,它决定了反射的性质、形式和强度。神经中枢是指中枢神经系统内调节某一特定生理功能的神经元集中的部位,如呼吸中枢、血管运动中枢等。参与某一反射活动的神经中枢也称为该反射的反射中枢,如角膜反射中枢、瞳孔对光反射中枢等。

一般地说,简单的反射其反射中枢的范围较窄,如膝跳反射的中枢在腰髓;而调节复杂生命活动的反射中枢,其范围很广泛,如呼吸中枢分布于延髓、脑桥、下丘脑以至大脑皮质等部位,延髓是产生呼吸节律的基本中枢,脑桥及以上有关中枢,则调节呼吸运动,使它更富于适应性;条件反射的反射中枢则更为复杂,其主要中枢部位在大脑皮质。在反射发生时,既有初级水平的整合活动,也有比较高级的整合活动,通过多级的整合后,反射活动具有更大的复杂性和适应性。

# 第六节 神经系统的感觉功能

人体内外环境的各种刺激作用于人体相应感受器后,即转变为神经冲动,通过感觉传导通路逐级上传,最后到达大脑皮质特定部位,经分析整合引起不同的感觉。

## 一、感觉投射系统

感觉冲动由感受器传至大脑皮质的路径,称为感觉投射系统。丘脑是感觉传导的换元接替站,根据丘脑向大脑皮质投射特征的不同,可把感觉投射系统分为特异性和非特异性投射系统。

### （一）特异性投射系统

感受器产生的神经冲动(除嗅觉外),多经过背侧丘脑腹后核中继后,发出特异性投射纤维,投射到大脑皮质的特定区域,此传导路径称**特异性投射系统**。特异性投射系统包括躯干、四肢的本体觉和痛、温、触觉传导通路及视觉传导通路等。该投射系统的特点是:每一感觉的传导投射路径都是专一的,感受器与大脑皮质感觉区之间具有点对点的投射关系。其主要功能是引起特定的感觉,如痛、温、触和视觉等,同时激发大脑皮质传出冲动。

### （二）非特异性投射系统

所有特异性投射系统,在上传途经脑干时,发出许多侧支,与脑干网状结构的神经元发生突触联系,经多次换元,抵达丘脑的髓板内核群,再发出纤维,弥散地投射到大脑皮质的广泛区域,这一投射系统称为**非特异性投射系统**(图5-44)。

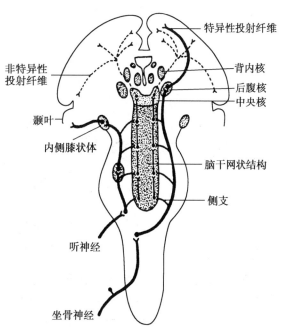

图5-44 感觉投射系统示意图

　　非特异性投射系统的主要功能是维持和调整大脑皮质的兴奋性,使机体保持觉醒状态。这一作用又称为上行激动作用,又将这一系统称为**上行激动系统**。大脑皮质只有处于觉醒状态下,才能接受外界刺激产生感觉,思维和记忆等才能顺利进行。当非特异感觉投射系统受到损伤或阻断时,机体处于昏睡状态。由于该系统是经多突触传递而完成,易受药物影响而发生传导阻滞。临床上巴比妥类催眠药物,其作用与阻断上行激动系统的传导有关。

## 二、大脑皮质的感觉功能

　　大脑皮质是产生感觉的最高级中枢,各种感觉传入冲动最终到达大脑皮质,在此进行最后的分析与综合,由此产生特定的感觉。大脑皮质的不同部位,其感觉功能不同。

### (一)躯体感觉

　　全身躯体感觉主要投射到中央后回,称为躯体感觉区,其纤维投射特点是:①交叉投射,即躯体一侧感觉传入冲动向对侧中央后回投射,但头面部感觉投射是双侧性的。②投射区域的空间排列是倒置的,即下肢的感觉区在皮质的顶部,上肢感觉区在中间,头面部感觉区在底部,但头面部的投射区空间分布是正立的。③投射区的大小与不同体表部位的感觉灵敏程度成正比(图5-45)。

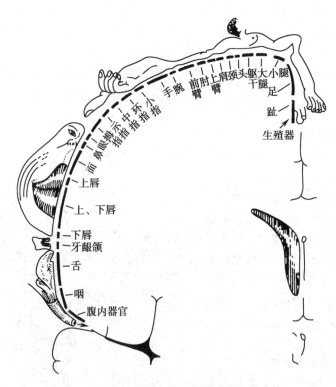

图5-45　人体各部在第Ⅰ躯体感觉区的定位

### (二)视觉

　　视觉投射到枕叶距状沟两侧的皮质。其纤维投射特点是:一侧视区接受同侧视网膜颞侧半的纤维和对侧鼻侧半的纤维。故一侧视区损伤,可引起双眼视野同向性偏盲。

### (三)本体感觉和内脏感觉

　　本体感觉的代表区主要在中央前回。内脏感觉代表区主要位于第二感觉区及边缘系统的皮质。

### （四）听觉

听觉主要投射到颞叶的颞横回,为双侧投射。

### （五）痛觉

痛觉是机体受到伤害性刺激时所产生的一种复杂的感觉,常伴有不愉快的情绪活动和防御反应。疼痛也常伴有明显的生理和心理反应。不同疾病的疼痛部位、性质、时间等具有一定规律,掌握这些规律对疾病的诊断有很大帮助。

1. **皮肤痛** 当伤害性刺激作用于皮肤时,可先后引起两种痛觉。先出现的是快痛,它是受到刺激时立即出现的尖锐的刺痛,其感觉清晰,定位准确,消失快,还可引起防御反射。稍后出现的是慢痛,它是受刺激约1秒后出现的烧灼性钝痛,定位不准确,历时较长,常伴有强烈的情绪反应。

2. **内脏痛** 是内脏器官受到伤害性刺激时产生的疼痛感觉。与皮肤痛比较,内脏痛具有以下特点:①疼痛发生缓慢、持续,定位不清楚、不准确,对刺激的分辨能力差。②对机械性牵拉、痉挛、缺血、炎症等刺激敏感,而对切割、烧灼等刺激不敏感。③常可出现牵涉痛。

> **考点提示**
>
> 内脏痛特点

**牵涉痛**是指某些内脏疾病引起体表一定部位发生疼痛或痛觉过敏的现象。如心肌梗死或心绞痛时,可出现心前区和左上臂尺侧疼痛;患胆囊炎、胆结石时,可出现右肩胛部疼痛;患阑尾炎时,初期可出现脐周围或上腹部疼痛。了解牵涉痛的部位,对某些内脏疾病的诊断具有一定意义。

## 第七节 神经系统对躯体运动的调节

躯体运动是在中枢神经系统的控制下以骨骼肌的收缩和舒张活动为基础的生命现象。

### 一、脊髓对躯体运动的调节

脊髓是躯体运动最基本的反射中枢。在脊髓前角中,存在着大量支配骨骼肌运动的神经元,其纤维末梢释放的递质是乙酰胆碱。脊髓对躯体运动调节的主要形式是牵张反射和屈肌反射。

### （一）牵张反射

有神经支配的骨骼肌,受到外力牵拉而伸长时,反射性引起该肌肉的收缩称**牵张反射**。参与牵张反射的感受器和效应器在同一块肌肉中。牵张反射可分为腱反射和肌紧张两类(图5-46)。

1. **腱反射** 是指快速牵拉肌腱时发生的牵张反射,如膝反射,当膝关节半屈曲时,叩击髌韧带,使之受到牵拉,股四头肌产生一次快速的收缩。临床上通过检查腱反射可以了解神经系统的功能状态。若腱反射减弱或消失,提示该反射弧的某部分受损;若腱反射亢进,说明控制脊髓的高级中枢作用减弱,可能是高位中枢有病变。

> **考点提示**
>
> 腱反射和肌紧张的临床意义

2. **肌紧张** 是指缓慢持续牵拉肌腱时发生的牵张反射,表现为受牵拉的肌肉发生微弱而持久的收

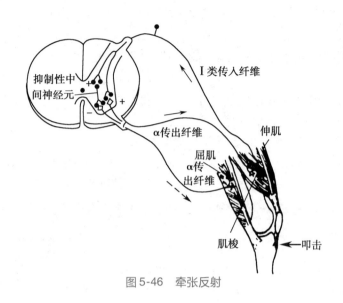

图 5-46 牵张反射

缩。肌紧张是维持身体姿势的最基本的反射活动。一定程度的肌紧张也是其他各种复杂运动的基础。

### （二）屈肌反射与对侧伸肌反射

当肢体的皮肤受到伤害性刺激时，可反射性引起受刺激一侧肢体的屈肌收缩和伸肌舒张，表现为肢体屈曲，这种反射称为**屈肌反射**。屈肌反射使肢体脱离伤害性刺激，具有保护性意义。

屈肌反射的程度与刺激强度有关。如果受到的伤害性刺激较强，在同侧肢体屈曲的同时，对侧肢体出现伸直的反射活动，称为**对侧伸肌反射**。对侧伸肌反射使对侧肢体伸直以支持体重，具有维持姿势保持平衡的作用，是一种姿势反射。

## 二、脑干及高位中枢对躯体运动的调节

### （一）脑干网状结构对肌紧张的调节

脑干对肌紧张的调节，主要是通过脑干网状结构的易化区和抑制区的活动来实现的。

1. **易化区** 脑干网状结构中，有加强肌紧张和肌运动的区域，称易化区。其主要作用是加强伸肌的紧张性。

2. **抑制区** 位于延髓网状结构的腹内侧部分，有抑制肌紧张和肌运动的区域，称抑制区。其主要作用是降低肌紧张。

正常情况下，肌紧张易化区的活动较强，抑制区的活动较弱，两者在一定水平上保持相对平衡，维持正常的肌紧张。在动物实验中发现，如在中脑上、下丘之间切断脑干，此时动物会出现四肢伸直、头尾昂起、脊柱挺硬等主要是抗重力肌（伸肌）过度紧张的现象，称为去大脑强直。这是由于切断了大脑皮质、纹状体等部位与网状结构抑制区的功能联系，使抑制区的活动减弱，而易化区活动明显占优势，以致肌紧张过度增强所致。

### （二）小脑对躯体运动的调节

小脑有大量的传入和传出纤维与大脑皮质、丘脑、脑干网状结构等处发生广泛的联系，是调节躯体运动的中央中枢。

1. **维持身体平衡** 小脑与前庭器官和前庭核有密切的纤维联系,参与维持身体平衡。当小脑损伤时,患者可出现站立不稳、身体倾斜、时常跌跤等平衡失调的表现。

2. **调节肌紧张** 小脑有加强和减弱肌紧张的作用,人类以加强肌紧张的作用占优势。小脑损伤的患者常表现为肌紧张减弱、肌无力。

3. **协调随意运动** 小脑与脑桥、背侧丘脑及大脑皮质运动区之间有着广泛的联系,使随意运动达到协调、准确。小脑受损者可出现运动的力量、方向和准确度异常,表现为行走摇晃、步态蹒跚,称小脑共济失调。

### (三)大脑皮质对躯体运动的调节

大脑皮质通过运动传导通路管理骨骼肌的随意运动,主要通过锥体系和锥体外系来实现。

## 第八节 神经系统对内脏活动的调节

### 一、自主神经的递质与受体

神经递质是神经末梢释放的,在神经元之间或神经元与效应细胞之间起传递信息作用的化学物质。按产生部位的不同,分为外周神经递质和中枢神经递质两大类。自主神经递质属于外周神经递质,主要为乙酰胆碱和去甲肾上腺素(图5-47)。

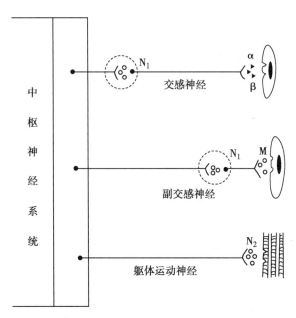

图5-47 外周神经纤维的分类及释放的递质示意图

∘代表乙酰胆碱 ▸代表去甲肾上腺素

### (一)自主神经的外周递质

1. **乙酰胆碱(Ach)** 是外周神经末梢释放的重要递质。凡末梢能释放乙酰胆碱作为递质的神经纤维,称胆碱能纤维。包括交感和副交感节前纤维、副交感节后纤维、少部分交感神经节后纤维以及躯体运动神经纤维。

2. **去甲肾上腺素(NE)** 是外周神经末梢释放的另一种重要的神经递质。末梢能释放

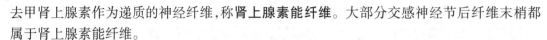

去甲肾上腺素作为递质的神经纤维,称**肾上腺素能纤维**。大部分交感神经节后纤维末梢都属于肾上腺素能纤维。

### (二)自主神经的受体

递质发挥生理效应必须和相应的受体结合。与自主神经末梢释放的递质有关的受体主要有胆碱能受体和肾上腺素能受体。某些药物也能与受体结合,产生与递质相同或相反的作用,分别称受体兴奋剂或受体阻断剂。

**1. 胆碱能受体** 指存在于突触后膜或效应器细胞膜上,能与乙酰胆碱结合而发挥生理作用的特殊蛋白质。可分为毒蕈碱型受体和烟碱型受体两种类型。

(1)**毒蕈碱型受体**:这类受体主要分布于副交感神经节后纤维支配的效应器细胞膜上,容易被毒蕈碱激动,产生与乙酰胆碱结合时相类似的反应,故称为**毒蕈碱型受体**(M-受体)。乙酰胆碱与M-受体结合后,可产生一系列副交感神经末梢兴奋的效应,如心脏活动被抑制,支气管、消化管平滑肌和膀胱逼尿肌收缩,消化腺分泌增加,瞳孔缩小等。阿托品是毒蕈碱型受体的阻断剂。临床上使用阿托品可解除胃肠道平滑肌痉挛,但也可引起心跳加快、唾液和汗液分泌减少等反应。

(2)**烟碱型受体**:这类受体能被烟碱激动,产生与乙酰胆碱结合时相类似的反应,故称为**烟碱型受体**(N-受体)。N-受体又分为两个亚型,位于神经节突触后膜上的受体为 $N_1$ 受体;存在于骨骼肌运动终板膜上的受体为 $N_2$ 受体。乙酰胆碱与 $N_1$ 受体结合后,可引起自主神经节的节后神经元兴奋;乙酰胆碱与 $N_2$ 受体结合后,可引起骨骼肌兴奋。筒箭毒是烟碱型受体的阻断剂。

**2. 肾上腺素能受体** 是指人体内能与儿茶酚胺类物质(包括肾上腺素、去甲肾上腺素等)相结合的受体,它可分为 α-受体和 β-受体两种类型。

(1)**α-受体**:分布于小血管的平滑肌上,尤以皮肤、肾、胃肠血管最多。儿茶酚胺与α-受体结合后产生的平滑肌效应主要是兴奋性的,如血管收缩,子宫收缩,虹膜辐射状肌收缩而瞳孔散大等。但对小肠为抑制性效应,使小肠平滑肌舒张。酚妥拉明是α-受体的阻断剂。

(2)**β-受体**:它又可分为 $\beta_1$ 和 $\beta_2$ 受体两种。$\beta_1$ 受体主要分布于心脏组织中,其作用是兴奋性的。在脂肪组织中也有 $\beta_1$ 受体,可促进脂肪组织的新陈代谢。$\beta_2$ 受体分布于支气管、胃、肠、子宫及许多血管平滑肌细胞上,作用是抑制性的。普萘洛尔(心得安)是重要的β-受体阻断剂,阿替洛尔是 $\beta_1$ 受体的阻断剂,丁氧胺是 $\beta_2$ 受体的阻断剂。

## 二、自主神经系统的主要生理作用

交感和副交感神经系统的主要功能见表5-3。

表5-3 自主神经的主要生理功能

| 器官 | 交感神经兴奋 | 副交感神经兴奋 |
| --- | --- | --- |
| 循环器官 | 心跳加强加快(心脏兴奋) | 心跳减弱减慢(心脏抑制) |
| | 皮肤和腹腔内脏血管收缩 | 部分血管舒张 |
| | 骨骼肌血管收缩(肾上腺素受体)或舒张(胆碱能受体) | (如外生殖器官血管) |

| 器官 | 交感神经兴奋 | 副交感神经兴奋 |
|---|---|---|
| 呼吸器官 | 支气管平滑肌舒张 | 支气管平滑肌收缩 |
| 消化器官 | 胃肠平滑肌舒张,括约肌收缩<br>抑制胃肠运动 | 促进消化液分泌,促进胃肠运动和胆囊收缩 |
| 眼 | 瞳孔扩大 | 瞳孔缩小 |
| 泌尿 | 膀胱逼尿肌舒张,括约肌收缩 | 膀胱逼尿肌收缩,括约肌舒张 |
| 皮肤 | 竖毛肌收缩汗腺分泌 | |
| 代谢 | 促进肝糖原分解 | 促进胰岛素分泌 |

### 三、各级中枢对内脏活动的调节

#### (一)脊髓对内脏活动的调节

脊髓内有调节内脏活动的初级中枢,如血管运动、排尿、排便、发汗等内脏运动。临床上观察到,脊髓损伤的病人,在脊休克过去以后,上述内脏反射可以逐渐恢复,说明脊髓对内脏活动的确具有一定的调节能力,但由于失去了高级中枢的控制,这些反射远不能适应正常生理需要。

#### (二)脑干对内脏活动的调节

脑干具有许多重要的内脏活动中枢,其中延髓具有特别重要的作用。因为呼吸运动、心血管活动、胃肠运动、消化腺分泌等,它们的基本反射中枢都位于延髓。此外,中脑还有瞳孔对光反射中枢;脑桥中存在着调节呼吸的中枢和角膜反射中枢。

#### (三)下丘脑对内脏活动的调节

下丘脑是调节内脏活动的较高级中枢,控制着交感和副交感神经系统的活动。下丘脑把躯体运动功能、内脏运动功能和内分泌功能联系起来,完成对体温、摄食、水平衡、内分泌、生殖和情绪反应等许多复杂生理过程的控制和调节。

#### (四)大脑皮质对内脏活动的调节

大脑皮质对内脏活动的调节,目前了解不多。与内脏活动关系密切的皮质结构是边缘系统和新皮质的某些区域。

## 第九节 脑的高级功能

大脑皮质是人类各种生理功能活动的最高级调节中枢。它除了具有感觉和对躯体、内脏活动的调节功能外,还有更为复杂的整合功能,如觉醒与睡眠、学习与记忆以及语言与思维等。

### 一、脑电图

大脑皮质的神经细胞在安静时记录持续节律性的电位,称为自发脑电活动。在头皮表面记录到的自发脑电活动,称为**脑电图(EEG)或脑电波**。

人类的脑电图根据其频率和振幅的不同,可分为 α、β、θ、δ 四种基本波形(图5-48)。

α波 频率为8～13Hz,振幅为20～100μV。健康人在清醒、闭目、安静时出现。当受试者睁开眼睛或接受其他刺激时,α波立即消失转为快波,这一现象称为α阻断。如果受试者再安静闭目,α波又重新出现。因此一般认为,α波是大脑皮质在安静状态时电活动的主要波形。

β波 频率为14～30Hz,振幅为5～20μV。在睁眼视物、思考问题或接受其他刺激时出现。一般认为,β波是处于紧张状态时的主要脑电活动的波形。

θ波 频率为4～7Hz,振幅为20～150μV。健康成人在困倦时出现。

δ波 频率为0.5～3Hz,振幅为20～200μV。健康成人在清醒时几乎没有δ波,只有在睡眠时才出现。此外,在深度麻醉、智力发育不成熟的人,也可出现δ波。在婴儿时期,脑电频率较幼儿更慢,常可见到δ波。

脑电图的波形随大脑皮质活动状态的不同而变化。临床上癫痫患者常出现异常的高频高幅的脑电波、或者在高频高幅波后紧跟随出现一个慢综合波;颅内占位性病变患者,即使在清醒状态下,也可引出δ波或θ波等。因此脑电图对上述疾病诊断具有一定的临床价值。

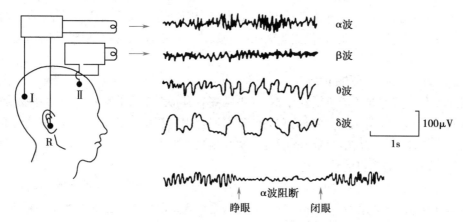

图5-48 脑电图记录方法与正常脑电图波形

Ⅰ、Ⅱ:引导电极放置位置(分别为枕叶和额叶);R:无关电极放置位置(耳郭)

## 二、觉醒与睡眠

**觉醒与睡眠**是人体的两个重要生理过程,两者随昼夜节律而发生周期性转换。进入睡眠状态后,机体对于环境的刺激反应明显下降,代谢率减低,聚集能量,促进精神和体力的恢复,并且睡眠后得以保持良好的觉醒状态。健康成人一般每天需睡眠7～9小时,儿童需要睡眠的时间较长,约为10～12小时,新生儿需要18～20小时,而老年人需要的睡眠时间则较短,约为5～7小时。

### （一）觉醒

如前所述,脑干网状结构上行激动系统的活动对大脑皮质具有唤醒的作用。因此认为,觉醒状态主要依赖脑干网状结构上行激动系统的活动,通过非特异性投射系统到达大脑皮质而激发和维持。

### （二）睡眠

在人类睡眠过程中,根据其脑电图的变化特点和生理功能表现,将睡眠分为慢波睡眠与

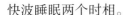

快波睡眠两个时相。

**1. 慢波睡眠** 又称**非快眼动睡眠**。此期间脑电图特征呈现为同步化慢波,在慢波睡眠时相,各种躯体感觉功能减退,骨骼肌反射活动和肌紧张减弱,生长激素分泌明显增多,伴有血压下降、心率减慢、瞳孔缩小、体温下降、呼吸减慢、胃液分泌增多等自主神经功能的改变。因此,慢波睡眠对促进生长、消除疲劳、促进体力恢复有重要意义。

**2. 快波睡眠** 又称**去快眼动睡眠**。在此期间,脑电波呈现出高频低幅、β 波不规则出现,与觉醒时脑电波很难区别。在快波睡眠时相,各种感觉功能进一步减退,以致唤醒阈提高、骨骼肌反射活动和肌紧张进一步减弱等。做梦是此睡眠的特征之一。快波睡眠在幼儿神经系统的发育、成熟以及对成人建立新的突触联系、促进学习记忆、恢复精力等方面有重要意义。

成年人睡眠开始首先进入慢波睡眠,持续 80 ~ 120min 便转入快波睡眠,持续 20 ~ 30min 后又转入慢波睡眠。在一夜睡眠中可以如此反复 4 ~ 5 次。在正常情况下,慢波睡眠与快波睡眠均可直接转入觉醒状态,但觉醒状态不能直接进入快波睡眠,而只能转入慢波睡眠。

## 三、学习与记忆

学习与记忆是人脑的高级功能之一。**学习**是指人与动物从外界环境获取新信息的过程。**记忆**则是指大脑将获取的信息进行编码、储存及提取的过程。学习与记忆是既有区别又有联系的两个神经活动过程,是一切认知活动的基础。

**（一）学习的形式**

通常将学习分为非联合型学习和联合型学习两大类。

**1. 非联合型学习** 非联合型学习是一种简单的学习形式。所谓的“简单”或“非联合”,是指在学习过程中引起反应的刺激是单一的,不需要在两种刺激或刺激与反应之间建立联系。习惯化和敏感化属于这种类型的学习。

（1）习惯化:习惯化是指当一个不产生伤害性效应的刺激重复作用时,机体对该刺激的反应逐渐减弱的过程。例如有规律而重复出现的强噪音持续存在,便不在引起人们产生探究反应。习惯化使个体学会对某些重复性刺激的“不注意”,从而主动的放弃对这些刺激的反应,这有利于机体接受其他类型的刺激。

（2）敏感化:敏感化是指反射反应加强的过程。例如一个弱伤害性刺激本来仅仅引起弱的反应,但如果它出现在强伤害性刺激作用后,反应就会明显加强。与习惯性相反,敏感化使个体学会对某些伤害性刺激的注意,有利于躲避该刺激。

**2. 联合型学习** 所谓“联合”是指在学习过程中需要两种在时间上很接近的刺激按照一定的次序进行配对,由此在脑内形成相互联系。经典条件反射和操作式条件反射均属于联合型学习。

（1）经典条件反射:又称**巴甫洛夫条件反射**。条件反射是在后天生活中形成的。任何无关刺激与非条件刺激结合应用,都可以形成条件反射。自然界中可以成为条件刺激的信号是多种多样的,所以,经典的条件反射大大提高了机体的预见能力。

（2）操作式条件反射:也称为**工具性条件反射**。操作式条件反射比较复杂,它要求动物完成一定的操作。例如,将大鼠放入实验箱内,当它在走动中偶然踩在杠杆上时,即喂食以强化这一操作;如此重复多次,大鼠即学会了自动踩杠杆而得食。然后,在此基础上进一步训练动物只有当再现某一特定的信号(如灯光)后踩杠杆,才能得到食物的强化。在训练完成后,动物见到特定的信号,就去踩杠杆而得食。这类条件反射的特点是,动物必须通过自己完成某种运动或操作后才能得到强化,所以称为操作式条件反射,常用于动机行为的研究。

**(二)记忆的分类**

按照记忆的储存和提取方式不同可将记忆分为两类,即陈述性记忆和非陈述性记忆。**陈述性记忆**是指与特定的时间、地点和任务有关的事实或事件的记忆。记忆内容可以进入意识系统,比较具体,可以清楚地描述。**非陈述性记忆**指对一系列规律性操作程序的记忆,是一种下意识的感知与反射。没有意识成分的参与,只涉及刺激程序的相互关系。

按照记忆时间的长短,记忆可分为**短时程记忆**、**长时程记忆**。**短时程记忆**的特点是保存时间短,仅几秒到几分钟,容易受干扰,不稳定,记忆容量有限。**长时程记忆**的特点是保留时间长,可持续几小时,几天或几年。有些记忆甚至可保持终生,称**永久记忆**。短时程记忆可向长时程记忆转化,促进转化的因素反复运用和强化。

**(三)记忆的过程**

人类的记忆过程可细分为四个连续的阶段,即感觉性记忆、第一级记忆、第二级记忆和第三级记忆。前两个阶段相当于短时程记忆,后两个阶段相当于长时记忆(图5-49)。

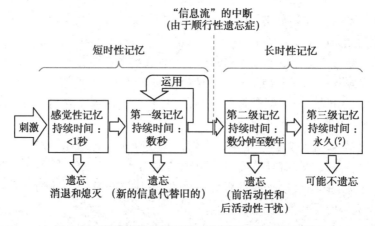

图5-49 从感觉性记忆至第三级记忆的信息流示意图

1. **感觉性记忆** 是机体经感觉系统获得的信息在脑的感觉代表区短暂储存的阶段。所有进入机体的信息都要经过这一阶段。信息在此阶段保留的时间很短,一般不超过1秒。但如果对这些即时感觉性的信息进行加工、整合,感觉性记忆便可转入第一级记忆。

2. **第一级记忆** 信息在第一级记忆保留时间仍很短,从数秒到数分钟。如果某些信息反复运用、强化,信息便在第一级记忆中循环,并可转入第二级记忆中。

3. **第二级记忆** 属于长时性记忆。信息在此可以保存数分至数年,因此是一个持久的储量较大的系统。人体需要保存的信息,大部分都储存在这些记忆之中。

4. **第三级记忆** 是终身难忘的记忆。对于终年累月运用的信息,如自己的名字和常年进行的操作手艺等,可以转入此记忆中。

### （四）记忆障碍

临床上把记忆障碍分为两类,即**顺行性遗忘症**和**逆行性遗忘症**。凡不能保留新近获得的信息的称为**顺行性遗忘症**。患者对于一个新的感觉性信息虽能作出合适的反应,但只限于该刺激出现时,一旦该刺激物消失,患者在数秒钟就失去作出正确反应的能力。所以患者易忘近事,而远的记忆仍存在,可能是由于信息不能从第一级记忆转入第二级记忆。本症多见于慢性酒精中毒者。凡正常脑功能发生障碍之前的一段时间内的记忆均已丧失的,称为**逆行性遗忘症**。患者不能回忆起紧接着本症发生前一段时间的经历。一些非特异性脑疾患(脑震荡、电击等)和麻醉均可引起本症。本症的发生可能是第二级记忆发生了紊乱,而第三级记忆却不受影响。

**知识窗**

#### 阿尔茨海默病

又称老年性痴呆,目前全世界有 2300 万患者,65 岁以上老年人发生率在 3.8%。中国目前有 550 万病人,占全球的 1/4。早期老年性痴呆病患者记忆力相对好些,但是近记忆力非常差,轻度或中度病人对过去的事还能记得,中度以上很熟悉的事也记不住。药物治疗有美金刚、安理申、石杉碱甲等口服药,辅助饮食、生活上的方法。日本研究表明痴呆病人或者痴呆之前,经常听音乐、唱歌,可预防痴呆或者延缓痴呆的发展。美国学者研究表明经常吃香蕉、苹果、橙子有一定的预防作用。人类大脑细胞主要成分是胆固醇,所以老人、痴呆病人应适当吃一些含胆固醇的食物。预防老年性痴呆还要严格控制三高(高血糖、高血脂、高血压)。此外,还有关键的一条,病人要勤用脑、多练脑。练脑就是用脑,可以画画、唱歌、写书法,有人喜欢绣花,都可以,或者背背唐诗宋词,上网玩一些益智游戏,还可以做些轻巧的运动,比如散步、练太极拳等。老年性痴呆病人会有记忆力和认知功能障碍,可以给病人做一些认知功能训练,如教病人念诗或背数字,做一些手的精细动作训练,有意识引导患者去做他喜欢的事情。家属或护理员做一些提醒、引导、多交流,带领老人去购物、参加老年人聚会,让病人体会到社会有认同感,对延缓病情的发展有好处。老年性痴呆目前无法根治,只能通过诸多方法和药物延缓其发展。

### 四、人类大脑皮质活动的特征

#### （一）第一信号系统和第二信号系统

人类条件反射的建立除了可用具体的信号,如光、声、嗅、味、触等感觉直接刺激感受器外,还可用抽象的语词来代替具体的信号。巴甫洛夫把现实具体的信号称为第一信号,而把相应的语词称为第二信号。人类大脑皮质对第一信号发生反应的功能系统称为第一信号系统。而对第二信号发生反应的功能系统称为第二信号系统。因此,人脑功能有两个信号系统,而动物只有第一信号系统,第二信号系统是人类区别于动物的主要特征。人类可借助词语来表达思想,并进行抽象的思维。

#### （二）人类大脑皮质的语言中枢

1. **运动语言中枢**　位于额下回的后部。此区受损,患者虽能发音,但不能说出具有意义的语言,称运动性失语症。

2. **书写中枢** 位于额中回后部。此区损伤,虽然手的运动正常,但不能写出正确的文字,称失写症。

3. **视觉性语言中枢** 位于角回。此区损伤时,虽视觉正常,但不能理解文字符号的意义。称失读症。

4. **听觉性语言中枢** 位于颞上回后部。此区损伤后,患者虽然听觉正常,但听不懂别人讲话的意思,自己讲的话也不能理解,称感觉性失语症。

### (三)大脑皮质功能的一侧优势

语言是人类相互交流思想和传递信息的工具。语言中枢所在的大脑半球称为**优势半球**。两侧大脑的功能并不是均等的,习惯用右手的成年人,其语言活动功能主要位于左侧大脑皮质,这种一侧优势的现象仅见于人类,与人类习惯使用右手有关。语言功能的左侧优势虽然与遗传因素有关,但主要还是在后天生活实践中形成的。小儿自 10～12 岁起左侧优势逐渐建立,此时若损伤左侧半球,尚可能在右侧大脑皮质再建立语言活动中枢。成年后左侧优势已经形成,此时若发生左侧大脑皮质损害,就很难再建立起语言活动中枢。右侧半球也有其特殊的重要功能。它在非语词性的认知功能上占优势,如对空间的辨认、深度知觉、触压觉认识、音乐欣赏等。

 **本章小结**

神经系统是人体内主要的功能调节系统,它借助于感受器,接受体内、外环境变化的各种刺激,引起各种反应。从而迅速而准确地调节和控制各器官、系统的活动,使人体成为一个高度统一的完整的有机整体。神经系统由中枢神经系统和周围神经系统两部分组成。中枢神经系统包括脑和脊髓。大脑皮质具有接受全身各处的传入信息,经它整合加工后成为协调的运动性传出。感觉的形成一般经过两次突触传递,其中丘脑是大脑皮质下的感觉中枢,它接受除嗅觉以外的各种感觉传入,并向大脑皮质发出特异性和非特异性投射系统,大脑皮质的中央后回和中央旁小叶后部是躯体感觉中枢。大脑皮质通过锥体系和锥体外系对躯体反射和随意运动进行调节。大脑皮质的中央前回和中央旁小叶前部是躯体运动中枢。人类在成长过程中,形成了特有的第二信号系统,因此可借助词语来表达思想,并进行抽象的思维。

(鲍建瑛)

 **目标测试**

**A1 型题**

1. 中央前回对运动支配的特点,错误的是
    A. 倒置支配
    B. 交叉支配
    C. 头面部呈正立支配
    D. 运动区域的大小与运动精细程度成正比
    E. 运动区域的大小与运动复杂程度成反比

2. 传导躯干、四肢浅感觉的纤维束是

A. 皮质脊髓侧束　　　　B. 皮质脊髓前束　　　　C. 脊髓丘脑束

D. 薄束和楔束　　　　　E. 皮质核束

3. 大脑皮质的躯体运动区位于

A. 中央前回和中央旁小叶的前部　　　B. 距状沟两侧的皮质

C. 中央后回和中央旁小叶的后部　　　D. 颞横回

E. 角回

4. 右侧内囊受损,可出现

A. 全身瘫痪　　　　　　B. 左半身瘫痪　　　　C. 右半身瘫痪

D. 上半身瘫痪　　　　　E. 下半身瘫痪

5. 肱骨中段骨折最易损伤的是

A. 肌皮神经　　　　　　B. 正中神经　　　　　C. 尺神经

D. 桡神经　　　　　　　E. 腋神经

6. 特异性传入系统不经丘脑换元的是

A. 感觉传入纤维　　　　B. 嗅觉传入纤维　　　C. 听觉传入纤维

D. 痛觉传入纤维　　　　E. 触觉传入纤维

7. 维持躯体姿势的最基本反射是

A. 屈肌反射　　　　　　B. 腱反射　　　　　　C. 肌紧张

D. 对侧伸肌反射　　　　E. 牵张反射

8. 成人脊髓下端平对

A. 第3腰椎体的下缘　　B. 第2腰椎体的下缘　　C. 第1腰椎体的下缘

D. 第12胸椎体的下缘　　E. 第11胸椎体的下缘

9. 关于内囊的描述,错误的是

A. 位于尾状核、背侧丘脑与豆状核之间

B. 由神经纤维组成

C. 分内囊前肢、内囊后肢、内囊膝三部分

D. 在脑的水平切面上,呈">＜"形

E. 内囊受损后会引起同侧半身的感觉和运动障碍

10. 视觉性语言中枢位于

A. 中央前回　　　　　　B. 额中回后部　　　　C. 角回

D. 缘上回　　　　　　　E. 距状沟两侧的皮质

**B 型题**

题 11～13 共用备选答案

A. 动眼神经　　　　　　B. 三叉神经　　　　　C. 面神经

D. 舌咽神经　　　　　　E. 迷走神经

11. 支配泪腺的是

12. 支配腮腺的是

13. 支配咀嚼肌的是

题 14～16 共用备选答案

  A. 腋神经      B. 桡神经      C. 尺神经

  D. 肌皮神经     E. 股神经

14. 支配肱二头肌的是

15. 支配三角肌的是

16. 支配股四头肌的是

# 第六章 血 液

**案例**

　　患者男,35 岁,半月前无明显诱因发热,体温 38.5℃,伴全身酸痛,轻度咳嗽,无痰,血化验异常(具体不详),给一般抗感冒药治疗无效,一周来病情加重,刷牙时牙龈出血。病后进食减少,睡眠差,体重无明显变化。查体:T 38℃,P 96 次/分,R 20 次/分,BP 120/80mmHg,前胸皮肤有少许出血点,浅表淋巴结不大,巩膜不黄,咽充血(+),胸骨轻压痛,右下肺少许湿啰音,腹平软,肝脾未及。化验:Hb 82g/L,网织红细胞0.5%,WBC 5.4×10$^9$/L,原幼细胞20%,血小板计数:29×10$^9$/L。初步诊断1. 急性白血病,2. 肺部感染。

　　请问:1. 患者血液检查是否正常?
　　　　　2. 患者为什么会出现少许出血点? 你能利用血液的知识解释吗?

　　**血液**是主要分布于心血管系统中的液态结缔组织,它具有运输、缓冲、调节、防御和保护等重要的功能。很多疾病可导致血液的成分或性质发生特征性的变化,所以血液检验在临床诊断上有重要意义。

## 第一节 概 述

### 一、血液的组成

　　**血液**由血浆和悬浮于其中的血细胞组成。**血细胞**又可分为红细胞、白细胞和血小板三大类。将新鲜血液经抗凝处理后,置于比容管中,经离心机离心沉淀后,可看到管中的血液分为三层,上层淡黄色透明的液体为**血浆**,下层深红色的是**红细胞**,中间一薄层灰白色的物质是**白细胞和血小板**(图 6-1、6-2)。血细胞在全血中所占的容积百分比称为**血细胞比容**。

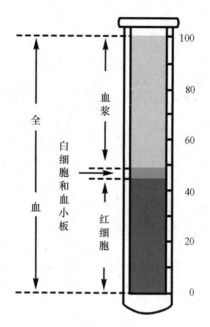

图 6-1　血液的组成示意图

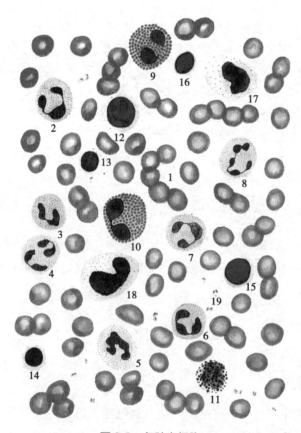

图 6-2　各种血细胞

1. 红细胞；2 ~ 8. 中性粒细胞；9 ~ 10. 嗜酸性粒细胞；11. 嗜碱性粒细胞；
12 ~ 18. 单核细胞；19. 血小板

正常成年男性为 40% ~ 50%,女性为 37% ~ 48%。血细胞比容可以反映血液中血细胞的相对含量。例如,某些贫血患者,红细胞数量减少,血细胞比容降低;呕吐腹泻和大面积烧伤患者,血浆水分丧失过多,血浆容量减少,血细胞比容升高。

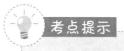

**考点提示**

血液的组成

## 二、血液的性质

### (一)颜色

血液的颜色取决于红细胞内血红蛋白的颜色,动脉血中氧合血红蛋白较多呈鲜红色,静脉血中还原血红蛋白较多,呈暗红色。

### (二)比重

正常人全血比重为 1.050 ~ 1.060,主要取决于红细胞的数量。血浆比重为 1.025 ~ 1.030,主要取决于血浆蛋白的含量。

### (三)黏滞性

液体的黏滞性是由其内部分子或颗粒间的摩擦而产生,正常以水相比较,水的黏滞性为 1。温度为 37℃时,全血的黏滞性为 4 ~ 5,血浆的黏滞性为 1.6 ~ 2.4。血液黏滞性增高可使血流阻力增大。

### (四)血浆 pH

正常人血浆的 pH 为 7.35 ~ 7.45。血浆 pH 的相对恒定有赖于血液内的缓冲物质以及肺和肾的调节功能。血浆内的缓冲物质主要包括 $NaHCO_3/H_2CO_3$、蛋白质钠盐/蛋白质和 $Na_2HPO_4/NaH_2PO_4$ 三个缓冲对,其中最重要的是 $NaHCO_3/H_2CO_3$。血浆 pH 低于 7.35 时为酸中毒;高于 7.45 时则为碱中毒。保持血浆 pH 的相对稳定,是机体进行正常生命活动的必要条件。

### (五)渗透压

**溶液渗透压**是指溶液中溶质分子通过半透膜吸水的能力。渗透压的高低取决于溶质颗粒(分子或离子)数目的多少,与溶质的种类和颗粒的大小无关。正常人体血浆渗透压约为 773kPa(5800mmHg)。

# 第二节 血 浆

**血浆**是内环境的主要组成部分。

## 一、血浆的成分及其作用

**血浆**是由 91% ~ 92%的水和 8% ~ 9%的溶质组成的混合溶液。溶质主要包括血浆蛋白、无机盐、小分子有机物和一些气体(如 $O_2$ 和 $CO_2$)等。

### (一)血浆蛋白

**血浆蛋白**是血浆中各种蛋白质的总称。正常成人血浆蛋白总量为 65g ~ 85g/L,用盐析法可将血浆蛋白分为白蛋白、球蛋白和纤维蛋白原三类。它们的正常含量及主要生理作用见表 6-1。

表 6-1 正常成人血浆蛋白含量及主要生理作用

| 蛋白种类 | 正常含量（g/L） | 主要生理作用 |
| --- | --- | --- |
| 白蛋白（A） | 40～50 | 形成血浆胶体渗透压 |
| 球蛋白（G） | 20～30 | 参与机体免疫功能 |
| 纤维蛋白原 | 2～4 | 参与生理性止血和凝血 |

正常情况下,血浆中白蛋白与球蛋白的比值(A/G)约为1.5～2.5∶1。由于血浆中的白蛋白主要在肝脏合成,所以肝功能异常可致 A/G 比值下降,甚至倒置。

（二）无机盐

血浆中的无机盐约占血浆总量的 0.9%,主要以离子状态存在,其中以 $Na^+$ 和 $Cl^-$ 为主。此外,还有 $K^+$、$Ca^{2+}$、$Mg^{2+}$ $HCO_3^-$、$HPO_4^{2-}$、$SO_4^{2-}$ 等。无机盐具有形成血浆晶体渗透压、维持体液的酸碱平衡、保持神经和肌肉的正常兴奋性等功能。

（三）非蛋白含氮化合物

血浆中除蛋白质以外的含氮化合物总称**非蛋白含氮化合物**,主要包括尿素、尿酸、肌酸、肌酐、氨基酸等。临床上把这些化合物中所含的氮称为**非蛋白氮**(NPN)。正常值约为 14～25mmol/L。血浆中的 NPN 不断经肾脏排出体外,所以测定血浆中的 NPN 或尿素氮含量,有助于了解体内蛋白质代谢状况及肾脏的功能。

## 二、血浆渗透压

（一）血浆渗透压的形成

**血浆渗透压**由**血浆晶体渗透压**和**血浆胶体渗透压**两部分组成。由晶体物质所形成的渗透压称为**晶体渗透压**,如无机盐、葡萄糖等,其中 NaCl 起决定作用。由血浆蛋白所形成的渗透压称为**胶体渗透压**,约相当于 3.3kPa 或 25mmHg,其中起决定作用的是白蛋白。血浆渗透压主要以晶体渗透压为主。临床上将与血浆渗透压值相等或相近的溶液称为**等渗溶液**,如5%的葡萄糖溶液和0.9%的 NaCl 溶液。高于血浆渗透压的溶液称为**高渗溶液**;低于血浆渗透压的溶液称为**低渗溶液**。

（二）血浆渗透压的生理作用

1. **血浆晶体渗透压** 水和晶体物质可自由通过毛细血管壁,故血浆与组织液的晶体渗透压基本相等;正常红细胞内的晶体渗透压与血浆的晶体渗透压也是相等的,但由于水分子可自由通过细胞膜,而血浆中的晶体物质不易透过细胞膜,因此血浆晶体渗透压对调节细胞内外水的平衡和保持红细胞正常形态起重要作用(图6-3)。当血浆晶体渗透压降低时,水分进入红细胞内,使红细胞逐渐膨胀,甚至破裂,血红蛋白逸出,这种现象称为**溶血**。因此,临床上静脉大量补液时,应考虑输入等渗溶液,以免引起溶血。

2. **血浆胶体渗透压** 组织液中蛋白质含量很少,而血浆蛋白的分子较大,一般不能透过毛细血管壁,所以虽然血浆胶体渗透压较低,但在调节血管内

考点提示

血浆渗透压的生理作用

外水的平衡,维持正常的血浆容量中起重要作用。当血浆蛋白含量降低时,可因血浆胶体渗透压降低,导致毛细血管滤出液体增多而出现组织水肿。

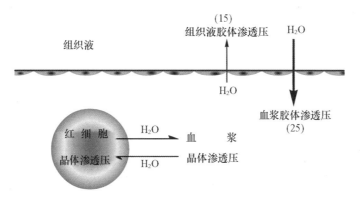

图6-3 血浆晶体渗透压与胶体渗透压作用示意图

图示红细胞内与血浆晶体渗透压基本相等,可维持红细胞正常形态;而血浆胶体渗透压大于组织液胶体渗透压,可将组织液中的水转移到血管内(图中数字的单位为 mmHg)

 **知识窗**

### 等渗溶液与等张溶液

不同物质的等渗溶液不一定都能使红细胞的体积和形态保持正常。临床上把能使悬浮于其中的红细胞保持正常体积和形态的盐溶液称为等张溶液。1.9% 的尿素溶液为等渗溶液,但因尿素能通过细胞膜进入红细胞内,可引起红细胞破裂溶血。因此,等渗的尿素溶液不是等张溶液。而 NaCl 不能自由通过细胞膜,所以,0.9% NaCl 溶液既是等渗溶液,又是等张溶液。

# 第三节 血 细 胞

## 一、红细胞

### (一)红细胞的形态、数量与功能

正常成熟红细胞为双凹圆盘状,直径 $7 \sim 8 \mu m$,无细胞核和细胞器。我国成年男性红细胞数量为 $(4.0 \sim 5.5) \times 10^{12}/L$,平均 $5.0 \times 10^{12}/L$;成年女性为 $(3.5 \sim 5.0) \times 10^{12}/L$,平均 $4.2 \times 10^{12}/L$;新生儿的红细胞可达 $(6.0 \sim 7.0) \times 10^{12}/L$。红细胞中含有丰富的血红蛋白,我国成年男性血红蛋白含量为 $120 \sim 160 g/L$,成年女性为 $110 \sim 150 g/L$,新生儿为 $170 \sim 200 g/L$。正常人的红细胞数量和血红蛋白浓度不仅有性别差异,还可因年龄、生活环境和机体功能状态不同而有差异。

红细胞主要的功能是运输 $O_2$ 和 $CO_2$。此外,红细胞内含有多种缓冲对,对血液中的酸、碱物质有一定的缓冲作用。

 **知识窗**

### 贫 血

外周血液中单位体积内血红蛋白浓度(Hb)、红细胞计数及血细胞比积低于正常低限,称为贫血。贫血是血液病中最常见的症状,患者常表现为皮肤黏膜苍白、疲乏无力、头晕、心悸气短等症状。临床按血红蛋白的浓度将贫血分为四度,轻度(Hb>90g/L)、中度(Hb:60g/L ~ 90g/L)、重度(Hb:30g/L ~ 60g/L)、极重度(Hb<30g/L)。

**（二）红细胞的生理特性**

1. **可塑变形性**　正常红细胞在外力作用下具有变形的能力，这种特性称为**可塑变形性**。红细胞在全身血管中循环运行时，须经过变形才能通过口径比它小的毛细血管和血窦孔隙（图6-4）。外力撤销后，变形的红细胞可恢复其正常的双凹圆盘形。

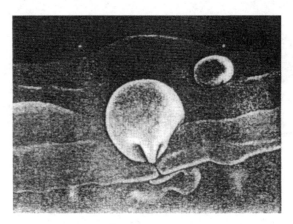

图6-4　红细胞挤过脾窦的内皮细胞裂隙（大鼠）

2. **渗透脆性**　红细胞在低渗盐溶液中发生膨胀破裂的特性称为红细胞渗透脆性，**简称脆性**。若将红细胞悬浮于一系列浓度递减的低渗 NaCl 溶液中，水将在渗透压差的作用下渗透入细胞，于是红细胞由正常双凹圆盘形逐渐胀大，成为球形；当 NaCl 浓度降至 0.42% 时，部分红细胞开始破裂而发生溶血；当 NaCl 浓度降至 0.35% 时，则全部红细胞发生溶血。这一现象表明红细胞对低渗盐溶液具有一定的抵抗力，且同一个体的红细胞对低渗盐溶液的抵抗力并不相同。如衰老的红细胞较初成熟的红细胞脆性增大。有些疾病可影响红细胞的脆性，如遗传性球形红细胞增多症患者的红细胞脆性变大。故测定红细胞的渗透脆性有助于一些疾病的临床诊断。

3. **悬浮稳定性**　红细胞能相对稳定悬浮于血浆中而不易沉降的特性称为**悬浮稳定性**。通常以红细胞在第一小时末下沉的距离来表示红细胞的沉降速度，称为**红细胞沉降率**（ESR），简称**血沉**。正常成年男性红细胞沉降率为 0～15mm/h，成年女性为 0～20mm/h。沉降率愈快，表示红细胞的悬浮稳定性愈小。在某些疾病（如活动性肺结核、风湿热等），红细胞彼此能较快地以凹面相贴，称为**红细胞叠连**，红细胞叠连可使血沉加快。

**（三）红细胞的生成与破坏**

1. **红细胞的生成**

（1）**生成的部位**：胚胎时期，肝、脾、骨髓均能造血，在成年人，骨髓是生成红细胞的唯一场所，红骨髓中的造血干细胞可分化成红系定向祖细胞，经原红细胞、早幼、中幼、晚幼和网织红细胞，最后发育成为成熟的红细胞进入外周血液。当机体受到大剂量放射线照射或某些药物（如氯霉素、抗癌药物等）作用时，可引起骨髓造血功能抑制，全血细胞数减少，发生**再生障碍性贫血**。

（2）**生成的原料**：红细胞的主要成分是血红蛋白。合成血红蛋白的主要原料是铁和蛋白质。成人每天需要铁 20～30mg，其中每天从食物中吸收约 1mg，其余均来自于内源性铁的再利用。因此，当铁的摄入不足或吸收障碍，或长期慢性失血以致机体缺铁时，可使血红蛋白合成减少,引起**低色素小细胞性贫血,即缺铁性贫血**。此病常见于婴儿、青少年、妊娠或哺乳期的妇女及慢性失血性疾病患者等,应积极采取预防措施。

（3）**成熟的因子**:叶酸和维生素 $B_{12}$ 是红细胞发育成熟过程中合成 DNA 必要的辅酶。当叶酸或维生素 $B_{12}$ 缺乏时,DNA 合成障碍可引起细胞核发育异常,幼红细胞分裂减慢,核质发育不平衡,红细胞体积增大,导致**巨幼红细胞性贫血,即大细胞性贫血**。

（4）**红细胞生成调节**:正常情况下,人体内红细胞数量保持相对恒定。红细胞的生成主要受以下两个因素的调节。**一是促红细胞生成素**(EPO),肾是产生促红细胞生成素的主要部位。晚期肾病患者,促红细胞生成素分泌减少,故常伴有难以纠正的**肾性贫血**。目前临床上已将重组的人 EPO 应用于促进贫血病人的红细胞生成。**二是雄激素**,雄激素可通过促进肾脏产生促红细胞生成素,而使红细胞生成增多。

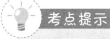

**考点提示**

红细胞生成的原料、成熟因子

此外,还有一些激素,如甲状腺激素和生长激素,也可促进红细胞生成。

2. **红细胞的破坏** 红细胞平均寿命约为 120 天。衰老的红细胞变形能力减退而脆性增大,在血流湍急处可因机械冲击而破损;在通过微小孔隙时,容易滞留在肝和脾处而被巨噬细胞所吞噬。当脾功能亢进时,可使红细胞破坏增加,导致**脾性贫血**。

## 二、白细胞

### （一）白细胞的形态、数量和分类

白细胞为无色、有核的细胞,在血液中一般呈球形。正常成人白细胞总数为 $(4.0 \sim 10.0) \times 10^9/L$。白细胞可分为中性粒细胞、嗜碱性粒细胞、嗜酸性粒细胞、单核细胞和淋巴细胞五大类(表 6-2),前三者因其胞质中含有嗜色颗粒,故总称为粒细胞。白细胞的数量可随年龄、体质、生理状况不同而发生变化。

表 6-2 血液中各种白细胞的数量和主要功能

| 名称 | 均值（$\times 10^9/L$） | 百分比（%） | 主要作用 |
| --- | --- | --- | --- |
| 中性粒细胞 | 4.5 | 50 ~ 70 | 吞噬功能 |
| 嗜碱性粒细胞 | 0.025 | 0 ~ 1 | 参与机体过敏反应 |
| 嗜酸性粒细胞 | 0.1 | 0.5 ~ 5 | 抗过敏和抗寄生虫作用 |
| 单核细胞 | 0.45 | 3 ~ 8 | 组织吞噬细胞 |
| 淋巴细胞 | 1.8 | 20 ~ 40 | 参与特异性免疫反应 |

### （二）白细胞的生理特性与功能

白细胞具有的变形、游走、趋化、吞噬和分泌等特性,这些特性是执行其功能的生理基础。

1. **中性粒细胞** 中性粒细胞是血液中主要的吞噬细胞。当机体受到细菌入侵时,中性粒细胞通过变形运动穿过毛细血管壁,到达炎症部位,包围并吞噬细菌。因此,血液中的中性粒细胞减少时,机体发生感染的危险性就增加。当体内有细菌感染,尤其是急性化脓性细菌感染时,血中白细胞总数和中性粒细胞分类百分比会明显增高。

2. **嗜碱性粒细胞** 嗜碱性粒细胞可释放肝素、组胺、过敏性慢反应物质等。肝素具有抗凝血作用;组胺和过敏性慢反应物质可使毛细血管壁通透性增加、支气管平滑肌收缩,引起荨麻疹、支气管哮喘等过敏反应症状。

3. **嗜酸性粒细胞** 嗜酸性粒细胞能抑制嗜碱性粒细胞的合成和释放,吞噬其释放的颗粒,限制嗜碱性粒细胞在过敏反应中的作用。嗜酸性粒细胞还可黏附在蠕虫上,释放某些酶来损伤虫体,参与对蛔虫、吸虫等蠕虫的免疫反应。

4. **单核细胞** 单核细胞的吞噬能力很弱,当其渗出毛细血管进入组织,转变成巨噬细胞,吞噬能力大为提高。此外,单核细胞还参与激活淋巴细胞的特异性免疫反应并能识别和杀伤肿瘤细胞。

5. **淋巴细胞** 淋巴细胞主要分为两种:T 淋巴细胞参与细胞免疫,B 淋巴细胞能产生抗体而参与体液免疫。

## 三、血小板

### (一)血小板的形态和数量

血小板是由巨核细胞的细胞质脱落形成的具有代谢能力的细胞,体积小,无细胞核,呈双面微凸的圆盘状,直径为 $2 \sim 3um$。正常成人血液中血小板数量为 $(100 \sim 300) \times 10^9/L$。其平均寿命可达 $7 \sim 14$ 天,衰老的血小板在脾中被巨噬细胞吞噬清除。血小板数量超过 $1000 \times 10^9/L$,称为血小板过多,易发生血栓;血小板数量低于 $50 \times 10^9/L$,称为血小板减少,微小创伤便能使皮肤和黏膜下出现瘀点或瘀斑,称为**血小板减少性紫癜**。

### (二)血小板的生理特性

1. **黏附** 血小板与非血小板的表面的黏着称为**血小板黏附**。当血管内皮细胞受损时,血小板即可黏附于内皮下组织。这是血小板开始发挥作用的第一步。

2. **聚集** 血小板与血小板之间的相互黏着,称为**血小板聚集**。这一过程需要纤维蛋白原、$Ca^{2+}$ 和血小板共同参与。血小板的黏附、聚集与释放几乎同时发生。

3. **释放** 血小板受刺激后将储存在致密体、α-颗粒或溶酶体内的物质排出的现象,称为**血小板释放**。释放的物质主要有 ADP、ATP、5-羟色胺(5-HT)、$Ca^{2+}$ 等。

4. **收缩** 血小板具有收缩能力。血小板的收缩与血小板的收缩蛋白有关。临床上可根据体外血块回缩的情况大致估计血小板的数量或功能是否正常。

5. **吸附** 血小板表面可吸附血浆中多种凝血因子(如凝血因子 I 、V、XI 等)。如果血管内皮破损,随着血小板黏附和聚集于破损的局部,可使局部凝血因子浓度升高,有利于血液凝固和生理止血。

### (三)血小板的功能

1. **维持毛细血管内皮的完整性** 血小板对毛细血管壁有营养和支持作用。正常情况下,血小板能填补血管内皮脱落而留下的空隙,并融合于血管内皮细胞,对血管内皮的修复及保持内皮的完整性具有重要作用。

2. **参与生理性止血** 正常情况下,小血管损伤后引起的出血,数分钟后会自行停止,这种现象称为**生理性止血**。生理性止血过程可分为三个阶段,第一阶段是血管收缩,损伤刺激及血小板所释放的缩血管物质,如 5-羟色胺、儿茶酚胺等,均可使受损血管收缩,血流速度减慢或停止;第二阶段是血小板血栓形成,血管受损部位暴露出内膜下的胶原纤维,使血小板黏附、聚集,形成松软的血小板止血栓,实现初期止血;第三阶段是血液凝固,血小板结合并激活许多凝血因子,启动凝血过程,形成坚实的纤维蛋白血凝块,实现有效的止血。

**3. 促进血液凝固** 激活的血小板可为凝血过程提供磷脂表面,血小板质膜表面结合有许多凝血因子,这些因子相互激活均可加速血液凝固。

# 第四节 血液凝固与纤维蛋白的溶解

## 一、血液凝固

**血液凝固**是指血液由流动的液体状态变成不能流动的凝胶状态的过程。其实质是血浆中可溶性的纤维蛋白原转变为不溶性的纤维蛋白多聚体,把血细胞网罗其中形成血凝块。血液凝固后 1~2 小时,血凝块发生回缩,析出淡黄色的液体,称为**血清**。血清与血浆的主要区别在于,血清中不含纤维蛋白原和部分被消耗的凝血因子。

### (一)凝血因子

血浆和组织中直接参与凝血过程的物质,称为**凝血因子**,目前已知的凝血因子主要有 14 种,其中已按国际命名法按发现的先后顺序用罗马数字编号的有 12 种,即凝血因子 I~XIII 简称 FI~FXIII(表 6-3),此外还有前激肽释放酶、高分子激肽原等。在这些凝血因子中,除IV 是 $Ca^{2+}$ 外,其余的凝血因子均为蛋白质,其中大部分是以无活性的酶原形式存在于血浆中,被激活的凝血因子在右下角标"a"表示,如Xa。此外,除III外,其他凝血因子均存在于新鲜血浆中,且多数在肝内合成,因子II、VII、IX、X在肝脏合成且需要维生素 K 参与。如肝功能损害或维生素 K 缺乏,均可使这些凝血因子合成障碍,引发凝血过程障碍所致的出血倾向。

表 6-3 凝血因子的编号及同义名

| 编号 | 同义名 | 编号 | 同义名 |
| --- | --- | --- | --- |
| 因子 I | 纤维蛋白原 | 因子 VIII | 抗血友病因子 |
| 因子 II | 凝血酶原 | 因子 IX | 血浆凝血激酶 |
| 因子 III | 组织因子 | 因子 X | 斯图亚特因子 |
| 因子 IV | $Ca^{2+}$ | 因子 XI | 血浆凝血激酶前质 |
| 因子 V | 前加速素 | 因子 XII | 接触因子 |
| 因子 VII | 前转变素 | 因子 XIII | 纤维蛋白稳定因子 |

### (二)凝血过程

血液凝固是一系列凝血因子相继激活的酶促反应过程。因此,凝血过程可分为凝血酶原酶激活物的形成、凝血酶的形成和纤维蛋白的形成三个基本步骤(图 6-5)。

**1. 凝血酶原激活物的形成** 凝血酶原激活物是因子 Xa、Va、$Ca^{2+}$、$PF_3$ 同时并存的总称。凝血酶原酶复合物可通过内源性凝血途径和外源性凝血途径生成。两条途径的主要区别在于启动方式和参与的凝血因子有所不同,但两条途径相互密切联系,并不各自完全

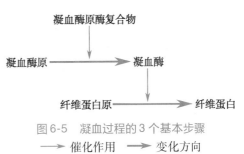

图 6-5 凝血过程的 3 个基本步骤
→ 催化作用 ⟶ 变化方向

独立。

（1）**内源性凝血途径**：是指参与凝血的因子全部来自血液。此过程的启动因子是因子Ⅻ，当血管内膜受损暴露出胶原纤维，血浆中的Ⅻ与其接触并被激活为Ⅻa。Ⅻa可激活前激肽释放酶成为激肽释放酶，后者又能激活Ⅻ，这一正反馈过程，可使Ⅻa大量生成。Ⅻa能激活因子Ⅺ，Ⅺa再激活因子Ⅸ，Ⅸa在$Ca^{2+}$作用下与Ⅷ、$Ca^{2+}$、$PF_3$共同激活因子Ⅹ，使其成为Ⅹa。

（2）**外源性凝血途径**：由来自于血液之外的组织因子暴露于血液而启动的凝血过程，又称组织因子途径。此过程的启动因子是因子Ⅲ，当组织损伤时，损伤组织释放的因子Ⅲ与血浆中的因子Ⅶ、$Ca^{2+}$、$PF_3$组成复合物，此复合物可直接激活因子Ⅹ成为Ⅹa。

2. **凝血酶的形成** 在凝血酶原激活物（Ⅹa、Ⅴ、$Ca^{2+}$、$PF_3$）的作用下，血浆中的凝血酶原（Ⅱ）迅速被激活成凝血酶（Ⅱa）。

3. **纤维蛋白的形成** 凝血酶能迅速催化纤维蛋白原分解，使之成为纤维蛋白单体。同时，在$Ca^{2+}$参与下，凝血酶还能激活ⅩⅢ成为ⅩⅢa，ⅩⅢa使纤维蛋白单体互相联结形成牢固的纤维蛋白多聚体，将血细胞网罗其中形成血凝块（图6-6）。

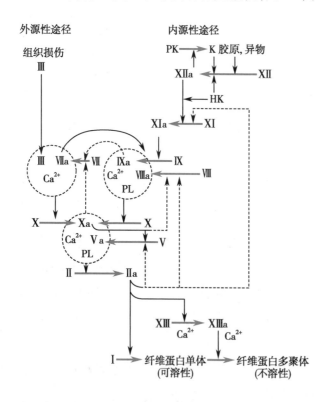

图6-6 凝血过程示意图
→ 催化作用　⟹ 变化方向
------ 正反馈促进　PL：磷脂；PK：前激肽释放酶；K：激肽释放酶；HK：高分子激肽原；罗马字母表示相应的凝血因子

**（三）抗凝系统**

正常情况下，血管内的血液始终保持液体流动状态而不易发生凝固。一方面原因是血管内皮光滑完整，不能激活因子Ⅻ，内源性凝血过程不能启动；且血流速度也非常快，即使血浆中有一些凝血因子被激活也会被稀释冲走，使早期凝血过程不能发生。另一方面原因是血浆中还存在着抗凝系统。血浆中最重要的抗凝物质是**抗凝血酶Ⅲ和肝素**。

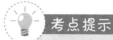

考点提示

血液凝固的基本步骤

1. **抗凝血酶Ⅲ** 抗凝血酶Ⅲ是肝细胞和血管内皮细胞分泌的一种脂蛋白,能封闭Ⅱa、Ⅶ、Ⅸa、Ⅹa和Ⅻa的活性中心,使这些凝血因子失活,从而起到抗凝作用。临床实践表明,抗凝血酶Ⅲ缺乏是发生静脉血栓与肺栓塞的常见原因之一。

2. **肝素** 肝素具有较强的抗凝作用。能与抗凝血酶Ⅲ结合,提高抗凝血酶Ⅲ与凝血酶的亲和力,使凝血酶迅速失活。此外,肝素还能抑制血小板的黏附、聚集和释放反应。临床上常把肝素作为一种抗凝剂广泛应用于防治血栓栓塞性疾病。

**（四）影响血液凝固的因素**

临床工作中,有时需要采取各种措施对凝血过程加以控制,以加速或延缓血液凝固。例如外科手术时,常采用温热盐水纱布压迫止血。粗糙的表面易活因子Ⅻ可加速血小板解体释放血小板第3因子($PF_3$),温热可加快凝血过程的酶促反应,故都可以加速凝血。

## 二、纤维蛋白溶解

纤维蛋白在纤维蛋白溶解酶的作用下,被降解液化的过程称为**纤维蛋白溶解,**简称**纤溶**。纤溶过程包括纤溶酶原激活和纤维蛋白降解两个过程。纤溶系统包括纤维蛋白溶解酶原(纤溶酶原)、纤维蛋白溶解酶(纤溶酶)、纤溶酶原激活物和纤溶抑制物(图6-7)。纤溶系统的作用是随时清除在生理性止血过程中产生的纤维蛋白凝块,防止永久性血栓形成,保持血流通畅。

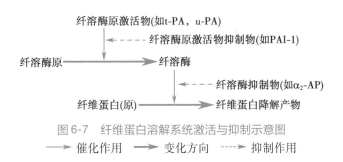

图6-7 纤维蛋白溶解系统激活与抑制示意图
→ 催化作用 ➡ 变化方向 ┄┄ 抑制作用

**纤维蛋白溶解的基本过程**

1. **纤溶酶原的激活** 纤溶酶原在各种纤溶酶原激活物的作用下,脱下一段肽链形成纤溶酶。纤溶酶原激活物主要包括血管激活物、组织激活物和依赖于因子Ⅻ的激活物。血管激活物,由小血管内皮细胞合成;组织激活物,存在于许多组织细胞中,尤以子宫、前列腺、甲状腺、肺等处含量较多,组织损伤时可释放。如在施行子宫、甲状腺、前列腺等手术时,病人常有出血不易凝固或术后渗血现象。肾合成并释放的尿激酶是一种活性很强的组织激活物,目前已被作为溶栓药物,用于治疗血栓栓塞性疾病;前激肽释放酶被Ⅻa激活后,生成的激肽释放酶也可激活纤溶酶原,这对维持血凝与纤溶的动态平衡具有一定意义。

2. **纤维蛋白的降解** 被激活的纤溶酶能使纤维蛋白或纤维蛋白原分解成很多可溶性的小分子肽,使血凝块液化,且不能再凝固,而且其中一部分具有抗凝血的作用。

3. **纤溶抑制物** 人体内还存在多种抑制纤维蛋白溶解的物质,血液中的纤溶抑制物包括激活物的抑制物和纤溶酶抑制物两类。抗纤溶的意义主要在于使具有止血作用的血凝块保留必需的时间,并防止纤溶过程弥散化。

凝血和纤溶是对立统一的两个功能系统。正常情况下,它们之间保持动态平衡,使机体既能实现有效的止血,又可防止血块堵塞血管,从而维持血液的正常流动。如果两者的平衡关系被打破,将导致血栓形成或出血倾向,给机体造成危害。

# 第五节　血型与输血

## 一、血量

**血量**指人体内血液的总量。正常成人血量约为自身体重的 7% ~ 8% ,即每千克体重约有 70 ~ 80ml 血液。这些血液绝大部分在心血管内循环流动称**循环血量**;还有一小部分滞留在肝、肺、脾及皮下静脉丛等贮血库中称**贮存血量**。在剧烈运动、大失血等应急状态下,贮存血量可进入心血管系统中,补充循环血量,以适应机体的需要。

正常人体内血液的总量是相对稳定的。一般认为,若人体一次失血不超过总血量的 10% ,靠自身的调节,可完全恢复正常。若失血达全身血量的 20% ,机体代偿功能不足,会出现血压下降、脉搏加快、四肢冰冷、一系列临床症状。如失血达总血量的 30% 以上,需及时输血抢救,否则可危及生命。因此,健康成人一次献血 200 ~ 300ml,不会损害身体。

## 二、血型

**知识窗**

### ABO 血型系统的发现

1900 年,奥地利免疫学家 Karl Landsteiner 采取自己和 5 位同事的血液,分别将红细胞和血清分离,再让它们相互混合,结果出现了凝集和不凝集两种现象。据此,他大胆地宣告:人类存在着三种血型。1902 年他的学生对 155 个正常人重复了他的实验,发现还存在着第四种血型。后来国际上统一对这四种血型命名,分别确定为 O 型、A 型、B 型、AB 型。血型的发现为安全输血作出了重大贡献,Landsteiner 在 1930 年获得了诺贝尔生理学及医学奖,赢得了“血型之父”的誉称。

**血型**一般是指红细胞膜上特异抗原的类型。2002 年国际输血协会认可的红细胞血型系统有 25 个。其中与临床关系密切的是 ABO 血型系统和 Rh 血型系统。

如将血型不相容的两个人的血滴放在玻片上混合,其中的红细胞会聚集成簇,这种现象称为**红细胞凝集**。红细胞凝集反应的实质是抗原-抗体反应。红细胞膜上的特异抗原称为**凝集原**;血清中能与凝集原发生反应的特异性抗体称为**凝集素**。

### (一) ABO 血型系统

1. **ABO 血型系统的分型**　ABO 血型系统有两种抗原,分别为 A 凝集原和 B 凝集原,根据红细胞膜上凝集原的有无或不同,将血液分为四个基本类型。A 型血只含 A 凝集原,B 型血只含 B 凝集原,AB 型血含有 A、B 两种凝集原,O 型血不含 A、B 两种凝集原。另一方面,在人类血清中还存在着与凝集原相对抗的天然抗体(凝集素),分别称为抗 A 凝集素和抗 B 凝集素(表 6-4)。

表 6-4 ABO 血型系统的分型

| 血型 | 红细胞上的凝集原 | 血清中的凝集素 |
| --- | --- | --- |
| A 型 | A | 抗 B |
| B 型 | B | 抗 A |
| AB 型 | A 和 B | 无 |
| O 型 | 无 | 抗 A 和抗 B |

**2. ABO 血型鉴定** 临床上为了保证输血安全有效,输血前必须进行血型鉴定。血型鉴定的原理是用已知标准血清中的抗体(凝集素)去检测受试者红细胞膜上未知抗原(凝集原)的类型,根据是否发生红细胞凝集反应而确定血型。

## (二)Rh 血型系统

Rh 抗原最早发现于恒河猴的红细胞上。人类红细胞膜上与临床密切相关的 Rh 抗原有 C、c、D、E、e 五种,其中 D 抗原的抗原性最强。凡红细胞含有 D 抗原的,称为 Rh 阳性;不含 D 抗原的,称为 Rh 阴性。我国汉族人口中绝大多数为 Rh 阳性,Rh 阴性的人仅占 1% 左右,某些少数民族中 Rh 阴性的人较多。Rh 血型系统的特点是血清中不存在与 Rh 抗原起反应的天然抗体。

**考点提示**

血型的分型依据

## 三、输血的原则

输血已成为治疗某些疾病、抢救伤员生命和保证一些手术得以顺利进行的重要手段。但若输血不当或发生差错,就会给病人造成严重的损害,甚至引起死亡。为了保证输血的安全和提高输血的效果,必须遵守输血的原则。在准备输血时,首先必须鉴定血型,最好采用同型输血。对于生育年龄的妇女和需要反复输血的病人,还必须使 Rh 血型相合。其次,输血前必须进行**交叉配血实验**(图 6-8),把供血者的红细胞与受血者的血清相混合,观察是否发生凝集,称为**主侧**;再把受血者的红细胞与供血者的血清相混合,观察是否发生凝集,称为**次侧**。如果主侧、次侧均无凝集反应,称为配血相合,可以

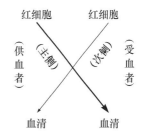

图 6-8 交叉配血实验示意图

进行输血;如果主侧凝集,称为配血不合,绝对不能输血;如果主侧不凝集而次侧凝集,称为配血基本相合,一般不宜进行输血,只能在紧急情况下输血,输血时不宜太快太多,并密切观察,如出现输血反应,应立即停止输血。

**知识窗**

### "生命银行"

生命银行也就是脐带血库(脐带血造血干细胞库),它是以人体造血干细胞移植为目的,具有采集、处理、保存和提供造血干细胞的能力。由于脐带血中含有造血干细胞——一种被喻为"生命种子"的珍贵细胞,造血干细胞的重要性也逐渐被人们所重

视,很多父母因此开始决定在孩子出生时将脐带血保存起来,提取造血干细胞,为孩子日后健康成长"上保险"。

脐血是指新生婴儿脐带在被结扎后胎盘内由脐带流出的血,脐血中富含造血干细胞。采集的脐血经高速离心机将血液中的有效成分分离出来,放入零下196℃的低温下保存。脐带血数量虽少,却含有大量未成熟的造血干细胞,可代替骨髓和外周干细胞移植,治疗许多不治之症,如血液系统疾病、先天性免疫缺损、遗传疾病,防止肿瘤放化疗对骨髓造血功能的抑制。而且这些干细胞的异体排斥反应小,再生能力和速度是成人细胞的10到20倍,疗效好、成本低、副作用小,对提供者毫无影响。现在脐带血应用于临床更多的是作为一种辅助治疗手段,并不是根治许多恶性疾病的最有效手段。它目前只适用于10岁以下儿童移植的需要,因为脐带血的数量有限,根本不足以用于成人的治疗。而且将脐带血在零下196℃的低温冷冻那么多年,干细胞是否还有足够的活性,也是不得而知的。

## 本章小结

血液由血浆和血细胞两部分组成。血浆晶体渗透压维持细胞内外水的平衡和保持红细胞正常形态;血浆胶体渗透压调节血管内外水的平衡和维持血容量。红细胞的主要功能是运输 $O_2$ 和 $CO_2$,其生成需要蛋白质、铁、叶酸和维生素 $B_{12}$。中性粒细胞和单核细胞具有吞噬功能;淋巴细胞参与机体免疫功能;嗜碱性粒细胞参与机体过敏反应;嗜酸性粒细胞具有抗过敏和抗寄生虫作用。血小板的主要功能为维持毛细血管内皮完整性、参与生理性止血和凝血过程。血液凝固的基本过程为凝血酶原激活物的形成、凝血酶的形成和纤维蛋白的形成。与输血密切相关的血型系统有 ABO 和 RH。输血前必须进行血型鉴定和交叉配血实验。

(李向利)

 目标测试

### A1 型题

1. 在维持血浆晶体渗透压中,尤为重要的是
   A. 氯化钠　　　　　　B. 球蛋白　　　　　　C. 白蛋白
   D. 纤维蛋白原　　　　E. 葡萄糖

2. 中性粒细胞的主要功能是
   A. 产生抗体　　　　　B. 产生肝素和组胺　　C. 参与过敏反应
   D. 吞噬外来微生物　　E. 参与细胞免疫

3. 血清与血浆的主要区别是前者不含
   A. 白蛋白　　　　　　B. 纤维蛋白原　　　　C. 球蛋白
   D. 纤溶酶原　　　　　E. 纤溶酶

4. 临床上输血常用的抗凝血物质是
   A. 纤溶酶　　　　　　B. 草酸钙　　　　　　C. 柠檬酸钠

D. 维生素 K　　　　　　　E. 肝素

5. 某人血清中只有抗 B 凝集素,红细胞无 D 抗原,其血型属于

　　A. A 型 Rh 阴性　　　　B. B 型 Rh 阴性　　　　C. A 型 Rh 阳性

　　D. B 型 Rh 阳性　　　　E. O 型 Rh 阴性

**B1 型题**

题 6~9 共用备选答案

　　A. 白蛋白　　　　　　B. 球蛋白　　　　　　C. 纤维蛋白原

　　D. NaCl　　　　　　　E. 水

6. 参与血液凝固的物质

7. 血浆胶体渗透压主要来自

8. 具有免疫功能的物质

题 9~11 共用备选答案

　　A. 缺铁性贫血　　　　B. 再生障碍性贫血　　　C. 营养性贫血

　　D. 溶血性贫血　　　　E. 巨幼红细胞性贫血

9. 骨髓受到 X 线损伤时将患

10. 维生素 B$_{12}$和叶酸缺乏将引起

11. 长期少量失血将发生

# 第七章 脉管系统

 **学习目标**

1. 掌握心血管系统的组成、体循环和肺循环的概念;心的位置、心腔构造和心的体表投影;心率、心动周期和心脏的泵血过程。
2. 熟悉全身动脉主干及其分支、全身静脉主干及其属支和淋巴系统的组成;影响心排出量的因素,微循环的组成和血流通路;动脉血压的形成原理和影响因素,静脉血压及影响静脉回心血量的因素。
3. 了解心肌的生物电现象和心肌的生理特征;心音的组成,心电图的基本波形;心血管活动的调节。

 **案例**

患者男,55 岁,近 10 年来间断性头晕、头痛,伴视物模糊,血压最高达 160/100mmHg,间断服用降压药控制,血压控制在 120/75mmHg 左右,以"高血压病"收入院治疗。查体:血压 160/95mmHg。

请问:1. 什么叫血压?
　　　2. 正常成年人血压范围?

## 第一节 概　述

**脉管系统**是封闭的管道系统,包括**心血管系统**和**淋巴系统**。心血管系统由心、动脉、毛细血管和静脉组成,血液在其中循环流动。淋巴系统包括淋巴管道、淋巴器官和淋巴组织。淋巴系统的管道内流动着淋巴,最后汇入静脉。

在心血管系统中,心是动力器官,借节律性收缩与舒张,推动血流。**动脉**是输送血液离心的管道;**毛细血管**是连于动脉和静脉之间呈网状的微细管道,是血液与组织之间进行物质交换的场所;**静脉**是输送血液回心的管道。

血液在心血管系统内沿一定方向周而复始的流动,称为**血液循环**;而淋巴经淋巴管道不断汇入血液的过程,称为**淋巴循环**。

依据循环途径不同,将血液循环分为体循环和肺循环。两个循环同时进行,彼此相通(图 7-1)。

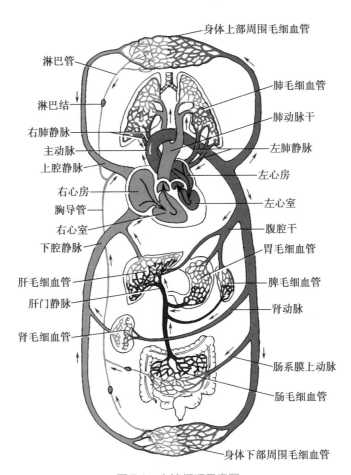

图7-1 血液循环示意图

**体循环**又称大循环:当心室收缩时,血液由左心室射入主动脉,经主动脉各级分支到达全身毛细血管,在此与周围组织、细胞进行物质和气体交换,再经各级静脉回流,最后经上、下腔静脉及心的冠状窦返回右心房。体循环的特点:流程长、流经范围广,以动脉血滋养全身各部,并将全身各部的代谢产物和二氧化碳运回心,血液由动脉血变成静脉血。

**肺循环**又称小循环:当心室收缩时,血液由右心室射出,经肺动脉干及其各级分支到达肺泡毛细血管,进行气体交换,再经肺静脉汇入左心房。肺循环特点:流程短,只经过肺,血液由静脉血变成动脉血。

> 💡 **考点提示**
>
> **血液循环的途径**

## 第二节 心血管系统

### 一、心

#### (一)位置和形态

**心**位于胸腔中纵隔内,约2/3在身体正中线左侧,1/3在右侧。心的前面大部分被肺遮盖,小部分贴邻胸骨和肋骨;后面与食管、胸主动脉等相邻;两侧与纵隔胸膜、胸膜腔和肺相邻;上方连接出入心的大血管;下方贴膈的中心腱(图7-2)。

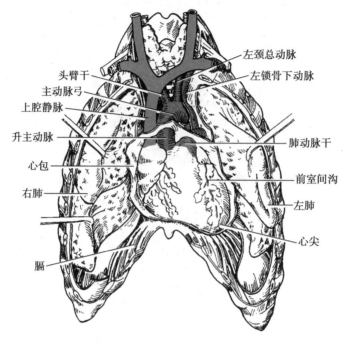

图7-2 心的位置

心呈倒置的、前后略扁的圆锥形,可分为一尖、一底、两面、三缘和三条沟(图7-3,7-4)。

一尖:**心尖**钝圆、游离,朝向左前下方,在左侧第5肋间隙锁骨中线内侧1～2cm处可触及搏动,此处又称心尖搏动点。

一底:**心底**朝向右后上方,与出入心的大血管相连。

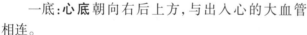

💡 **考点提示**

心的位置

两面:前面又称**胸肋面**,与胸骨及肋软骨相邻;下面又称**膈面**,与膈相邻。

三缘:**左缘**主要由左心室构成,**右缘**主要由右心房构成,**下缘**主要由右心室和心尖构成。

三沟:**冠状沟**为心表面的环形沟,是心房与心室在心表面的分界;在心的胸肋面和膈面各有一条自冠状沟起始行向心尖稍右侧的**前室间沟**和**后室间沟**,是左、右心室在心表面的分界,三条沟内均有营养心壁的血管。

**(二)心腔的结构**

心有四个腔,左右心房间的房间隔和左右心室间的室间隔将心腔分为互不相通的左、右两半。每侧心房和心室间借房室口相通。右心房、右心室容纳静脉血液,左心房、左心室容纳动脉血液。

1. **右心房** 位于心的右后上部,有3个入口和1个出口。其中上方的为**上腔静脉口**,下方为**下腔静脉口**,在下腔静脉口与右房室口之间为**冠状窦口**。出口为**右房室口**,位于右心房的前下方,通向右心室。在右心房后内侧壁的房间隔下部有一卵圆形浅窝称**卵圆窝**,为胎儿卵圆孔闭锁后的遗迹。此处是房间隔缺损的好发部位(图7-5)。

2. **右心室** 位于右心房的左前下方,有1个入口和1个出口。入口为右房室口,在右房室口的周缘有 3 个三角形的瓣膜,称**三尖瓣**,相邻两个瓣膜的游离缘借腱索连于右心室壁上的乳头肌。当心室收缩时,瓣膜合拢封闭房室口以防血液逆流。出口为肺动脉口,位于右心室的左上部,通向肺动脉干,口周缘有三个半月形的**肺动脉瓣**。当右心室舒张时,肺动脉干中的血液回流,充满肺动脉瓣,关闭肺动脉口,防止血液逆流(图7-6)。

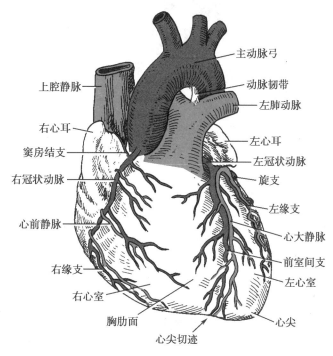

图 7-3 心的外形（前面观）

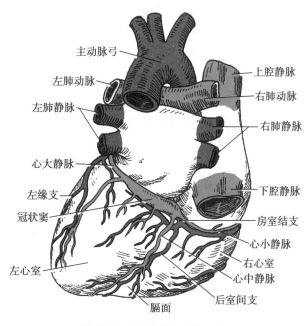

图 7-4 心的外形（后面观）

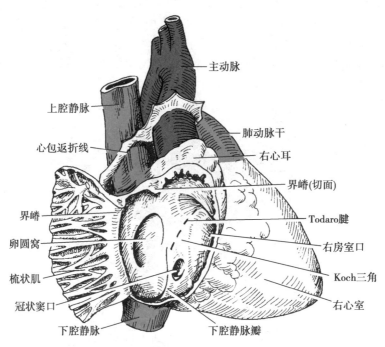

图7-5　右心房的内面观

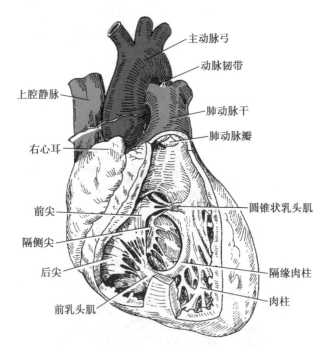

图7-6　右心室的内面观

3. **左心房**　左心房位于右心房的左后方,构成心底的大部分,其向右前方突出的部分为**左心耳**。左心房有4个入口和1个出口。入口是肺静脉口,位于左心房后壁的两侧,左右各2个,出口为左房室口(图7-7)。

4. **左心室**　位于右心室的左后方,左心室有1个入口和1个出口。入口是左房室口,在左房室口的周缘有2个三角形的二尖瓣,瓣膜的游离缘也有腱索连接乳头肌,功能同三尖瓣。出口是主动脉口,口周缘有三个主动脉瓣,其形态和功能与肺动脉瓣相同(图7-7)。

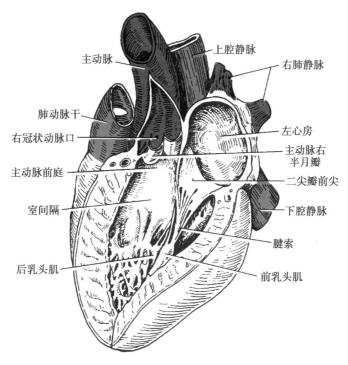

图7-7 左心房和左心室腔面

### (三)心壁的结构与心的传导系统

1. **心壁** 心壁由心内膜、心肌层和心外膜构成(图7-8)。

(1)**心内膜**:心内膜是衬贴于心壁内面的一层光滑的薄膜由内皮和内皮下层构成。它与血管内膜相续,在房室口和动脉口处,心内膜折叠形成心的瓣膜。

(2)**心肌层**:为心壁最厚的一层,由心肌纤维构成。心房肌较薄,心室肌较厚,左心室肌最厚。在房室口和动脉口周围都有致密结缔组织构成的纤维环,心房肌和心室肌分别附着于纤维环上,互不连续。因此,心房肌的兴奋不能直接传递给心室肌。

室间隔的大部分由心肌构成,称为肌部;其上部靠近心房处有一缺乏心肌的卵圆形区域,称为膜部,是室间隔缺损好发的部位。

(3)**心外膜**:心外膜是心脏表面的一层光滑的浆膜,即浆膜性心包的脏层。

 **知识窗**

### 房间隔缺损

　　房间隔缺损是临床上常见的先天性心脏畸形,通常以原始房间隔在胚胎发育过程中出现异常,导致左右心房间的卵圆孔未完全关闭形成的。房间隔缺损的位置和大小变化很大,大的房间隔缺损使左心房的血液向右心房分流,引起右心房和右心室扩大并使肺动脉干扩张,加重了右肺血管的负担,造成右心房、右心室和肺动脉的肥大。

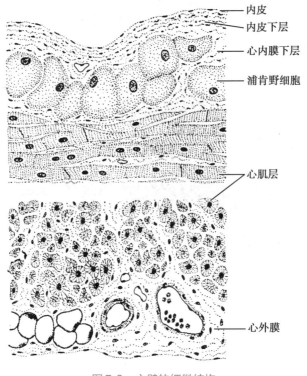

图 7-8　心壁的细微结构

2. **心的传导系统**　心的传导系统由特殊的心肌纤维构成,能产生并传导冲动,维持心的正常节律性搏动。心的传导系统包括窦房结、房室结、房室束及其分支(图 7-9)。

(1) **窦房结**:位于上腔静脉与右心房交界处心外膜的深面,为心脏的正常起搏点。

(2) **房室结**:位于冠状窦口与右房室口之间的心内膜深面。其主要功能是将窦房结的兴奋传向心室。

(3) **房室束及其分支**:房室束起自房室结,沿室间隔膜部下降,至肌部上缘分为左束支和

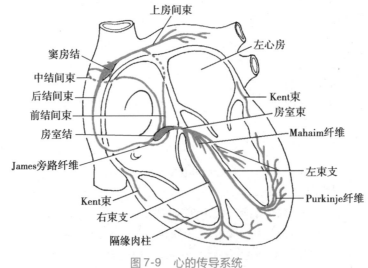

图 7-9　心的传导系统

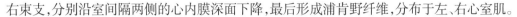

右束支,分别沿室间隔两侧的心内膜深面下降,最后形成浦肯野纤维,分布于左、右心室肌。

（四）心的血管

1. 动脉 心的血液供应来自左、右冠状动脉,冠状动脉起自升主动脉的根部。**右冠状动脉**主要分布于右心房、右心室、左心室后壁、室间隔的后下部及窦房结和房室结。**左冠状动脉**至冠状沟分为两支:前室间支主要分布于左心室前壁、右心室前壁的小部分和室间隔前上部;旋支主要分布于左心房、左心室的侧壁和后壁。

2. 静脉 心的静脉多与动脉伴行,最终在冠状沟后部汇合,形成冠状窦,经冠状窦口注入右心房。

（五）心包

心包是包在心和出入心的大血管根部的膜性囊(图 7-10)。可分为纤维心包和浆膜心包两个部分。

1. 纤维心包 纤维心包是坚韧的结缔组织囊,上方与出入心的大血管外膜延续,下方附于膈的中心腱。

2. 浆膜心包 浆膜心包可分为脏、壁两层。脏层紧贴心的表面,壁层贴在纤维心包内面。脏壁两层在大血管根部相互移行,形成心包腔,内有少量浆液,可减少心搏动时的摩擦。

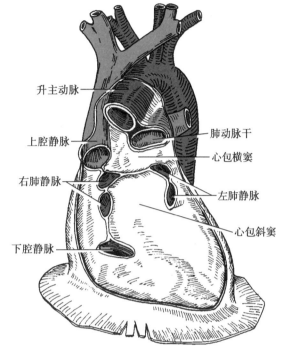

升主动脉
上腔静脉
右肺静脉
下腔静脉
肺动脉干
心包横窦
左肺静脉
心包斜窦

图 7-10 心包

（六）心的体表投影

成人心在胸壁的体表投影,可用下列四点的连线表示(图 7-11):

1. **左上点** 左侧第二肋软骨下缘,距胸骨左缘约 1.2cm 处。

2. **右上点** 右侧第三肋软骨上缘,距胸骨右缘约 1.0cm 处。

3. **右下点** 右侧第七胸肋关节处。

4. **左下点** 左侧第五肋间隙,距前正中线约 7 ~ 9.0cm 处。

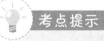 考点提示

心的传导系统和心的体表投影

 知识窗

**心内注射术**

心内注射术是通过心室腔穿刺,将药物直接注入心室腔内,促使心脏恢复自主律动,增强心脏收缩力,从而达到恢复患者心跳,是临床上抢救心脏停搏常用的方法之一。注射部位为心前区,在左侧第 4 肋间隙胸骨左缘 2cm 处,将心内注射针垂直刺入右心室,当抽出回血后,即可将药物注入。

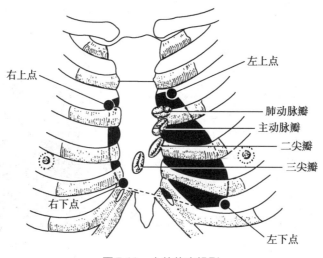

右上点

左上点

肺动脉瓣

主动脉瓣

二尖瓣

三尖瓣

右下点

左下点

图 7-11　心的体表投影

## 二、血管

### （一）血管的分类及结构

血管分为动脉、毛细血管和静脉 3 类。

1. **动脉**　输送血液离开心脏的血管均称为动脉。据管径的大小可分为大、中、小三级。大动脉壁含有大量弹性纤维，有较大的弹性，又称**弹性动脉**。当心室收缩血液进入大动脉时管壁被动扩张，心室舒张时管壁靠弹性回缩，推动血液继续向前流动。中、小血管平滑肌发达，收缩性较强，又称**肌性动脉**，其收缩和舒张可改变血管口径，影响局部血流量和血流阻力，从而维持和调节血压（图 7-12）。

2. **毛细血管**　是连在动、静脉之间的微细血管，是物质交换的部位。相互连接成网状，管壁薄，主要由一层内皮细胞和基膜构成，可分为连续毛细血管、有孔毛细血管、窦样毛细血管。

3. **静脉**　是引导血液回流至心房的血管。小静脉起自毛细血管，在向心回流的过程中逐渐汇合成中静脉和大静脉，最后注入右心房。与相应的动脉比较，具有管壁薄，管腔大，弹性小，血容量较大的特点。

### （二）肺循环的血管

**肺动脉**起自于右心室的肺动脉口，短而粗，斜向左后上方，至主动脉弓下方分为左、右肺动脉，分别经左、右肺门入肺，入肺后反复分支，最终形成肺泡毛细血管网。在肺动脉干分叉处偏左侧与主动脉弓下缘之间有一结缔组织索，称为动脉韧带，是胎儿时期动脉导管闭锁后的遗迹。

**肺静脉**左右各有两条，分别称左肺上、下静脉和右肺上、下静脉，出肺门后连于左心房。

### （三）体循环的血管

1. **体循环的动脉**　体循环动脉的分布具有如下特点：①多成对称性分布。②走行在躯干、四肢的屈侧或深面，常与静脉、神经伴行。③动脉的大小和配布形式与器官功能一致，如在胃、肠等器官的动脉形成动脉弓，在关节周围形成血管网等，以保证器官在不同状态下都可获得血液的供给。

体循环的动脉主干是**主动脉**，起自左心室，按其行程可分为升主动脉、主动脉弓和降主动脉三段。**升主动脉**起自左心室的主动脉口，向右前上方斜行，达右侧第二胸肋关节处移行

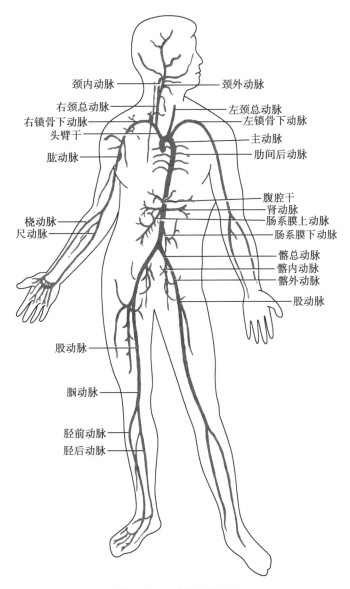

颈内动脉
颈外动脉
右颈总动脉
左颈总动脉
右锁骨下动脉
左锁骨下动脉
头臂干
主动脉
肱动脉
肋间后动脉

腹腔干
肾动脉
肠系膜上动脉
肠系膜下动脉

桡动脉
尺动脉

髂总动脉
髂内动脉
髂外动脉
股动脉

股动脉

腘动脉

胫前动脉
胫后动脉

图 7-12　全身动脉模式图

为主动脉弓。升主动脉的分支有左、右冠状动脉。**主动脉弓**接续升主动脉,在胸骨柄后面,弓形弯向左后方,至第四胸椎体下缘左侧延续为降主动脉。由主动脉弓的凸侧自右向左发出三大分支,依次为头臂干、左颈总动脉和左锁骨下动脉。**头臂干**短而粗,向右上方斜行,至右侧胸锁关节后方分为右颈总动脉和右锁骨下动脉。**降主动脉**又以膈的主动脉裂孔为界,分为胸主动脉和腹主动脉。**腹主动脉**下行至第四腰椎体下缘处分为左、右髂总动脉。

（1）**头颈部的动脉**:主干是左、右颈总动脉。右侧起自头臂干,左侧直接发自主动脉弓,出胸廓上口至颈部,沿气管和喉的外侧上升,至甲状软骨上缘水平分为颈内动脉和颈外动脉。在颈动脉分叉处有两个重要结构颈动脉窦和颈动脉小球。

**颈动脉窦**是颈总动脉末端和颈内动脉起始处的膨大部分,窦壁上有压力感受器,当血压升高时刺激压力感受器可反射性地引起心跳减慢、末梢血管扩张、血压下降。**颈动脉小球**位于颈动脉分权后方,是化学感受器,可感受血液中二氧化碳分压、氧分压和氢离子浓度变化。

当血液中氧分压降低或二氧化碳分压增高时反射性地促进呼吸加深加快。

1）**颈内动脉**：沿咽两侧上升入颅腔，主要分布于脑和视器。

2）**颈外动脉**：在胸锁乳突肌深面上行，穿腮腺分为上颌动脉和颞浅动脉两个终支（图7-13）。其主要分支有：

**甲状腺上动脉**：从颈外动脉起始处发出，行向前内下，主要分支分布于甲状腺和喉。

**舌动脉**：在甲状腺上动脉稍上方起自颈外动脉，分支营养舌和舌下腺等。

**面动脉**：在下颌角平面起始，向前内经颌下腺深面，在咬肌前缘处绕过下颌骨下缘至面部，经口角和鼻翼外侧，上行至眼内眦，改称为**内眦动脉**。面动脉分支分布于面部软组织，下颌下腺等处。面动脉在绕下颌骨下缘与咬肌前缘交界处，位置表浅，为摸脉点和压迫止血点。

**颞浅动脉**：经外耳门前方上行至颞部。分支分布于腮腺和颞、顶、额部软组织。在外耳门前方其位置表浅，为摸脉点和压迫止血点。

**上颌动脉**：经下颌支深面行向前内，分支分布于咀嚼肌、上下牙及鼻腔等处，并发出脑膜中动脉穿棘孔入颅腔，分支分布于硬脑膜，其前支行于翼点深面，颞部骨折时易受损伤，引起硬膜外血肿。

💡 **考点提示**

头颈部动脉血管的走行及主要分支

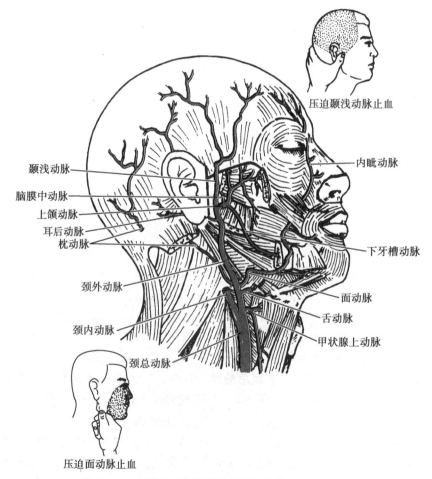

图7-13　颈外动脉及其分支

（2）**锁骨下动脉及上肢的动脉**

1）**锁骨下动脉**：右侧起自头臂干,左侧起自主动脉弓,沿胸膜顶内侧上行至颈根部,弓形向外,经第一肋上面穿斜角肌间隙,至第一肋外缘延续为腋动脉（图7-14）。主要分支有：椎动脉、胸廓内动脉、甲状腺颈干。

2）**上肢的动脉**：上肢的动脉主干有腋动脉、肱动脉、桡动脉和尺动脉（图7-14）。

**腋动脉**：经腋窝深部下行,至背阔肌下缘移行为肱动脉。其主要分支分布于肩部和部分胸壁。

**肱动脉**：沿肱二头肌内侧下行,至肘窝深部分为桡动脉和尺动脉。当上肢远侧端发生大量出血时,可在臂中部的内侧向外侧压迫肱动脉于肱骨进行止血（图7-15）。

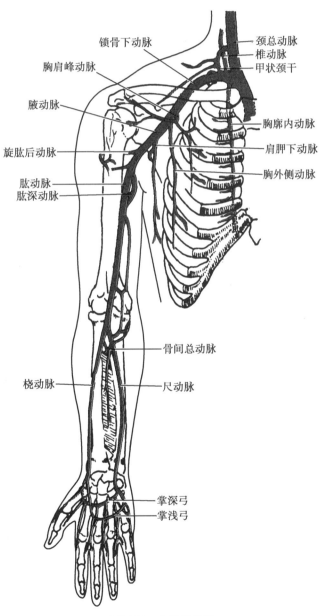

图 7-14　上肢的动脉

**桡动脉**:自肱动脉分出后,与桡骨平行下降,至桡腕关节处,分出掌浅支入手掌;本干行向后,绕桡骨茎突下方至手背,再穿第一掌骨间隙入手掌深部,桡动脉末端与尺动脉掌深支吻合,形成**掌深弓**。桡动脉下段在桡骨下端前方,桡侧腕屈肌腱外侧位置表浅,是重要的切脉点。

**尺动脉**:自肱动脉分出后,斜向内下,经豌豆骨外侧入手掌,其末端与桡动脉掌浅支吻合成**掌浅弓**,自掌浅弓发出分支沿手指两侧行向指尖。掌深弓的分支与掌浅弓的分支吻合。桡、尺动脉沿途分支分布于前臂和手(图7-16)。

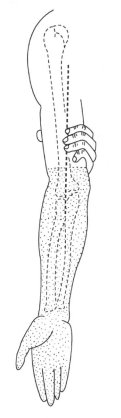

图7-15　肱动脉的压迫止血点

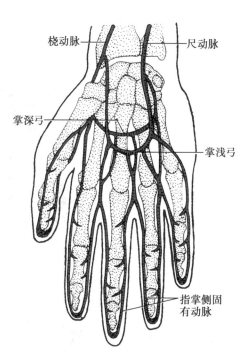

图7-16　手的动脉

(3) **胸部的动脉**:胸主动脉沿途分出脏支和壁支(图7-17)。

1) **脏支**:细小,主要分布于食管、气管、支气管和心包等胸内脏器。

2) **壁支**:分布于胸壁和腹壁上部,主要为**肋间后动脉**和**肋下动脉**。

(4) **腹部的动脉**:腹主动脉是腹部的动脉主干,其分支也有壁支和脏支两类(图7-18)。壁支较细小,主要是4对腰动脉,横行向外,分布于脊髓、腹后壁和腹前外侧壁。脏支数量多且粗大,分成对和不成对两类。成对脏支有**肾上腺中动脉、肾动脉、睾丸动脉**(或**卵巢动脉**);不成对脏支有**腹腔干、肠系膜上动脉**和**肠系膜下动脉**。

1) **肾上腺中动脉**:在平对第1腰椎平面由腹主动脉侧壁发出,分布于肾上腺。

考点提示

上肢动脉血管走行及临床意义

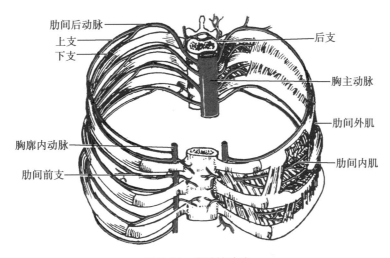

图 7-17　胸壁的动脉

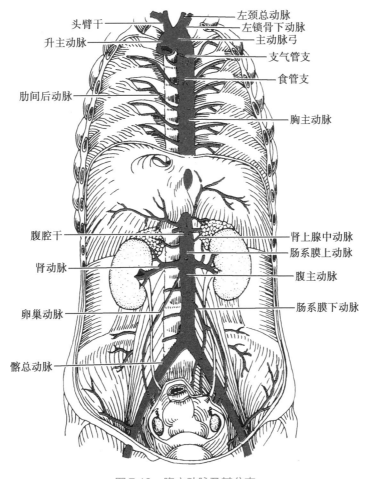

图 7-18　腹主动脉及其分支

2) **肾动脉**:较粗,约在平对第2腰椎体平面由腹主动脉侧壁发出,经肾门入肾。

3) **睾丸动脉**:细长,在肾动脉的稍下方由腹主动脉发出,沿腹后壁斜向外下走行,经腹股沟管入阴囊,分布于睾丸和附睾。在女性则称卵巢动脉,分布于卵巢和输卵管。

4) **腹腔干**:为一短干,在主动脉裂孔稍下方起自腹主动脉前壁,并立即分为胃左动脉、肝总动脉和脾动脉(图7-19)。

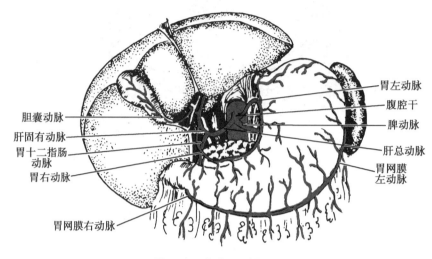

图7-19 腹腔干及其分支

**胃左动脉**:斜行至胃的贲门左侧,然后沿胃小弯右行。分支分布于食管下段和胃小弯侧胃壁。

**肝总动脉**:向右行至十二指肠上部的上方,分为肝固有动脉和胃十二指肠动脉。①**肝固有动脉**,在肝十二指肠韧带内上行,至肝门附近分为左、右二支入肝,肝右支在入肝门前分出**胆囊动脉**,分支分布于胆囊。肝固有动脉起始部还发出**胃右动脉**沿胃小弯向左与胃左动脉吻合,分布于十二指肠上部和胃小弯侧胃壁。②**胃十二指肠动脉**,经幽门后方下行,分为胃网膜右动脉和胰十二指肠上动脉。胰十二指肠上动脉分为前、后支分布十二指肠和胰头;胃网膜右动脉,沿胃大弯左行,分布于胃大弯侧胃壁和大网膜。

**脾动脉**:沿胰上缘左行至脾门附近,分数支入脾,沿途发出胰支,在近脾门处还发出胃短动脉、胃网膜左动脉和胃后动脉。

5) **肠系膜上动脉**:在腹腔干的稍下方由腹主动脉前壁发出,在胰头后方下行,进入小肠系膜内。主要分支有空肠动脉和回肠动脉、回结肠动脉、右结肠动脉、中结肠动脉。其中回结肠动脉分布于回肠末端、盲肠和升结肠,发出阑尾动脉,分布于阑尾(图7-20)。

6) **肠系膜下动脉**:约平第3腰椎高度由腹主动脉前壁发出,沿腹后壁向左下方下降,主要分支有左结肠动脉、乙状结肠动脉和直肠上动脉(图7-20)。

(5) **盆部的动脉**:髂总动脉左右各一,在第4腰椎高度自腹主动脉分出斜向外下,至骶髂关节前方分为髂内动脉和髂外动脉(图7-21)。

1) **髂内动脉**:为一短干,下降入盆腔,主要分布于盆腔内脏器官、臀部等。

2) **髂外动脉**:髂外动脉下行经腹股沟韧带中点深面入股部,延续为股动脉。

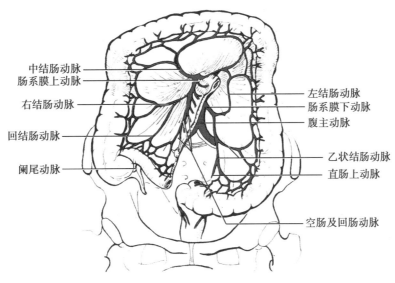

图 7-20　肠系膜动脉及其分支

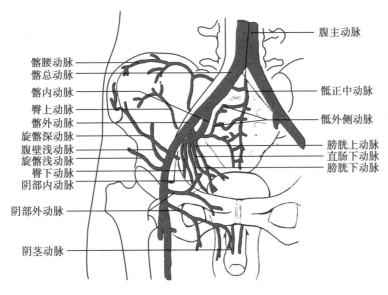

图 7-21　盆部的动脉

（6）下肢的动脉

**股动脉**：是髂外动脉的延续，在股三角内下行，渐向后下入腘窝改称腘动脉。股动脉的主要分支是股深动脉，分支营养大腿诸肌（图 7-22，7-23）。

**腘动脉**：在腘窝深部下行，至腘窝下部分为胫前动脉和胫后动脉。腘动脉分支分布于膝关节及邻近肌。

**胫前动脉**：在小腿前群肌之间下行，经踝关节前方下行至足背，延续为足背动脉。足背动脉位置表浅，在踝关节前方，内、外踝连线中点处可触及其搏动，胫前动脉分布于小腿前部及足背。

**胫后动脉**：为腘动脉的延续，在小腿肌后群浅，深两层之间下行，经内踝后方转入足底，分为**足底内侧动脉**和**足底外侧动脉**。胫后动脉分支分布于小腿后部及足底部。

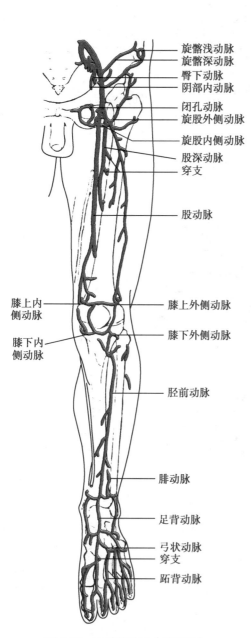

图 7-22 下肢的动脉（前面观）

旋髂浅动脉
旋髂深动脉
臀下动脉
阴部内动脉
闭孔动脉
旋股外侧动脉
旋股内侧动脉
股深动脉
穿支
股动脉
膝上内侧动脉
膝下内侧动脉
膝上外侧动脉
膝下外侧动脉
胫前动脉
腓动脉
足背动脉
弓状动脉
穿支
跖背动脉

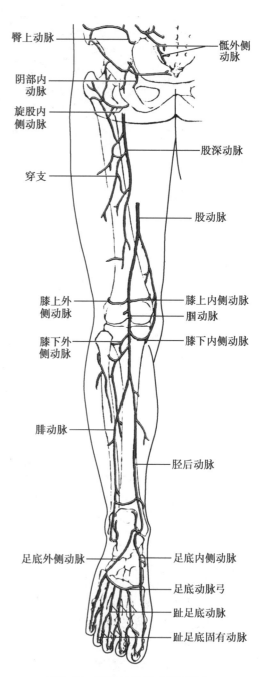

图 7-23 下肢的动脉（后面观）

臀上动脉
骶外侧动脉
阴部内动脉
旋股内侧动脉
股深动脉
穿支
股动脉
膝上外侧动脉
膝上内侧动脉
腘动脉
膝下外侧动脉
膝下内侧动脉
腓动脉
胫后动脉
足底外侧动脉
足底内侧动脉
足底动脉弓
趾足底动脉
趾足底固有动脉

**知识窗**

**下肢压迫止血部位**

股动脉压迫止血部位:在股三角内,股动脉位置表浅,在腹股沟韧带中点稍内侧的下方可摸到股动脉搏动,把股动脉压向耻骨支,可使下肢止血。

腘动脉压迫止血部位:在腘窝中加垫,屈膝包扎,可压迫腘动脉使小腿和足止血。

足背动脉压迫止血部位:在踝关节前方,内、外踝连线的中点,向后下将足动脉压向足背,进行压迫止血。

2. **体循环的静脉** 体循环的静脉数量多、行程远,分布广,主要包括上腔静脉系、下腔静脉系和心静脉系。体循环的静脉与动脉比较有如下特点:①有静脉瓣,可阻止血液逆流,静脉瓣以四肢较多。②分浅静脉和深静脉两种,浅静脉位于皮下,又称皮下静脉,是静脉穿刺的常选部位;深静脉多与同名动脉伴行,也称伴行静脉。③比同级动脉管腔大、管壁薄、弹性小、数量多。④静脉间吻合支丰富,浅静脉间、深静脉间、浅深静脉间均有广泛的吻合,并形成静脉网或静脉丛。

(1) **上腔静脉系**:由上腔静脉及其属支组成,收集头颈部、上肢、胸壁和部分胸腔器官的静脉血,其主干是上腔静脉(图7-24)。

**考点提示**

静脉血管的主要特点

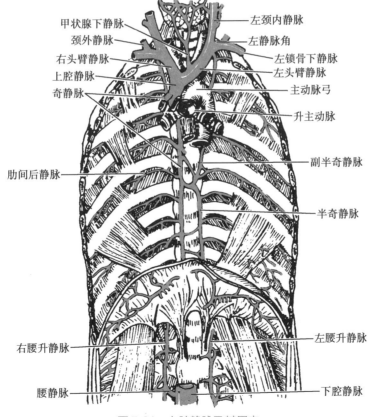

图 7-24 上腔静脉及其属支

　　**上腔静脉**为一粗大的静脉干,由左、右头臂静脉汇合而成,沿升主动脉右侧垂直下降,注入右心房。上腔静脉在注入右心房之前,有奇静脉汇入。头臂静脉又称无名静脉,左、右各一,由同侧颈内静脉和锁骨下静脉汇合而成。汇合处的夹角称**静脉角**,是淋巴导管注入的部位。头臂静脉主要收集头颈部和上肢的静脉血。

　　1)**头颈部的静脉**:浅静脉主要有面静脉、下颌后静脉和颈外静脉;深静脉主要是颈内静脉和锁骨下静脉(图 7-25)。

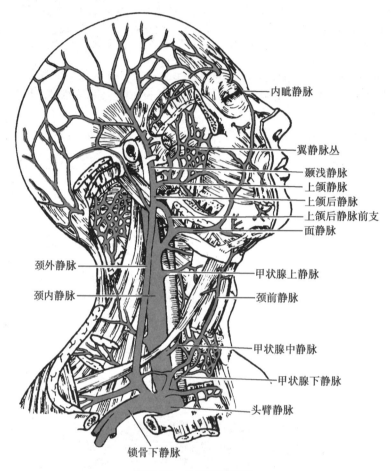

内眦静脉

翼静脉丛

颞浅静脉
上颌静脉
上颌后静脉
上颌后静脉前支
面静脉

颈外静脉

颈内静脉

甲状腺上静脉

颈前静脉

甲状腺中静脉

甲状腺下静脉

头臂静脉

锁骨下静脉

图 7-25　头颈部的静脉

　　**面静脉**:起自内眦静脉,与面动脉伴行,下行至舌骨高度注入颈内静脉。面静脉通过内眦静脉经眼静脉与颅内海绵窦相交通。面静脉缺乏静脉瓣。因此,面部发生化脓性感染时,若处理不当(如挤压等),可导致颅内感染。因此,将鼻根至两侧口角的三角区称为"危险三角"。

　　**下颌后静脉**:由颞浅静脉和上颌静脉汇合而成,穿腮腺下行,分别汇入面静脉和颈外静脉。

　　**颈外静脉**:为颈部最大的浅静脉,由下颌后静脉的后支与耳后静脉等汇合而成,沿胸锁乳突肌表面下降,在锁骨中点上方注入锁骨下静脉。

　　**颈内静脉**:是颈部最大的静脉干,在颅底颈静脉孔处续接硬脑膜的乙状窦,伴颈内动脉和颈总动脉下行,至胸锁关节的后方与同侧锁骨下静脉汇合成**头臂静脉**。颈内静脉主要收集颅内、面部和颈部的静脉血。颈内静脉的主要属支是面静脉和下颌后静脉。

**锁骨下静脉**：为腋静脉的延续,在第一肋外缘向内至胸锁关节后方与颈内静脉汇合成头臂静脉。锁骨下静脉位置恒定,管腔较大,临床上常经锁骨上或锁骨下入路做锁骨下静脉导管插入。

2）**上肢的静脉**：上肢深静脉与同名动脉伴行,最后汇入腋静脉。上肢浅静脉起自手背静脉网,有 3 条较为恒定的主干,即头静脉、贵要静脉和肘正中静脉(图 7-26)。临床上常通过上肢浅静脉进行采血、输液或药物注射。

**手背静脉网**：手背静脉数目多,且吻合成网状,位置表浅,为临床输液常选用的静脉。

**头静脉**：起于手背静脉网的桡侧,渐绕至前臂掌面并沿其桡侧上行,通过肘窝续沿肱二头肌外侧上行,最后注入腋静脉或锁骨下静脉。

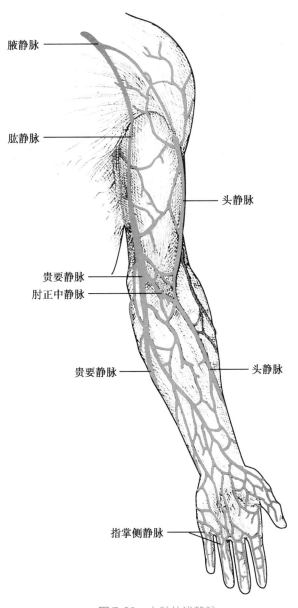

腋静脉

肱静脉

头静脉

贵要静脉

肘正中静脉

贵要静脉

头静脉

指掌侧静脉

图 7-26　上肢的浅静脉

**贵要静脉**:起自手背静脉网尺侧,沿前臂和臂的尺侧上行,经过肘窝沿肱二头肌内侧上行,在臂中部注入肱静脉或上行注入腋静脉。

**肘正中静脉**:位于肘窝部,是一条斜行短静脉干,连接于头静脉与贵要静脉之间。

3）**胸部的静脉**:主干是奇静脉,它直接或间接收集胸壁、食管、气管、支气管和脊髓等处的静脉,最后注入上腔静脉(图7-24)。

（2）**下腔静脉系**:下腔静脉系的主干是下腔静脉,它借各级属支收集下肢、盆部和腹部的静脉血,最后注入右心房(图7-27)。

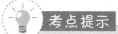

考点提示

上肢静脉血管主干及临床意义

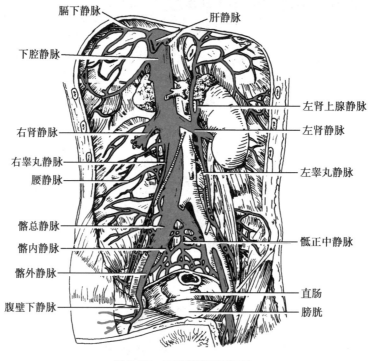

图7-27 下腔静脉及其属支

1）**下肢的静脉**:分深静脉和浅静脉两类。下肢深静脉与同名动脉伴行,最后汇入股静脉。下肢浅静脉起自足背静脉弓,弓的内、外侧缘分别上行续为大隐静脉和小隐静脉(图7-28）。

**足背静脉弓**:足背的浅静脉吻合成足背静脉弓,向上注入大隐静脉和小隐静脉。

**大隐静脉**:是全身最长的浅静脉。起自足背静脉弓内侧,经内踝前方,沿小腿、膝关节和大腿内侧上行,至腹股沟韧带下方注入股静脉。大隐静脉在内踝前方位置表浅,是静脉切开或穿刺的常用部位。

**小隐静脉**:起自足背静脉弓外侧,经外踝后方,沿小腿后面上行,至腘窝处注入腘静脉。

2）**盆部的静脉**:盆部的静脉也与同名的动脉伴行。主干包括髂内静脉和髂外静脉,二者汇入髂总静脉。

**髂内静脉**:收集盆腔脏器、盆壁、会阴和外生殖器的静脉血。盆部的静脉在盆腔脏器壁内或周围形成丰富的静脉丛,如:膀胱静脉丛、直肠静脉丛、子宫静脉丛和阴道静脉丛等。

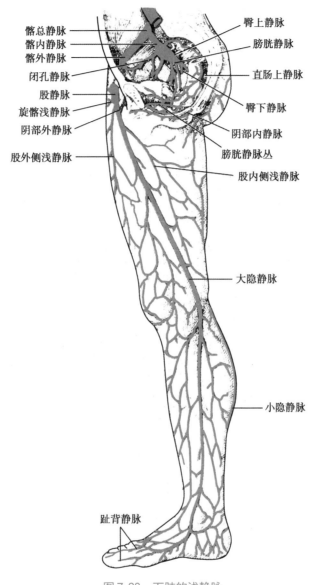

髂总静脉

髂内静脉

髂外静脉

闭孔静脉

股静脉

旋髂浅静脉

阴部外静脉

股外侧浅静脉

臀上静脉

膀胱静脉

直肠上静脉

臀下静脉

阴部内静脉

膀胱静脉丛

股内侧浅静脉

大隐静脉

小隐静脉

趾背静脉

图 7-28　下肢的浅静脉

**髂外静脉**：是股静脉的直接延续，主要收集下肢和腹前壁下部的静脉血。

3）**腹部的静脉**：腹腔脏器和腹壁的静脉血直接或间接汇入下腔静脉（图7-27）。下腔静脉由左、右髂总静脉在第4、5腰椎间右前方汇合而成，沿腹主动脉右侧上行穿膈的腔静脉孔入胸腔，进入右心房。下腔静脉的属支分为壁支和脏支两种。壁支有**膈下静脉**和4对**腰静脉**，它们均与同名动脉伴行。脏支主要有**睾丸静脉（或卵巢静脉）、肾静脉、肾上腺静脉、肝静脉和肝门静脉**等。

**睾丸静脉**：细而长，起自睾丸和附睾，伴同名动脉上行，左侧以直角汇入左肾静脉；右侧则以锐角注入下腔静脉，睾丸静脉在精索内迂曲呈丛，称蔓状静脉丛。在女性，此静脉称卵巢静脉，向上注入部位与男性相同。

**肾静脉**：出肾门后，在肾动脉前方横行向内，注入下腔静脉。

**肾上腺静脉**：左侧注入左肾静脉，右侧注入下腔静脉。

**肝静脉**：有肝左静脉、肝右静脉和肝中静脉，包埋在肝实质内，在肝的腔静脉沟处出肝实质，注入下腔静脉。

**肝门静脉**：肝门静脉及其属支组成肝门静脉系，收集胰、脾、胆囊和胃以下消化管的静脉血（图7-29）。肝门静脉为一短干，在胰头后方由肠系膜上静脉与脾静脉合成，在肝十二指肠韧带内上行，分左右两支经肝门入肝，在肝内反复分支最终注入肝血窦。

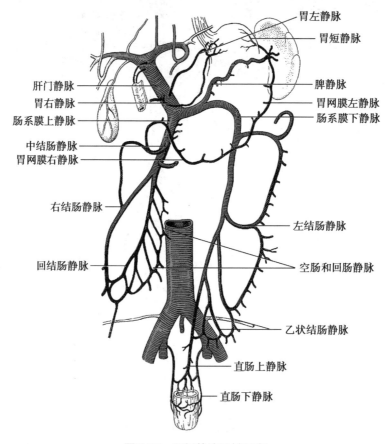

图 7-29　肝门静脉及其属支

肝门静脉的属支主要有肠系膜上静脉、脾静脉、肠系膜下静脉、胃左静脉、胃右静脉、附脐静脉、胆囊静脉。

肝门静脉借其属支与上、下腔静脉之间构成多处吻合，如食管静脉丛、直肠静脉丛、脐周静脉丛。正常情况下血流经肝门静脉回流入下腔静脉，当肝门静脉

 **考点提示**

肝门静脉系的特点及临床意义

回流障碍时，内压升高，加上肝门静脉无静脉瓣，血液便通过上述三条途径逆流，形成侧支循环，引起静脉丛曲张。如果在食管、直肠等处曲张的静脉破裂，则会出现呕血、便血。

# 第三节 淋 巴 系 统

淋巴管道、淋巴器官和淋巴组织共同组成**淋巴系统**(图 7-30)。在淋巴管道内流动的无色透明液体称为**淋巴**。因淋巴最后归入静脉,故淋巴系统被看作是静脉系统的辅助管道。此外,淋巴器官和淋巴组织可产生淋巴细胞,参与免疫过程,是人体重要的防御装置。

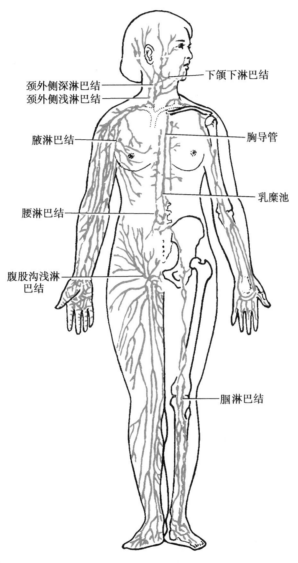

颈外侧深淋巴结
颈外侧浅淋巴结
下颌下淋巴结
腋淋巴结
胸导管
乳糜池
腰淋巴结
腹股沟浅淋巴结
腘淋巴结

图 7-30　全身淋巴系统

## 一、淋巴管道

淋巴管道分为毛细淋巴管、淋巴管、淋巴干和淋巴导管。

### (一)毛细淋巴管

**毛细淋巴管**是以膨大的盲端起于组织间隙,彼此吻合成网,汇入淋巴管。与毛细血管相比,毛细淋巴管的管径较粗,管壁较薄,通透性较大。一些不易通过毛细血管的大分子物质,如蛋白质、脂肪微粒、细菌、癌细胞等可进入毛细淋巴管内。

**（二）淋巴管**

**淋巴管**由毛细淋巴管汇合而成。淋巴管在向心流动过程中,一般都经过一个或多个淋巴结。

**（三）淋巴干**

**淋巴干**是淋巴管通过一系列淋巴结后,汇合成 9 条大的淋巴干(图 7-31),即左、右腰干;左、右支气管纵隔干;左、右锁骨下干;左、右颈干和 1 条肠干。

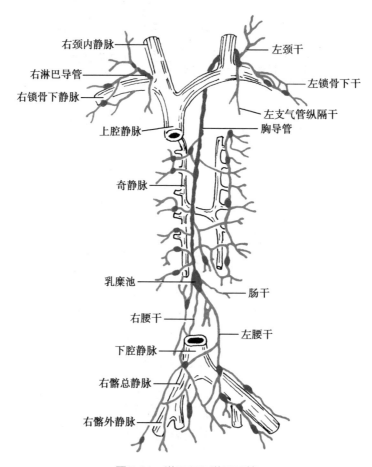

图 7-31　淋巴干和淋巴导管

**（四）淋巴导管**

**淋巴导管**是由 9 条淋巴干汇合而成,共 2 条,即胸导管和右淋巴导管。

1. **胸导管**　胸导管是全身最大的淋巴管道,长约 40cm,一般起于第 1 腰椎体前方,由左、右腰干和肠干汇合而成,其起始部多膨大,称**乳糜池**,向上经膈的主动脉裂孔沿脊柱前面上行,至第 4、5 胸椎高度渐移向左侧,到左颈根部注入左静脉角,在注入左静脉角之前还接纳左颈干、左锁骨下干和左支气管纵隔干。因此,胸导管收集下半身和左上半身,即全身 3/4 的淋巴。

2. **右淋巴导管**　右淋巴导管为一短干,长约 1.5cm,由右颈干、右锁骨下干和右支气管纵隔干汇合

考点提示

淋巴管道的组成

而成,注入右静脉角。右淋巴导管收集右侧上半身,即全身 1/4 的淋巴。

## 二、淋巴器官

淋巴器官包括淋巴结、脾、胸腺和扁桃体等。

### (一)淋巴结

1. **淋巴结的形态** 淋巴结为灰红色、质软的圆形或椭圆形小体。一侧较凸,有数条输入淋巴管进入;另一侧稍凹,称淋巴结门,有 1~2 条输出淋巴管、血管和神经出入(图 7-32)。所以,淋巴结是淋巴管向心行程中的必经器官。淋巴结具有产生淋巴细胞、滤过淋巴和参与免疫等功能。

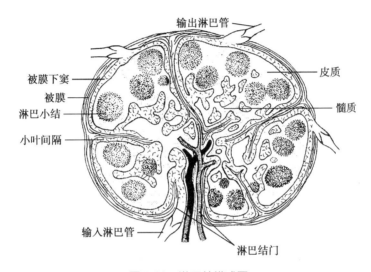

图 7-32 淋巴结模式图

2. **淋巴结群** 淋巴结一般多沿血管成群分布于身体的一定部位,并接受一定器官或部位回流的淋巴。因此,局部感染可引起相应淋巴结群的肿大或疼痛,癌细胞也常沿淋巴管转移,并可停留在淋巴结内,使其肿大。故熟悉淋巴结的位置和引流范围有一定的临床意义。

### (二)脾

**脾**是人体最大的淋巴器官(图 7-33),具有储血、造血、清除衰老红细胞和参与人体的免疫反应的功能。胎儿时期具有造血功能,出生后仅能产生淋巴细胞。

1. **脾的位置** 脾位于左季肋区,与第 9~11 肋相对应,其长轴与第 10 肋方向基本一致,正常人的脾在左肋弓下不能被触及。脾质软且脆,在左季肋区遭受暴力打击时,易导致脾破裂而出血。

2. **脾的形态** 脾是椭圆形的实质性器官,分为膈、脏两面,上、下两缘和前、后两端。膈面隆凸平滑,朝向外上方,与膈相贴。脏面凹陷,近中央处为脾门,为血管、神经和淋巴结出入的部位。脾的下缘钝厚,上缘较锐,有 2~3 个切迹,称**脾切迹**,是脾大时触诊的标志。

### (三)胸腺

胸腺位于胸骨柄后方,上纵隔的前部。胸腺有明显的年龄变化,新生儿和幼儿的胸腺相对较大,性成熟后最大,以后逐渐萎缩,被结缔组织替代。

胸腺是一个淋巴器官,兼有内分泌功能,其分泌物称胸腺素可使骨髓的淋巴细胞转化成

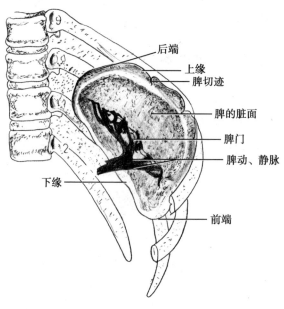

图 7-33　脾的位置和形态

T 淋巴细胞。T 淋巴细胞再移至各处淋巴结和脾内,增殖并参与机体的细胞免疫功能。

# 第四节　心 脏 生 理

心脏节律性的舒缩活动是在心肌生理特性的基础上产生的,而心肌的各种生理特性又与心肌细胞的生物电密切相关。因此,了解心肌细胞的生物电现象对于掌握心肌的生理特性和心脏的泵血功能具有十分重要的意义。

## 一、心肌细胞的生物电现象

心肌细胞分为两类:一类是构成心房壁和心室壁,具有收缩能力,但不能产生自动节律性兴奋的普通心肌细胞,又称工作细胞。另一类是不具有收缩能力,但能自动产生节律性兴奋的特殊分化的心肌细胞,称为**自律细胞**。现以心室肌细胞、浦肯野细胞和窦房结细胞为例,说明心肌细胞的生物电现象。

### (一)心室肌细胞的生物电现象

心室肌细胞的静息电位约为 -90mV,其形成机制与神经纤维相似。

心室肌细胞动作电位与神经细胞的动作电位相比更复杂,历时也长,共分为 5 个时期(图 7-34)。

1. **去极化过程(0 期)**　心室肌细胞动作电位爆发时,膜内电位由静息状态时的 -90mV 迅速上升到 +30mV 左右,构成动作电位的上升支。其特点是去极化速度快,持续时间短(1~2ms),电位变化幅度大。其离子机制与神经纤维相同,由 $Na^+$ 快速大量内流造成的。

2. **快速复极初期(1 期)**　心室肌细胞膜去极化达峰值后,膜电位迅速由 +30mV 快速下降到 0mV 左右,形成快速复极初期,历时约 10ms。$K^+$ 外流是 1 期快速复极化的主要原因。

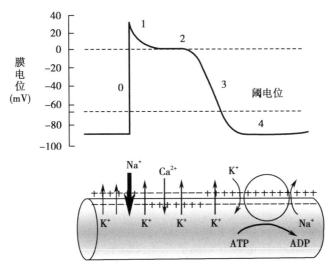

图 7-34 心室肌细胞动作电位和主要离子流示意图

**3. 缓慢复极期（2 期）** 此期膜内电位下降速度极为缓慢，基本上停滞于零电位左右，历时 100～150ms，形成平台状，又称**平台期**。它的形成是由于膜上 $Ca^{2+}$ 通道打开，$Ca^{2+}$ 缓慢而持久地内流，同时，膜对 $K^+$ 仍具有通透性。因此，本期形成是因 $Ca^{2+}$ 内流和 $K^+$ 外流同时存在，致使膜电位保持在 0mV 附近。

**4. 快速复极末期（3 期）** 此时膜内电位迅速从 0mV 迅速下降到 -90mV，完成复极化过程，历时 100～150ms。这是由于 $Ca^{2+}$ 通道关闭而 $K^+$ 迅速外流而形成的。

**5. 静息期（4 期）** 此期膜内电位基本稳定在静息电位水平，故称**静息期**。在形成动作电位的过程中，有一定量的 $Na^+$、$Ca^{2+}$ 内流和 $K^+$ 外流，以恢复静息期细胞内外离子的正常分布，保持心室肌细胞的正常兴奋性。

**（二）自律细胞的生物电现象**

与工作细胞相比，自律性细胞跨膜电位具有特点是，自律细胞动作电位复极达到最大复极电位后，膜电位并不稳定于这一水平，而是立即开始自动去极化，当自动除极化达阈电位水平时，可爆发新的动作电位，周而复始。这是自律细胞产生自动节律性的兴奋的基础，不同类型自律细胞 4 期自动去极化的速度和机制不尽相同。

**1. 窦房结细胞** 窦房结细胞的最大复极电位为 -70mV，其动作电位包括 0 期、3 期和 4 期。0 期去极化速度较慢，是由于 $Ca^{2+}$ 内流所致。复极化 1 期和 2 期不明显，主要表现为 3 期。4 期自动去极化的离子成分较复杂，速度快于浦肯野细胞。

**2. 浦肯野细胞** 浦肯野细胞的动作电位也包括 0 期、1 期、2 期、3 期、4 期，其中除 4 期不稳定外（图 7-35），其他几期的形状和产生机制都与心室肌细胞相似。浦肯野细胞 4 期自动去极化是由于 $Na^+$ 内流逐渐增多和逐渐衰减的 $K^+$ 外流所致。浦肯野细胞 4 期自动去极化速度比窦房结细胞慢，因而自律性比窦房结细胞低。

## 二、心肌的生理特性

心肌组织具有**兴奋性**、**自律性**、**传导性**和**收缩性** 4 种生理特性。其中兴奋性、自律性、传导性是以心肌细胞膜生物电活动为基础，属于电生理特性。

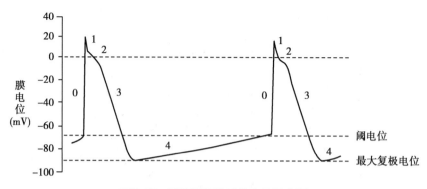

图 7-35　浦肯野细胞动作电位示意图

### （一）心肌的兴奋性

心肌细胞和其他组织一样也具有对刺激发生反应的能力,称为**兴奋性**。在兴奋过程中其兴奋性会发生周期性变化(图 7-36)。

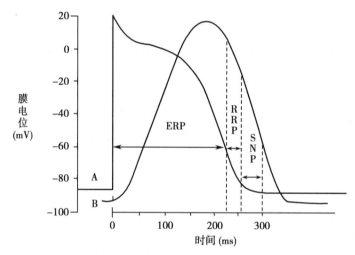

图 7-36　心室肌细胞动作电位期间的兴奋性变化及其机械收缩的关系

A. 动作电位;B. 机械收缩

ERP. 有效不应期;RRP. 相对不应期;SNP. 超常期

1. **有效不应期**　从心肌细胞 0 期去极化开始到复极化达到 $-60\text{mV}$ 这段时期内,不论给予多么强大的刺激,都不能使心肌细胞产生动作电位,称为**有效不应期**。有效不应期可分为绝对不应期和局部反应期。

2. **相对不应期**　有效不应期后,膜电位从 $-60$ 到 $-80\text{mV}$ 这段时期内,给予阈上刺激,可使心肌细胞产生动作电位,称为相对不应期。

3. **超常期**　相对不应期后,膜电位从 $-80$ 到 $-90\text{mV}$ 这段时期内,给予阈下刺激就可以产生动作电位,表明心肌兴奋性高于正常,称为**超常期**。心肌细胞的有效不应期特别长,相当于其机械变化的收缩期和舒张早期。这一特点使心肌不会像骨骼肌那样产生强直收缩,而是始终保持着收缩、舒张交替的节律性活动,保证泵血功能的完成。

正常情况下,心肌按窦房结传来的冲动进行节律性活动,如果在有效不应期之后受到人工刺激或异位起搏点的刺激,可提前产生一次兴奋和收缩,称为**期前兴奋**和**期前收缩**。期前收缩之后常出现一个较长的心室舒张期,称**代偿间歇**。这是因为期前兴奋也有自己的有效不应期,来自窦房结的下一次兴奋正好落在期前兴奋的有效不应期内,不能引起心室兴奋,必须等到窦房结再一次传来兴奋,才能引起心室收缩,所以出现代偿间歇(图7-37)。

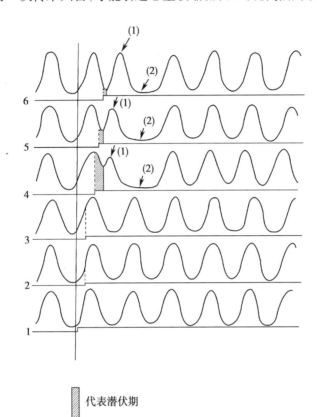

▨ **代表潜伏期**

图 7-37  期前收缩与代偿间歇
各行上线为心肌收缩曲线,下线为电刺激标记
(1)期前收缩;(2)代偿间歇

### (二)心肌的自律性

心肌细胞在没有外来刺激的条件下,能自动地产生节律性兴奋的特性,称**自动节律性**(简称自律性)。心脏的自律性来源于自律细胞,各部分自律细胞的自律性高低不同。其中窦房结的自律性最高(约100/min),其次是房室交界(40~60/min),浦肯野细胞最低(约25/min)。正常心脏的节律性活动受自律性最高的窦房结控制,因而窦房结是心脏活动的正常起搏点。由窦房结控制的心脏节律性跳动,称为**窦性心律**。窦房结以外的自律细胞由于自律性较低,其自身的自律性不能表现出来,称为潜在起搏点。当窦房结的自律性异常降低或潜在起搏点的自律性过高时,潜在起搏点的自律性就会表现出来,称为异位起搏点,由异位起搏点控制的心跳节律,称为**异位心律**。

### (三)传导性

心肌细胞具有传导兴奋的能力,称为**传导性**。正常心脏兴奋的传导主要依靠特殊传导系统来完成,当窦房结发出兴奋后,可直接传播至左、右心房,引起两心房的兴奋;同时,兴奋沿着心房肌内的"优势传导通路"迅速传到房室交界,再经过房室束及左、右束支和浦肯野纤维网传到左、心右心室,引起整个心室兴奋。

兴奋在心脏内传导过程中,传导速度不同,其中心房肌为 0.4m/s,心室肌为 1.0m/s,浦肯野纤维的传导速度最快为 4m/s,房室交界区是兴奋由心房传入心室的唯一通路,传导速度最慢为 0.02m/s。兴奋在房室交界区要延搁 0.1s 才能传向心室。这种兴奋在房室交界区的传导要延搁一段时间的现象,称为**房室延搁**。房室延搁具有重要的生理意义,它使心室在心房收缩完毕之后才开始收缩,保证了心房和心室的顺序性收缩。

### （四）收缩性

心肌细胞与骨骼肌细胞的收缩原理相似,但也有其自身的特点:

**1. 对细胞外液的 $Ca^{2+}$ 浓度有明显依赖性** 心肌细胞的肌质网不发达,终池贮 $Ca^{2+}$ 量少,因而心肌的收缩对细胞外液的 $Ca^{2+}$ 浓度有明显的依赖性。当细胞外液 $Ca^{2+}$ 浓度升高,心肌收缩力增强;反之收缩力减弱。

**2. 不发生强直收缩** 心肌细胞兴奋时的有效不应期特别长,因而心肌不会发生强直收缩。

**3. 同步收缩** 由于心肌具有功能合胞体的特性。故心脏一旦兴奋,全部心房肌或心室肌将发生同步兴奋及收缩。心肌的同步收缩也称为"全或无"式收缩。

### 三、心脏的泵血功能

心脏的舒缩活动形式与水泵相似,故心脏的基本功能称为泵血功能。

#### （一）心率与心动周期

**1. 心率** 每分钟心跳的次数,称为**心率**。正常成年人安静时的心率为 60~100 次/分,平均约 75 次/分。心率有明显个体差异,并受年龄、性别及其他生理因素的影响。

**2. 心动周期** 心脏每收缩或舒张一次称为一个**心动周期**。心动周期中,心房和心室的活动周期都可分为收缩期和舒张期。如以成年人平均心率 75 次/分计算,则一个心动周期持续 0.8s。其中心房收缩期为 0.1s,舒张期为 0.7s;心室收缩期为 0.3s,舒张期为 0.5s。从心室开始舒张到心房开始收缩之前这段时间,心房、心室都处于舒张状态,称为全心舒张期,约 0.4s(图 7-38)。无论心房或心室,其舒张期均长于收缩期。心动周期持续时间的长短与

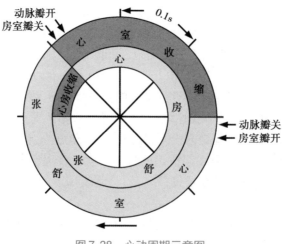

图 7-38 心动周期示意图

心率的快慢有关,两者呈反比关系。若心率加快,则心动周期缩短,心缩期和心舒期均缩短,但舒张期缩短更明显,这对心脏的血液充盈和持久工作不利。通常所说的心动周期是指心室的心动周期。

### (二)心脏泵血过程

根据心动周期中心室内压力、容积、瓣膜开闭及血流方向,可将心室的泵血过程分为心室收缩期和心室舒张期。现以左心为例来讨论心脏泵血过程(图7-39)。

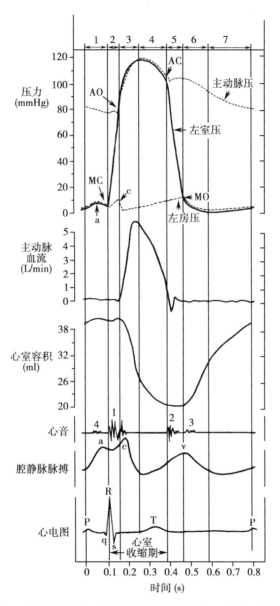

图7-39 心脏(左心)心动周期各时期中心房、心室、主动脉压力变化和瓣膜活动

1. 心房收缩期;2. 等容收缩期;3. 快速射血期;4. 减慢射血期;
5. 等容舒张期;6. 快速充盈期;7. 减慢充盈期;AO 和 AC 分别表示主动脉开启和关闭;MO 和 MC 分别表示二尖瓣开启和关闭

**1. 心室的收缩与射血过程** 心室收缩期包括等容收缩期、快速射血期和减慢射血期。

（1）**等容收缩期**：心房收缩完毕进入舒张期，此时心室开始收缩，室内压迅速升高，当室内压超过房内压时，房室瓣关闭；此时，室内压尚低于动脉压，动脉瓣仍处于关闭状态，心室成为一个密闭的腔隙，心室容积不变，故称等容收缩期，约持续 0.05s。

（2）**快速射血期**：心室肌继续收缩，室内压力持续升高，当室内压超过动脉压时，血液推开动脉瓣，迅速射入主动脉，心室容积迅速缩小，称为快速射血期，历时约 0.10s。此期射血量约为总射血量的 70%，在此期内，室内压上升达到峰值。

（3）**减慢射血期**：快速射血期之后，心室肌收缩力量和室内压开始减小，射血速度减慢，故称为减慢射血期。此期历时约 0.15s，射血量约为总射血量的 30%。此期室内压已略低于主动脉压，但心室射出血液形成较大的动能，心室血液仍可依其惯性继续射入主动脉。

**2. 心室舒张与充盈过程** 心室舒张期包括等容舒张期、快速充盈期、减慢充盈期和心房收缩期。

（1）**等容舒张期**：心室开始舒张后室内压迅速降低，当室内压低于主动脉压时，主动脉瓣关闭；此时，室内压尚高于房内压，房室瓣仍处于关闭状态，心室内无血液流动，心室容积不变，称为等容舒张期，持续 0.06～0.08s。

（2）**快速充盈期**：心室肌继续舒张，室内压持续下降，当室内压低于房内压时，房室瓣开放，心房和大静脉内的血液因心室舒张产生的负压"抽吸"入心室，心室容积迅速增大，称为快速充盈期，历时 0.11s。此期流入心室的血液量约占总充盈量的 70%，是心室充盈的主要阶段。

（3）**减慢充盈期**：快速充盈期之后，随着心室内血液的充盈，心室与心房、大静脉之间的压力差逐渐减小，血液流入心室的速度减慢，称为减慢充盈期。此期历时 0.22s。

（4）**心房收缩期**：在心室舒张的最后 0.1s，下一个心动周期的心房开始收缩，使房内压升高，将心房内血液挤入心室，心室容积进一步增大。心房收缩挤入心室的血量只占总充盈量的 10%～30%，此期末心室容量达到最大，称为心室舒张末期容量，为 120～130ml。

综上所述，心室的收缩与舒张引起室内压的变化，造成了房内压、室内压与动脉压之间的压力差，压力差引起瓣膜的启闭，使血液在心房、心室与动脉之间周而复始的循环流动，完成心脏的泵血过程。

> **考点提示**
>
> 心率、心动周期及心脏的泵血过程

## 四、心排出量及其影响因素

心脏射出的血液量是衡量心脏功能的基本指标。正常人在同一时间内，左心和右心射出的血液量基本相等。

### （一）每搏排出量与每分排出量

**1. 每搏排出量和射血分数** 一侧心室每收缩一次射出的血量，称为**每搏排出量**，简称搏出量。在安静状态下，正常成年人搏出量平均 70ml（60～80ml）。心室舒张末期容积，约 125ml。每搏排出量占心室舒张末期容积的百分比，称为**射血分数**，健康成年人安静时射血分数为 55%～65%。

**2. 每分排出量和心指数** 一侧心室每分钟射出的血量，称为**每分排出量**，亦称心排出量。心排出量等于每搏排出量乘以心率。心排出量与机体代谢、性别、年龄等因素有关。人体安静时的心排出量与个体表面积成正比。通常把空腹和安静状态下,每平方米体表面积的心排出量称为**心指数**。一般身材成年人心指数约为 $3.0 \sim 3.5 L/(min \cdot m^2)$。心指数是比较不同个体心功能的评定指标。

3. **心力储备** 心排出量随机体代谢需要而增加的能力,称为**心力储备**。健康成年人安静时心排出量为 $4.5 \sim 6 L/min$,剧烈运动或强体力劳动时,最大心排出量可增加到 $30 L/min$。经常进行体力劳动,坚持适当的体育锻炼,可以提高心力储备。

（二）影响心排出量的因素

心排出量的多少决定于每搏排出量和心率,凡是能影响每搏排出量和心率的因素均可影响心排出量。

1. **心肌前负荷** 即心室舒张末期容量。在一定范围内,前负荷越大,心肌纤维初长度越长,心肌收缩力越强,搏出量越多;相反,搏出量则减少。这种通过心肌纤维初长度改变来调节搏出量的方式,称为异长自身调节。静脉输液速度过快或输血量过大,可使静脉回心血量增加,造成心肌前负荷过大,心肌纤维超过最适初长度,心肌收缩力反而减弱,搏出量减少。

2. **心肌后负荷** 即动脉血压。在其他因素不变的条件下,动脉血压升高,使等容收缩期延长,射血期缩短,搏出量减少,反之,动脉血压下降,则有利于心脏射血。

3. **心肌收缩能力** 心肌收缩能力是指心肌本身的一种内在收缩特性。心肌收缩强度和速度改变而引起搏出量改变的调节方式,称为等长自身调节。如心交感神经兴奋,血液中肾上腺素增多或使用强心药物(如洋地黄)时,收缩能力增强,搏出量增加;心迷走神经兴奋,血液中乙酰胆碱增多时,心肌收缩能力减弱,搏出量减少。

4. **心率** 在一定范围内,心率增加可使心排出量增多。但当心率过快高于 180 次/分或心率过慢低于 40 次/分,心排血量均明显减少。

## 五、心音与心电图

（一）心音

在心动周期中,心肌收缩、瓣膜启闭、血液流速改变形成的湍流和血液冲击心室壁和大动脉壁引起机械振动,通过周围组织传到胸壁,用听诊器的胸部某些部位听到的声音即为心音。听诊的方法只能听到两个心音,分别称为第一心音和第二心音,部分人可听到第三心音。

1. **第一心音** 第一心音标志着心室收缩的开始。其特点是音调较低,持续时间较长。第一心音是由于心室收缩时房室瓣关闭、血流冲击房室瓣以及心室射出的血液撞击动脉壁引起振动而产生的。它的强弱可反映心室收缩的力量和房室瓣的功能状态。

2. **第二心音** 第二心音标志着心室舒张的开始。其特点是音调较高,持续时间较短。第二心音是由于心室舒张时动脉瓣关闭、血流冲击主动脉根部和心室引起振动而产生的。它的强弱可反映动脉血压的高低和动脉瓣的功能状态。

在部分健康儿童和青少年偶尔可听到第三心音。第三心音发生在快速充盈期末,是一种低频低振幅的心音。

### 心脏的内分泌功能

自从 William Harvey 于 1628 年建立了血液循环系统学说三百年来,心脏一直被认为仅仅是一个循环系统的动力器官,是一个单纯的"血泵"。20 世纪 80 年代初,科学家们成功地从大鼠和人的心房中发现了一种具有强大利尿利钠作用的物质——心房钠尿肽后,证实心脏还是一个内分泌器官。

对心房钠尿肽的研究可追溯到 20 世纪 50 年代。早在 1956 年,就发现豚鼠心房肌细胞中含有一些特殊颗粒,但对其化学性质不了解。1964 年证实了这些颗粒与内分泌细胞所含激素分泌颗粒十分相似。1979 年,发现心房内这类颗粒密度与动物水盐摄入情况有关,禁水忌钠大鼠的心房细胞内这种颗粒增加,向大鼠静脉注射心房提取物则引起明显利尿排钠效应。1984 年,分别从 5000 只大鼠和 40g 人心房组织中提取、分离、纯化出心房钠尿肽。目前,心房钠尿肽已能人工合成,并用于临床。

### (二)体表心电图

心脏活动时产生的生物电变化可通过体液和组织传导到体表,将心电图机检测电极放置在人体体表某一特定部位所记录出来的心电变化的图形,称为**心电图**(ECG)。正常心电图由 P 波,QRS 波群、T 波及各波间的线段所组成(图 7-40)。它能反映心脏兴奋产生、传导和恢复过程的电位变化。心电图检查是临床常用的器械检查方法之一,对心血管疾病的诊断具有重要意义。

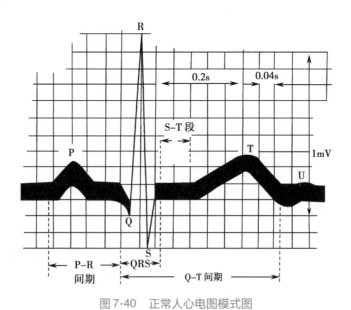

图 7-40 正常人心电图模式图

1. **P 波** 反映左右两心房的去极化过程。波形小而圆钝,波幅不超过 0.25mV。历时 0.08 ~ 0.11s。

2. **QRS 波群** 代表左右两心室的去极化过程。在不同的导联中这三个波不一定都出现,且各波波幅在不同导联中变化较大。QRS 波群历时 0.06 ~ 0.10s。

3. **T波** 代表左右两心室复极化过程的电位变化,波幅 0.1~0.8mV,历时 0.05~0.25s,一般 T 波的方向与 QRS 波群的主波方向一致,波幅不低于同导联 R 波的 1/10。

4. **PR间期** 从 P 波起点到 QRS 波群的起点之间的时程,历时 0.12~0.20s,表示兴奋由窦房结传到心室所需的时间。

5. **QT间期** 从 QRS 波群起点到 T 波终点之间的时程,反映心室去极化开始到完全复极化所需的时间,其时程与心率有关。

6. **ST段** 从 QRS 波群终点到 T 波起点之间的线段。正常时 ST 段与基线平齐,代表心室已完全处于去极化状态,各部位之间无电位差存在。若 ST 段偏离基线超过正常范围,表示心肌损伤和心肌缺血等疾病。

# 第五节 血 管 生 理

血管系统由动脉、毛细血管和静脉组成,它们与心脏一起共同构成一个密闭的循环管道,完成运送血液和物质交换的功能。从生理功能的角度,血管分为以下几类(表7-1)。

表7-1 血管的主要功能分类及特征

| 功能类型 | 结构类型 | 结构特征 | 功能特征及意义 |
| --- | --- | --- | --- |
| 弹性贮器血管 | 主动脉和大动脉 | 管壁厚,管径大,弹力纤维丰富 | 可扩张性和弹性强,缓冲心动周期中动脉血压的过度变化,并保证连续的动脉血流 |
| 分配血管 | 中动脉 | 管壁中有较多平滑肌 | 管壁具有较强的收缩和舒张性,可因神经体液因素调节各器官的血流量 |
| 阻力血管 | 小动脉和微动脉 | 数量多,管径细,管壁平滑肌比例高 | 形成外周阻力的主要部位,易受神经体液因素调节 |
| 交换血管 | 毛细血管 | 管壁仅一层内皮细胞,面积大 | 管壁通透性高,非常有利于血管内外物质交换和水平衡 |
| 容量血管 | 静脉系统血管 | 管径较粗,管壁较薄,张力低,扩张性大 | 安静时容纳 65%~70% 的循环血液,起着贮血库的作用 |
| 短路(分流)血管 | 动-静脉吻合支 | 微动静脉间的短血管,管径较大,管壁较薄 | 通常关闭,参与调节循环血量及体温,不能进行物质交换 |

## 一、血流量、血流阻力和血压

研究血液在心血管中流动的力学称为血流动力学。血流动力学中最基本的要素是血流量、血流阻力和血压。

### (一)血流量

单位时间内流过血管某一横切面的血量,称为**血流量**,计量单位表示为 ml/min 或 L/min。血液在血管内流动时,血流量与血管两端的压力成正比,与血流阻力成反比。

### (二)血流阻力

血液在血管中流动时所遇到的阻力,称为**血流阻力**。血流阻力源于血液成分之间及血

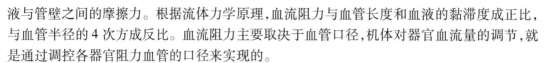

液与管壁之间的摩擦力。根据流体力学原理,血流阻力与血管长度和血液的黏滞度成正比,与血管半径的 4 次方成反比。血流阻力主要取决于血管口径,机体对器官血流量的调节,就是通过调控各器官阻力血管的口径来实现的。

### (三) 血压

血管内的血液对于单位面积血管壁的侧压力,称为**血压**(BP)。血压的单位是 mmHg 和 Kpa。在心血管系统中各段血管之间存在着压力差,即动脉血压>毛细血管血压>静脉血压,这个压力差推动血液按一定方向周而复始的流动。

## 二、动脉血压与动脉脉搏

### (一) 动脉血压的正常值

动脉血压是指血液在动脉内流动时对动脉管壁的侧压强,通常是指主动脉血压。在一个心动周期中,动脉血压随心脏的收缩与舒张而发生周期性的变化。动脉血压可用收缩压、舒张压、脉压和平均动脉压等数值来表示。心室收缩时,动脉血压升高所达到的最高值,称为**收缩压**;心室舒张时,动脉血压降低所达到的最低值,称**舒张压**;收缩压与舒张压之差,称为脉压。一个心动周期中每一瞬间动脉血压的平均值称为平均动脉压,平均动脉压等于舒张压加上 1/3 脉压。临床多以测量上臂肱动脉血压代表动脉血压。我国健康青年人在安静状态下的收缩压为 100 ~ 120mmHg,舒张压为 60 ~ 80mmHg,脉压为 30 ~ 40mmHg。动脉血压除存在个体、性别和年龄的差异,男性略高于女性;儿童低于成年人,随年龄增长血压可逐渐升高。

### (二) 动脉血压的形成

心血管系统有足够的血液充盈是形成动脉血压的前提,心室收缩射血和外周阻力是动脉血压形成的根本因素,大动脉管壁的弹性在动脉血压的形成过程中也发挥着重要作用。心室收缩时射出的血液,由于外周阻力的存在,只有约 1/3 的血液流向外周,2/3 的血液暂时储存在大动脉内,导致大动脉管壁扩张,血压升高;心室舒张时射血停止,弹性扩张的大动脉回缩,推动血液继续向外周流动,血压降低。大动脉的弹性一方面使心室的间断射血转变为动脉内的持续血流,另一方面又维持舒张压,使之不会过度降低。

### (三) 影响动脉血压的因素

1. **每搏排出量** 每搏排出量的改变主要影响收缩压。搏出量增加,心缩期射入动脉的血量增加,动脉管壁承受的压强也增大,故收缩压明显升高。由于收缩压升高,血流速度加快,心舒期末存留在大动脉内的血量增加不多,故舒张压升高不如收缩压升高明显,脉压增大。当搏出量减少时主要使收缩压降低,故脉压减小。通常情况下,收缩压的高低主要反映搏出量的多少。

2. **心率** 心率在一定范围内加快时,心舒期明显缩短,因此在舒张期内流向外周的血量减少,存留在主动脉内的血液量增多,致使舒张压明显升高。由于舒张期末主动脉内存留的血量增多,心缩期主动脉内的血量也增多,收缩压相应升高,但由于血压升高使血流速度加快,故收缩压的升高程度较小,脉压减小。如心率减慢,舒张压明显降低,则脉压增大。

3. **外周阻力** 外周阻力以影响舒张压为主。外周阻力增大时,心舒期内血液外流速度减慢,舒张压升高明显;在收缩期,动脉血压升高使血流速度加快,因而收缩压的升高不如舒张压明显,脉压减小。当外周阻力减小时,舒张压降低更明显,脉压增大。通常情况下,舒张压的高低主要反映外周阻力的大小。

**4. 大动脉管壁的弹性** 大动脉管壁弹性可缓冲动脉血压的变化。老年人大动脉管壁由于胶原纤维增加,弹性纤维减少,使管壁弹性减弱,缓冲血压的作用减小,造成收缩压升高而舒张压降低,脉压增大。

**5. 循环血量与血管容积** 正常机体的循环血量与血管容积是相适应的,保持血管内有足量血液充盈,可维持动脉血压稳定在一定水平。急性大失血时,血管容积不变而循环血量减少,动脉血压会降低;过敏性休克或中毒性休克时,循环血量不变而血管容积增大,动脉血压也会降低。

**(四)脉搏**

心动周期中动脉管壁随心脏舒缩而产生的节律性搏动,称为**动脉脉搏**(简称脉搏)。脉搏起始于主动脉根部,沿动脉管壁向外周传播,用手指能扪到身体浅表部位的动脉脉搏。脉搏的强弱与心排出量、动脉的可扩张性和外周阻力密切相关。因此,脉搏可在一定程度上反映心血管的功能状态。

> 考点提示
>
> 影响动脉血压的因素

### 三、静脉血压与静脉血流

血液通过毛细血管汇集到静脉,然后回流入心脏。安静状态下,人体循环血量的60% ~ 70%存于静脉系统中。所以静脉既是血液流回心脏的通路,又是重要的血液贮存库。

**(一)静脉血压**

体循环的血液通过毛细血管汇集到小静脉时,血压降到约 15 ~ 20mmHg,到达右心房时,血压降至最低,接近于零。通常将胸腔内大静脉或右心房的血压,称为**中心静脉压**(CVP),而将各器官静脉的血压称为外周静脉压。正常人中心静脉压变动范围为 4 ~ 12cmH$_2$O。

中心静脉压的高低取决于心脏的射血能力和静脉回心血量。当心脏射血能力增强或静脉回心血量减少时,中心静脉压降低。因此,中心静脉压可反映心脏的功能状态和静脉回心血量,在临床上常作为判断心血管功能状态的重要指标,也可作为控制补液速度和量的监控指标。

**(二)影响静脉血回流的因素**

单位时间内静脉回流入心脏的血量,称为静脉回心血量,等于心排出量。静脉回心血量多少主要取决于外周静脉压与中心静脉压之差,凡能改变这个压力差的因素,均能影响静脉血回流。

**1. 心肌收缩力** 心肌收缩力增强,搏出量增多,心舒期室内压较低,有利于静脉血回心;反之,则不利于静脉血回心。如左心衰竭,左心室射血能力减弱,可引起肺静脉回流受阻,造成肺淤血、肺水肿。若发生右心衰竭,患者可出现颈静脉怒张、肝充血肿大、下肢水肿等体征。

**2. 重力和体位** 静脉回流受重力的影响较大。在平卧体位时,全身静脉与心脏基本处在同一水平,重力大致相等,受重力影响不大。当人由卧位变为直立时,因受重力影响,心脏平面以下的静脉血管扩张充盈,所容纳的血量增多,导致静脉回心血量减少,因而心排出量减少和血压下降,有些人可出现眼前发黑(视网膜缺血)和晕厥(脑缺血)的症状。

**3. 骨骼肌的挤压作用** 骨骼肌收缩时,位于肌肉间的静脉受挤压,促进静脉血回流,同时静脉内的瓣膜使血液只能向心脏方向流动不能倒流,因此骨骼肌和静脉瓣膜对静脉回流起着"泵"的作用。正常人长时间站立或处于坐位,可出现下肢水肿,这是由于下肢静脉缺乏下肢肌肉挤压,血液淤积于下肢的缘故。

4. **呼吸** 吸气时胸膜腔内负压值增大,使胸腔内的大静脉和右心房更加扩张,由于容积增大,中心静脉压下降,促进静脉血回流;呼气时相反,使静脉血回流减少。因此呼吸运动对静脉回流也起着"泵"的作用,称为"呼吸泵"。

**考点提示**

静脉血压、静脉血回流的因素

### 四、微循环

**微循环**是指微动脉和微静脉之间的血液循环。微循环的基本功能是实现血液和组织之间的物质交换。

#### 微循环的组成与通路

典型的微循环由微动脉、后微动脉、毛细血管前括约肌、真毛细血管、通血毛细血管、动-静脉吻合支和微静脉等部分组成(图7-41)。

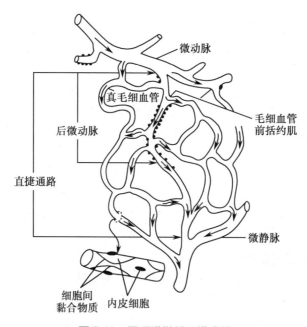

图7-41 肠系膜微循环模式图

1. **迂回通路** 血液经微动脉、后微动脉、毛细血管前括约肌、真毛细血管网到微静脉的通路,称为迂回通路。毛细血管前括约肌不断发生交替性舒缩活动,对真毛细血管内血液的流入起着控制作用,加之真毛细血管穿插于细胞间隙中,迂回曲折,相互交错成网,血流缓慢,因而是血液与组织细胞进行物质交换的主要场所,故又称为营养通路。

2. **直捷通路** 血液经微动脉、后微动脉、通血毛细血管到微静脉的通路,称为直捷通路。直捷通路经常处于开放状态,血流速度较快,流经通血毛细血管时很少进行物质交换。这条通路的主要生理意义在于使部分血液迅速通过微循环及时回流到心脏,故直捷通路也称为优势通路。

3. **动-静脉短路** 血液经微动脉、动-静脉吻合支回到微静脉的通路,称为动-静脉短路。

此通路血流速度快,血管壁较厚,不与组织间进行物质交换,故又称非营养通路。这类通路在皮肤中较多,一般情况下经常处于封闭状态。当通路开放时,使皮肤血流量增加,促进皮肤散热,有调节体温的作用。

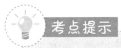

### 五、组织液的生成和淋巴循环

**组织液**是除大分子血浆蛋白以外的血浆成分从毛细血管渗出而形成的。组织液是细胞生活的内环境,细胞从其中摄取 $O_2$ 和营养物质,并将 $CO_2$ 及其他代谢产物排入组织液中。药物进入体内后必须经组织液,才能与细胞接触发生作用,组织液再经重吸收回流入血液。

#### (一)组织液生成与回流

组织液生成和回流取决于 4 个因素:即毛细血管血压、组织液胶体渗透压、组织液静水压和血浆胶体渗透压。其中毛细血管血压和组织液胶体渗透压是促进组织液生成的力量,称为组织液生成压。而血浆胶体渗透压和组织液静水压是促进组织液回流的力量,称为组织液回流压。组织液生成压和组织液回流压之差,称为**有效滤过压(EFP)**,可用下式表示:

有效滤过压=(毛细血管血压+组织液胶体渗透压)-(血浆胶体渗透压+组织液静水压)

一般情况下,人体毛细血管动脉端血压约为 30mmHg,毛细血管静脉端血压约为 12mmHg,血浆胶体渗透压约为 25mmHg,组织液胶体渗透压约为 15mmHg,组织液静水压约为 10mmHg。在毛细血管动脉端的有效滤过压为 10mmHg,血浆从毛细血管滤出生成组织液;毛细血管静脉端的有效滤过压为-8mmHg,大部分组织液又回流入毛细血管;另有一小部分组织液进入毛细淋巴管生成淋巴液,经淋巴系统再回流到血液中(图7-42)。

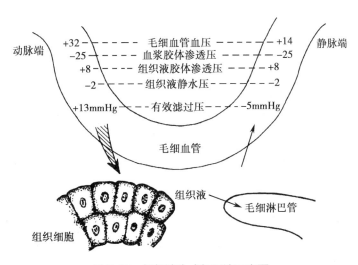

图7-42 组织液生成与回流示意图

+ 代表使液体滤出毛细血管的力量  - 代表使液体吸收回毛细血管的力量

#### (二)影响组织液生成与回流的因素

正常情况下,组织液不断生成又不断被吸收,保持了血量与组织液量的动态平衡。如果这种动态平衡遭到破坏,则出现组织液生成过多或回流减少,体液就可潴留在组织间隙形成水肿。因此,凡是能影响有效滤过压和淋巴回流的因素均可影响组织液的生成和回流,如毛细血管血压升高、血浆胶体渗透压降低、淋巴回流受阻等都是形成水肿的常见原因。此外,毛细血管壁通透性增高,部分血浆蛋白滤出进入组织液,也可使组织液生成增多而发生水肿。

### (三) 淋巴液生成与回流

组织液经毛细淋巴管吸收,即成为淋巴液,淋巴液经淋巴循环回流入静脉。淋巴循环是血液循环的辅助装置,正常人在安静情况下,每小时约有 120ml 淋巴液进入血液循环,淋巴回流的主要生理意义有:

**1. 调节体液平衡** 毛细淋巴管由单层内皮细胞构成,管壁无基膜层,通透性极高,大约10% 的组织液可通过淋巴循环回流入血液,维持组织液生成与回流的平衡。

**2. 回收蛋白质** 毛细淋巴管壁的通透性大,能将毛细血管壁溢出的微量蛋白质经组织液透入毛细淋巴管带回血液,维持血管内外胶体渗透压及水平衡。

**3. 运输脂肪等营养物质** 由肠道吸收的脂肪,80% ~ 90% 通过淋巴循环运输入血液。因此,小肠的淋巴液呈乳糜状。

**4. 防御和屏障作用** 淋巴液途经淋巴结时,淋巴结内的巨噬细胞能清除由组织液进入淋巴液中的细菌及其他异物。

# 第六节 心血管活动的调节

心血管系统的功能活动能随机体内外环境的改变而变化,以适应机体各组织器官在不同状态下对血流量的需要,并保持动脉血压相对稳定。这种适应性变化主要是在神经和体液调节下进行的。

## 一、神经调节

心肌和血管平滑肌受自主神经支配,机体对心血管活动的神经调节是通过各种心血管反射来实现的。

### (一) 心脏和血管的神经支配

**1. 心脏的神经支配及其作用** 支配心脏的传出神经为心交感神经和心迷走神经。

(1) **心交感神经及其作用**:心交感神经节前纤维起始于脊髓胸段 $T_1 \sim T_5$ 侧角神经元,节后纤维支配窦房结、房室交界、房室束、心房肌和心室肌。节后纤维末梢释放**去甲肾上腺素**,与心肌细胞膜上 β1 受体结合后产生兴奋效应。表现为心率加快,房室传导加速,心肌收缩力增强。这种效应可被 β 受体拮抗剂普萘洛尔所阻断。

(2) **心迷走神经及其作用**:心迷走神经节前纤维起始于延髓心迷走中枢,节后纤维支配窦房结、心房肌、房室交界、房室束及其分支,心室肌也有少量心迷走神经纤维支配。心迷走神经节后纤维末梢释放乙酰胆碱,与心肌细胞膜上 M 受体结合后产生抑制效应。表现为心率减慢、房室传导减慢、心肌收缩力减弱,这种效应可被 M 受体拮抗剂阿托品所阻断。

**2. 血管的神经支配及其作用** 除毛细血管外,大部分血管只受交感神经缩血管神经的单一支配,少部分血管兼受交感或副交感的舒血管神经支配。

(1) **缩血管神经及其作用**:绝大多数血管只受交感缩血管神经的支配。它发自脊髓胸腰段侧角,其节后纤维末梢释放的去甲肾上腺素与血管平滑肌细胞膜上 α 受体结合,使血管收缩,外周阻力增大,血压上升;与血管平滑肌细胞膜上 $\beta_2$ 受体结合,使血管舒张,外周阻力减小,血压下降。去甲肾上腺素与 $\alpha$ 受体结合能力较强,故交感缩血管神经纤维兴奋时的主要效应是血管收缩。

（2）**舒血管神经及其作用**:有两类舒血管神经。一类是交感舒血管神经,它支配骨骼肌血管,其末梢释放乙酰胆碱,与血管平滑肌膜上的 M 受体结合,使骨骼肌血管舒张,保证肌肉足够血液供应;另一类是副交感舒血管神经,支配脑、唾液腺、胃肠腺体和外生殖器的血管,其末梢也释放乙酰胆碱,与血管平滑肌膜上的 M 受体结合,使血管舒张,作用在于调节局部器官血流量。

（二）心血管中枢

中枢神经系统内与调节心血管活动有关的神经元集中的部位,称**心血管中枢**。分布于从脊髓到大脑皮质的各个层面上,它们联系密切,共同调节着心血管系统的活动。心血管的活动基本中枢位于延髓。

（三）心血管反射

神经系统通过各种心血管反射对心血管活动进行调节,以适应机体所处的状态和环境变化。

1. **颈动脉窦和主动脉弓压力感受性反射**　颈动脉窦和主动脉弓血管外膜下的感觉神经末梢称为压力感受器(图7-43),对牵拉刺激敏感。当主动脉弓和颈动脉窦被扩张到一定程度时感觉神经末梢兴奋即发放冲动。颈动脉窦压力感受器的传入神经是窦神经,主动脉弓压力感受器的传入神经是主动脉神经。

当动脉血压升高时,血管壁扩张,压力感受器受牵拉刺激而兴奋,冲动沿窦神经和主动脉神经传至延髓的心血管中枢,经过分析整合后,发出纤维可与心迷走中枢发生联系产

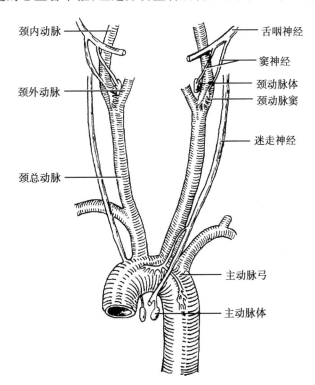

图7-43　颈动脉窦区与主动脉弓的压力感受器和化学感受器

205

生兴奋效应,使心迷走神经的紧张性增强;也与心交感中枢发生联系产生抑制效应,使心交感神经的紧张性减弱,表现为心率减慢,心肌收缩力减弱,心排血量减少;另外,还能到达交感缩血管中枢,使血管运动神经元抑制,血管舒张,外周阻力下降。由于心排血量减少,外周阻力降低,动脉血压可降至正常水平,此反射又称减压反射。相反,如果动脉血压降低,压力感受器所受牵拉刺激减弱,冲动传入减少,使心迷走紧张性减弱,心交感紧张性加强,结果心率加快,心排血量增多,外周血管阻力增大,血压回升。压力感受性反射是一种典型的负反馈调节,它的重要生理意义在于保持动脉血压的相对稳定,防止血压的急剧变化。

**2. 颈动脉体和主动脉体化学感受性反射** 在颈总动脉分叉处和主动脉弓区域存在着化学感受器即颈动脉体和主动脉体,能感受血中某些化学成分变化的刺激。化学感受性反射主要是调节呼吸运动,对维持血中 $O_2$ 和 $CO_2$ 的相对稳定起着重要作用;只有在机体严重缺氧、窒息、失血、酸中毒等异常情况下,才对心血管活动发挥比较明显的调节作用,提高心排血量,升高血压、血量重新分配,以保证心、脑、肾等重要生命器官的血液供应。

## 二、体液调节

体内许多激素和组织的代谢产物能够调节心血管的活动。根据这些体液因素的作用范围大小,体液调节可分为全身性体液调节和局部性体液调节。

### (一)全身性体液调节

**1. 肾上腺素和去甲肾上腺素** 血液中的肾上腺素和去甲肾上腺素主要由肾上腺髓质分泌,两者对心脏和血管的作用相似,但又有所不同。肾上腺素对心肌的作用较强,主要与心肌细胞膜上 $\beta_1$ 受体结合,使心率增快,心肌收缩力增强,心排出量增多,动脉血压增高。临床常将肾上腺素作为"强心药"使用。去甲肾上腺素对血管的作用较强,主要与血管平滑肌细胞膜上 $\alpha$ 受体结合,能使除冠状动脉外的血管收缩,尤其是小动脉强烈收缩,外周阻力显著增大,血压明显升高。临床常将去甲肾上腺素作为"升压药"使用。但由于它使小动脉强烈收缩,从而减少进入毛细血管网的血流量,有可能使组织缺血、缺氧,所以使用时应慎重。

**2. 肾素-血管紧张素-醛固酮系统** 当大失血或肾疾病导致肾血流量减少或血 $Na^+$ 降低时,肾脏近球旁细胞合成和分泌的肾素进入血液循环,使血浆中无活性的血管紧张素原转变为血管紧张素 I,后者在血管紧张素转换酶作用下水解成血管紧张素 II,血管紧张素 II 在血浆和组织中的血管紧张素酶 A 作用下,生成血管紧张素 III。

血管紧张素 I 对多数组织细胞不具有活性;血管紧张素 II 是已知最强的缩血管物质之一,它能使全身小动脉收缩,外周阻力增大,动脉血压升高,并可刺激肾上腺皮质球状带合成和释放醛固酮,醛固酮有保 $Na^+$、排 $K^+$、保水作用,从而引起血容量增多,血压升高;血管紧张素 III 的缩血管效应较弱,但促进醛固酮合成和释放的作用较强。可见,肾素-血管紧张素-醛固酮系统参与动脉血压的调节,在高血压病发病机制中也具有重要意义。

**3. 血管升压素** 血管升压素是由下丘脑视上核和视旁核一部分神经元合成的,经下丘脑垂体束贮存于神经垂体,并释放进入血液循环。血管升压素在肾脏可促进水的重吸收,故又称抗利尿激素。血管升压素可引起血管强烈收缩,但在正常情况下不参与血压调节。当机体处于失血等情况而使循环血量减少时,该激素在血中浓度将显著升高,对保持循环血量和维持动脉血压起一定作用。

### （二）局部性体液调节

组织细胞在代谢过程中产生的某些化学物质,如 $CO_2$、$H^+$、腺苷、乳酸等,可引起局部微动脉和毛细血管前括约肌舒张,局部血流量增加,清除聚集的代谢产物。激肽、组胺、前列腺素等物质可引起局部血管舒张,增加局部血流量,对局部组织的血液循环起一定的调节作用。

### 三、社会心理因素对心血管活动的影响

人体的心血管活动除受自然因素影响外,还受社会、心理等因素的影响。因为人不仅具有生物属性,还具有社会属性。从社会属性来看,人作为社会的成员,其循环功能经常受到社会心理因素的影响。如社会竞争激烈、人际关系紧张可使肾上腺髓质和皮质激素分泌增加、交感神经兴奋,从而引起血压升高。

因此,人们应该要注重社会心理因素的影响和心理平衡的调适,积极预防心血管疾病的发生。

### 本章小结

脉管系统由心血管系统和淋巴系统两部分组成。心血管系统包括心、动脉、毛细血管和静脉,心脏分为左心房、左心室、右心房、右心室四个腔;动脉引导血液离心,静脉引导血液回心,毛细血管连于动、静脉末梢之间是物质交换的场所。淋巴系统由淋巴管道、淋巴器官和淋巴组织组成,淋巴沿淋巴管向心回流,最后注入静脉。

心脏收缩和舒张一次构成一个机械活动周期称为心动周期,心肌的生理特性保证了心脏射血功能的实现。心排出量的多少由每搏排出量和心率决定,搏出量与前负荷、心肌收缩能力以及后负荷有关。动脉血压受每搏排出量、外周阻力、心率、大动脉弹性循环、血量与血管容积等因素影响。机体可通过神经和体液因素对心脏和各部分血管的活动进行调节,支配心脏的传出神经为心交感神经和心迷走神经。

（冯培勋）

### 目标测试

#### A1 型题

1. 体循环起自
   A. 左心房　　　　　　B. 右心房　　　　　　C. 左心室
   D. 右心室　　　　　　E. 动脉圆锥
2. 不属于淋巴器官的是
   A. 肾上腺　　　　　　B. 胸腺　　　　　　　C. 扁桃体
   D. 脾　　　　　　　　E. 淋巴结
3. 颈外动脉的分支不包括
   A. 甲状腺下动脉　　　B. 甲状腺上动脉　　　C. 面动脉
   D. 舌动脉　　　　　　E. 颞浅动脉
4. 乳糜池位于

    A. 第 1 腰椎体前面　　　　B. 第 2 腰椎体前面　　　　　C. 第 3 腰椎体前面

    D. 第 2 ~ 3 腰椎体前面　　E. 第 12 胸椎体前面

5. 心动周期中,左心室内压升高速率最快的时期在

    A. 心房收缩期　　　　　　B. 等容收缩期　　　　　　　C. 快速射血期

    D. 减慢射血期　　　　　　E. 快速充盈期

6. 影响舒张压的最主要因素是

    A. 每搏排出量　　　　　　B. 心率　　　　　　　　　　C. 大动脉管壁弹性

    D. 外周阻力　　　　　　　E. 循环血量

7. 心交感神经末梢释放的递质是

    A. 组胺　　　　　　　　　B. 乙酰胆碱　　　　　　　　C. 肾上腺素

    D. 血管紧张素　　　　　　E. 去甲肾上腺素

8. 右心房有

    A. 4 个肺静脉入口　　　　B. 肺动脉口　　　　　　　　C. 心大静脉口

    D. 冠状窦口　　　　　　　E. 心小静脉的开口

9. 心肌正常收缩的起搏点是

    A. 窦房结　　　　　　　　B. 房室结　　　　　　　　　C. 房室束

    D. 房室交点　　　　　　　E. 颈动脉窦

10. 三尖瓣位于

    A. 主动脉口　　　　　　　B. 肺动脉口　　　　　　　　C. 左房室口

    D. 右房室口　　　　　　　E. 下腔静脉口

11. 阑尾动脉发自

    A. 肠系膜上动脉　　　　　B. 肠系膜下动脉　　　　　　C. 右结肠动脉

    D. 回结肠动脉　　　　　　E. 左结肠动脉

12. 属于腹主动脉发出的成对脏支的是

    A. 卵巢动脉　　　　　　　B. 子宫动脉　　　　　　　　C. 腹腔干

    D. 膀胱上动脉　　　　　　E. 腰动脉

13. 属于肝门静脉系属支的是

    A. 肝静脉　　　　　　　　B. 肾静脉　　　　　　　　　C. 肠系膜下静脉

    D. 卵巢静脉　　　　　　　E. 子宫静脉

14. 房室延搁的生理意义在于

    A. 使 P 波增宽　　　　　　　　　　　B. 使 QRS 波群增宽

    C. 使心室肌有效不应期延长　　　　　D. 使心室肌不会产生强直收缩

    E. 使心房、心室不会产生收缩重叠

15. 心泵功能的自身调节与下列哪些因素有直接关系

    A. 心室收缩末期容积　　　B. 心室舒张末期容积　　　　C. 平均动脉压

    D. 心力储备　　　　　　　E. 心排出量

**B1 型题**

题 16 ~ 18 共用备选答案

    A. 肺动脉口　　　　　　　B. 右房室口　　　　　　　　C. 上腔静脉口

    D. 左房室口　　　　　　　E. 主动脉口

16. 右心房的入口

17. 右心室的出口

18. 左心房的出口

题 19~21 共用备选答案

    A. 60~80mmHg         B. 110~130mmHg         C. 40~80mmHg

    D. 100~120mmHg       E. 30~40mmHg

19. 正常青年人安静状态下收缩压

20. 正常青年人安静状态下舒张压

21. 正常青年人安静状态下脉压

题 22~24 共用备选答案

    A. 窦房结              B. 房室结             C. 二尖瓣

    D. 三尖瓣              E. 冠状窦

22. 能防止血液从右心室逆流至右心房的结构

23. 能防止血液从左心室逆流至左心房的结构

24. 位于心膈面左心房与左心室之间的结构

题 25~27 共用备选答案

    A. 左睾丸静脉         B. 肝静脉            C. 奇静脉

    D. 肝门静脉         E. 脾静脉

25. 直接注入下腔静脉

26. 参加合成肝门静脉

27. 沟通上、下腔静脉

# 第八章 呼 吸 系 统

**案例**

　　患者张大爷,男,70 岁,因老年性脑梗住院治疗 3 年。常年卧床,一个多月前高热不退,以发热、咳嗽和咳痰为主,尤以咳痰不利,痰液黏稠而致呛咳发生,体温 38° 至 40° 之间,尤以夜晚体温高。实验室检查:白细胞增多,中性粒细胞比例增高;痰菌检查和痰培养阳性;肺部 X 线检查双肺下部或单侧肺下部不规则小片状密度增高影,边缘模糊密度不均匀。诊断:坠积性肺炎。应采取的预防措施:定时翻身、拍背,保持肺功能,避免血流停滞于肺底。

　　问题:1. 为什么长期卧床的病人易患坠积性肺炎?

　　　　　2. 你能利用呼吸系统的知识解释吗?

　　**呼吸系统**由呼吸道和肺组成,其主要功能是从外界吸入氧,呼出体内新陈代谢过程中产生的二氧化碳,除此之外还有发音、嗅觉和协助静脉血回心等功能(图 8-1)。

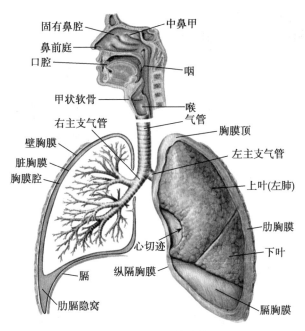

图 8-1 呼吸系统全貌

# 第一节 呼 吸 道

**呼吸道**是输送气体的管道,包括鼻、咽、喉、气管和左、右主支气管等。临床上通常将鼻、咽、喉合称为**上呼吸道**,气管和各级支气管称为**下呼吸道**。

## 一、鼻

**鼻**是呼吸道的起始部,又是嗅觉器官。可分为外鼻、鼻腔和鼻窦三部分。

### (一)外鼻

**外鼻**由骨和软骨做支架,外覆盖皮肤。外鼻与额相连的狭窄部分称为**鼻根**,鼻根向下的延伸为**鼻背**。外鼻下端向前隆起的部分称**鼻尖**,向两侧隆起的部分称鼻翼。外鼻的下方有一对**鼻孔**。临床上呼吸困难的病人可见鼻翼扇动。

### (二)鼻腔

**鼻腔**由骨和软骨围成,内面衬以黏膜和皮肤。鼻腔被鼻中隔分为左、右两腔,向前经鼻孔通外界,向后经鼻后孔通鼻咽。每侧鼻腔包括鼻前庭和固有鼻腔(图 8-2)。

1. **鼻前庭**　为鼻腔的前下部,相当于鼻翼所遮盖的部分,内面衬以皮肤,长有鼻毛。鼻中隔的前下方血管丰富、位置表浅、外伤或干燥刺激均易引起出血,因 90% 左右的鼻出血均发生于此区,故称易出血区。

2. **固有鼻腔**　为鼻腔的主要组成部分,由骨性鼻腔内衬黏膜构成。外侧壁上有上、中、下三个鼻甲,各鼻甲的下方分别是**上、中、下鼻道**。在上鼻甲的后上方与鼻腔顶部间有一凹陷称**蝶筛隐窝**。上鼻道和中鼻道内有鼻窦的开口,下鼻道前端有鼻泪管的开口。

固有鼻腔的黏膜按生理功能分为嗅区和呼吸区两部分。呼吸区黏膜内含丰富的毛细血管和鼻腺,能净化、温暖、湿润吸入的空气。**嗅区**是指覆盖上鼻甲及其对应的鼻中隔以上部分的黏膜,内含嗅细胞,能感受气味的刺激。

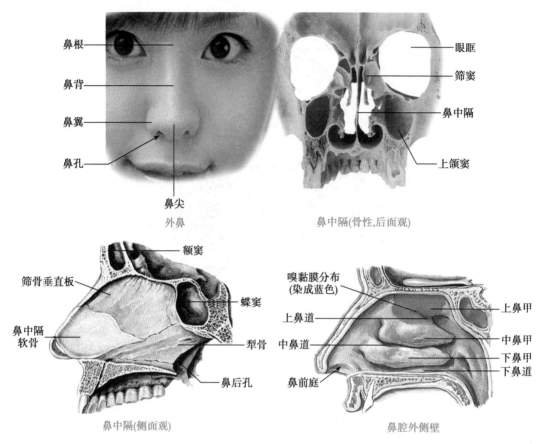

鼻根
鼻背
鼻翼
鼻孔
鼻尖
外鼻

眼眶
筛窦
鼻中隔
上颌窦
鼻中隔(骨性,后面观)

额窦
筛骨垂直板
蝶窦
鼻中隔软骨
犁骨
鼻后孔
鼻中隔(侧面观)

嗅黏膜分布(染成蓝色)
上鼻道
中鼻道
鼻前庭
上鼻甲
中鼻甲
下鼻甲
下鼻道
鼻腔外侧壁

图 8-2　鼻腔外侧壁（右侧）

### （三）鼻窦

**鼻窦**由骨性鼻窦内衬黏膜构成,包括上颌窦、额窦、筛窦和蝶窦各一对。蝶窦开口于蝶筛隐窝;筛窦后群开口于上鼻道;额窦、上颌窦和筛窦前群、中群开口于中鼻道。由于鼻窦的黏膜与固有鼻腔的黏膜相延续,因此鼻腔的炎症常可蔓延至鼻窦。上颌窦是鼻窦中最大的一对,窦的开口位置平对上颌第二磨牙的颊黏膜处。上颌窦开口位置高于窦底,炎症时,脓液不易流出,故上颌窦的慢性炎症比较多见。鼻窦对发音起共鸣作用,除此之外还可以温暖、湿润空气(图 8-3,图 8-4)。

 **知识窗**

### 呼吸系统疾病的现状

呼吸系统的主要功能是完成气体交换,从而保证人体新陈代谢的顺利进行。呼吸系统疾病是严重危害人民健康和生命的常见病、多发病。在我国,呼吸系统疾病列病死率前十位中的第三位,其致残率较高,患病后经常损害肺或胸廓的顺应性,引起气道的阻塞,还可影响心脏功能。即使尚未发生急慢性呼吸功能衰竭,也常不同程度地出现通气和换气的障碍,从而使活动能力降低。据报道,美国的慢性支气管炎、肺气肿 5 年内发病率和病死率提高近 1 倍,在患者中有 20% 只能卧床。因此,呼吸系统疾病康复是康复医学的重要内容。

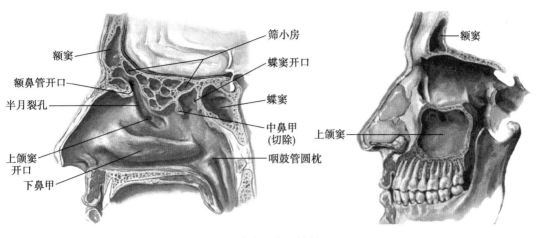

图 8-3 鼻窦及鼻泪管的开口

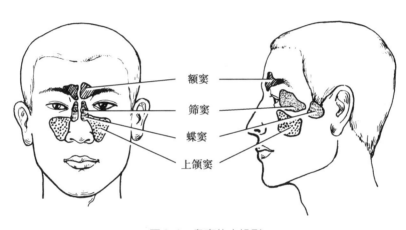

图 8-4 鼻窦体表投影

## 二、喉

**喉**既是气体通道,又是发音的器官。

### (一)喉的位置

喉位于颈前部正中,喉咽的前方,相当于第 3～6 颈椎的高度,上通咽,下续气管,可随吞咽或发音而上、下移动。喉的两侧与颈部大血管、神经和甲状腺侧叶相邻。女性的喉位置略高于男性,小儿略高于成人。

### (二)喉的组成

喉由数块喉软骨借关节和韧带连成支架,周围附有喉肌,内面衬以黏膜构成。

1. **喉软骨及其连结** 喉软骨主要有甲状软骨、环状软骨、会厌软骨和杓状软骨。

(1) **甲状软骨**:最大的喉软骨,位于舌骨的下方。甲状软骨的前上部向前突出称**喉结**,成年男性喉结特别明显。喉结上方两板相互分开,形成甲状软骨上切迹,临床常以此作为颈前正中线的标志。左右软骨板的后缘游离并向上、下发出突起,分别称上角和下角。甲状软骨上缘借甲状舌骨膜与舌骨相连。甲状软骨下缘借环甲正中韧带与环状软骨相连,下角与环状软骨构成环甲关节(图 8-5)。

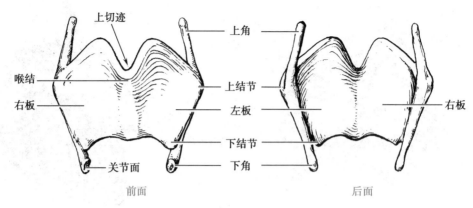

图 8-5　甲状软骨内、外面观

（2）**环状软骨**：位于甲状软骨下方，是呼吸道唯一完整的软骨环。

（3）**会厌软骨**：形状像树叶，其上端宽而游离，下端缩细附于甲状软骨内面。会厌软骨连同表面覆盖的黏膜构成会厌。会厌富有弹性，吞咽时，会厌可盖住喉口，防止食物误入喉腔；呼吸时会厌打开，空气进入喉腔。

（4）**杓状软骨**：左、右各一，呈三棱锥状，其尖向上，底朝下，位于环状软骨后部的上方，与环状软骨一起构成环杓关节。每侧杓状软骨与甲状软骨之间都有一条声韧带相连。声韧带是声襞的结构基础(图 8-6，图 8-7，图 8-8)。

2. **喉腔及喉黏膜**　喉的内腔称**喉腔**，喉腔的入口称**喉口**。喉腔壁的内面衬有黏膜，与咽、气管的黏膜相延续，喉腔中部的两侧壁有上、下两对呈前后方向的黏膜皱襞，上方的一对称**前庭襞**，两侧前庭襞之间的裂隙称**前庭裂**；下方的一对称**声襞**，由喉黏膜覆盖声韧带构成，两侧声襞之间的裂隙称**声门裂**，声门裂是喉腔最狭窄的部位。

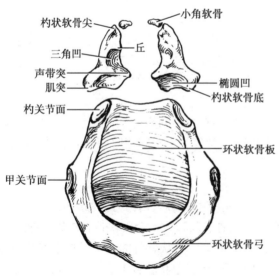

图 8-6　环状软骨和杓状软骨（前面）

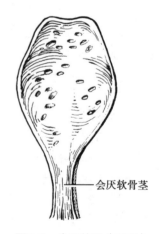

图 8-7　会厌软骨（后面）

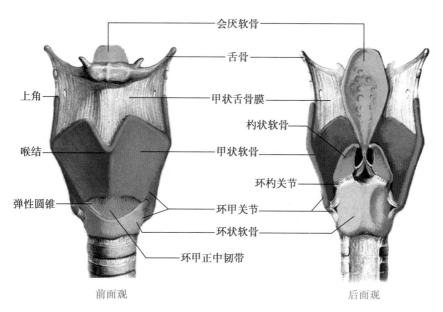

会厌软骨

舌骨

上角 —— 甲状舌骨膜

杓状软骨

喉结 甲状软骨

环杓关节

弹性圆锥 环甲关节

环状软骨

环甲正中韧带

前面观 后面观

图 8-8 喉软骨连结

喉腔借前庭襞和声襞分为喉前庭、喉中间腔和声门下腔。前庭襞以上的部分为**喉前庭**。前庭襞和声襞之间的部分为**喉中间腔**,声襞以下的部分为**声门下腔**(图 8-9)。声门下腔的黏膜下组织比较疏松,炎症时容易引起水肿。婴幼儿因喉腔比较窄小,水肿时容易引起阻塞,造成呼吸困难。

3. **喉肌** 为数块细小的骨骼肌,附着于喉软骨,可以调节音调的高低和声音的强弱。

### 三、气管与主支气管

气管与主支气管是连于喉与肺之间的通气管道,是由一些"C"形的气管软骨借韧带连接而成,气管软骨后方的缺口由平滑肌和结缔组织封闭(图 8-10)。

（一）气管

**气管**由 14～17 个气管软骨环构成,位于食管前方。气管的上端连于环状软骨下缘,向下深入胸腔,至胸骨角平面分为左、右主支气管,其分叉处称**气管杈**。气管以胸骨的颈静脉切迹为界分为两部分。

1. **颈部** 位于颈前部正中,位置比较表浅,可触及。其前方除有皮肤、舌骨下肌群覆盖外,在第 2～4 气管软骨的前面还有甲状腺峡横过,两侧有颈部的大血管和甲状腺的两侧叶,后方与食管相邻。临床常在第 3～5 气管软骨处行气管切开术。

2. **胸部** 较长,位于胸腔内。

（二）主支气管

**主支气管**左、右各一,自气管发出,行向下外,分别经左、右肺门入左、右肺。左主支气管细而长,走行比较水平;右主支气管粗而短,走行较垂直,故气管异物多坠入右主支气管。

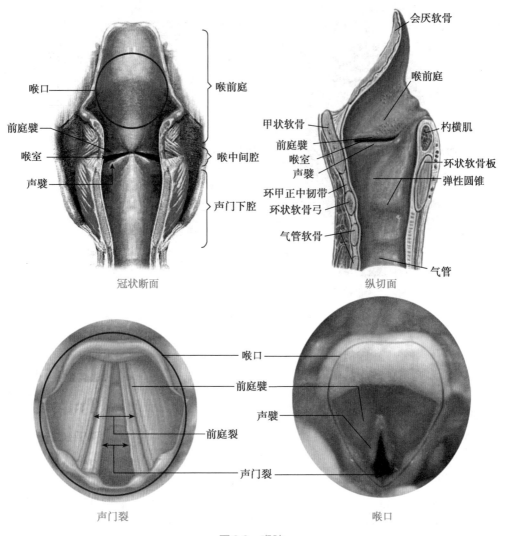

喉口
前庭襞
喉室
声襞

喉前庭
喉中间腔
声门下腔

冠状断面

会厌软骨
喉前庭
甲状软骨
前庭襞
喉室
声襞
环甲正中韧带
环状软骨弓
气管软骨
杓横肌
环状软骨板
弹性圆锥
气管

纵切面

喉口
前庭襞
声襞
前庭裂
声门裂

声门裂

喉口
前庭襞
声襞

喉口

图 8-9　喉腔

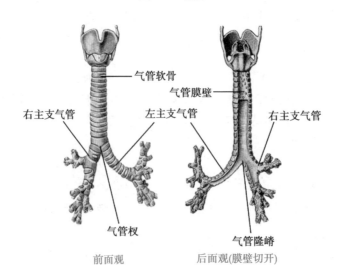

气管软骨
右主支气管
左主支气管
气管杈

前面观

气管膜壁
右主支气管
气管隆嵴

后面观(膜壁切开)

图 8-10　气管与主支气管

# 第二节 肺

## 一、肺的位置和形态

**肺**左、右各一,位于胸腔内,膈的上方,纵隔两侧。肺的质地柔软,富有弹性。新生儿的肺呈淡红色,成人的肺由于空气中的灰尘逐渐沉积,而形成深灰色。肺呈半圆锥形,左肺稍狭长,右肺略宽短,有一尖、一底、两面、三缘。肺的上端钝圆,突入颈根部,称**肺尖**,高出锁骨内侧 1/3 部的上方 2～3cm。肺的下面凹陷称**肺底**,与膈相贴,故称**膈面**。肺的外侧面与肋和肋间肌相邻,故称**肋面**。肺的内侧面朝向纵隔,近中央处有一凹陷称**肺门**。肺门是主支气管、肺动脉、肺静脉、支气管血管、淋巴管和神经等出入肺的部位,出入肺门的结构被结缔组织包绕,构成**肺根**。肺的前缘和下缘薄而锐利,左肺前缘下份有一明显的凹陷,称**心切迹**。

左肺被斜裂分为上、下 2 叶,右肺被斜裂和水平裂分为上、中、下 3 叶(图 8-11)。

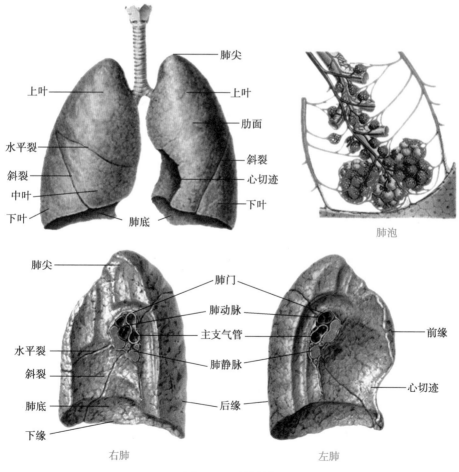

图 8-11 肺的结构

## 二、肺内支气管和支气管肺段

### （一）肺内支气管

主支气管进入肺门后,左主支气管分上、下 2 支,右主支气管分上、中、下 3 支,进入相应的肺叶,构成**肺叶支气管**。肺叶支气管再分支即为**肺段支气管**。各级支气管形成树状分支称**支气管树**。

### （二）支气管肺段

每一肺段支气管的分支及其所连属的肺组织构成一个**支气管肺段**,简称**肺段**。肺段呈锥体形,尖向肺门,底朝肺的表面。每侧肺分为 10 个肺段。相邻肺段之间有薄层结缔组织相隔(图 8-12)。每个肺段均可视为一个相对独立的单位,所以临床上可以据此进行病变的诊断定位或肺段切除术。

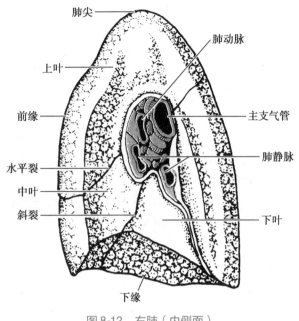

图 8-12 右肺（内侧面）

## 三、肺的微细结构

肺的表面覆盖有一层浆膜。肺可以分实质和间质两部分。肺实质由支气管树和肺泡构成。肺间质为肺内的结缔组织、血管、淋巴管和神经等。根据功能不同,肺实质又可分为导气部和呼吸部。

### （一）导气部

导气部包括肺叶支气管、肺段支气管、小支气管、细支气管和终末细支气管等,只有输送气体的功能,不能进行气体交换。肺段支气管的分支称为**小支气管**。口径为 1mm 左右的小支气管分支,称为**细支气管**。每一细支气管连同它的各级分支和肺泡组成一个**肺小叶**。肺小叶是肺形态与功能的最基本单位(图 8-13,图 8-14)。终末细支气管的平滑肌痉挛时,可使管径变细,进入肺的气量减少,导致呼吸困难,临床称支气管哮喘。临床上小叶性肺炎,是指发生在肺小叶内的炎症。

### （二）呼吸部

是进行气体交换的部分。呼吸部包括呼吸性细支气管、肺泡管、肺泡囊和肺泡等。

**呼吸性细支气管**是终末细支气管的分支,**肺泡管**是呼吸性细支气管的分支。**肺泡**为多面形囊泡,每侧肺约有 3 亿~4 亿个,是进行气体交换的场所。肺泡壁极薄,由肺泡上皮构成。肺泡上皮为单层上皮,有两种类型细胞:一种是Ⅰ型肺泡细胞,呈扁平形,是肺泡上皮的主要细胞,构成气体交换的广大面积;另一种是Ⅱ型肺泡细胞,呈圆形或立方体形,镶嵌在Ⅰ型肺泡细胞之间,能分泌表面活性物质(磷脂类物质),具有降低肺泡的表面张力,稳定肺泡容积的作用。

相邻肺泡之间的薄层结缔组织称肺泡隔,内含丰富的毛细血管网、较多的弹性纤维和肺泡巨噬细胞。毛细血管与肺泡上皮紧密相贴,当肺泡与血液之间进行气体交换时,经过肺泡表面液体层、Ⅰ型肺泡细胞及基膜、薄层结缔组织、毛细血管基膜和内皮,这六层结构组成**血-气屏障**（又称呼吸膜）。肺泡隔中的弹性纤维使肺泡具有良好的弹性回缩力；肺泡巨噬细胞能做变形运动，有吞噬病菌和异物的能力，若吞噬了灰尘即称**尘细胞**（图 8-15，图 8-16）。

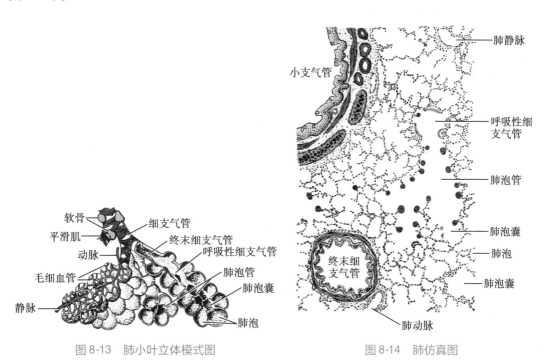

图 8-13　肺小叶立体模式图

图 8-14　肺仿真图

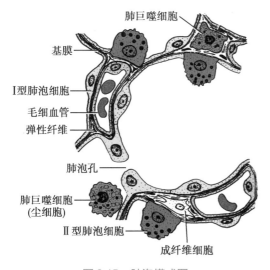

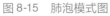

图 8-15　肺泡模式图

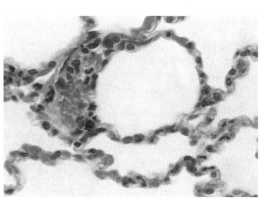

图 8-16　肺泡光镜图

## 四、肺的血管

肺有两套血管。一套是完成气体交换功能的肺动脉和肺静脉；另一套是营养肺和各级支气管的支气管动脉和支气管静脉。

### 坠积性肺炎

坠积性肺炎多见于严重消耗性疾病,尤其是临终前由于心功能减弱,长期卧床,引起肺底部长期处于充血、淤血、水肿而发炎。坠积性肺炎属于细菌感染性疾病,多为混合感染,以革兰染色阴性菌为主。临床症状以发热、咳嗽和咳痰为主,尤以咳痰不利,痰液黏稠而致呛咳发生为其主要特点。实验室检查一般为白细胞增多,中性粒细胞比例增高;痰菌检查和痰培养阳性;肺部 X 线检查双肺下部或单侧肺下部不规则小片状密度增高影,边缘模糊密度不均匀。

治疗原则主要是原发病的治疗,抗菌药物、强心针及利尿剂的使用。因此对长期卧床的患儿要定时翻身、拍背,保持肺功能,避免血流停滞于肺底。

## 第三节　胸膜与纵隔

### 一、胸膜与胸膜腔

**胸膜**属浆膜,分为互相移行的脏胸膜和壁胸膜两部分。**脏胸膜**紧贴在肺表面,并深入斜裂、水平裂内。**壁胸膜**衬在胸壁的内面、膈的上面及纵隔的两侧面,按其贴附部位分为**肋胸膜、膈胸膜、纵隔胸膜和胸膜顶**。

脏胸膜与壁胸膜在肺根处相互移行,围成一个潜在的密闭腔隙,称**胸膜腔**。胸膜腔左、右各一,互不相通,腔内呈负压,内含少量浆液。呼吸时,浆液可减少脏胸膜与壁胸膜之间的摩擦。在肋胸膜与膈胸膜转折处,形成较深的半环形间隙。在深呼吸时,肺的下缘也不能深入其内,此间隙称**肋膈隐窝**(图 8-17)。

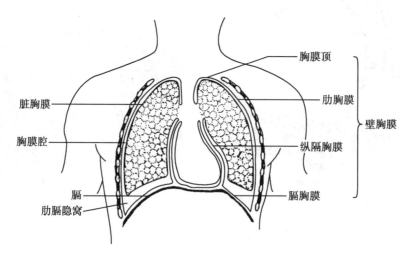

图 8-17　胸膜和胸膜腔示意图

## 二、胸膜下界与肺下界的体表投影

胸膜下界的体表投影:胸膜下界是肋胸膜与膈胸膜的返折处,在锁骨中线处与第 8 肋相交;腋中线处与第 10 肋相交;肩胛线处与第 11 肋相交;近后正中线处位于第 12 胸椎棘突平面,肺下界的体表投影约高出胸膜下界 2 个肋(图 8-18,表 8-1)。

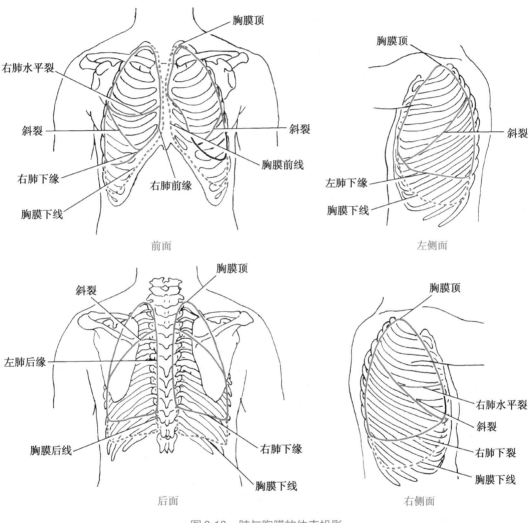

图 8-18 肺与胸膜的体表投影

表 8-1 肺和胸膜下界的体表投影

|  | 锁骨中线 | 腋中线 | 肩胛线 | 后正中线 |
| --- | --- | --- | --- | --- |
| 肺下界 | 第 6 肋 | 第 8 肋 | 第 10 肋 | 第 10 胸椎棘突 |
| 胸膜下界 | 第 8 肋 | 第 10 肋 | 第 11 肋 | 第 12 胸椎棘突 |

## 三、纵隔

**纵隔**是两侧纵隔胸膜之间所有器官和组织的总称。纵隔前界为胸骨,后界为脊柱的胸部,两侧界为纵隔胸膜,上达胸廓上口,下至膈。纵隔通常以胸骨角平面为界,分为上纵隔和下纵隔。下纵隔又分为3部分:胸骨与心包之间的部分称前纵隔;心与大血管所在部位称中纵隔;心包与脊柱胸部之间的部分称为后纵隔(图8-19,图8-20)。

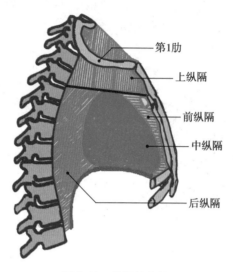

图 8-19　纵隔的分部

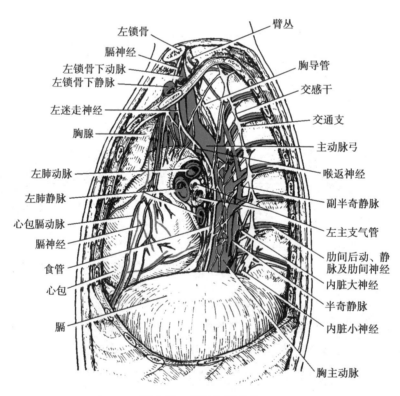

图 8-20　纵隔左侧面观

# 第四节 肺 通 气

呼吸是维持机体生命活动所必需的基本生理过程之一,呼吸全过程主要由三个相互联系的环节完成:①外呼吸:肺毛细血管血液与外界环境之间的气体交换,包括肺通气和肺换气两个过程。肺通气是指肺与外界环境之间的气体交换过程,肺换气是指肺泡气与肺毛细血管血液之间的气体交换过程;②血液的气体运输:由循环血液将 $O_2$ 从肺运输到组织以及将 $CO_2$ 从组织运输到肺的过程;③内呼吸或组织呼吸:即组织换气,指毛细血管血液与组织、细胞之间的气体交换过程。三个环节相互衔接并同时进行,其中肺通气是整个呼吸过程的基础,狭义的呼吸仅指引起肺通气的呼吸运动。实现肺通气的器官包括呼吸道、肺泡、胸廓和胸膜腔等。

## 一、肺通气的原理

气体进肺取决于两方面因素的相互作用:推动气体流动的动力和阻止其流动的阻力,动力必须克服阻力才能实现肺通气。

### (一)肺通气的动力

气体为什么能通过呼吸道进出肺? 这主要取决于肺与外界环境之间的压力差,故此压力差是肺通气的直接动力。大气压通常是一个不变的常数,改变压力差只能是通过改变肺内压力来实现,肺本身不具有主动舒缩的能力,其扩张和缩小依赖于呼吸肌的收缩

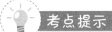

考点提示

在呼吸过程中驱使气体进出肺的直接动力是什么

和舒张,呼吸肌的收缩和舒张引起的节律性呼吸运动是肺通气的原动力。

1. **呼吸运动** 由呼吸肌收缩和舒张引起胸廓节律性扩大和缩小,称为**呼吸运动**,引起呼吸运动的肌肉为呼吸肌。使胸廓扩大产生吸气动作的肌肉为吸气肌,主要有膈肌和肋间外肌;使胸廓缩小产生呼气动作的是呼气肌,主要有肋间内肌和腹壁肌。此外还有一些辅助呼吸肌,如斜角肌、胸锁乳突肌和胸背部的其他肌肉等,这些肌肉只在用力呼吸时才参与呼吸运动。

(1) **吸气运动**:只有在吸气肌收缩时才会发生吸气运动,所以吸气运动是主动过程。膈肌位于胸腔和腹腔之间,形状似钟罩,静止时向上隆起,构成胸腔的底。膈肌收缩时,隆起的中心下移,能够增大胸腔的上下径,使胸腔和肺容积增大,产生吸气动作。成人膈肌在平静吸气时下移约 1~2cm,最大吸气时下移约 7~10cm,膈肌每下降 1cm,肺容积可增大 250ml 左右。平静呼吸时,每次吸入肺内的气体量约 75% 是膈肌工作的结果,所以膈肌的舒缩在肺通气中起重要作用。肋间外肌的肌纤维起自上一肋骨的下缘,斜向前下方走行,止于下一肋骨的上缘。由于脊椎的位置是固定的,而胸骨可以上下移动,所以当肋间外肌收缩时,肋骨上提,肋骨下缘向外侧偏转,同时将胸骨推向前上方,从而增大了胸腔的前后径和左右径,产生吸气动作。

(2) **呼气运动**:平静呼气时,呼气运动不是由呼气肌收缩所引起,而是由膈肌和肋间外肌舒张所致,是一个被动过程。用力呼吸时,呼气肌才参与收缩,使胸廓进一步缩小,呼气也有了主动的成分。腹肌为主要的呼气肌,腹肌收缩时可压迫腹腔器官,增加腹内压,膈被向上推挤,使胸腔容积减小,产生呼气动作。肋间内肌的走向与肋间外肌完全相反,当肋间内

肌收缩时,肋骨下降,引起胸廓进一步缩小,以呼出更多的气体。

（3）呼吸形式:安静状态下的呼吸称为平静呼吸。平静呼吸时呼吸运动平稳均匀,每分钟呼吸频率约 12～18 次。每次吸入或呼出约 500ml 气体量。当机体运动或吸入气中 $CO_2$ 含量增加而 $O_2$ 含量减少或肺通气阻力增大时,呼吸运动将加深加快,这时的呼吸称为用力呼吸或深呼吸。用力吸气时,不仅膈肌和肋间外肌加强收缩,辅助吸气肌也参与收缩,胸廓体积进一步扩大,以增加吸入的气体量。用力呼气时,呼气肌主动参与收缩,胸腔和肺容积进一步缩小以加深呼气。因此用力呼吸时吸气和呼气都是主动过程。在缺氧、$CO_2$ 增多或肺通气阻力增大等较严重的情况下,如果用力呼吸仍不能适应机体的需要,会出现呼吸窘迫、鼻翼扇动以及胸部困压的感觉,称为**呼吸困难**。

膈肌收缩和舒张时腹部起伏运动,把以膈肌舒缩为主的呼吸运动称为腹式呼吸。肋间外肌收缩和舒张会伴随胸部起伏运动,因此把以肋间外肌舒缩为主的呼吸运动称为胸式呼吸。呼吸形式与年龄及生理状态有关,一般情况下,成年人的呼吸运动呈腹式和胸式混合式呼吸;婴幼儿主要表现为腹式呼吸;妊娠后期膈肌活动受限,可出现明显的胸式呼吸。在某些疾病状态下,也会出现单一形式的呼吸。例如,肺气肿患者膈肌活动范围受限,常表现腹式呼吸;而胸膜炎或胸腔积液患者,胸廓运动减弱,会出现明显的腹式呼吸。

2. **肺内压** 肺泡内的压力称为肺内压。在呼吸运动过程中,肺内压呈周期性变化。平静吸气时,吸气肌收缩,肺容积随着胸廓扩大而增大,肺内压下降并低于大气压,如以大气压为 0,此时的肺内压为 -2～-1mmHg,此压力差推动空气进入肺泡,随着肺内气体的增加,肺内压也逐渐升高,至吸气末,肺内压升高到和大气压相等,气体流动停止;呼气时,吸气肌舒张,肺容积随胸廓缩小而减小,肺内压高于大气压约 1～2mmHg,气体由肺内呼出,随着肺内气体的减少,肺内压逐渐下降,至呼气末,肺内压又降到和大气压相等,气流随之停止。呼吸运动的强弱以及呼吸道是否通畅会影响呼吸过程中肺内压的变化程度。平静呼吸时,肺内压的变化较小;用力呼吸或呼吸道不够通畅时,肺内压变化的程度增大。例如,紧闭声门并尽力作呼吸动作,吸气时肺内压可低至 -100～-30mmHg,呼气时可高于大气压 60～140mmHg。根据这一原理,临床实施人工呼吸就是用人为的方法造成肺内压和大气压之间的压力差来维持肺通气。人工呼吸可分为正压法和负压法两类。不同类型的人工呼吸机可实施正压或负压人工呼吸,简便易行的口对口的人工呼吸为正压人工呼吸,节律性地举臂压背或挤压胸廓为负压人工呼吸。

3. **胸膜腔及胸内负压对肺通气的影响** 平静呼吸时,胸膜腔内压为负值。由于胸膜腔及胸内负压的存在,在呼吸过程中,肺才可随胸廓的运动而扩大和缩小,从而实现肺通气。胸膜腔内压具有重要的生理意义:一是有利于肺的扩张;二是可降低心房、腔静脉及胸导管内的压力,使之扩张而有利于静脉血和淋巴液的回流。但如果外伤或疾病导致胸壁或肺破裂,胸膜腔与大气相通,则空气立即进入胸膜腔,形成气胸,两层胸膜彼此分开,胸内负压消失,肺将因其自身的回缩力而塌陷,造成肺不张,肺不再随胸廓运动而扩张和缩小。因此,胸膜腔内负压对维持肺的扩张状态具有重要意义,胸膜腔的密闭是形成胸膜腔内负压的必要条件。

胸膜腔内负压的形成与肺和胸廓的自然容积不同有关。从婴儿出生后第一次呼吸开始,肺被充气开始处于扩张状态。在人的生长发育过程中,胸廓的生长速度快于肺的生长。因此,胸廓的自然容积大于肺的自然容积。由于胸膜腔内浆液分子的内聚力使两层胸膜紧

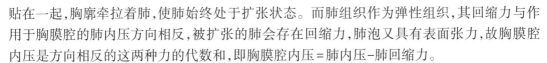

贴在一起,胸廓牵拉着肺,使肺始终处于扩张状态。而肺组织作为弹性组织,其回缩力与作用于胸膜腔的肺内压方向相反,被扩张的肺会存在回缩力,肺泡又具有表面张力,故胸膜腔内压是方向相反的这两种力的代数和,即胸膜腔内压=肺内压-肺回缩力。

在吸气末或呼气末,呼吸道内气流停止,若气道开放并与外界相通,则肺内压等于大气压,因而:

$$胸膜腔内压=大气压-肺回缩力$$
$$若以大气压为零,则:胸膜腔内压=-肺回缩力$$

可见,胸膜腔负压是由肺的弹性回缩力造成的:吸气时,肺扩张,肺的弹性回缩力增大,胸膜腔负压也更大;呼气时,肺缩小,肺弹性回缩力减小,胸膜腔内负压也减小。

胸膜腔内压可用两种方法进行测定。一种是直接测定,即将与检压计相连的注射针头斜刺入胸膜腔内进行测定,但直接测定有可能损伤到机体,常用于动物实验。另一种是间接测定,即让受试者吞下带有薄壁气囊的导管到食管下 1/3 处,通过测量呼吸过程中食管内压的变化来反映胸膜腔内压的变化。在平静呼吸过程中胸膜腔内压始终低于大气压,若视大气压为 0,则胸膜腔内压为负压。平静呼气末胸膜腔内压约为 -5 ~ -3mmHg,平静吸气末约为 -10 ~ -5mmHg。但胸膜腔内压的波动幅度会随肺通气阻力的增大而增大,甚至在呼气时有可能高于大气压。例如,在关闭声门用力吸气时,胸膜腔内压可降至 -90mmHg;用力呼气时,胸膜腔内压可升高到 +100mmHg。

### (二)肺通气的阻力

气体在进出肺的过程中会遇到各种阻止其流动的力,统称为肺通气的阻力。肺通气的动力必须克服肺通气的阻力才能实现肺通气。肺通气的阻力有两种:**弹性阻力和非弹性阻力**。弹性阻力来自肺和胸廓的弹性组织,约占肺通气阻力的 70%;非弹性阻力约占肺通气的阻力的 30%。

1. **弹性阻力** 弹性组织对抗外力作用所引起的变形的力。肺和胸廓都属于弹性组织,均存在弹性阻力,两者的弹性阻力之和构成呼吸总弹性阻力。弹性阻力因在气流停止的情况下仍然存在,故是静态阻力。

(1)**顺应性**:顺应性是指弹性组织在外力作用下的可扩张性。容易扩张则顺应性大,弹性阻力小;不易扩张则顺应性小,弹性阻力大。因此顺应性与弹性阻力成反比关系,在某些病理情况下,如肺充血、肺水肿、肺纤维化等,肺弹性阻力增大,顺应性减小,可导致吸气困难;而在肺气肿时,肺弹性成分大量破坏,弹性阻力减小,顺应性增大,表现为呼气困难。

(2)**肺和胸廓的弹性阻力**:肺的弹性阻力来自两个方面:①肺泡表面张力;②肺组织自身的弹性回缩力。研究表明,充以气体的肺比充以生理盐水的肺扩张所需的跨肺压大得多,前者约为后者的 3 倍。因此肺泡表面张力是形成肺弹性阻力的重要成分,占肺总弹性阻力的 2/3,肺组织弹性仅占 1/3。但在肺部发生病变,如肺充血、肺水肿、肺纤维化时,肺组织弹性阻力所占的比例可明显增大。在肺泡内壁覆盖有一薄层液体,由于液体分子的相互吸引,形成一种使肺泡表面积缩至最小的力,即表面张力。表面张力的方向指向肺泡的中心,可使肺泡回缩,构成了肺的回缩力。肺泡Ⅱ型细胞能合成和分泌肺泡表面活性物质,分布在肺泡壁液体分子层表面,可降低肺泡表面张力。其生理意义是:①减小肺的弹性阻力,使肺容易扩张,保证肺通气的顺利进行;②避免肺毛细血管中液体渗入肺泡,防止肺水肿的发生。胸廓的弹性阻力来自胸廓的弹性组织。在平静吸气末,胸廓处于自然位置时,胸廓无变形,不表现出弹性阻力;在平静呼气或深呼气时,胸廓被牵引向内而缩小,表现出向外的弹性阻力,成为吸气的动力、呼气的阻力。

在深吸气时,胸廓被牵引向外而扩大,表现出向内的弹性阻力,成为吸气的阻力、呼气的动力。所以胸廓的弹性回缩力既可能是吸气或呼气的阻力,也可能是吸气或呼气的动力,视胸廓的位置而定,而肺的弹性回缩力总是吸气的阻力。

2. **非弹性阻力** 非弹性阻力包括惯性阻力、黏滞阻力和气道阻力。惯性阻力是气流在发动、变速、换向时因气流和组织的惯性所产生的阻止肺通气的力;黏滞阻力来自呼吸时组织相对位移所发生的摩擦。平静呼吸时,呼吸频率低、气流流速慢,惯性阻力、黏滞阻力很小。气道阻力来自气体流经呼吸道时气体分子之间和气体分子与气道壁之间的摩擦力,是非弹性阻力的主要成分,占80%~90%。非弹性阻力只有在气体流动时才产生,并随气体流速加快而增加,所以是动态阻力。气道阻力受气流速度、气流形式和气道口径大小的影响。气流速度快,则阻力大;反之,则阻力小。气流形式有层流和湍流,层流阻力小,湍流阻力大。在气管内有黏液、渗出物或肿瘤、异物等情况下容易发生湍流,可用排痰、清除异物、减轻黏膜肿胀等方法减少湍流,以降低阻力。气道口径是影响呼吸道阻力的重要因素:口径缩小,阻力增大;口径扩大,阻力减小;若口径缩小1/2,则呼吸道阻力增大16倍。前已述及,影响呼吸道口径的主要因素有神经、体液、跨胸壁压、肺实质对气道壁牵引作用等。

## 二、肺容量和肺通气量

肺通气作为呼吸的一个重要环节,采用肺量计记录进出肺的气量可作为衡量肺通气以及呼吸功能的基本指标。

### (一)肺容积和肺容量

肺容积和肺容量是评价肺通气功能的基础。

1. **肺容积** 肺内气体的容积称为肺容积。有四种基本肺容积,每一项均为不能分割的最小单位,它们互不重叠,全部相加等于肺总量。

(1) **潮气量**:每次吸入或呼出的气体量称为潮气量。正常成年人平静呼吸时潮气量为400~600ml。

(2) **补吸气量或吸气储备量**:平静吸气末,再尽力吸气所能吸入的气体量为补吸气量。正常成年人约为1500~2000ml。

(3) **补呼气量或呼气储备量**:平静呼气末,再尽力呼气所能呼出的气体量为补呼气量。正常成年人约为900~1200ml。

(4) **余气量**:用力呼气后留在肺内不能再呼出的气体量为余气量。正常成年人约为1000~1500ml。余气量与年龄和健康状况有关,老年人大于青壮年,男性大于女性。支气管哮喘和肺气肿患者的余气量增加。

2. **肺容量** 肺容积中两项或两项以上的联合气体量称为肺容量。肺容量包括深吸气量、功能余气量、肺活量和肺总量。

(1) **深吸气量**:从平静呼气末做最大吸气时所能吸入的气体量为深吸气量,它是潮气量和补吸气量之和。是衡量最大通气潜力的一个重要指标,其高低与胸廓的状态和吸气肌的发达程度有关。

(2) **功能余气量**:平静呼气末尚存留于肺内的气体量称为功能余气量,它是余气量和补呼气量之和。正常成年人约为 2000~2500ml。功能余气量能缓冲呼吸过程中肺泡气 $PO_2$ 和 $PCO_2$ 过高或过低的急骤变化。由于功能余气量的稀释作用,吸气时,肺内 $PO_2$ 不至突然升得太高,$PCO_2$ 不致降得太低;呼气时,肺内 $PO_2$ 则不会降得太低,$PCO_2$ 不致升得太高,从而有利于肺换气。

（3）**肺活量**：最大吸气后,再做最大呼气时所呼出的气体量称为肺活量,它是潮气量、补吸气量和补呼气量三者之和。肺活量有较大的个体差异,与性别、年龄、身材大小、体位、呼吸肌强弱以及肺和胸壁的弹性等因素有关,正常成年男性平均约为 3500ml,女性约为 2500ml,高水平的运动员肺活量可达 7000ml 之多。在一定的时间内一次最大吸气后再尽快尽力呼气所能呼出的气体量,称为用力呼气量。通常以它所占用肺活量的百分比表示。正常时,第一秒用力呼气量（FEV1）约为用力肺活量的 83%,第二秒钟的 FEV2/FVC 约为96%,第三秒钟的 FEV3/FVC 约为 99%。其中,第 1 秒钟内呼出的气体量称为 1 秒用力呼气量（FEV1）,在临床上最为常用。在肺纤维化等限制性肺疾病患者,FEV1 和 FVC 均下降,但 FEV1/FVC 可正常甚至超过 80%;而在哮喘等阻塞性肺疾病患者,FEV1 的降低比 FVC 更明显,因而 FEV1/FVC 也变小,所以往往需要较长时间才能呼出相当于肺活量的气体。

（4）**肺总量**：肺所能容纳的最大气体量为肺总量,它是肺活量和余气量之和。其数值因性别、年龄、体表面积、运动锻炼情况和体位而异,成年男性平均约为 5000ml,女性约为 3500ml。因肺活量与余气量的增减可互相弥补,肺总量正常并不一定提示肺功能正常（图 8-21）。

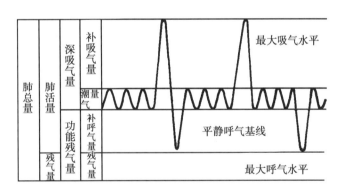

图 8-21 肺容量描记图

### （二）肺通气量和肺泡通气量

1. **肺通气量** 是每分钟吸入或呼出的气体总量,为潮气量和呼吸频率的乘积,即肺通气量=潮气量×呼吸频率。平静呼吸时,正常成年人呼吸频率为每分钟 12~18 次,潮气量为500ml,则肺通气量为 6~9L。肺通气量随性别、年龄、身材和活动量不同而有差异。为便于比较,最好在基础条件下测定,并以每平方米体表面积为单位来计算。

2. **无效腔和肺泡通气量** 每次吸入的气体,一部分将留在从上呼吸道至呼吸性细支气管之前的呼吸道内,不参与肺泡与血液之间的气体交换,这部分呼吸道的容积称为解剖无效腔。正常成年人,解剖无效腔容积约为 150ml。进入肺泡的气体,也可因血流在肺内分布不均而不能都与血液进行气体交换,这一部分未能发生交换的肺泡容量称为肺泡无效腔。肺泡无效腔与解剖无效腔一起合称为生理无效腔。健康人平卧时,生理无效腔等于或接近于解剖无效腔。

由于无效腔的存在,每次吸入的新鲜空气不能都到达肺泡与血液进行气体交换。真正

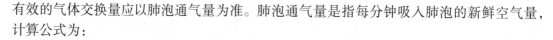

有效的气体交换量应以肺泡通气量为准。肺泡通气量是指每分钟吸入肺泡的新鲜空气量,计算公式为:

$$肺泡通气量=(潮气量-无效腔气量)\times呼吸频率$$

**肺泡通气量**是反映肺通气效率的重要指标。如果潮气量为500ml,无效腔为150ml,则每次吸入肺泡的新鲜空气量为350ml;在潮气量减半但呼吸频率加倍或潮气量加倍而呼吸频率减半时,肺泡通气量保持不变,但肺泡通气量却发生明显的变化。深而慢的呼吸有利于肺换气;浅而快的呼吸则是不利的。但深而慢的呼吸在呼吸肌收缩时消耗能量较多,因此会增加呼吸做功。

**(三)呼吸功**

在呼吸过程中,呼吸肌为实现肺通气所做的功称为呼吸功。通常以单位时间内压力变化乘以肺容积变化来表示,功的单位是焦耳(J)。正常人平静呼吸时,每一次呼吸做功仅约0.25J,其中2/3用来克服弹性阻力,1/3用来克服非弹性阻力。测定呼吸肌的耗氧量也能间接反映呼吸功的大小,肺通气1L,呼吸肌耗氧为0.25~2ml。平静呼吸时,呼吸肌耗氧量仅占全身耗氧的3%;剧烈运动时,呼吸的耗氧量可达到总摄氧量的10%。

在不同生理状态下,机体会自发地调节呼吸的深度和频率,使之能以最小的呼吸功达到最佳通气效率。如气道阻力增加时,深而慢的呼吸会使气流速度减慢,以减少用于克服气道阻力所做的功;当肺顺应性下降时,浅而快的呼吸可减少用于克服弹性阻力的呼吸功。此外,经口呼吸的气流阻力是经鼻呼吸的1/3~1/2,所以剧烈运动时,机体往往采用口鼻并用的呼吸方式,以减少呼吸做功。

# 第五节 气体的交换和运输

## 一、气体的交换

**气体交换**包括肺泡与血液之间的肺换气以及血液与组织细胞之间的组织换气。两种换气都是通过扩散来实现的。

**(一)气体的扩散**

当不同区域气体分子密度不均等时,通过气体分子的热运动,气体分子由分压高处向分压低处移动,这一过程称为气体的扩散。体内的气体交换,无论在气体、液-气界面还是液体中,都以扩散方式进行,通过扩散各处气体分压趋于相等。单位时间内气体扩散的容积称为气体扩散速率。气体扩散速率受多种因素的影响。

**1. 气体的分压差** 在混合气体中,每种气体分子运动所产生的压力为该气体的分压,它不受其他气体或其分压存在的影响,在温度恒定时,每一气体的分压只取决于它自身的浓度。混合气的总压力等于各气体分压之和。气体分压可按下式计算:

$$气体分压=总压力\times该气体的容积百分比$$

两个区域之间的分压差是气体扩散的动力,分压差越大,扩散速率越大;反之则扩散速率越小。

**2. 气体的分子量和溶解度** 在相同条件下,质量轻的气体扩散较快,各气体扩散速率和各气体分子量的平方根成反比。溶解度是单位分压下溶解于单位容积溶液中的气体量。

一般以 1 个大气压、38℃时,100ml 液体中溶解的气体毫升数来表示。溶解度与分子量平方根之比为扩散系数,它取决于气体分子本身的特性。因为 $CO_2$ 在血浆中的溶解度约为 $O_2$ 的24 倍,$CO_2$ 的分子量略大于 $O_2$ 的分子量,所以 $CO_2$ 的扩散系数是 $O_2$ 的 20 倍。

**3. 扩散面积和距离** 气体扩散速率与扩散面积成正比,与扩散距离成反比。

**4. 温度** 气体扩散速率与温度成正比。在人体,体温相对恒定,温度因素可忽略不计。

### (二)肺换气过程

$O_2$ 和 $CO_2$ 在肺部扩散必须经过呼吸膜。呼吸膜有六层结构,但总厚度不到 $1\mu m$,其通透性很大,非常有利于气体的扩散。正常成人呼吸膜的总面积约 $70m^2$,安静状态下,用于气体扩散的呼吸膜面积约 $40m^2$,因此,有相当大的储备面积。当静脉血流经肺时,由于肺泡气 $PO_2$ 高于静脉血 $PO_2$,肺泡气 $PCO_2$ 低于静脉血 $PCO_2$因此,在分压差的作用下,$O_2$ 由肺泡向血液扩散,$CO_2$ 由血液向肺泡扩散,结果使血中 $PO_2$ 升高,$PCO_2$ 降低,于是静脉血变成了动脉血。

由于组织细胞代谢不断消耗 $O_2$ 并产生 $CO_2$,所以组织内 $PO_2$ 总是低于动脉血 $PO_2$,而 $PCO_2$ 总是高于动脉血。当动脉血流经组织毛细血管时,$O_2$ 就在分压差的作用下由血液向细胞内扩散,$CO_2$ 则由细胞向血液扩散,动脉血因失去 $O_2$、得到 $CO_2$ 而变成静脉血(图 8-22)。

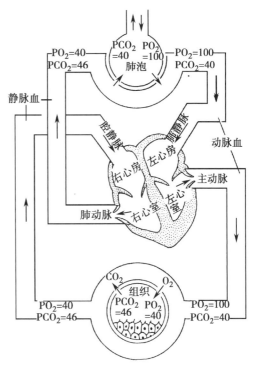

图 8-22 气体交换示意图

## 二、气体在血液中的运输

肺换气后进入血液的 $O_2$ 通过血液运输到各组织供细胞利用,由细胞代谢产生的 $CO_2$ 经组织换气后,也经血液运输到肺泡。血液运输 $O_2$ 和 $CO_2$ 的形式有两种:物理溶解和化学结合。其中,物理溶解形式所占的比例极小,但很重要。血液中的气体溶解后才能发生化学结合,结合的气体也要先转为溶解形式才能从血液中逸出,以保持两者间处于动态平衡。

### (一)氧的运输

氧气在血液中运输,其中约 1.5% 以物理溶解形式存在于血浆,98.5% 进入红细胞与血红蛋白(hemoglobin,Hb)结合形成氧合血红蛋白(oxyhemoglobin,$HbO_2$)。该反应迅速、可逆,不需要酶参与,决定反应方向的因素是 $PO_2$。$HbO_2$ 呈鲜红色,去氧 Hb 呈紫蓝色,当体表表浅毛细血管内血液中的去氧 Hb 含量达 5g/100ml 以上时,皮肤、黏膜呈暗紫色,这种现象称为**发绀**。发绀通常表示机体缺氧,但严重贫血者,由于达不到 5g/100ml,此时虽有缺氧但无发绀;而红细胞增多(如高原性红细胞增多症)时,Hb 含量达 5g/100ml 以上,因而出现发绀,但机体并不一定缺氧。由于 Hb 还可与 CO 结合,生成一氧化碳血红蛋白,呈樱桃红色。由于 Hb 与 CO 的结合能力是 $O_2$ 的 210 倍,故 CO 中毒时,氧气很难与血红蛋白结合,引起机体

229

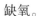

缺氧。

### （二）二氧化碳的运输

$CO_2$的运输方式,血液中物理溶解的$CO_2$占总运输量的5%,化学结合的占95%;溶解于血浆中的$CO_2$绝大部分扩散进入红细胞,在红细胞内以碳酸氢盐和氨基甲酰血红蛋白两种化学结合形式运输。其中,前者约占$CO_2$总运输量的88%,而后者约占7%。所以,碳酸氢盐形式是$CO_2$在血液中主要的运输方式。

# 第六节 呼吸运动的调节

呼吸运动的节律性起源于呼吸中枢。随体内外环境的改变,呼吸运动的深度和频率会受到呼吸中枢的调节发生相应的改变,以适应机体代谢的需要。此外,机体在进行其他功能活动,例如说话、唱歌、吞咽以及喷嚏反射等时,呼吸运动也会受到调控,使呼吸与这些功能活动相协调。呼吸受两种不同的神经机制调节,一是随意呼吸调节系统,其中枢位于大脑皮质运动区,传出冲动通过皮质脊髓束支配脊髓前角的呼吸运动神经元。二是不随意的自主呼吸节律调节系统,其中枢位于低位脑干,发出的兴奋冲动经颈段脊髓腹外侧下行到达脊髓前角呼吸运动神经元,控制呼吸肌的自主节律性收缩。

## 一、呼吸中枢

中枢神经系统内,产生和调节呼吸运动的神经元群称为呼吸中枢。呼吸中枢分布于大脑皮质、间脑、脑桥、延髓和脊髓等部位,但各部位在呼吸节律的产生和调节中所起的作用不同,正常节律性呼吸运动是在各级呼吸中枢的协调配合下完成的。延髓为呼吸的基本中枢,脑桥为呼吸调整中枢。

## 二、呼吸运动的反射性调节

起源于脑的节律性呼吸运动受到来自呼吸器官以及其他器官系统感受器传入信息的反射性调节,使呼吸运动的频率、深度和形式等发生相应的改变。这些反射可以分为化学感受性反射、机械感受性反射和防御性反射3类。

### （一）化学感受性呼吸反射

动脉血液、组织液或脑脊液中的$O_2$、$CO_2$和$H^+$对呼吸运动的调节是一种反射性活动,称为化学感受性反射,机体通过呼吸运动调节血液中的$O_2$、$CO_2$和$H^+$的水平,而血液中$O_2$、$CO_2$以及$H^+$浓度的改变又通过感受性反射调节着呼吸运动,以保持血液中$O_2$、$CO_2$含量和pH的相对稳定,使机体代谢活动得以正常进行。

### （二）机械感受性呼吸反射

**1. 肺牵张反射** 由肺扩张或肺萎陷引起吸气抑制或吸气兴奋的反射称为肺牵张反射或黑-伯反射。包括肺扩张反射和肺萎陷反射。

（1）**肺扩张反射**:肺扩张反射是肺扩张时抑制吸气活动的反射。该反射感受器位于从气管到细支气管的平滑肌中,可感受牵拉扩张的刺激。吸气时肺扩张,牵拉呼吸道,使呼吸道扩张,引起牵张感受器兴奋,传入冲动经迷走神经到达延髓,兴奋吸气切断机制神经元,终止吸气活动,将吸气转为呼气。该反射的生理意义在于加速吸气过程向呼气过程的转换,增加呼吸频率。肺扩张反射属负反馈调节机制,若切断动物的双侧迷走神经,吸气过程延长,吸气活动加深,呼吸变得深而慢。

（2）**肺萎陷反射**:肺萎陷反射是肺萎陷时增强吸气活动或促进呼气转换为吸气的反射。

**2. 呼吸肌本体感受性反射** 肌梭和腱器官是骨骼肌的本体感受器。肌梭受到牵张刺激时可反射性引起其所在的骨骼肌收缩,这种反射称为**骨骼肌牵张反射**,属于本体感受性反射。当呼吸肌被动拉长或气道阻力加大时,肌梭受到牵拉而兴奋,反射性地引起呼吸肌收缩增强,以克服呼吸道阻力,维持肺通气。切断动物的胸段脊神经背根,呼吸运动减弱。在人类,呼吸肌本体感受性反射也参与正常呼吸运动的调节,尤其在呼吸肌负荷增加时作用更加明显。

**（三）防御性呼吸反射**

当呼吸道黏膜受到机械或化学刺激(如香烟、组胺、前列腺素等)时,发生的以清除激惹物为目的的反射性呼吸变化称为防御性呼吸反射,包括咳嗽反射和喷嚏反射。

**1. 咳嗽反射** 常见的重要防御性反射。该反射的感受器位于喉、气管和支气管的黏膜。兴奋冲动经迷走神经传入延髓,触发咳嗽反射。咳嗽时,先是短促或深吸气,接着声门紧闭,呼气肌强烈收缩,肺内压和胸膜腔内压急速上升,然后声门突然开放。由于肺内压很高,气体以极高的速度从肺内冲出,将呼吸道内的异物或分泌物排出。

**2. 喷嚏反射** 刺激作用于鼻黏膜感受器,经三叉神经传入,从鼻腔喷出呼出气,作用是清除鼻腔中的刺激物。

 **本章小结**

呼吸系统是由呼吸道和肺组成,临床上将鼻、咽、喉称为上呼吸道,气管和主支气管称为下呼吸道。肺位于胸腔内膈的上方纵隔两侧,左右各一,是进行气体交换的场所。胸膜属于浆膜,分为脏胸膜和壁胸膜。呼吸过程中的气体交换主要包括氧气的摄入和二氧化碳的排出,包括外呼吸和内呼吸。肺通气的直接动力是肺内压与大气压之间的压力差,原动力是呼吸运动。氧气通过氧合血红蛋白的方式在血液中运输,二氧化碳主要通过碳酸氢盐和氨基甲酸血红蛋白的形式在血液中运输。体内节律性的呼吸运动产生于延髓,受到机械感受性因素和化学因素的双重调节,前者主要指肺牵张反射,后者主要指动脉血或脑脊液中的氧分压、二氧化碳分压和氢离子浓度。

（林 融）

 **目标测试**

**A1 型题**

1. 心切迹位于
   A. 左肺下缘 B. 右肺下缘 C. 左肺前缘
   D. 右肺前缘 E. 以上都不正确
2. 喉腔最狭窄的部位是
   A. 前庭裂 B. 声门裂 C. 喉口
   D. 喉中间腔 E. 声门下腔
3. 气管切开的部位常选在

A. 第 2~3 或 3~4 气管软骨处　　　B. 第 3~4 或 4~5 气管软骨处
C. 第 4~5 或 5~6 气管软骨处　　　D. 第 5~6 或 6~7 气管软骨处
E. 第 1~2 或 2~3 气管软骨处

4. 气管杈平对
   A. 胸骨柄　　　　　　B. 胸骨角　　　　　　C. 颈静脉切迹
   D. 剑突　　　　　　　E. 胸骨体

5. 气体交换的场所是
   A. 肺泡管　　　　　　B. 肺泡囊　　　　　　C. 肺泡
   D. 呼吸性细支气管　　E. 终末细支气管

6. 维持胸膜腔负压的必要条件是
   A. 胸膜腔的密闭性　　　　　　B. 两层胸膜之间有浆液
   C. 呼吸肌收缩　　　　　　　　D. 胸膜腔内压低于大气压
   E. 肺内有表面活性物质

7. 肺通气的直接动力是
   A. 肺内压与胸膜腔内压之差　　　B. 肺内压与跨壁压之差
   C. 大气压与肺内压之差　　　　　D. 大气压与胸膜腔内压之差
   E. 大气压与跨壁压之差

B1 型题

题 8~10 共用备选答案
   A. 潮气量　　　　　　B. 肺活量　　　　　　C. 用力呼气量
   D. 肺泡通气量　　　　E. 残气量

8. 可较好地评价肺通气功能的指标是

9. 肺的有效通气量是指

10. 每次吸入或呼出的气体量称为

# 第九章 消 化 系 统

## 学习目标

1. 掌握消化系统的组成；肝的形态及位置，输胆管道的组成；食物在胃和小肠内的消化。
2. 熟悉胸部标志线和腹部分区；消化管各段的形态结构及位置；胃、小肠和肝的微细结构；营养物质的吸收。
3. 了解消化管壁的结构；腹膜的形态和构造。

## 案例

患者张某，女，25 岁，转移性右下腹痛三小时，伴恶心呕吐凌晨 3 点来诊。体格检查：T 38℃，R 24/分，BP 108/70mmHg，患者由其家人搀扶来诊，神清，对答切题，痛苦面容，被动体位，双眼睑无水肿，巩膜无黄染，咽部无充血，扁桃体(−)，心肺(−)，腹平软，墨菲征(−)，未见胃肠型及蠕动波，右下腹肌紧张、拒按，麦氏点压痛，反跳痛(+)，肠鸣音亢进。诊断：急性阑尾炎；辅助检查：血分析和腹部 B 超探查；治疗方法：阑尾摘除术。

请问：1. 手术中如何准确寻找阑尾？
2. 你能利用消化系统的知识解释此病吗？

## 第一节 概　述

### 一、消化系统的组成

**消化系统**由消化管和消化腺两部分组成(图 9-1)。

**消化管**是从口腔到肛门的一段粗细不等的管道，包括口腔、咽、食管、胃、小肠(十二指肠、空肠、回肠)和大肠(盲肠、阑尾、结肠、直肠、肛管)。临床上通常把口腔至十二指肠的这一段称为**上消化道**，把空肠及以下部分称为**下消化道**。

**消化腺**分为大消化腺和小消化腺两种，大消化腺包括大唾液腺、肝和胰；小消化腺是指分布在消化管壁的小腺体，如唇腺、胃腺和肠腺等，它们都开口于消化管，其分泌的消化液流入消化道，参与食物的化学性消化。

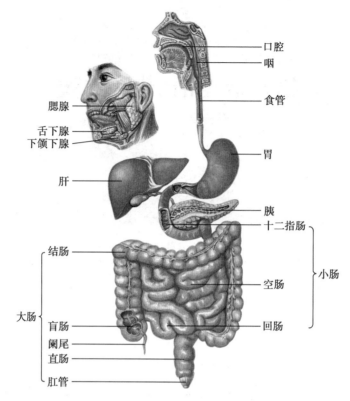

图 9-1　消化系统模式图

消化系统的主要功能是消化食物,吸收营养物质和排出食物残渣。

## 二、消化管壁的一般结构

除口腔外,消化管壁由内向外分为黏膜、黏膜下层、肌层和外膜四层(图 9-2)。

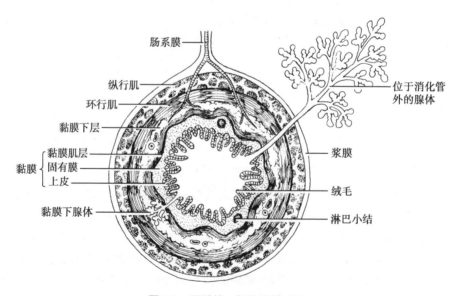

图 9-2　肠壁的一般构造模式图

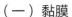

**（一）黏膜**

**黏膜**由上皮、固有层和黏膜肌层构成。位于消化管壁最内层，是消化管各段结构差异最大、功能最重要的部分。

1. **上皮** 衬于消化管腔面。口腔、咽、食管和肛管的下部是复层扁平上皮，耐摩擦，具有保护作用；其余部分为单层柱状上皮，具有消化和吸收功能。

2. **固有层** 位于上皮深面，为疏松结缔组织，内含血管、淋巴管和淋巴组织。淋巴组织以咽、回肠及阑尾最多，具有防御功能。胃肠固有层内还有腺体，开口于上皮。

3. **黏膜肌层** 由1~2层平滑肌构成。其收缩与舒张可改变黏膜形态，促进分泌物的排出和血液、淋巴的运行，有助于食物的消化和吸收。

**（二）黏膜下层**

**黏膜下层**由疏松结缔组织构成，内含丰富的血管、神经、淋巴管、淋巴组织和腺。

在消化管的某些部位，黏膜和部分黏膜下层共同突向管腔，形成纵行或环形皱襞，以扩大表面积，有利于营养物质的吸收。

**（三）肌层**

**肌层**在咽、食管上段和肛门外括约肌是骨骼肌，其余部分都是平滑肌。肌层一般由内环、外纵两层平滑肌组成，受内脏神经的支配，其收缩与舒张产生消化管的蠕动。某些部位环形肌增厚，形成**括约肌**。

**（四）外膜**

**外膜**是消化管的最外层。在咽、食管和直肠下部的外膜由薄层结缔组织构成，称纤维膜；其他部位外膜由结缔组织和间皮共同构成，称浆膜，其表面光滑湿润，有利于器官的活动。

## 三、胸部标志线和腹部分区

消化器官大部分位于胸、腹腔内，为便于正确地描述各器官的位置和体表投影，通常在胸腹部体表确定一些标志线，并对腹部进行分区（图9-3）。

**（一）胸部标志线**

1. **前正中线** 沿人体前面正中所作的垂线。
2. **胸骨线** 沿胸骨最宽处外侧缘所作的垂线。
3. **锁骨中线** 通过锁骨中点所作的垂线。
4. **胸骨旁线** 通过胸骨线与锁骨中线之间中点所作的垂线。
5. **腋前线** 沿腋前襞向下所作的垂线。
6. **腋后线** 沿腋后襞向下所作的垂线。
7. **腋中线** 通过腋前、后线连线中点所作的垂线。
8. **肩胛线** 通过肩胛下角所作的垂线。
9. **后正中线** 沿人体后面正中所作的垂线。

**（二）腹部分区**

**九分区法**：在腹部前面作两条横线和两条纵线将腹部分为九个区。两条横线分别是两肋弓最低点的连线及两髂结节间的连线，两条纵线分别是通过左右腹股沟韧带中点的垂直线。九个区分别是：左、右季肋区和腹上区；左、右腹外侧区（腰区）和脐区；左、右髂区（腹股沟区）和腹下区（耻区）。

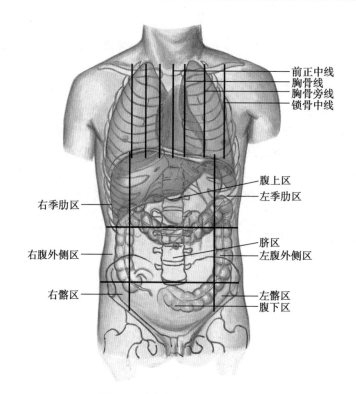

图 9-3　胸部标志线和腹部分区

**四分区法**：以脐为中心分别作一条垂直线和水平线，将腹部分为左上腹、右上腹、左下腹、右下腹四个区。

# 第二节　消　化　管

## 一、口腔

**口腔**是消化管的起始部，向前经口裂通外界，向后借咽峡与咽相通，其前壁为上、下唇，两侧壁为颊，上壁为腭，下壁为口底的软组织，内有牙、舌等器官（图 9-4）。

口腔借上、下牙弓分为前方的口腔前庭和后方的固有口腔两部分。当上、下牙列咬合时，口腔前庭和固有口腔仅可经第三磨牙后方的间隙相通。临床上可通过此间隙对牙关紧闭的病人灌注营养物质或急救用药。

### （一）唇和颊

**唇**分上唇和下唇，两唇之间的裂隙

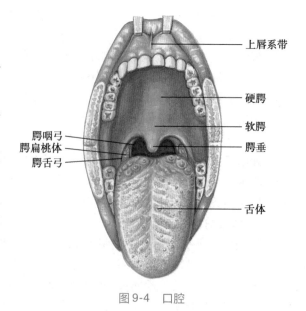

图 9-4　口腔

称**口裂**,上、下唇两侧结合处称**口角**。从鼻翼两旁至口角两侧各有一浅沟,称**鼻唇沟**,上唇两侧借鼻唇沟与颊分界,当面神经麻痹时此沟消失。上唇前面正中有一纵行浅沟称**人中**,其中、上 1/3 交界处为人中穴,昏迷病人急救时,可在此处进行指压或针刺。

**颊**为口腔两侧壁,在上颌第二磨牙相对的颊黏膜处有腮腺导管的开口。

（二）腭

**腭**构成口腔的上壁,分隔口腔和鼻腔。腭的前 2/3 为硬腭,以骨腭为基础表面覆以黏膜;后 1/3 为软腭,由肌、肌腱和黏膜构成。软腭后缘游离,其中央有一向下的突起,称**腭垂**（悬雍垂）。腭垂两侧各有一对弓形黏膜皱襞,前方的一对称**腭舌弓**,后方的一对向下延至咽侧壁,称**腭咽弓**,两者之间的凹陷,容纳腭扁桃体。腭垂、左右腭舌弓和舌根共同围成**咽峡**,是口腔和咽的分界线。软腭后部结构松弛、塌陷可导致打鼾。

**知识窗**

**告别兔唇,还孩子灿烂微笑**

唇腭裂又称"兔唇",是颜面部常见的先天性畸形,根据国内外统计,大约每千个新生婴儿中有一个患有唇裂或先天腭裂,男多于女,左侧多于右侧。一般认为,唇裂的发生是由于中鼻突下端的球状突与上颌突未能按时（在胎儿第 7 周时）融合的结果;而先天腭裂乃是由于两侧腭突未能按时（在胎儿第 10 周时）相互会合并与鼻中隔融合所致。唇腭裂发生的病因尚不完全清楚,可能与遗传、营养、内分泌或感染、创伤等有关。治疗必须施行修复手术。唇裂手术的主要目的是整形,而先天腭裂手术是恢复进食和言语的功能,手术必须在适当的年龄进行,这对手术后的远期效果有决定性意义。一般在 1～3 岁进行,常需数次手术才能完成,术后应进行语音训练。

（三）牙

**牙**是人体最坚硬的器官,嵌于上、下颌骨的牙槽内,分别排列成上牙弓和下牙弓。具有咀嚼食物和辅助发音的功能。

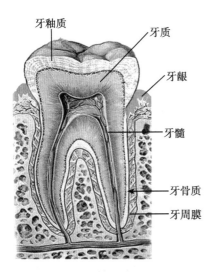

图9-5 牙的构造模式图

1. **牙的形态和构造** 牙分三部分,露于口腔的部分称**牙冠**,嵌于牙槽窝内的称**牙根**,牙冠与牙根交界的部分称**牙颈**（图9-5）。牙的中央有牙腔。位于牙冠内较大的叫**牙冠腔**。位于牙根内的叫**牙根管**,其尖端有小孔与牙槽相通。

牙由牙质、牙釉质、牙骨质和牙髓构成。牙质构成牙的主体;牙釉质覆盖于牙冠的牙质表面;牙骨质包在牙颈和牙根的牙质表面;牙髓位于牙腔内,由神经、血管和结缔组织等构成。牙髓感染时常可引起剧烈疼痛。

2. **牙周组织** 由牙周膜、牙槽骨和牙龈三部分构成。对牙起保护、支持和固定作用。

牙周膜是介于牙根和牙槽骨之间的致密结缔组织,固定牙根,并可缓冲咀嚼时的压力。牙槽骨是牙根周围的骨质。牙龈是口腔黏膜的一部分,血管丰富,包被牙颈,并与牙槽骨的骨膜紧密相连。

3. **牙的分类、萌出和排列**　人的一生中先后长有两套牙,即乳牙和恒牙。乳牙一般在出生后6~7个月开始萌出,3岁前出齐,共计20颗,分为乳切牙、乳尖牙和乳磨牙三类。6~7岁时,乳牙开始脱落,恒牙相继萌出,共计32颗,分为切牙、尖牙、前磨牙和磨牙四类,13~14岁基本出齐,第三磨牙萌出较晚,故又称迟牙或智齿,有的甚至终生不萌出。(图9-6,图9-7)。

临床上为了记录牙的位置,以"+"记号划分四区,表示上、下颌左、右侧的牙位,以罗马数字Ⅰ~Ⅴ表示乳牙,以阿拉伯数字1~8表示恒牙。

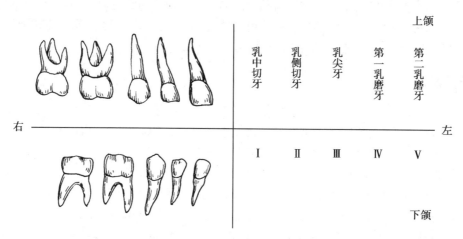

图9-6　乳牙的名称及符号

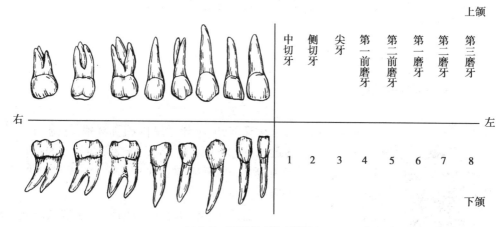

图9-7　恒牙的名称及符号

 **知识窗**

## 成长的烦恼——智齿

智齿是指人类口腔内牙槽骨最里面的第三磨牙。由于它萌出时间很晚,一般在16~25岁间萌出,此时人的生理、心理发育都接近成熟,有"智慧到来"的象征,因此被俗称为"智齿"。现代医学一般认为智齿是人类进化的残余物,由于智齿生长在牙槽骨的末端,现代人类的牙槽骨由于进食的越来越精细化而在长度、宽度、强度上不同程度的退化,从而导致智齿萌出的空间不足,智齿在萌出时往往会因为空间不足而造成异位萌出、阻生;此外智齿本身的退化也会导致萌出数目不足,不对称萌出等。这些萌出的异常加上清洁防治的困难通常会在临床表现为智齿冠周炎、智齿或者邻近牙齿的龋齿、牙周炎、牙髓炎等疾病,引发剧烈的疼痛。因此建议对萌出异常或者不对称萌出的智齿及早进行智齿拔除手术,以解除患者的痛苦。

### （四）舌

**舌**位于口腔底,其基本结构是骨骼肌和表面覆盖的黏膜。舌具有协助咀嚼、吞咽食物、感受味觉和辅助发音等功能(图9-8)。

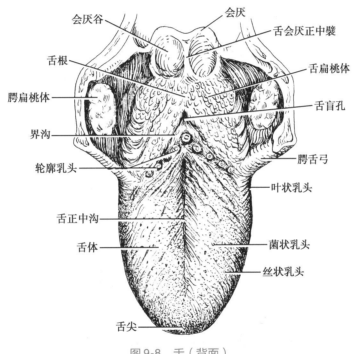

图9-8 舌（背面）

1. **舌的形态** 舌分为上、下两面,舌的上面称舌背,分为前2/3的舌体和后1/3的舌根。舌下面中线处有纵行皱襞连于口腔底,称**舌系带**。舌系带根部的两侧各有一圆形隆起,称**舌下阜**,其上有下颌下腺管和舌下腺大管的开口。舌下阜向后外侧延伸成舌下襞,舌下腺小管开口于此。

2. **舌的构造** 由表面的舌黏膜和深部的舌肌构成。

（1）舌黏膜:呈淡红色,在舌背黏膜上有许多小突起,称**舌乳头**,包括丝状乳头、叶状乳头、菌状乳头和轮廓乳头四种,能感受触觉、味觉。舌根部黏膜内,可见许多由淋巴组织集聚而成的突起,称**舌扁桃体**。

部分舌乳头浅层上皮细胞不断角化脱落,并与食物残渣、细菌等混杂在一起,附于黏膜表面,形成**舌苔**。健康人的舌苔白色淡薄。舌苔的厚薄和色泽可反映人体的健康与疾病状况,是中医诊断疾病的重要依据之一。

239

（2）舌肌：为骨骼肌，分为舌内肌和舌外肌（图9-9）。舌内肌收缩时可改变舌的外形；舌外肌收缩时可改变舌的位置，其中颏舌肌较为重要，该肌左、右各一，起自下颌骨颏棘，肌纤维呈扇形进入舌内，止于舌中线两侧。两侧颏舌肌同时收缩使舌前伸；一侧收缩使舌尖伸向对侧。若一侧颏舌肌瘫痪，则伸舌时舌尖偏向患侧。

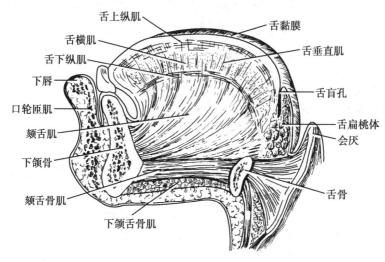

图9-9 舌（矢状切面）

### （五）口腔腺

**口腔腺**又称**唾液腺**，有大小之分，可分泌唾液、有清洁口腔和消化食物等功能。大唾液腺有腮腺、下颌下腺和舌下腺三对（图9-10）。

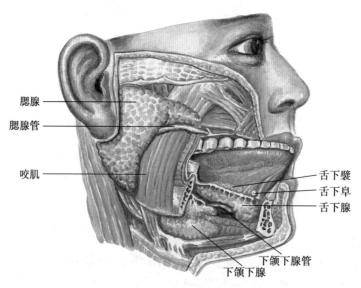

图9-10 口腔腺

1. **腮腺** 最大，呈不规则的三角形，位于耳廓的前下方。腮腺管从腮腺前缘穿出，在颧弓下方一横指处越过咬肌表面穿颊肌，开口于平对上颌第二磨牙相对处的颊黏膜上。

2. **下颌下腺** 呈卵圆形,位于下颌体的深面,其导管开口于舌下阜。

3. **舌下腺** 位于口腔底舌下襞深面,略扁而长,其大导管开口于舌下阜,小导管开口于舌下襞。

## 二、咽

**咽**是前后略扁的漏斗形肌性管道,上起颅底,下达第6颈椎体下缘平面与食管相续,成人全长12cm。咽是呼吸道和消化道的共同通道,分为鼻咽、口咽和喉咽三部分(图9-11)。

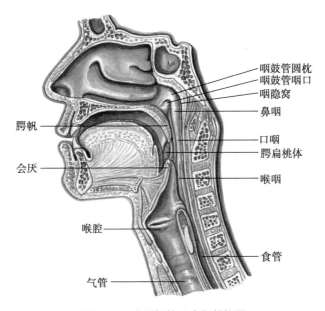

图9-11 头颈部的正中矢状切面

### (一)鼻咽

鼻咽位于颅底与软腭之间,向前经鼻后孔与鼻腔相通。鼻咽侧壁,正对下鼻甲后方有咽鼓管咽口,通中耳鼓室。咽鼓管咽口平时是关闭的,当吞咽或用力张口时打开,空气通过咽鼓管进入鼓室,以维持鼓膜两侧的气压平衡。咽鼓管咽口前、上、后方的弧形隆起,称为咽鼓管圆枕,其后上方与咽后壁之间有一凹陷,称咽隐窝,是鼻咽癌的好发部位。鼻咽部上壁后部的黏膜内有丰富的淋巴组织称**咽扁桃体**,幼儿时期较为发达。

### (二)口咽

口咽位于软腭与会厌上缘平面之间,向前经咽峡通口腔。口咽外侧壁上腭舌弓与腭咽弓之间有一凹陷称**扁桃体窝**,容纳**腭扁桃体**。腭扁桃体是扁椭圆形的淋巴器官,其表面的黏膜凹陷,形成10~20个扁桃体小窝,是食物残渣、脓液易于滞留的部位。

咽扁桃体、腭扁桃体和舌扁桃体等,在呼吸道和消化管的上端,共同围成**咽淋巴环**,具有重要的防御功能。

### (三)喉咽

喉咽在会厌上缘平面以下,至第6颈椎体下缘与食管相续,向前经喉口通喉腔。在喉咽两侧各有一凹陷,称**梨状隐窝**,是异物容易滞留的部位。

### 三、食管

#### （一）食管的形态、位置和分部

**食管**为前后略扁的肌性管道，上端在第 6 颈椎体下缘与咽相连，向下沿脊柱前方下降，经胸廓上口入胸腔，穿膈的食管裂孔，至第 11 胸椎左侧与胃的贲门相续，全长约 25cm。食管按行程可分为颈部、胸部和腹部三部。

#### （二）食管的狭窄

食管全长有三个**生理性狭窄**，第一个狭窄位于食管的起始处，距中切牙约 15cm；第二个狭窄位于食管与左主支气管交叉处，距中切牙约 25cm；第三个狭窄位于食管穿膈处，距中切牙约 40cm。这些狭窄是异物容易滞留和食管癌的好发部位（图 9-12）。

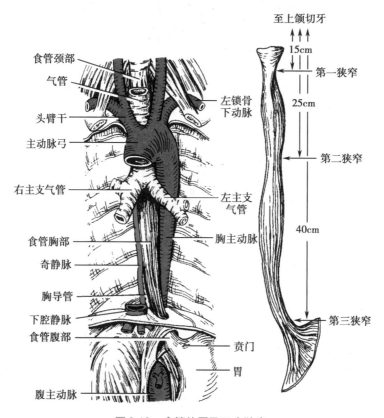

图 9-12 食管位置及三个狭窄

#### （三）食管壁的组织结构特点

食管壁内面是黏膜层，有 7 ~ 10 条纵行的皱襞，当食物通过时，皱襞消失，管腔扩大。食管黏膜的上皮是复层扁平上皮，具有保护功能。黏膜下层内含大量食管腺，其导管穿过黏膜开口于食管腔。肌层，上段为骨骼肌，下段为平滑肌，中段由骨骼肌和平滑肌混合构成。外膜是纤维膜，较薄。

### 四、胃

**胃**是消化管中最膨大的部分，上接食管，下续十二指肠，成人胃的容量约 1500ml。胃具有容纳食物、分泌胃液、搅拌食糜和初步消化食物的功能。

（一）胃的形态和分部

1. **胃的形态** 胃有两壁,两缘,两口。胃前壁朝向前上方,后壁朝向后下方。上缘较短,凹向右上方称胃小弯,其最低处形成一切迹,称角切迹;下缘较长,凸向左下方称胃大弯。胃的入口称**贲门**,连接食管;出口称**幽门**,与十二指肠相连。

2. **胃的分部** 胃可分为四部分:①**贲门部**:在贲门附近,与其他部无明显分界。②**胃底**:是贲门平面向左上方凸出的部分。③**胃体**:胃的中间部分。④**幽门部**:自角切迹向右至幽门之间。幽门部的大弯侧有一不明显的浅沟称**中间沟**,把幽门部分为左侧的幽门窦和右侧较窄的幽门管。临床上,幽门部又称**胃窦**。胃溃疡和胃癌多好发于胃的幽门窦近胃小弯处(图9-13)。

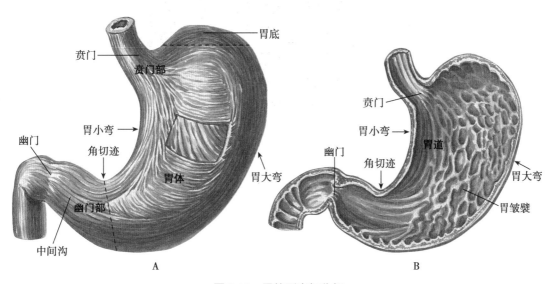

图9-13 胃的形态与分部

（二）胃的位置和毗邻

胃的位置常因体型、体位和充盈程度不同而有较大变化,胃在中等充盈状态下,大部分位于左季肋区,小部分位于腹上区。贲门位于第11胸椎体左侧,幽门约在第1腰椎体右侧。胃前壁右侧与肝左叶相邻;左侧与膈相邻,被左肋弓遮掩;左右肋弓之间的部分直接与腹前壁相贴,是胃的触诊部位。

（三）胃的微细结构

胃壁具有消化管典型的四层结构,由内向外分别为黏膜、黏膜下层、肌层和外膜(图9-14)。

1. **黏膜** 胃黏膜柔软,活体呈橘红色。胃空虚时形成许多皱襞,充盈时皱襞减少,变平坦。黏膜表面有许多针尖状小窝,称**胃小凹**,凹底有胃腺开口。胃黏膜可分为三层。

（1）上皮:为单层柱状上皮,排列整齐,能分泌黏液覆盖于胃黏膜的表面,防止胃酸和胃蛋白酶对胃黏膜的损害。

（2）固有层:由结缔组织构成,其中含有大量的胃腺,分别是贲门腺、幽门腺、胃底腺。贲门腺和幽门腺分别位于贲门部和幽门部的固有层内,主要分泌黏液。胃底腺主要位于胃

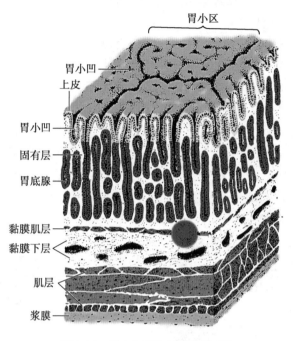

图 9-14　胃底与胃体部立体模式图

底和胃体的固有层内,是产生胃液的主要腺体。胃底腺由多种腺细胞组成,主要由主细胞和壁细胞构成。

1) 主细胞:又称**胃酶细胞**,数量较多,主要分布于胃底腺的中、下部。细胞呈圆柱状,核圆形,胞质呈嗜碱性,有酶原颗粒。主要功能是分泌胃蛋白酶原。胃蛋白酶原经盐酸激活成为有活性的胃蛋白酶,参与分解蛋白质。

2) 壁细胞:又称**盐酸细胞**,主要分布于胃底腺的上半部。细胞体积较大,呈三角形或圆形,胞质呈嗜酸性,在 HE 染色中呈红色。壁细胞主要功能是分泌盐酸,具有激活胃蛋白酶原和杀菌等作用;同时壁细胞还分泌内因子,能促进回肠对维生素 $B_{12}$ 的吸收。

(3) 黏膜肌层:为薄层平滑肌,排列成内环外纵,有利于胃腺分泌物的排出。

2. **黏膜下层**　由疏松结缔组织构成,含有淋巴细胞、肥大细胞及神经丛、血管和淋巴管。

3. **肌层**　胃的肌层发达,由内斜、中环和外纵三层平滑肌构成。其中,中层环形平滑肌在幽门处增厚,形成幽门括约肌,具有节制胃内容物排出的作用。

4. **外膜**　为一层浆膜,由间皮和少量的结缔组织构成。

## 五、小肠

小肠是消化管中最长的一段,上起幽门,下连盲肠,成人全长 5~7m,从上向下依次分为十二指肠、空肠和回肠三部分,是食物消化和吸收的主要场所。

### (一) 十二指肠

十二指肠为小肠起始段,成人长约 25cm(约成人十二个手指并拢的长度,故得名),呈"C"形环绕胰头,分为上部、降部、水平部和升部四个部分(图 9-15)。

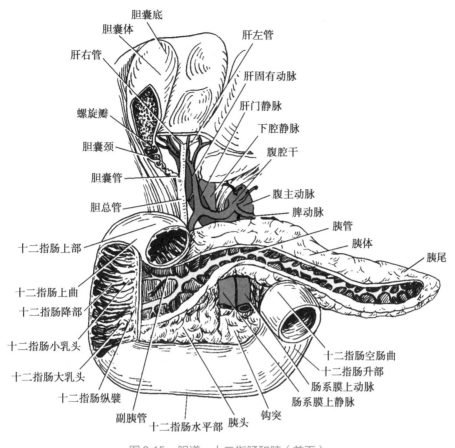

胆囊底
胆囊体
肝左管
肝右管
肝固有动脉
肝门静脉
螺旋瓣
下腔静脉
胆囊颈
腹腔干
胆囊管
腹主动脉
胆总管
脾动脉
胰管
胰体
胰尾
十二指肠上部
十二指肠上曲
十二指肠降部
十二指肠小乳头
十二指肠大乳头
十二指肠纵襞
十二指肠空肠曲
十二指肠升部
肠系膜上动脉
肠系膜上静脉
副胰管
十二指肠水平部
胰头
钩突

图 9-15　胆道、十二指肠和胰（前面）

1. **上部**　在第 1 腰椎右侧起自幽门,行向右后方至肝门下方急转向下移行为降部。起始处管壁较薄,黏膜光滑,无环状襞,呈球状,故称**十二指肠球**,是十二指肠溃疡的好发部位。

2. **降部**　沿第 1 ~ 3 腰椎右侧下降,至第 3 腰椎椎体下缘水平弯向左侧续水平部。降部的黏膜的后内侧壁上有十二指肠纵襞,纵襞下端的突起称**十二指肠大乳头**,是胆总管和胰管的共同开口处,距中切牙 75cm,可作为十二指肠引流插管长度的参考。

3. **水平部**　又称下部,横行向左至第 3 腰椎左侧,跨过下腔静脉至腹主动脉前方续于升部。

4. **升部**　斜向左上方至第 2 腰椎左侧,急转向前下方,移行为空肠,形成**十二指肠空肠曲**。十二指肠空肠曲被**十二指肠悬肌**(又称 Treitz 韧带)固定于腹后壁,是手术中确认空肠起始端的重要标志。

（二）空肠与回肠

**空肠**上端接十二指肠,**回肠**下端连盲肠。空肠和回肠相互延续呈袢状称**肠袢**,全部被腹膜包被,借肠系膜系于腹后壁,合称系膜小肠,活动度较大。两者无明显界限,通常将空回肠的近端 2/5 称空肠,主要位于左上腹、管径较大、管壁较厚、血管较多、颜色较红;远侧 3/5 称回肠,主要位于右下腹、管径较小、管壁薄、颜色较淡(图 9-16)。

（三）小肠的微细结构

小肠壁结构特点主要是管壁腔面有环形皱襞和肠绒毛,固有层内有肠腺和淋巴组织。

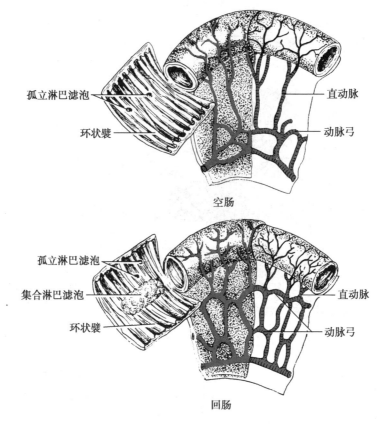

图9-16　空肠与回肠

1. **环形皱襞**　是黏膜和黏膜下层共同向肠腔突出形成,在距幽门2～5cm处的小肠壁上开始出现,在十二指肠远侧部及空肠近侧部最发达,以下逐渐减少且变小,近回肠的中部则消失。(图9-17)

2. **肠绒毛**　由上皮和固有层共同向肠腔突出形成,是小肠黏膜特有的结构。长约0.5～1.5mm,形状不一,十二指肠的绒毛呈叶状,空肠的如指状,回肠的则细短。

（1）上皮:覆盖绒毛的表面,为单层柱状上皮,大部分上皮细胞是吸收细胞,少数是分泌黏液的杯状细胞。

1）吸收细胞:高柱状,核椭圆形,近细胞核基底部。细胞游离面有明显的**纹状缘**,电镜下即为密集排列的**微绒毛**。微绒毛表面的细胞衣较厚,其中含有磷脂酶、双糖酶及氨基肽酶等,有助于食物的分解和吸收。

环形皱襞、肠绒毛和微绒毛使小肠内表面积扩大约600倍,有利于小肠的吸收功能。

2）杯状细胞:散在于吸收细胞之间,分泌黏液,对黏膜有保护和润滑作用。

（2）固有层:为绒毛中轴,由细密的结缔组织构成,其中含有较多的淋巴细胞、浆细胞、巨噬细胞、嗜酸性粒细胞等细胞成分,并有丰富的毛细血管,以利于氨基酸和葡萄糖的吸收。在绒毛中央可见起始于盲端的毛细淋巴管,称**中央乳糜管**,可收集与运送上皮细胞吸收进来的脂肪。

3. **小肠腺**　又称肠隐窝,是小肠上皮在绒毛根部下陷至固有层而形成的管状腺,开口于相邻绒毛之间。构成肠腺的细胞主要有吸收细胞、杯状细胞、未分化细胞、帕内特细胞和内分泌细胞,吸收细胞和杯状细胞与绒毛上皮细胞相同。

（1）未分化细胞:位于肠腺的下半部,夹在其他细胞之间。此细胞不断分裂增殖,从肠腺下部向绒毛顶端迁移以补充绒毛顶端脱落的吸收细胞和杯状细胞。小肠上皮每 2 ~ 4 天就完全更新一次。

（2）帕内特细胞:又称潘氏细胞,锥体形,三五成群,位于肠腺基底部。细胞顶端充满嗜酸性颗粒,颗粒内含有锌、肽酶及溶菌酶等,溶菌酶能溶解细胞壁。

十二指肠除含有普通肠腺外,其黏膜下层还有分支呈管泡状的十二指肠腺,又称 Brunner 腺,开口于普通肠腺的底部。它是一种黏液腺,腺细胞可以产生中性糖蛋白及碳酸氢盐,可保护十二指肠黏膜免受胃酸及胰液的侵蚀。

4. **淋巴组织** 在固有层中,还有丰富的淋巴组织,是小肠重要的防御结构。除含有淋巴细胞、浆细胞、巨噬细胞等免疫细胞外,还有淋巴小结分布。十二指肠及空肠内多为孤立淋巴小结,回肠内多聚集形成较大的集合淋巴小结。小的淋巴小结仅位于固有层内,大的淋巴小结可突向表面并穿过黏膜肌层到达黏膜下层,此处绒毛少而短,甚至消失。

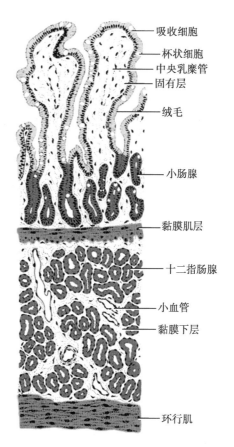

图 9-17　十二指肠（横切面）仿真图

## 六、大肠

**大肠**是消化管的下段,全长约 1.5m,围绕于空、回肠的周围。分为盲肠、阑尾、结肠、直肠和肛管五个部分。大肠的主要功能为吸收水分、无机盐,分泌黏液,使食物残渣形成粪便并排出体外。

盲肠和结肠的表面具有**结肠带**、**结肠袋**和**肠脂垂**三个特征性结构(图 9-18),是肉眼区别大肠和小肠的重要依据。结肠带有 3 条,由肠壁的纵行平滑肌增厚形成,沿肠管纵轴平行排列,3 条结肠带均汇集于阑尾根部。结肠袋是由横沟隔开向外膨出的囊状突起,是因结肠带短于肠管的长度使肠管皱缩形成的。肠脂垂是沿结肠带两侧分布的许多小突起,由浆膜和包裹脂肪组织形成。

### （一）盲肠

**盲肠**长约 6 ~ 8cm,是大肠的起始部,位于右髂窝内,上与升结肠相续,左接回肠,开口处有上、下两片唇状皱襞,称**回盲瓣**。盲肠末端后内侧壁有阑尾的开口(图 9-19)。回盲瓣既可控制小肠内容物进入盲肠的速度,使食物在小肠内充分消化吸收,又可防止大肠内容物逆流到回肠。

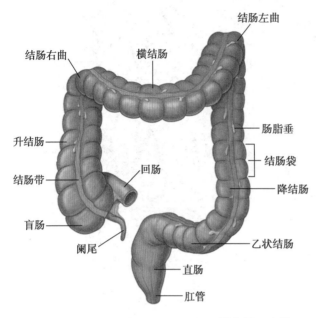

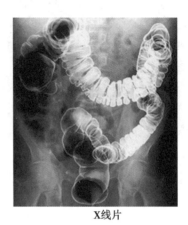

X线片

图9-18　大肠

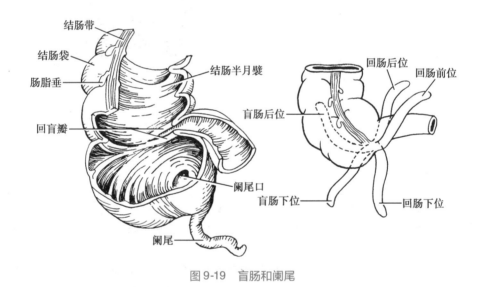

图9-19　盲肠和阑尾

## （二）阑尾

**阑尾**为一蚓状盲管，长约6~8cm，根部连于盲肠后内侧壁。阑尾末端的位置变化很大，以回肠前位、下位和盲肠后位较为多见。阑尾根部的体表投影，位于脐与右髂前上棘连线的中、外1/3交点处，称**麦氏点**。

急性阑尾炎时麦氏点附近常有明显压痛和反跳痛。由于三条结肠带汇集于阑尾根部，临床做阑尾手术时，可据此寻找阑尾。

**考点提示**

阑尾的体表投影

知识窗

**你知道阑尾为什么会发炎吗?**

　　引起阑尾炎的常见原因有:①阑尾像一条"死胡同",一端与盲肠相通,另一端为盲端,内腔直径约 0.3~0.4cm,其底部更细小,呈漏斗形。阑尾系膜又比阑尾短,造成阑尾曲折扭转,导致阑尾腔引流不畅。②阑尾的血供较差,易引起阑尾缺血坏死。③阑尾的黏膜下层有丰富的淋巴组织,常呈增生状,细菌易停留在阑尾腔内生长繁殖,使阑尾腔狭窄或梗阻,导致引流不畅。④肠石、结石、寄生虫易进阑尾腔出不来,造成阑尾腔狭窄、梗阻,内压升高,血液循环受阻,进而组织坏死、感染。⑤机体抵抗力下降。

**(三)结肠**

　　**结肠**位于盲肠与直肠之间,包绕于空、回肠周围,分为升结肠、横结肠、降结肠和乙状结肠四部分。**升结肠**是盲肠的直接延续,在右腹外侧区上升至肝右叶下方,弯向左前方移行于横结肠,弯曲部称结肠右曲。**横结肠**向左行至脾的下方,以锐角与降结肠相连,弯曲部称结肠左曲。**降结肠**在左腹外侧区下降,至左髂嵴处移行为乙状结肠。**乙状结肠**在左髂区内,呈乙字形弯曲,活动度较大,向下至第3骶椎平面,移行于直肠。

　　结肠黏膜表面光滑,无肠绒毛,有半环形的结肠半月襞。黏膜内有大量的杯状细胞和丰富的淋巴组织。

**(四)直肠**

　　**直肠**长约 10~14cm,位于小骨盆腔后部,在第3骶椎前方与乙状结肠相续,沿骶、尾骨前面下行,穿过盆膈移行为肛管。直肠并非笔直的肠管,在矢状面上有两个弯曲,即骶曲和会阴曲:**骶曲**是直肠在骶骨前面下降形成凸向后的弯曲;**会阴曲**是直肠绕过尾骨尖形成凸向前的弯曲(图9-20)。

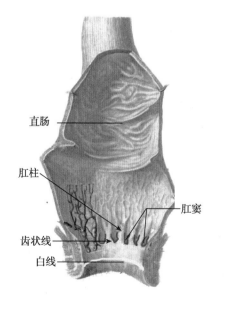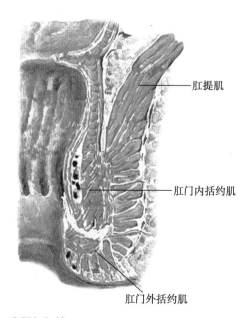

图 9-20　直肠与肛管

直肠下段的肠腔膨大,称**直肠壶腹**,此处腔内有 2～3 个由黏膜和环形肌构成的直肠横襞,其中最大且恒定的直肠横襞位于直肠右前壁,距肛门约 7cm。直肠横襞常作为直肠镜检查的定位标志,进行直肠镜或乙状结肠镜检查时,必须注意直肠的弯曲和横襞,避免损伤肠壁。

### (五)肛管

**肛管**是盆膈以下的消化管,上续直肠,末端终于肛门,长约 3～4cm。肛管内有 6～12 条纵行的黏膜皱襞,称**肛柱**。肛柱下端之间的半月状黏膜皱襞,称**肛瓣**。肛瓣与相邻肛柱下端共同围成向上开口的小隐窝,称**肛窦**。窦内常有粪便存留,易诱发感染而引起肛窦炎。

肛瓣边缘与肛柱下端共同连成锯齿状的环行线,称**齿状线**,是皮肤与黏膜分界线。齿状线以上的肛管内表面为黏膜,为单层柱状上皮,以下的为皮肤,为复层扁平上皮。在齿状线下方,有狭窄并隆起的光滑区,称**肛梳**。在肛门上方 1～1.5cm 处,称**白线**,活体指诊可触及。

肛管周围有肛门内、外括约肌环绕。**肛门内括约肌**属平滑肌,由肠壁的环行肌增厚构成,有协助排便的作用;**肛门外括约肌**属骨骼肌,围绕于肛门内括约肌的外下方,具有括约肛门的作用,受意识支配,可控制排便。肛门外括约肌、耻骨直肠肌、肛门内括约肌以及直肠纵行肌的下部,在直肠和肛管移行处周围共同形成的结构称**肛管直肠环**,具有控制排便的作用,若此环受损,则会导致大便失禁。

 **知识窗**

#### 痔 疮

痔(俗称痔疮)是一种常见的肛肠疾病,素有"十男九痔"、"十女十痔"的说法。关于痔的病因主要有两种学说。首先是静脉曲张学说,认为痔是直肠下段黏膜下和肛管皮肤下的静脉丛淤血、扩张和屈曲所形成的静脉团。然而目前广为接受的理论是 Thomson 的肛垫下移学说,认为痔原本是肛管部位正常的解剖结构,即血管垫,是齿状线及以上 1.5cm 的环状海绵样组织带。只有肛垫组织发生异常并合并有症状时,才能称为痔,才需要治疗,治疗目的是解除症状,而非消除痔体。痔的诱发因素很多,其中便秘、长期饮酒、进食大量刺激性食物和久坐久立是主要诱因。痔按发生部位的不同分为内痔、外痔、混合痔。痔主要表现为便血,便血的性质可为无痛、间歇性、便后鲜血,便时滴血或手纸上带血,便秘、饮酒或进食刺激性食物后加重。无症状的痔不需治疗;有症状的痔无需根治;以非手术治疗为主。若保守治疗无效,痔脱出严重,伴有严重并发症时可考虑手术。

## 第三节 消 化 腺

人体消化腺除口腔腺、胃肠道的消化腺外,还有肝和胰。消化腺的主要功能是分泌消化液,参与食物的消化。

### 一、肝

**肝**是人体最大的腺体,具有分泌胆汁、参与代谢、贮存糖原、解毒和吞噬防御等功能,在胚胎时期还具有造血功能。

**（一）肝的形态和位置**

1. **肝的形态** 肝呈红褐色,质软而脆,似楔形,一般分为前、后两缘,脏、膈两面。前缘锐薄,后缘钝圆。肝膈面隆凸,贴与膈下,借矢状位的镰状韧带分为小而薄的肝左叶和大而厚的肝右叶。脏面朝向下后方,凹凸不平,有近似"H"形的三条沟,左纵沟的前部有肝圆韧带,后部有静脉韧带,右纵沟的前部为一浅窝容纳胆囊,称胆囊窝,后部为腔静脉沟,有下腔静脉经过。横沟又称**肝门**,是肝固有动脉、肝门静脉、左右肝管及神经和淋巴管出入肝的部位。肝的脏面被"H"形的沟分为四叶:肝右叶,肝左叶,肝方叶和尾状叶(图9-21,图9-22)。

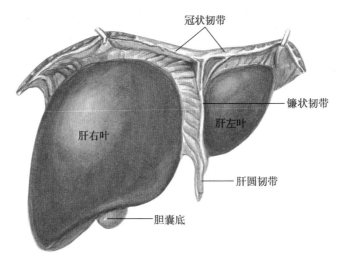

图 9-21　肝的膈面

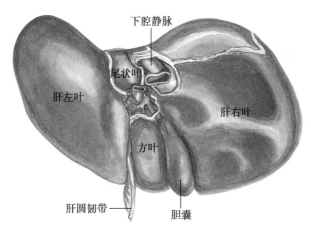

图 9-22　肝的脏面

2. **肝的位置** 肝大部分位于右季肋区及腹上区,小部分位于左季肋区。肝的上界与膈穹隆一致,其最高点在右侧相当于右锁骨中线与第5肋相交点,左侧相当于左锁骨中线与第5肋间隙的交点处。肝的下界即肝下缘,右侧大致与右肋弓一致,在腹上区可达剑突下方3~5cm。7岁以下的儿童,肝的下界可超出肋弓下缘2cm以内。肝的位置随膈的运动而上、下移动,在平静呼吸时肝可上、下移动2~3cm。

## （二）肝的微细结构

肝表面被覆致密结缔组织被膜，内含较多的弹性纤维。在肝门处，结缔组织随血管、神经和肝管的分支伸入肝实质内，将肝实质分成 50 万～100 万个肝小叶（图 9-23）。相邻肝小叶之间各管道密集的部位为肝门管区。

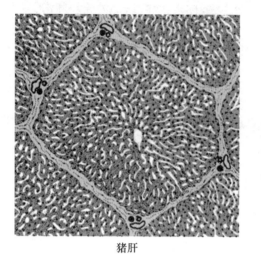
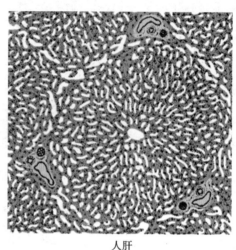

猪肝 　　　　　　　　　　　　　　　　人肝

图 9-23　肝小叶（横切面）仿真图

1. **肝小叶**　是肝的基本结构和功能单位，呈多角棱柱状。主要由肝细胞构成。正常人肝小叶之间结缔组织较少，相邻肝小叶常连成一片，分界不清。肝小叶中央有一条沿长轴走行的**中央静脉**，肝细胞单层排列呈板状称**肝板**，在切片上，肝板的断面呈条索状，故又称**肝索**。肝板以中央静脉为中心向周围呈放射状排列，其间有不规则的腔隙称**肝血窦**，肝板内有胆小管（图 9-24）。

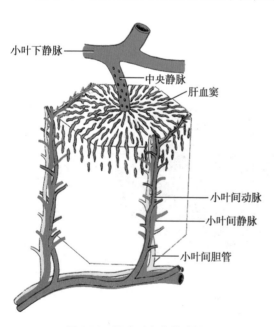

图 9-24　肝小叶立体模式图

（1）肝细胞：呈多面体形，体积较大，直径 15～30μm。细胞核大而圆，位于细胞中央，核仁明显，有的可见双核。细胞质呈嗜酸性，胞质内各种细胞器十分发达，这与肝细胞复杂多样的功能有关。

肝细胞内的线粒体为肝细胞功能活动提供能量。粗面内质网成群分布，是合成多种蛋白质的基地，如白蛋白、纤维蛋白原、凝血酶原、脂蛋白、补体等。滑面内质网具有合成胆汁、参与脂质代谢、固醇类激素的灭活及解毒等多方面的功能。溶酶体可消化分解肝细胞吞噬的物质和退化的细胞器等。高尔基复合体与肝细胞的分泌活动有关。此外，肝细胞内还含有糖原、脂滴等。

（2）肝血窦：位于肝板之间，形状不规则，血液自肝小叶的周边经血窦汇入中央静脉。肝血窦壁由内皮细胞围成，窦内有**肝巨噬细胞**Kupffer cell，由血液单核细胞分化而来，在清除从门静脉入肝的抗原、异物、清除衰老死亡的血细胞和监视肿瘤等方面发挥重要作用。

电镜显示，肝血窦的内皮细胞与肝细胞之间有一狭小间隙，称**窦周间隙**，其内充满由肝血窦渗出的血浆。窦周间隙内还有一种散在的形态不规则的贮脂细胞，其主要特征是胞质内含有许多大的脂滴，贮脂细胞的功能之一是贮存脂肪和维生素 A，另一功能是产生细胞外基质，如窦周间隙内的网状纤维。

（3）胆小管：是相邻肝细胞的质膜局部凹陷形成的微细管道，相互吻合成网状。肝细胞分泌的胆汁进入胆小管，从中央向周边流到小叶间胆管。当肝的病变引起肝细胞发生变性、坏死或胆道堵塞、内压增大时，胆小管正常结构被破坏，胆汁溢入窦周间隙和肝血窦从而进入血液，这是黄疸形成的原因之一。

2. 门管区　是相邻肝小叶间结缔组织较多的区域。内有小叶间胆管、小叶间动脉和小叶间静脉通过。小叶间胆管由胆小管汇集而成，管径小，管壁为单层立方上皮；小叶间动脉是肝固有动脉的分支，管腔小，管壁相对较厚，内皮细胞外面有数层平滑肌围绕；小叶间静脉是肝门静脉的分支，管腔大而不规则，管壁薄。

（三）肝的血液循环

肝的血液供应丰富，入肝的血管有肝固有动脉和肝门静脉，出肝的是肝静脉。肝固有动脉含氧丰富，是肝的营养血管；门静脉将从胃肠道吸收的物质输入肝内，是肝的功能血管。肝的血液循环途径见表 9-1。

表 9-1　肝的血液循环

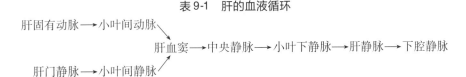

（四）胆囊和输胆管道

1. 胆囊　位于肝脏面的胆囊窝内，呈梨形，容量 40～60ml。具有贮存和浓缩胆汁的功能，当肝和胆道发生疾病时，胆汁的合成和分泌排出障碍，会出现脂肪的消化和吸收不良及脂溶性维生素吸收减少。

胆囊分底、体、颈、管 4 部分，胆囊底常露出于肝的前缘，与腹前壁相贴，其体表投影位于右锁骨中线与右肋弓交点处的稍下方。急性胆囊炎时，此处常有明显的压痛，临床上称**墨菲征阳性**。

2. **输胆管道**　是将胆汁输送到十二指肠的管道，分肝内和肝外两部分。肝内胆道包括胆小管，小叶间胆管等，肝外胆道包括肝左、右管，肝总管，胆囊和胆总管。肝内的小叶间胆管逐渐汇合成肝左、右管，肝左、右管汇合成肝总管，肝总管下行与胆囊管汇合成胆总管（图 9-25）。

胆总管长约 4～8cm，直径 0.6～0.8cm。在肝十二指肠韧带游离缘内下行，经十二指肠上部后方下行，至十二指肠降部与胰管汇合，形成略膨大的**肝胰壶腹**，开口于十二指肠大乳头。在肝胰壶腹周围有增厚的环行平滑肌环绕，称**肝胰壶腹括约肌**（Oddi 括约肌）。肝胰壶腹括约肌的收缩和舒张，可控制胆汁和胰液的排出。

胆汁的排出途径可归纳如下（表 9-2）：

考点提示

胆汁的排出途径

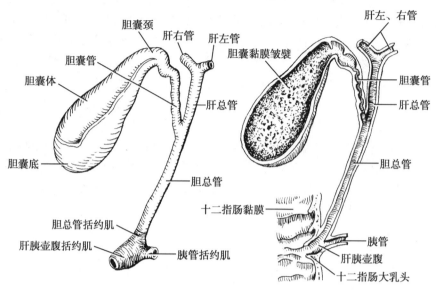

图9-25 胆囊与输胆管道

表9-2 胆汁的排出途径

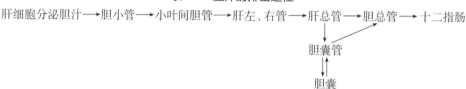

知识窗

## 肝的再生

　　人体的正常肝细胞是一种长寿细胞,很少见分裂象。但在肝受损伤后,尤其是在肝部分切除后,残留的肝细胞迅速呈现快速活跃的分裂增殖能力,并呈现明显的规律性。如大鼠肝被切除3/4后15~18h,即以四倍体肝细胞为主启动增殖周期,术后24h出现S期和$G_2$期高峰,术后36h出现分裂高峰。术后2d内大多数肝细胞均至少分裂一次,此后肝细胞继续分裂增殖,直至术后5~7d肝恢复正常体积,肝细胞分裂也停止。肝病患者实施大部分或部分肝切除术后也有再生能力,但因病变情况而不同,一般可在半年内恢复正常肝体积。肝具有强大的再生潜能,其机制虽已有许多研究,但迄今还不完全清楚。

## 二、胰

　　胰是人体第二大腺体,由内分泌部和外分泌部两部分构成,具有参与调节糖代谢和参与消化过程的重要作用。

### (一)胰的形态和位置

　　胰呈长条形,质软,色灰红,在第1、2腰椎水平横贴于腹后壁,分胰头、胰体、胰尾三部

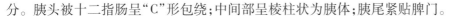

分。胰头被十二指肠呈"C"形包绕;中间部呈棱柱状为胰体;胰尾紧贴脾门。

胰实质内,有一条贯穿胰全长的输出管,称**胰管**,它沿途收集胰液,与胆总管汇合后,共同开口与十二指肠大乳头。

### (二)胰的微细结构

胰表面覆以薄层结缔组织被膜,结缔组织伸入腺内将实质分隔为许多小叶。胰腺实质由外分泌部和内分泌部组成。外分泌部占胰的大部分,由腺泡和导管组成。胰的外分泌部分泌胰液,含有多种消化酶,经导管排入十二指肠,参与糖、蛋白质、脂肪的消化,在食物的消化中起重要作用。

内分泌部(见第十四章内分泌系统)。

## 第四节 腹 膜

### 一、腹膜与腹膜腔的概念

### (一)腹膜

是衬于腹、盆壁内面和覆盖在腹、盆腔脏器表面的一层薄而光滑的浆膜,可分为壁腹膜和脏腹膜两部分(图9-26)。衬于腹、盆腔壁内面的称**壁腹膜**;覆盖在腹、盆腔脏器表面的称**脏腹膜**。

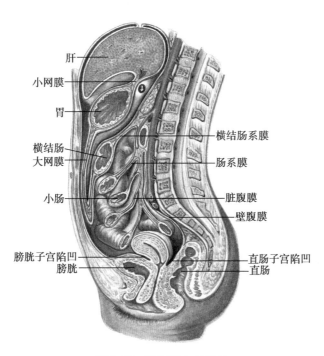

图9-26 腹腔正中矢状面

### (二)腹膜腔

是由脏腹膜和壁腹膜相互移行围成不规则潜在的腔隙。男性腹膜腔是封闭的,女性腹膜腔则由于输卵管开口于腹膜腔,故可借生殖管道与体外间接相通。

腹膜具有分泌、吸收、保护、支持、修复等功能。正常腹膜分泌少量浆液,起润滑和减少器官间摩擦的作用。腹膜的吸收能力以上部最强,下部较弱,因此临床上对腹膜炎或腹部手术后的病人多采取半卧位,以减少和延缓腹膜对毒素的吸收。

## 二、腹膜与脏器的关系

根据腹、盆腔脏器被腹膜覆盖的程度不同,可将腹、盆腔脏器分为三种类型(图9-27)。

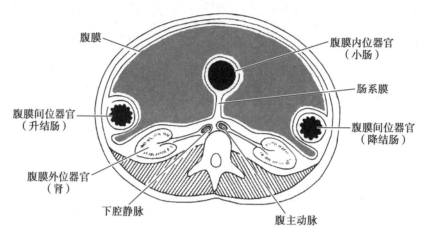

图9-27 腹膜与脏器的关系示意图(水平切面)

### (一)腹膜内位器官

器官表面全部被腹膜覆盖。如胃、空肠、回肠、阑尾、横结肠、乙状结肠和脾等。这类器官活动度大。

### (二)腹膜间位器官

器官表面大部分或三面被腹膜覆盖。如肝、胆囊、升结肠、降结肠、子宫和充盈的膀胱等。这类器官活动度较小。

### (三)腹膜外位器官

器官表面只有小部分或一面被腹膜覆盖。如肾、肾上腺、输尿管、胰、十二指肠降部和下部等。其位置固定,几乎不能活动。

## 三、腹膜形成的结构

腹膜在腹、盆腔的脏器与脏器之间以及脏器与腹、盆壁之间相互延续、移行,形成网膜、韧带、系膜和陷凹等结构。它们对器官起连接和固定作用,也常是血管、神经出入脏器的途径。

### (一)大网膜

是连于胃和横结肠之间的四层腹膜结构。呈围裙状悬垂于横结肠、小肠前面。大网膜下垂部常可移动位置,当腹腔器官有炎症时,可向病变处移动,并将病灶包裹,限制炎症蔓延。因此,在腹部手术时,可根据大网膜的移动情况,探查病变部位。

### (二)小网膜

是肝门与胃小弯、十二指肠上部之间相连的双层腹膜结构,由肝胃韧带和肝十二指肠韧带组成。肝十二指肠韧带内有肝固有动脉、肝门静脉和胆总管通过。

**（三）韧带**

主要是指连于器官之间的双层腹膜结构,对器官有固定或悬吊作用,如肝的镰状韧带、冠状韧带等。

**（四）系膜**

主要是指肠管与腹后壁之间相连的双层腹膜结构,如小肠系膜、结肠系膜、阑尾系膜等。

**（五）陷凹与隐窝**

腹膜在盆腔器官之间形成深浅不等的**陷凹**。男性在直肠与膀胱之间有**直肠膀胱陷凹**;女性在膀胱与子宫之间有**膀胱子宫陷凹**,在直肠与子宫之间有**直肠子宫陷凹**。站立或者半卧位时,这些陷凹是腹膜腔的最低点,如腹腔内有积液时,常积存在这些陷凹内。

**肝肾隐窝**位于肝右叶下面与右肾和结肠右曲之间,仰卧时为腹膜腔最低点,是液体易于积聚的部位。

# 第五节　消化与吸收

## 一、消化与吸收的概念

在生命活动过程中,人体不仅需要通过呼吸从外界获得足够的氧气,还需要对食物进行消化和吸收,以获取营养物质和能量供应。**消化**是指食物在消化道内被加工分解为小分子物质的过程。**吸收**是指食物中的营养成分和其消化后的产物,透过消化道黏膜进入血液和淋巴循环的过程。消化和吸收是两个既相辅相成、又紧密联系的过程。通过吸收取其精华,以供给机体新陈代谢所必需的物质和能量,保证生命活动的正常进行;不能被消化和吸收的食物残渣,最终形成粪便,排出体外。

## 二、食物的消化

食物中的营养物质包括蛋白质、脂肪、糖类、水、无机盐和维生素等。其中水、无机盐和大多维生素可以直接吸收利用,而蛋白质、脂肪、糖类因其结构复杂,必须经过消化后,分解为小分子物质才能进入血液循环,供机体利用。消化的方式有两种:一是**机械性消化**,即通过消化道的运动,将食物切割磨碎,使之与消化液充分混合,并将其向消化道远端推送的过程;二是**化学性消化**,即通过消化腺分泌的消化酶的作用,将食物中大分子物质分解为可被吸收的小分子物质的过程。通常这两种消化方式同进行,相互配合,共同协调,完成对食物的消化作用。

考点提示

消化的方式

**（一）口腔内消化**

食物的消化从口腔开始,在口腔内食物被咀嚼、切割磨碎,同时与唾液混合形成食团,通过吞咽经食管进入胃。虽然食物在口腔内停留时间很短(15～20秒),只有少量淀粉在口腔内被唾液初步分解,但通过食物对口腔的刺激可反射性引起胃、肠活动增强和消化酶分泌增加。

1. **唾液**　食物在口腔内的化学性消化是通过唾液的作用实现的。唾液正常成人每日分泌量约 1.0～1.5L。

唾液是无色、无味近于中性(pH 6.6 ~ 7.1)的低渗液体,其中水占 99%,主要成分有唾液淀粉酶、溶菌酶和黏蛋白,此外还有 $Na^+$、$K^+$、$Ca^{2+}$、$Cl^-$、$HCO_3^-$ 等。

唾液的主要作用是:①湿润和溶解食物,使食物易于吞咽,并引起味觉。②初步消化淀粉类食物。唾液淀粉酶能将淀粉分解成麦芽糖,故含淀粉多的食物(如米饭)在口腔中咀嚼时有甜味。③清洁和保护口腔。唾液可清除口腔中的细菌和食物颗粒,唾液溶菌酶具有杀菌和杀病毒的作用。因此对唾液分泌过少的患者如高热病人,应当注意口腔护理。

**2. 咀嚼和吞咽**

(1) 咀嚼:是由咀嚼肌群协调而有顺序的收缩所完成的复杂的反射动作。咀嚼还能加强食物对口腔内各种感受器的刺激,如刺激味觉,反射性地引起胃液、胰液、胆汁的分泌和消化道的运动,以加强后续的消化活动。牙缺失或进食过快的人,因食物在口腔内消化不够充分会加重胃肠负担,因此,"细嚼慢咽"有利于消化。

(2) 吞咽:是把口腔内的食团经咽和食管送到胃的过程。吞咽反射的基本中枢在延髓。在昏迷、深度麻醉时,吞咽反射可发生障碍,食管和上呼吸道的分泌物等容易误入气管,造成窒息,因而必须加强对上述患者的护理工作。

**(二)胃内消化**

胃具有暂时贮存和消化食物等功能。成人的胃一般可容纳 1 ~ 2L 食物。经过胃的机械性和化学性消化,把食团变为食糜并将部分蛋白质初步分解,然后逐渐排入十二指肠。

**1. 胃液的分泌** 食物在胃内的化学性消化是通过胃液作用实现的。胃液是由胃腺和胃黏膜上皮细胞分泌。正常成人每日分泌量约 1.5 ~ 2.5L。

(1) 胃液的成分和作用:纯净的胃液是一种无色、透明的酸性液体,pH 为 0.9 ~ 1.5。胃液中除大量水分外,其主要成分有盐酸、胃蛋白酶原、黏液和内因子等。

1)盐酸:胃内的盐酸又称胃酸,由胃腺壁细胞分泌。其主要生理作用是:①激活无活性的胃蛋白酶原为有活性的胃蛋白酶,并为胃蛋白酶提供适宜的酸性环境。②使食物中的蛋白质变性易于分解。③可杀灭随食物进入胃内的细菌。④盐酸进入小肠后,可促进胰液、胆汁和小肠液的分泌。⑤盐酸在小肠内所造成的酸性环境,有利于小肠对钙、铁吸收。因此,盐酸分泌不足或缺乏,会影响消化、杀菌,可引起腹胀、腹泻等消化不良症状。如果分泌过多,则对胃和十二指肠有侵蚀作用,可能诱发溃疡。

2)胃蛋白酶原:由胃腺主细胞分泌,进入胃腔时不具活性。在盐酸或已被激活的胃蛋白酶的作用下,转变成有活性的胃蛋白酶。在酸性环境下,胃蛋白酶能水解食物中的蛋白质。胃蛋白酶的最适 pH 为 2.0 ~ 3.5,当 pH>5 时便失活。因此,由于胃酸分泌不足而导致的蛋白质消化不良时,可服用胃蛋白酶和稀盐酸。

3)黏液:由胃腺中的黏液细胞和胃黏膜表面的上皮细胞分泌,主要成分为糖蛋白。在正常人,黏液覆盖在胃黏膜表面,形成一凝胶状的黏液层,具有润滑作用,减少粗糙食物对胃黏膜的机械性损伤,还参与形成**黏液-碳酸氢盐屏障**。

4)内因子:是壁细胞分泌的一种糖蛋白。内因子有两个特异性结合部位:一个是与食物中的维生素 $B_{12}$ 结合形成复合物,保护维生素 $B_{12}$ 不被蛋白水解酶所破坏;另一个与回肠黏膜上皮细胞的特异性受体结合,促进回肠对维生素 $B_{12}$ 的吸收。内因子缺乏,维生素 $B_{12}$ 吸收出现障碍,影响红细胞的生成,可导致巨幼红细胞性贫血。

(2) **胃黏膜的自身防身机制**:胃液中的盐酸、胃蛋白酶可分解食物中的蛋白质,同时也可侵蚀由蛋白质、脂类等有机物构成的胃黏膜。此外,坚硬粗糙的食物及随食物进入胃内的

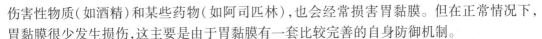

伤害性物质(如酒精)和某些药物(如阿司匹林),也会经常损害胃黏膜。但在正常情况下,胃黏膜很少发生损伤,这主要是由于胃黏膜有一套比较完善的自身防御机制。

1) 胃黏膜:血流十分丰富,它可为胃黏膜提供丰富的代谢原料,同时又及时带走返渗入黏膜的 $H^+$ 和有害物质。

2) 黏液-碳酸氢盐屏障:黏液不仅覆盖在胃黏膜表面形成凝胶状的黏液层,阻止坚硬粗糙食物对胃黏膜的机械性损伤,同时还可与胃黏膜分泌的 $HCO_3^-$ 一起,构成了黏液-碳酸氢盐屏障。当胃腔内的 $H^+$ 向胃壁扩散时,由于 $H^+$ 要通过高黏稠度的黏液层,其移动速度大大减慢,同时 $H^+$ 在移动过程中还将与黏膜上皮细胞分泌的 $HCO_3^-$ 相遇,两种离子在黏液层内的表面发生中和作用,形成一个跨黏液层的 pH 梯度,保护胃黏膜免受 $H^+$ 的侵蚀。

3) 胃黏膜屏障:胃黏膜具有防止 $H^+$ 从胃腔侵入黏膜内,又能防止 $Na^+$ 从黏膜内透出的作用,称为胃黏膜屏障。因而,胃黏膜内和胃腔间维持着很大的离子浓度梯度。如酗酒可损伤胃黏膜屏障,$Na^+$ 进入胃腔,$H^+$ 则进入胃黏膜,易导致胃溃疡。

 **知识窗**

### 胃的自我保护

近年来研究发现,胃黏膜除了受上述的黏液-碳酸氢盐屏障和胃黏膜屏障保护外,还受到内源性和外源性物质的保护,这些物质包括存在于胃黏膜和肌层中的高浓度的前列腺素(PG)及表皮生长因子,胃肠激素中的蛙皮素、神经降压素、生长抑素和降钙素基因相关肽等,它们可有效地抵抗强酸、强碱、乙醇和胃蛋白酶等有害因素所致的损伤,通常把这种作用称为直接保护作用;此外,胃黏膜也存在适应性细胞保护作用,即经常存在的弱刺激可有效地减轻或防止随之而来的强刺激对胃黏膜的损伤。

**2. 胃的运动** 食物在胃内的机械性消化是通过胃的运动实现的。

(1) 胃的运动形式

1) 容受性舒张:进食时食物刺激口腔、咽和食管等处的感受器,反射性地引起胃底和胃体部的平滑肌舒张,称容受性舒张。空腹时,胃容积为 0.05L,进食后,由于胃的容受性舒张,胃容积可增大到 1.0~2.0L,使胃能够接纳大量食物,而胃内压并无显著变化,其生理意义是使胃能更好地完成容纳和贮存食物的功能。

2) 紧张性收缩:空腹时,胃就有一定的紧张性收缩,使胃保持一定的形态和位置。进食后,胃的紧张性收缩逐渐加强,使胃内压升高,有利于胃液渗入食物而进行化学性消化,并能促进食糜向十二指肠推移。紧张性收缩也是胃其他运动形式有效进行的基础,如果胃的紧张性收缩过低,则易导致胃下垂或胃扩张。

3) 蠕动:食物进入胃后大约 5 分钟便开始有蠕动。蠕动波从胃的中部开始,并有节律地向幽门方向推进,约每分钟 3 次。其生理意义是磨碎食物,使食物与胃液充分混合形成糊状的食糜,并将食糜逐步推入十二指肠,一个蠕动波通常可将 1~3ml 食糜送入十二指肠。

(2) 胃的排空:食糜由胃排入十二指肠的过程称胃排空。一般进食后 5 分钟左右就开始胃排空。排空的速度与食物的化学组成、物理性状和胃的运动情况有关。一般来说,稀的液体食物比稠的固体食物排空快;小块食物比大块食物更易排空;在三大营养物质中,糖类的排空最快,蛋白质次之,脂肪最慢。混合食物完全排空约需 4~6 小时。

(3) 消化间期胃的运动:人在空腹时,胃运动呈现以间歇性强力收缩伴有较长的静息期为特征的周期性运动,这种运动开始于胃体上部并向肠道方向扩布,这种运动称为**消化间期移行性复合运动**。其主要作用是将胃内容物,包括上次进食后遗留的残渣、咽下的唾液、脱落的细胞碎片和细菌等清除干净,具有肠道"清道夫"的作用。移行性复合运动减退,可引起功能性消化不良及肠道内细菌过度繁殖等病症。移行性复合运动受肠道神经系统和胃肠激素的调控。

（4）呕吐:呕吐是将胃及肠内容物从口腔强力驱出的动作,是一种具有保护作用的防御性反射,通过呕吐可将胃内有害的物质排出。因此,临床上对食物中毒的病人,可借助催吐的方法将胃内的毒物排出。但剧烈而频繁的呕吐会影响进食和正常的消化、吸收,甚至丢失大量的消化液,引起体内水、电解质和酸碱平衡紊乱。

**（三）小肠内消化**

小肠内消化是整个消化过程中最重要的阶段。在小肠内,食糜一般停留 3~8 小时,小肠的运动对食物进行机械性消化,胰液、胆汁和小肠液对食物进行化学性消化,同时许多营养物质也都在小肠内被吸收。食物通过小肠后,消化和吸收过程基本完成,未被消化的食物残渣则进入大肠。

**1. 胰液的分泌** 胰腺是参与食物消化过程最重要器官之一,成人每天胰液的分泌量为 1~2L。

胰液的成分和作用:胰液为无色碱性液体,pH 为 7.8~8.4。胰液主要含有胰淀粉酶、胰脂肪酶、胰蛋白酶原和糜蛋白酶原等多种消化酶,以及水和碳酸氢盐等成分。胰液具有很强的消化脂肪、蛋白质、碳水化合物等营养物质的作用,对食物的消化最全面,是所有消化液中最重要的一种。

（1）碳酸氢盐:其主要作用是中和进入十二指肠的盐酸,使肠黏膜免受强酸的侵蚀,同时为小肠内各种消化酶提供适宜的碱性环境。

（2）胰淀粉酶:胰淀粉酶不需激活就具有活性,可分解淀粉为麦芽糖。

（3）胰脂肪酶:胰脂肪酶可将脂肪分解为脂肪酸、甘油一酯和甘油。

（4）胰蛋白酶原和糜蛋白酶原:这两种酶原都是以无活性的酶原形式存在于胰液中。在肠腔中,**胰蛋白酶原**被小肠液中的肠致活酶激活成有活性的胰蛋白酶,而胰蛋白酶本身又可正反馈地自我激活胰蛋白酶原,还可迅速使**糜蛋白酶原**激活成有活性的糜蛋白酶。这两种酶都能将蛋白质分解为小分子的多肽和氨基酸。

胰液中还有少量的胰蛋白酶抑制物,可与胰蛋白酶结合使其失活,它可防止因少量胰蛋白酶原在胰腺内激活,胰腺自身产生的消化作用。但病理情况下,如急性胰腺炎时,大量胰蛋白酶原被激活,少量的胰蛋白酶抑制物很难抑制胰蛋白酶的活性,可导致胰腺发生自身消化。

**2. 胆汁的分泌出排出** 胆汁由肝细胞分泌,是一个连续不断的分泌过程。在非消化期,胆汁生成后主要经肝管、胆囊管流入胆囊贮存。在消化期,胆囊收缩,胆汁排入十二指肠,同时,肝细胞分泌的胆汁也可经肝管、胆总管直接排入十二指肠,参与小肠内消化过程。因此,胆囊摘除后,对小肠的消化和吸收并无明显影响。正常成人每天胆汁的分泌量为 0.8~1.0L。

胆汁是一种具有苦味的有色液体,由肝细胞直接分泌的胆汁称**肝胆汁**,为金黄色,呈弱碱性(pH 约 7.4);在胆囊贮存的胆汁称**胆囊胆汁**,胆囊胆汁因碳酸氢盐被吸收而浓缩,呈弱酸性(pH 约 6.8),其颜色变深为深绿色。胆汁的主要成分有胆盐、胆固醇、卵磷脂、胆色素及多种无机盐等,不含消化酶。

胆汁中虽然没有消化酶,但对脂肪的消化和吸收有重要意义,这主要依赖于胆盐的作用。胆汁的主要作用为:①乳化脂肪促进脂肪的消化。②运载脂肪促进脂肪的吸收。胆盐可与脂肪分解产物形成水溶性复合物,将不溶于水的脂肪分解产物运载到肠黏膜表面,促进脂肪的吸收。③胆汁在促进脂肪分解产物吸收的同时也促进了脂溶性维生素(维生素 A、D、E、K)的吸收。

**3. 小肠液的分泌** 小肠液是由十二指肠腺和小肠腺的分泌物组成。十二指肠腺分布于十二指肠的黏膜下层,主要分泌碱性黏稠液体。小肠腺分布于全部小肠黏膜层内,其分泌物的成分接近细胞外液,是小肠液的主要组成部分。小肠液是消化液中分泌量最多的一种,正常成人每天分泌 1~3L。

小肠液呈弱碱性,pH 约为 7.6,渗透压与血浆相等。小肠液中除水和无机盐外,还有肠致活酶和黏蛋白等。其主要作用有:①稀释作用:大量的小肠液可稀释消化产物,降低肠腔内容物的渗透压,有利于水和营养物质吸收。②保护作用:碱性黏稠液体可起润滑作用,同时能中和十二指肠内的盐酸,保护十二指肠黏膜免受盐酸的侵蚀。③消化作用:小肠液中的肠致活酶可使胰液中的胰蛋白酶原激活,从而促进蛋白质的消化。此外,小肠上皮细胞内还存在多肽酶、二糖酶和少量肠酯酶等,它们对一些进入上皮细胞内尚未完全分解的营养物质,可继续进行消化。

**4. 小肠的运动**

(1) 紧张性收缩:小肠平滑肌的紧张性收缩,是小肠各种运动形式的基础,可使小肠内保持一定的基础压力,以维持一定的形状和位置。

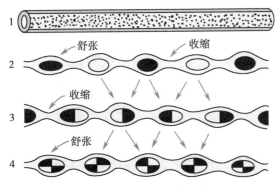

图 9-28　小肠分节运动示意图

(2) 分节运动:是小肠环形肌的节律性收缩和舒张运动。分节运动在空腹时几乎不见,进食后才逐渐加强。在有食糜的肠段,环形肌以一定距离的间隔,在许多点同时收缩或舒张,把食糜分成许多节段。随后,原收缩处舒张,原舒张处收缩,使每个节段的食糜重新分成两半,与邻近的两半各自合拢成新的节段,如此反复交替进行(图 9-28)。分节运动向下推进肠内容物的作用很小,其主要作用是:①将食糜与消化液充分混合,以利于化学性消化的进行。②使食糜与肠壁紧密接触,为吸收创造有利条件。③挤压肠壁促进血液与淋巴回流,有利于吸收。

(3) 蠕动:在小肠的任何部位都可发生蠕动,将食糜向大肠方向推进。在十二指肠和回肠末段,还可见一种方向相反的蠕动波,称**逆蠕动**,其意义是延缓食糜在小肠内消化和吸收的时间。在小肠还常见到一种速度很快传播距离较远的蠕动,称**蠕动冲**,它可将食糜从小肠始端一直推送到末端,甚至到达大肠。这种蠕动冲可能是由于吞咽动作、食糜进入十二指肠或由于泻药的作用而引起。肠蠕动时,肠内的水和气体等内容物被推动而产生的声音称为肠鸣音,肠鸣音的强弱可反映肠蠕动的状态。肠蠕动增强时,肠鸣音亢进;肠麻痹时则肠鸣音减弱或消失。故它可作为临床腹部手术后肠运动功能恢复的一个客观指征。

### （四）大肠内消化

食糜在小肠内未被消化和吸收的部分（即食物残渣），通过回盲瓣进入大肠。一般每天进入大肠的内容物约 0.5 ~ 1.5L。人类的大肠没有重要的消化作用，其主要功能是吸收水分、电解质和某些维生素，形成粪便并暂时贮存。

**1. 大肠液的分泌**　大肠腺杯状细胞分泌的碱性黏稠液体称**大肠液**，其 pH 为 8.3 ~ 8.4。大肠液的成分主要是碳酸氢盐和黏蛋白，此外还可有少量的二肽酶和淀粉酶。大肠液的主要作用是黏蛋白，能保护肠黏膜和润滑粪便，而这些酶对食物的消化作用意义不大。

**2. 大肠内细菌的作用**　大肠内有许多细菌，主要来自食物和空气。由于大肠内的 pH 和温度等条件对这些细菌的生长极为适宜，所以细菌在此大量繁殖。据估计，粪便中的细菌约占粪便固体总量的 20% ~ 30%。细菌中含有能分解食物残渣的酶。细菌对糖和脂肪的分解称为**发酵**；细菌对蛋白质的分解称为**腐败**。因此，大肠内食物残渣的分解是由细菌完成的，而不是大肠液的作用。

大肠内细菌还有一个重要的生理功能，即可利用肠内较为简单的物质合成维生素 B 复合物和维生素 K。它们是机体内重要的维生素，经肠壁吸收后为人体所利用。长期使用抗生素可破坏大肠内正常菌群，使 B 族维生素和维生素 K 合成减少，要注意适当补充。

**3. 大肠的运动和排便**　大肠运动少而缓慢，对刺激反应较迟缓，这些特点适合于其暂时贮存粪便的功能。

（1）大肠的运动形式：大肠的主要运动形式有：①袋状往返运动。②蠕动：由一些稳定向前推进的收缩波组成。此外，大肠还有一种快速、推进距离很远的蠕动，称**集团蠕动**。通常开始于横结肠，可推动部分大肠内容物至降结肠或乙状结肠，甚至到直肠。

（2）排便：食物残渣在大肠内停留一般在 10 小时以上。在这一过程中，大部分水、无机盐和维生素被大肠黏膜吸收，而经过细菌发酵和腐败作用后的食物残渣，则形成粪便。粪便中还包括脱落的肠上皮细胞、大量细菌及肝排出的胆色素衍生物等。

排便是一种反射活动。平时粪便主要贮存于结肠下段，直肠内并无粪便。当粪便被集团蠕动推入直肠时，刺激直肠壁内的感受器，便产生神经冲动。冲动沿盆神经和腹下神经传至脊髓腰骶段初级排便中枢，同时再上传至大脑皮质，产生便意。当环境条件允许时，大脑皮质的下行冲动可进一步兴奋初级排便中枢，传出冲动经盆神经传出，使降结肠、乙状结肠和直肠平滑肌收缩，肛门内括约肌舒张；同时阴部神经传出冲动减少，肛门外括约肌舒张，使粪便排出体外。此外，排便时腹肌和膈肌收缩，使腹内压增加，以促进粪便的排出。如果条件不允许，大脑皮质便抑制脊髓初级排便中枢的活动，使排便受到抑制。此时还可出现直肠逆蠕动，使粪便退回到结肠。

由此可见，大脑皮质可以控制排便活动。如果经常有意识的抑制排便，会降低直肠壁内感受器对粪便刺激的敏感性，使粪便在大肠内停留时间过长，水分被过多吸收而变得干硬，引起排便困难，这是习惯性便秘的常见原因之一。昏迷或脊髓腰骶段以上横断的病人，其初级排便中枢失去了大脑皮质的随意控制作用，可引起排便失禁。若初级排便中枢受损，则中止排便，可出现大便潴留。

## 三、营养物质的吸收

### （一）吸收的部位

消化道不同部位的吸收能力和速度有很大差异，这是由于消化道各段的组织结构不同，

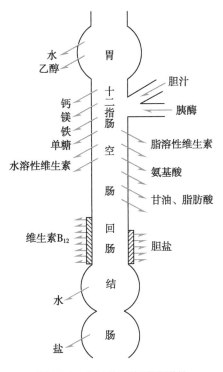

图 9-29 各种物质在消化道的吸收部位示意图

以及食物在消化道各段被消化的程度和停留的时间不同(图9-29)。口腔黏膜仅吸收硝酸甘油等少数药物;食管基本没有吸收功能;胃可吸收少量水和酒精,但生理意义不大;大肠主要吸收水和无机盐;而食物中大部分成分,包括糖类、蛋白质和脂肪的大部分消化产物都是在十二指肠和空肠吸收的,回肠是吸收的贮备部位,可主动吸收胆盐和维生素。所以说,小肠是吸收的主要部位。

小肠对营养物质吸收的有利条件有:①小肠有巨大的吸收面积。②食物在小肠内停留时间约3~8小时,有充分的吸收时间。③食物在小肠内已被消化成可吸收的小分子物质。④小肠绒毛内有丰富的毛细血管和毛细淋巴管,加上小肠运动和绒毛活动,可加速绒毛内血液和淋巴的回流,有助于吸收。

小肠吸收的特点是:吸收物质种类多、数量大。除了吸收食物中的各种营养成分、维生素、无机盐和水外,小肠还吸收消化液中大量的水和无机盐。人体每天分泌的消化液达6~7L,如果这些消化液不被重吸收,势必造成水、电解质和酸碱平衡紊乱。因此临床上在做胃肠引流或治疗急性呕吐、腹泻的病人时,一定在注意另外补充液体。

**(二)主要营养物质的吸收**

1. **糖的吸收** 糖类以单糖的形式被小肠吸收。在被吸收的单糖中主要是葡萄糖,约占80%,其余的几乎完全是半乳糖和果糖。葡萄糖的吸收方式是继发性主动转运。葡萄糖与$Na^+$共用肠上皮细胞膜上的同一转运蛋白,使葡萄糖与$Na^+$同时转运入细胞内,再通过肠上皮细胞基底侧膜出胞进入血液,上述过程需要$Na^+$泵提供能量。

2. **蛋白质的吸收** 蛋白质吸收的主要形式是氨基酸。吸收机制与单糖相似,也需要$Na^+$泵提供能量。

3. **脂肪的吸收** 在小肠内,脂肪(甘油三酯)被消化后,主要形成脂肪酸、甘油和甘油一酯等。脂肪的吸收包括血液和淋巴两种途径。由于人类膳食中含长链脂肪酸较多,所以脂肪分解产物的吸收途径以淋巴为主。

4. **水、无机盐和维生素的吸收** 成人每天由胃肠道吸收的水约有8L之多,其中绝大部分是在小肠吸收的。水的吸收靠渗透作用,即各种溶质,特别是NaCl吸收后造成渗透压差而被动吸收。

无机盐只有在溶解状态才能被吸收。成人每天摄入和消化腺分泌的$Na^+$,95%~99%被小肠黏膜吸收。$Ca^{2+}$、$Fe^{2+}$主要在小肠上段吸收,都属主动过程。$Ca^{2+}$只有在游离状态时才能被吸收,维生素D可促进$Ca^{2+}$的吸收。二价的亚铁($Fe^{2+}$)容易被吸收,食物中大部分是三价铁($Fe^{3+}$)须经还原成$Fe^{2+}$后才能被吸收,维生素C能使$Fe^{3+}$还原成$Fe^{2+}$有利于吸收。酸性环境可促进$Ca^{2+}$、$Fe^{2+}$的吸收。因此,贫血病人补铁常配合维生素C或稀盐酸。

水溶性维生素主要是通过易化扩散的方式被吸收。脂溶性维生素 A、D、E、K 的吸收与脂肪的吸收类似,其中维生素 K、D 和胡萝卜素(维生素 A 原)的吸收,必须有胆盐的存在。而维生素 $B_{12}$ 必须与内因子结合成复合物,通过回肠上皮细胞的特殊受体而主动吸收。

### 四、消化器官活动的调节

人体在不同状态下,消化器官活动水平也不相同。在非消化期,活动水平很低;在消化期,功能活动明显增强。此外,消化系统的活动与社会及心理等因素也密切相关。消化活动水平的改变主要是在神经和体液调节下实现的。

#### (一)神经调节

在完整的机体内,胃肠活动受自主神经系统中枢性和胃肠道内在神经系统局部性的双重调节。支配肠道的自主神经系统包括交感神经和副交感神经。交感神经释放的去甲肾上腺素对胃肠道的运动和腺体分泌通常起抑制性作用。副交感神经释放乙酰胆碱,对胃肠道运动和腺体分泌起兴奋性作用。胃肠道内在神经系统是指存在于消化管壁内无数的神经元和神经纤维组成的复杂的神经网络,它构成相对独立的整合系统,可以不通过中枢神经而独立调节胃肠运动、分配血流及水、电解质的转运,因而有**肠脑**之称。

#### (二)体液调节

在胃肠道黏膜内,散在分布着数十种内分泌细胞,数量多,它们能合成、分泌具有生物活性的化学物质,统称为胃肠激素。这些激素的化学结构都是肽类,四种主要胃肠激素的来源及主要作用见表 9-3。

表 9-3 胃肠激素分泌部位及主要作用

| 激素名称 | 分泌部位 | 主要作用 |
| --- | --- | --- |
| 促胃液素 | 胃窦、十二指肠黏膜 | 促进胃液分泌和胃的运动、促进胰液和胆汁分泌 |
| 促胰液素 | 小肠上部黏膜 | 促进胰液中水和盐的分泌,抑制胃的运动和分泌 |
| 胆囊收缩素 | 小肠上部黏膜 | 促进胆囊的收缩,排出胆汁,促进胰酶的分泌 |
| 抑胃肽 | 小肠上部黏膜 | 抑制胃液的分泌和胃的运动 |

**本章小结**

消化系统由消化管和消化腺两部分组成,主要功能是消化食物、吸收营养、排出食物残渣。口腔是消化管的起始部位,经咽峡与咽相通。咽是消化道和呼吸道的共同通道,分鼻咽、口咽、喉咽 3 部分。食管长 25cm,食管癌好发于其生理性狭窄处。胃分为贲门部、胃底、胃体和幽门部 4 部,幽门窦是胃溃疡和胃癌的好发部位。小肠长 5~7m,分为十二指肠、空肠和回肠 3 部分。大肠长 1.5m,分盲肠、阑尾、结肠、直肠和肛管 5 部分;盲肠和结肠表面有结肠带、结肠袋和肠脂垂 3 个特征性结构。肝是人体最大的腺体,肝小叶是肝的基本结构单位,肝细胞分泌的胆汁通过输胆管道排入十二指肠。胰是人体第二大消化腺。机体通过消化和吸收摄取各种营养物质,小肠是消化和吸收的主要部位。

(管永福)

目标测试

### A1 型题

1. 十二指肠黏膜的上皮是
    A. 变移上皮 　　　　　B. 单层扁平上皮 　　　　C. 单层柱状上皮
    D. 单层立方上皮 　　　E. 复层扁平上皮

2. 分泌胃蛋白酶原的细胞是
    A. 壁细胞 　　　　　　B. 浆细胞 　　　　　　　C. 主细胞
    D. 颈黏液细胞 　　　　E. 间质细胞

3. 腮腺导管开口处平对
    A. 上颌第二磨牙的颊黏膜 　　　　　B. 上颌第二前磨牙的颊黏膜
    C. 下颌第二磨牙的颊黏膜 　　　　　D. 下颌第二前磨牙的颊黏膜
    E. 上颌第一磨牙的颊黏膜

4. 分泌盐酸的细胞是
    A. 柱状细胞 　　　　　B. 壁细胞 　　　　　　　C. 主细胞
    D. 浆细胞 　　　　　　E. 肥大细胞

5. 围成咽峡的结构是
    A. 腭垂、舌扁桃体和舌根 　　　　　B. 腭舌弓、腭咽弓及舌根
    C. 腭垂、两侧腭舌弓及舌根 　　　　D. 腭垂、腭舌弓和腭咽弓
    E. 腭垂、腭扁桃体及舌根

6. 关于咽的描述,错误的是
    A. 咽是消化道和呼吸道的共用通道 　　　B. 上端附着于颅底
    C. 下端在第六颈椎下缘处与食管相续 　　D. 后壁及两侧壁完整
    E. 前壁与鼻腔、口腔和气管直接相通

7. 关于食管的描述,错误的是
    A. 可分颈、胸、腹三段
    B. 第二狭窄位于食管与右主支气管交叉处
    C. 第三狭窄位于食管穿膈处
    D. 食管全长 25cm
    E. 其中腹段最短

8. 肝的大部分位于
    A. 腹上区 　　　　　　B. 左季肋区和腹上区 　　C. 右季肋区
    D. 脐区 　　　　　　　E. 右季肋区和腹上区

9. 胆总管
    A. 由肝左、右管汇合而成 　　　　　B. 由胆囊管与胰管汇合而成
    C. 由肝总管与胆囊管汇合而成 　　　D. 在肝胃韧带内下行
    E. 由肝总管与胰管汇合而成

10. 下列关于胃的叙述,不正确的是
    A. 胃底腺分泌胃液

    B. 幽门部分为左侧的幽门管和右侧的幽门窦

    C. 胃小弯的最低处为角切迹

    D. 胃底指贲门平面以上向左膨出的部分

    E. 胃壁肌层均为平滑肌

11. 阑尾根部的体表投影位于

    A. 脐与右髂前上棘连线的中、外 1/3 交点处

    B. 脐与右髂前上棘连线的中、内 1/3 交点处

    C. 脐与左髂前上棘连线的中、外 1/3 交点处

    D. 脐与髂结节连结的中、外 1/3 交点处

    E. 脐与右髂嵴最高点连线的中、内 1/3 交点处

12. 消化道共有的运动形式是

    A. 蠕动　　　　B. 蠕动冲　　　　C. 集团运动

    D. 分节运动　　E. 容受性舒张

13. 唾液中的主要消化酶是

    A. 凝乳酶　　　B. 蛋白水解酶　　C. 肽酶

    D. 淀粉酶　　　E. 寡糖酶

14. 最重要的消化液是

    A. 胃液　　　　B. 胰液　　　　C. 小肠液

    D. 唾液　　　　E. 胆汁

15. 鼻咽癌的好发部位

    A. 口咽　　　　B. 喉咽　　　　C. 梨状隐窝

    D. 咽后壁　　　E. 咽隐窝

16. 手术中寻找阑尾的标志是

    A. 阑尾系膜　　B. 盲肠　　　　C. 阑尾动脉

    D. 结肠带　　　E. 麦氏点

17. 关于成人肝的描述,错误的是

    A. 在腹上区其下界可达剑突下 3~5cm

    B. 下界右侧与右肋弓一致

    C. 上界与膈穹隆一致

    D. 可随膈的运动而上下移动

    E. 上界最高点左侧相当于左锁骨中线与第四肋交叉处

18. 临床上判断空肠起始部主要依据

    A. 十二指肠悬肌　　　　B. 小肠系膜

    C. 肝十二指肠韧带　　　D. 空肠粗管壁厚

    E. 空肠位于左上腹部

19. 关于胰的描述,错误的是

    A. 横贴于腹后壁相当于第 1~2 腰椎水平

    B. 胰头被十二指肠环抱

    C. 胰管纵贯胰的全长

    D. 是腹膜内位器官

E. 是消化腺

20. 主要营养物质的胃排空速度由快到慢应为

    A. 糖类、脂肪、蛋白质         B. 蛋白质、糖类、脂肪

    C. 脂肪、糖类、蛋白质         D. 蛋白质、脂肪、糖类

    E. 糖类、蛋白质、脂肪

**B1 型题**

题 21~22 共用备选答案

    A. 十二指肠球部         B. 十二指肠降部

    C. 十二指肠水平部        D. 十二指肠升部

21. 胆总管和胰管开口于

22. 十二指肠溃疡的好发部位是

题 23~25 共用备选答案

    A. 蠕动          B. 分节运动         C. 容受性舒张

    D. 紧张性收缩       E. 集团蠕动

23. 胃特有的运动形式

24. 小肠特有的运动形式

25. 使消化管保持一定形态和压力的运动形式

题 26~28 共用备选答案

    A. 盐酸          B. 肠致活酶         C. 胃蛋白酶

    D. 胰蛋白酶       E. 胃蛋白酶和胰蛋白酶

26. 胰蛋白酶原的激活物

27. 糜蛋白酶原的激活物

28. 胃蛋白酶原的激活物

# 第十章 能量代谢与体温

**学习目标**

1. 掌握基础代谢及在临床上的应用,并运用其解决康复治疗中相关问题。
2. 熟悉机体产热与散热;体温调节。
3. 了解能量的来源与利用、影响能量代谢的主要因素;体温及其生理波动。

**案例**

患者李某,女,37 岁,近来感觉消瘦且疲乏无力、爱激动、急躁易怒、多汗怕热,活动时心悸、气促,夜间失眠多梦。到医院检查:腋窝温度 38.0℃,基础代谢率相对值+50%,血清中 $FT_3$ 4.0nmol/L,$FT_4$ 161nmol/L。该患者诊断为甲状腺功能亢进。

请问:1. 该患者体温、基础代谢率是否正常?
　　　2. 请利用能量代谢与体温的知识进行解释。

## 第一节 能 量 代 谢

在新陈代谢过程中,物质代谢与能量代谢密不可分,物质的合成伴有能量的贮存、转移;物质的分解伴有能量的释放。通常把在生物体内物质代谢过程中所伴随的能量释放、转移、贮存和利用,称为**能量代谢**。

### 一、能量代谢的来源和利用

#### (一)能量的来源

机体所需的能量来源于食物中的**糖、脂肪和蛋白质**。这些物质分子结构中蕴藏着大量的化学能,当其氧化分解时,生成 $CO_2$ 和 $H_2O$,同时将贮存的能量释放出来。

一般情况下,**糖**是机体的主要能源物质,人体所需能量的 50% ~70% 是由糖类物质的氧化分解提供。体内的糖代谢途径可因供氧情况的不同而有所不同。在氧供应充足的情况下,葡萄糖进行有氧氧化;在缺氧的情况下,葡萄糖进行无氧酵解。糖酵解虽然只能释放少量能量,但在人体处于缺氧状态时极为重要。**脂肪**在体内的主要功能是储存和供给能量。一般情况下,通过脂肪分解为机

**考点提示**

能量的来源

体提供的能量在机体的总耗能中不超过30%。但在糖原过度消耗或贮存不足时,脂肪也可成为机体主要的能源物质。**蛋白质**也是人体的供能物质,但在一般情况下,机体主要利用体内的糖和脂肪来供能,只有在某些特殊情况下,如长期饥饿或极度消耗时,体内的蛋白质才被分解供能来维持必需的生理活动。

**知识窗**

### 体重指数与肥胖

肥胖是指一定程度的明显超重与脂肪层过厚,是体内脂肪积聚过多而导致的一种状态,是遗传因素与环境因素共同作用的结果。它与糖尿病、高血压、血脂异常、心脏病等集结出现。体重指数法是判断是否发生肥胖的一种简单方法。计算公式如下:体重指数(BMI)= 患者体重(千克)÷[身高(米)]$^2$。WHO公布的标准:体重指数在18.5～24.9kg/m$^2$时为正常体重;体重指数在25～29.9kg/m$^2$时为肥胖前期;体重指数在30～34.9kg/m$^2$为轻度肥胖;体重指数在35～39.9kg/m$^2$为中度肥胖;体重指数在>40kg/m$^2$为重度肥胖。

### (二)能量的去路

糖和脂肪氧化分解释放能量50%以上迅速转化为热能,用于维持体温,并向体外散发。其余不足50%则以高能磷酸键的形式贮存于体内,供机体利用。体内最主要的高能磷酸键化合物是**三磷酸腺苷(ATP)**,ATP既是体内重要的贮能物质,又是体内直接的供能物质。机体利用ATP断裂时释放的能量维持生命活动,如维持细胞两侧离子浓度差所形成的势能;肌肉的收缩和舒张;腺体的分泌等。总的看来,除骨骼肌运动时所完成的机械功(外功)以外,其余的能量最后都转变为热能(图10-1)。

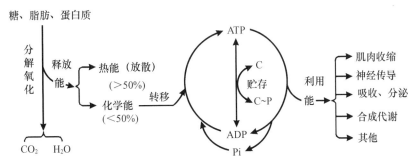

图10-1 体内能量的释放、转移、贮存和利用
C:肌酸 Pi:无机磷酸 C～P:磷酸肌酸

## 二、影响能量代谢的主要因素

影响能量代谢的主要因素有肌肉活动、精神活动、食物的特殊动力效应以及环境温度等。

### (一)肌肉活动

肌肉活动对能量代谢的影响最为显著。机体任何轻微的活动都可提高代谢率。人在运动或劳动时耗氧量显著增加,机体耗氧量的增加与肌肉活动的强度呈正比关系,耗氧量最多可达安静时的10～20倍。从表10-1可以看出各种肌肉活动时能量代谢率的增加情况。

表 10-1 运动或劳动时的能量代谢率

| 肌肉活动<br>形式 | 产热量平均<br>[kJ/(m² · min)] | 肌肉活动<br>形式 | 产热量平均<br>[kJ/(m² · min)] |
|---|---|---|---|
| 静卧休息 | 2.73 | 扫地 | 11.37 |
| 开会 | 3.40 | 打排球 | 17.50 |
| 擦玻璃窗 | 8.30 | 踢足球 | 24.98 |
| 洗衣服 | 9.89 | 打篮球 | 24.22 |

### （二）精神活动

脑的重量仅占体重的2%,但在安静状态下,却有15%左右的循环血量进入脑,这说明脑组织的代谢水平是很高的。实验表明,脑的耗氧量在睡眠和精神活动活跃时无明显的差异。但在精神处于紧张状态,如烦恼、恐惧或强烈情绪激动时,由于随之出现的无意识的肌紧张及刺激代谢的激素释放增多等原因,导致产热量显著增加。因此,在测定基础代谢率时,受试者必须排除精神紧张的影响。

### （三）食物的特殊动力效应

人在进食之后的一段时间内,即从进食后1小时左右开始,延续7~8h,即使处于安静状态,但所释放的热量比摄入的食物本身氧化后所产生的热量要多。这种食物能使机体产生"额外"热量的现象称为**食物的特殊动力效应**。食物特殊动力效应的机制尚未完全了解。实验表明三种主要营养物质中,蛋白质的食物特殊动力效应最为显著,是其产热量的30%,糖类或脂肪的食物特殊动力效应为其产热量的6%和4%,混合食物可使产热量增加10%左右。因此,在为禁食患者输液或为患者配餐时,应考虑到这部分额外的热量消耗,给予相应的能量补充。

### （四）环境温度

人体(不着衣或只着薄衣)安静时的能量代谢,在20~30℃的环境中最为稳定,这是肌肉松弛的结果。当环境温度低于20℃和环境温度超过30℃时,能量代谢都将增加。

> **考点提示**
>
> 影响能量代谢的主要因素

## 三、基础代谢

基础状态下的能量代谢称为**基础代谢**。单位时间内的基础代谢称为**基础代谢率**(BMR),其单位通常用 KJ/m² · h 来表示。所谓基础状态是指人体处在清醒而又非常安静,不受肌肉活动、精神紧张、食物及环境温度等因素影响时的状态。因此,测定基础代谢需要在基础状态下进行。此时能量消耗主要用以维持血液循环、呼吸等基本生命活动,在这种状态下,基础代谢是比较稳定的。因此,基础代谢率常作为评价机体能量代谢水平的指标。基础代谢率比一般安静时的代谢率低,是人体在清醒时的最低能量代谢水平。但在熟睡时机体的各种生理功能减弱至更低水平,此时的能量代谢率更低,但在做梦时可增高。

通常采用简略法来测定和计算基础代谢率,即将非蛋白呼吸商定为0.82,与之相对应的氧热价为20.20KJ/L。则其产热量=20.20×耗氧量,然后以产热量除以体表面积,求得每平方米体表面积(体表面积可根据图10-2直接求出)每小时的产热量[KJ/(m² · h)],即为

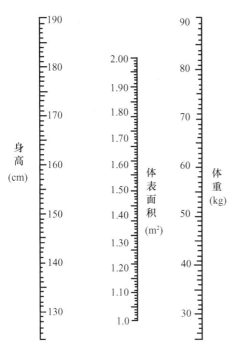

图 10-2　体表面积测算用图

使用时将受试者的身高和体重两点连成一直线,该直线与体表面积尺度交点的数值就是该人体的体表面积值

BMR。临床上在评价基础代谢率时,通常将实测值和正常平均值进行比较,采用相对值来表示,即

$$基础代谢率(相对值) = \frac{实测值 - 正常平均值}{正常平均值} \times 100\%$$

BMR 随性别、年龄等不同而有生理变化。当其他情况相同时,男子的 BMR 平均比女子的高;儿童比成年人的高;年龄越大,代谢率越低。一般来说,相对值在 ±15% 之内,都认为在正常范围;相对值超过 20% 时,说明可能是病理性变化。在临床发现很多疾病都伴有基础代谢率的改变,特别是甲状腺功能障碍,基础代谢率可发生明显的变化。当甲状腺功能减退时,BMR 可比正常值低 20% ~40%;甲状腺功能亢进时,BMR 可比正常值高出 25% ~80%。因此,基础代谢率的测量是临床上诊断甲状腺疾病的重要辅助方法。其他如肾上腺皮质和垂体的功能低下时,基础代谢率也可降低。当人体发热时,BMR 将升高,一般说来,体温每升高 1℃,基础代谢率可升高 13% 。

# 第二节　体　温

## 一、正常体温及其生理波动

### (一)正常体温

人体各部分的体温是不同的,体温分为体表温度和体核温度,通常所说的**体温**是指机体深部组织的平均温度,即**体核温度**(图 10-3)。体温的相对恒定是机体进行新陈代谢和正常生命活动的重要条件。因此,临床上将体温作为一个基本的健康指标。

临床上通常采用测定直肠温度、口腔温度或腋窝温度来反映体温。其中,直肠的温度最高,比较接近机体深部的温度,其正常值为 36.9 ~37.9℃;口腔温度较直肠温度低,正常值为 36.7 ~37.7℃;腋窝温度比口腔温度又低,正常值为 36.0 ~37.4℃。腋窝为体温的最常用测量部位。

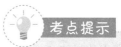

**考点提示**

体温的测量部位及正常值

### (二)体温的生理波动

在正常情况下,人体的体温虽然比较稳定,但可随昼夜、性别、年龄等因素在一定范围内波动。

1. **昼夜变化**　在一昼夜之间,体温呈周期性的波动。清晨 2 ~6 时体温最低,午后 1 ~6 时体温最高,但波动的幅值一般不超过 1℃。体温的昼夜节律变化是受下丘脑控制的。

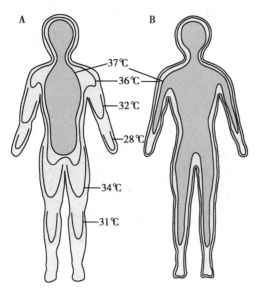

图 10-3 在不同环境温度下人体
体温分布状态

A. 环境温度 20℃；B. 环境温度 35℃

2. **性别** 成年女性的体温平均比男性高0.3℃,这可能与女性的皮下脂肪较多、散热较少有关。生育年龄女性的基础体温(见图10-4)随月经周期而发生规律性变化,月经期和排卵前期体温较低,排卵日体温最低,在排卵后体温升高,一直持续至下次月经开始。这种周期性波动可能是孕激素作用的结果。

3. **年龄** 一般说来,儿童的体温较高,老年人的体温较低。新生儿,特别是早产儿,由于体温调节机制发育还不完善,调节体温的能力差,容易受环境温度的影响而变动,因此对新生儿应加强保温。老年人因基础代谢率低,体温也偏低,因而也应该注意保温。

4. **其他** 肌肉活动时代谢加强,产热量因而增加,结果可导致体温升高。所以,临床上应让病人安静一段时间以后再测体温。测定小儿体温时应防止哭闹。此外,情绪激动、精神紧张、进食、环境温度等情况对体温都会有影响,在测定体温时,应考虑到这些情况。

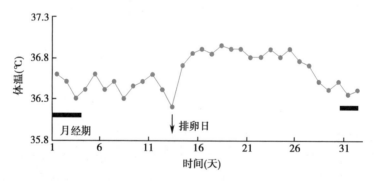

图 10-4 女性月经周期中的基础体温变化

## 二、机体的产热与散热

恒温动物之所以能维持相对稳定的体温,是因为在体温调节机构控制下,产热与散热两个生理过程保持动态平衡的结果。

### (一)产热过程

机体主要的产热器官是内脏和骨骼肌。在安静状态下,主要的产热器官是内脏,其中由于肝的代谢活动最旺盛,故产热量最多。运动或劳动时,骨骼肌是主要的产热器官。骨骼肌的紧张度稍有增强,产热量即可明显提高;剧烈运动时,产热量可增加40倍之多(表10-2)。人在寒冷环境中,主要依靠寒战来增加产热量。

表 10-2  几种组织在安静和活动时的产热量百分比

| 组织 | 占体重的百分比% | 产热量% | |
|------|----------------|---------|---|
| | | 安静状态 | 运动状态 |
| 脑 | 2.5 | 16 | 1 |
| 内脏 | 34 | 56 | 8 |
| 肌肉、皮肤 | 56 | 18 | 90 |
| 其他 | 7.5 | 10 | 1 |

### （二）散热过程

人体的主要散热部位是**皮肤**。大部分的体热通过皮肤散发，一部分热量可通过呼吸、尿和粪而散发。皮肤的散热的方式主要有辐射、传导、对流和蒸发四种。

1. **辐射散热**　机体以热射线的形式将体热传给外界的散热形式称为**辐射散热**。机体在安静状态下主要以此种方式散发的热量，其散发的热量约占总散热量的 60% 左右。辐射散热量的多少取决于皮肤与环境间的温度差和机体有效辐射面积。当皮肤温度高于环境温度时，温度差值越大，散热量就越多；当环境温度高于皮肤温度时，机体不仅不能散热，反而会吸收周围的热量。机体有效辐射面积越大，辐射的散热量就越多。

2. **传导散热**　机体的热量直接传给同它接触的温度较低的物体的散热方式称为**传导散热**。传导散热的多少与接触物的导热性有关。机体深部的热量以传导方式传到体表，再由皮肤直接传给同它相接触的物体，如床或衣服等，但由于这些物质是热的不良导体，所以体热因传导而散失的量不多；另外，人体脂肪的导热性能也不高，肥胖者皮下脂肪较多，女子一般皮下脂肪也较多，所以，肥胖者和女子由传导散热散失的热量要少些。水的导热性能较好，因此临床上可利用冰袋、冰帽等给高热病人降温。

3. **对流散热**　是指通过气体或液体的流动散发热量的一种方式，是传导散热的特殊形式。通过对流所散发的热量的多少，受风速影响极大。风速越大，对流散热量越多，相反，风速越小，对流散热量越少。

4. **蒸发散热**　是指水分在体表发生汽化时，吸收体热而将其散发的一种散热形式。当环境温度升高时，皮肤和环境之间的温度差变小，辐射、传导和对流的散热减小，而蒸发的散热作用则增强；当环境温度等于或高于皮肤温度时，此时蒸发就成为机体唯一的散热方式。体表每蒸发 1g 水可散发 2.43kJ 的热量。人体蒸发有两种形式：即不感蒸发和发汗。

（1）**不感蒸发**：人体即使处在低温中，皮肤和呼吸道也不断有水分渗出而被蒸发掉，这种水分蒸发称为**不感蒸发**。其中由皮肤蒸发的水分又称为**不显汗**。人体 24h 的不感蒸发量约为 1000ml。其中经皮肤蒸发约 600～800ml，经呼吸道黏膜蒸发约 200～400ml。在肌肉活动或发热时，不显汗可以增加。婴幼儿的不感蒸发的速率比成人大，因此，在缺水时婴幼儿更容易造成严重脱水。

（2）**发汗**：汗腺主动分泌汗液的反射性过程称为**发汗**。发汗时有明显的汗液形成而被蒸发，因此又称为**可感蒸发**。汗液中水分占 99%，固体成分则不足 1%，在固体成分中，大部分为氯化钠，也有少量尿素、乳酸、氯化钾等。同血浆相比，汗液是低渗的。因此当机体大量出汗造成脱水时，常表现为高渗性脱水。但是如果出汗速度过快，汗液中也可丧失较多的氯化钠，因此应注意及时补充水分和氯化钠，防止电解质紊乱。当环境温度高于皮肤温度且湿度过大时,蒸发散热受阻,大量热积蓄,如不及时采取措施,就会引起中暑。

在温热环境下引起全身各部位的小汗腺分泌汗液称为**温热性发汗**。它见于全身各处(除手掌、足跖之处),其生理意义在于散热。若每小时蒸发 1.7L 汗液,就可使体热散发约 4200kJ 的热量。但是,如果汗水从身上滚落或被擦掉而未被蒸发,则无蒸发散热作用。精神紧张或情绪激动而引起地发汗称为**精神性发汗**。主要见于掌心、脚底和前额。精神性发汗在体温调节中的作用不大。

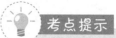

**考点提示**

机体产热、散热部位

**知识窗**

### 中暑及救护

中暑的主要症状为:头痛、晕眩、烦躁不安、脉搏强而有力,呼吸有杂音,体温可能上升至 40℃ 以上,皮肤干燥泛红。中暑后立即将患者移至阴凉通风处,解开衣服,安静休息;症状较轻者可给予清凉含盐饮料,口服人丹、十滴水等。怀疑有循环衰竭者,酌情给予葡萄糖生理盐水静滴;出现痉挛型者可口服含盐清凉饮料或静滴葡萄糖生理盐水,也可缓慢静脉推注 10% 葡萄糖酸钙 10~20ml;出现循环衰竭者从速补液扩容,纠正循环衰竭。

### 三、体温调节

体温的相对恒定,是在自主性体温调节和行为性体温调节的共同作用下,产热和散热活动保持动态平衡的结果。自主性体温调节是指在下丘脑体温调节中枢的控制下,通过发动与产热和散热有关的生理反应如寒战、发汗、改变皮肤的血流量等进行的体温调节(图 10-5)。行为性体温调节是指机体在大脑皮质控制下,通过一定的行为来保持体温的相对恒定,如伸展肢体散热、增减衣着以及使用电风扇或空调等。它以自主性体温调节为基础,是对自主性体温调节的补充,自主性体温调节是机体实现恒温调节的基础。

#### (一)温度感受器

对温度敏感的感受器称为温度感受器。温度感受器又分为外周温度感受器和中枢温度感受器。

1. **外周温度感受器** 分布于皮肤和某些黏膜上,可分为冷觉感受器和温觉感受器两种。它们将皮肤及外界环境的温度变化传递给体温调节中枢。在皮肤中冷觉感受器数量多于温觉感受器,故皮肤的作用主要是感受体表温度的下降。

2. **中枢温度感受器** 在下丘脑、脑干网状结构和脊髓都有对温度变化敏感的神经元即温度感受器,可分为热敏神经元和冷敏神经元。在下丘脑前部和视前区热敏神经元数目较多,说明此部位主要感受温度升高的信息,脑干网状结构中则主要是冷敏神经元,但两种神经元往往同时存在。

#### (二)体温调节中枢

对多种恒温动物进行脑的分段切除实验表明:当切除大脑皮质及部分皮质下结构后,只要保持下丘脑及其以下的神经结构完整,动物的体温仍能维持相对恒定。如进一步破坏下丘脑,则动物的体温将不能维持相对恒定,体温将发生异常。由此可见,体温调节的基本中

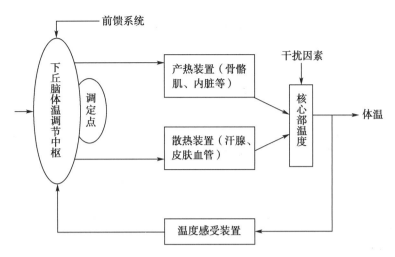

图 10-5 自主性体温调节机构示意图

枢位于下丘脑,视前区-下丘脑前部(PO/AH)是体温调节的基本部位。

### (三)体温调节的调定点学说

关于体温调节的机制,即如何把体温维持在 37℃ 这一水平上,一般用调定点学说来解释。这个学说认为,人和高等恒温动物的体温类似恒温器的调节。调定点的作用相当于恒温箱的调定器,是调节温度的基准。下丘脑前部视前区的温敏神经元与冷敏神经元起着调定点的作用。正常人调定点温度定为 37℃ 。若当体温超过 37℃ 时,热敏神经元放电频率增加,引起散热过程加强,产热过程减弱;若体温不足 37℃ 时,则引起相反的变化。

在正常情况下,调定点的变动范围很窄,但也可因生理活动或病理反应发生一定的改变。如细菌感染导致发热,致热原可使热敏和冷敏两类神经元活动改变,调定点上移(如38℃)。调定点上移后,产热与散热过程将在较高的水平(38℃)上达到平衡。解热镇痛药的作用机制,就是使调定点下降,从而使体温恢复到正常水平。

 **本章小结**

机体物质代谢过程中所伴随能量的释放、转移、贮存和利用的过程称为能量代谢。机体的能量主要来源于糖。基础状态下的能量代谢称为基础代谢,单位时间内的基础代谢称为基础代谢率。体温是指机体深部的平均温度,正常体温:直肠温度＞口腔温度＞腋窝温度。人体体温的相对恒定,是在体温调节中枢的参与下,机体产热与散热动态平衡的结果。安静时产热的主要器官是内脏,活动时产热的主要器官是骨骼肌。主要的散热器官是皮肤。体温调节的基本中枢是下丘脑,其中关键部位是 PO/AH。

(李向利)

 **目标测试**

### A1 型题

1. 机体内温度最高的部位是

A. 心脏     B. 肝脏     C. 脑

D. 肾脏     E. 直肠

2. 对能量代谢影响最为显著的是

A. 寒冷     B. 高温     C. 肌肉运动

D. 精神活动     E. 进食

3. 下列各部体温由高到低的顺序应是

A. 直肠、腋窝、口腔    B. 直肠、口腔、腋窝    C. 口腔、腋窝、直肠

D. 腋窝、直肠、口腔    E. 腋窝、口腔、直肠

4. 关于体温的生理变动,错误的是

A. 昼夜变动不超过1℃     B. 女子排卵后体温升高

C. 老年人体温低于年轻人     D. 儿童体温低于成年人

E. 剧烈运动时体温升高

5. 在室温低于30℃时,人体皮肤不感蒸发量每天约为

A. 100~200ml    B. 200~400ml    C. 400~600ml

D. 600~800ml    E. 800~1000ml

6. 体温调节的基本中枢位于

A. 脊髓     B. 中脑     C. 延髓

D. 视前区-下丘脑前部    E. 大脑皮质

## B1 型题

题 7~8 共用备选答案

A. 辐射     B. 传导     C. 对流

D. 发汗     E. 不感蒸发

7. 环境温度高于体温时主要散热方式是

8. 临床用冰袋给病人降温是

# 第十一章 泌尿系统

 学习目标

1. 掌握肾的形态和位置。
2. 熟悉肾的剖面结构及微细结构;输尿管、膀胱和尿道的结构;尿生成的过程;影响尿生成的因素;尿液及其排放的过程。
3. 了解肾的血液循环特点。

 案例

患者段女士,40 岁,无明显诱因出现多尿、口干、多饮、多食伴消瘦,遂就诊于当地医院,查空腹血糖 20mmol/L,尿糖 4+,尿酮体+,诊断为"2 型糖尿病"。

请问:1. 为什么糖尿病患者会出现多尿的症状?
2. 你能利用泌尿系统的知识解释吗?

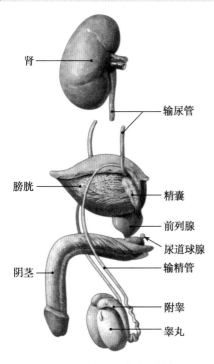

图 11-1 男性泌尿生殖系统概观

肾
输尿管
膀胱
精囊
前列腺
尿道球腺
输精管
阴茎
附睾
睾丸

**泌尿系统**由肾、输尿管、膀胱及尿道组成(图 11-1)。

泌尿系统的主要功能是排出机体在新陈代谢中所产生能溶于水的废物(如尿素、尿酸、肌酐)和多余的水以及某些无机盐类等。肾是产生尿液的器官,尿液经输尿管输送到膀胱暂时储存,当尿液达到一定量时,在神经系统的调节下,经尿道排出体外,输尿管、膀胱及尿道为排尿管道。尿的质和量经常随机体内环境的改变而发生变化,对保持内环境的相对稳定和电解质平衡起重要作用。肾还可调节体内液体的总量、血浆离子成分、渗透压和酸碱度等。此外,肾还有内分泌功能,能产生和释放肾素、前列腺素等。若肾功能发生障碍,代谢产物蓄积于体内,改变了内环境的理化性质,则产生相应的病变,严重时可导致尿毒症,甚至危及生命。

## 第一节 肾

### 一、肾的形态和位置

#### （一）肾的形态

肾是成对的实质性器官,形似蚕豆,新鲜的肾为红褐色,质柔软,表面光滑。肾可分为上、下两端,前、后两面和内、外侧两缘。肾的上、下端较钝圆;前面较凸,后面较扁平,紧贴腹后壁;肾外侧缘隆凸,内侧缘中部凹陷称**肾门**。肾门为肾的血管、神经、淋巴管及肾盂等出入的部位。出入肾门这些结构被结缔组织包裹称**肾蒂**。肾门向肾实质凹陷形成的腔隙称**肾窦**。内含肾盂、肾盏、肾血管、淋巴管、神经及脂肪组织等结构。

#### （二）肾的位置

肾位于脊柱两侧,呈"八字"形贴靠腹后壁的上部,是腹膜外位器官(图 11-2)。一般左肾上端平第11 胸椎体下缘,下端平第 2 腰椎体下缘;右肾由于受肝的影响比左肾低约半个椎体。第 12 肋分别斜过左肾后面的中部和右肾后面的上部。肾门约平第 1 腰椎体平面,距后正中线约 5cm。肾门在腹后壁的体表投影一般在竖脊肌的外侧缘与第 12 肋之间的夹角内,临床上称为**肾区**。某些肾疾病患者,叩击或触压此区可引起疼痛。两肾上内侧有肾上腺。

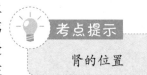

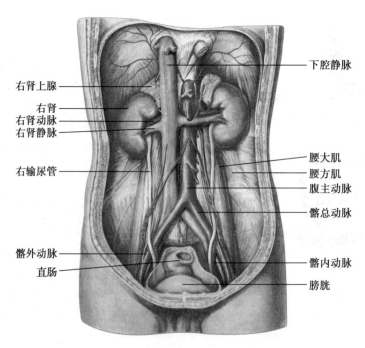

图 11-2 肾的形态与位置

## 二、肾的剖面结构

在肾的冠状切面上,肾实质分为肾皮质和肾髓质(图 11-3)。

### (一)肾皮质

位于肾的浅层,血管丰富,新鲜标本呈红褐色,内有细小的红色点状颗粒,主要由肾小体和肾小管组成。肾皮质深入肾髓质内的部分称**肾柱**。

### (二)肾髓质

位于肾皮质的深部,血管少,色较淡,主要由肾小管组成。髓质内有 15~20 个肾锥体。肾锥体呈圆锥形,锥体底朝向肾皮质,

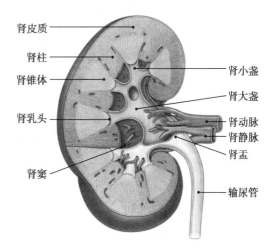

图 11-3 肾冠状切面

从肾锥体底呈辐射状深入皮质的条纹,称**髓放线**;位于髓放线间的肾皮质,称**皮质迷路**。锥体尖端钝圆,呈乳头状突入肾小盏内,称**肾乳头**。每个肾乳头顶端有许多乳头孔,是集合管的开口。肾产生的尿液经乳头孔开口于肾小盏。每个肾小盏接受 1~3 个肾乳头。肾窦内有 7~8 个呈漏斗状的肾小盏,包绕肾乳头。2~3 个肾小盏合成一个肾大盏,每肾有 2~3 个肾大盏,再汇合成一个前后扁平呈漏斗状的肾盂。肾盂出肾门后,向下弯行,逐渐变细移行为输尿管。

## 三、肾的被膜

肾的表面包有 3 层被膜,由内向外为纤维囊、脂肪囊和肾筋膜(图 11-4),对肾起固定作用。

肾的正常位置靠多种因素来维持,除肾的被膜外,肾血管、肾的邻近器官、腹内压以及腹膜等对肾均起固定作用。当肾的固定结构不健全时,则可引起肾下垂或游走肾。

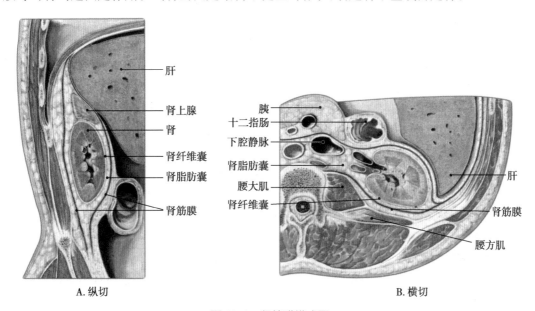

A.纵切

B.横切

图 11-4 肾筋膜模式图

## 四、肾的微细结构

肾实质由大量泌尿小管组成,其间有少量结缔组织、血管和神经等构成肾间质。它包括肾单位和集合小管两部分(图 11-5)。

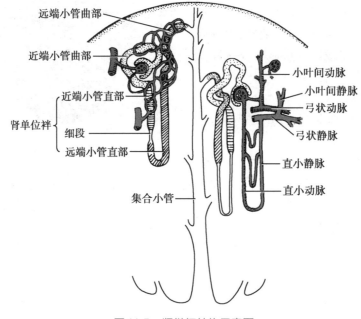

图 11-5　肾微细结构示意图

### (一)肾单位

**肾单位**是肾生成尿液的结构和功能的基本单位,由肾小体和肾小管两部分组成,每个肾约 100 万个以上的肾单位,它与集合小管共同完成泌尿功能。

1. **肾小体**　肾小体似球形,故又称**肾小球**,由血管球和肾小囊组成(图 11-6)。

(1) **血管球**:包在肾小囊中的一团盘曲的毛细血管球。电镜下,血管球毛细血管为有孔型,有利于滤过功能。

(2) **肾小囊**:肾小管起始部膨大凹陷而成的双层囊,包裹血管球。肾小囊分脏壁两层,壁层为单层扁平上皮,脏层由贴附在毛细血管基膜外面的足细胞构成。两层之间的腔隙为肾小囊腔。足细胞体积较大,从胞体伸出几个大的初级突起,初级突起再分出许多指状的次级突起,相邻的次级突起相互穿插成指状相嵌,形成栅栏状,紧贴在毛细血管基膜外面。次级突起之间的裂隙,称**裂孔**,孔上覆盖一层极薄的裂孔膜。

血液流经血管球时,血浆内部分物质经有孔内皮、基膜和足细胞裂孔膜滤入肾小囊腔,这 3 层结构称为**滤过膜**,亦称**滤过屏障**(图 11-7)。

滤入肾小囊腔的滤液称**原尿**,原尿除不含大分子的蛋白质外,其成分与血浆相似。

2. **肾小管**　由单层上皮细胞围成,与肾小囊壁层相续。据肾小管各段的形态、结构和功能,由近向远肾小管分为近端小管、细段和远端小管 3 部分,近端小管与肾小囊相连,远端小管连接集合小管。

(1) **近端小管**:是肾小管中最长最粗的一段,约占肾小管总长的一半。近端小管分曲部

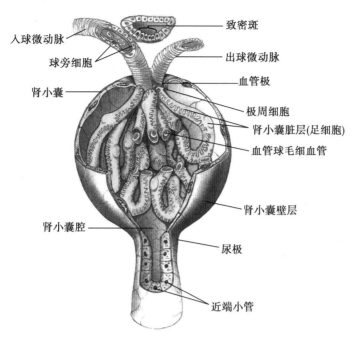

图 11-6 肾小球示意图

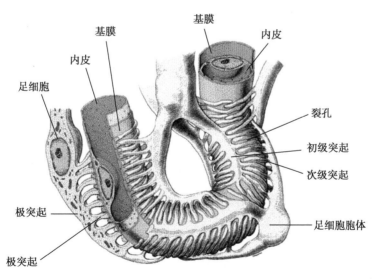

图 11-7 肾小球滤过膜示意图

和直部两段。近端小管曲部的管壁为单层立方或锥状细胞构成,细胞界限不清晰,其游离面的刷状缘为密集排列的微绒毛。近端小管直部的近侧端与曲部相续,远侧端管径变细移行为细端。

（2）**细段**：位于髓放线和肾锥体内,由单层扁平上皮围成。

（3）**远端小管**：包括远端小管直部和曲部。远端小管直部近侧端续细段,远侧端与曲部相连。近端小管直部、细段和远端小管直部共同构成的 U 形结构称**肾单位袢**。肾单位袢的主要功能是减缓原尿在肾小管内的流速,吸收原尿中的水分和部分无机盐。远端小管曲部较近端小管曲部短,管壁上皮细胞呈立方形,细胞分界较清楚,核位于中央,细胞游离面微绒毛短而少。

### （二）集合小管

**集合小管**续远端小管曲部,自肾皮质行向肾髓质,当到达髓质深部后,陆续与其他集合小管汇合,最后形成管径较粗的乳头管,开口于肾乳头。管壁上皮由单层立方逐渐增高为单层柱状,至乳头管处成为高柱状上皮。

### （三）球旁复合体

球旁复合体由球旁细胞和致密斑等组成。

**1. 球旁细胞**　入球微动脉行至近肾小体血管极处,其血管壁中膜的平滑肌细胞转变为上皮样细胞,称为**球旁细胞**。细胞体积较大,呈立方形,核大而圆,分泌肾素。

**2. 致密斑**　位于远曲小管与球旁细胞邻接处,是远曲小管管壁上皮细胞所形成的椭圆结构。此处细胞增高、变窄,排列紧密,细胞核多位于细胞顶部。它有调节球旁细胞分泌肾素的作用。

## 五、肾的血液循环特点

### （一）肾的血液供应丰富

肾动脉短而粗,直接来自腹主动脉,故肾内血流量大。正常成年人安静时每分钟有1100～1200ml 血液流经两肾,约为心排出量的 1/5～1/4。

### （二）两次形成毛细血管

入球小动脉分支形成肾小球毛细血管,由于入球小动脉比出球小动脉粗,故肾小球毛细血管血压比较高,有利于肾小球滤过;出球小动脉分支形成肾小球周围毛细血管,其血压较低,有利于肾小管的重吸收。

### （三）肾血流量的自身调节

当动脉血压在 80～180mmHg 范围内变动时,入球小动脉的口径可随之发生相应变化。血压降低时,入球小动脉舒张,血流阻力减小,从而使肾血流量不随之减少。肾的这种自身调节可使肾小球毛细血管血压和肾血流量保持相对稳定,以维持正常的泌尿功能。

人体在紧急情况下,如大失血或剧烈运动等,可通过神经、体液因素使血液发生暂时性重新分配,此时肾血管收缩,肾血流量减少,使肾小球滤过减少,尿量减少,动员更多的血液流经心、脑等重要器官。

**知识窗**

### 肾 移 植

肾移植通俗的说法又叫换肾。肾移植是把一个健康的肾脏植入病人右下腹的髂窝内。因为右侧髂窝的血管较浅,手术时容易与新肾脏血管吻合。

人体有左右两个肾脏,通常一个肾脏可以支持正常的代谢需求,当双侧肾脏功能均丧失时,肾移植通常是理想的治疗方法。肾移植后通常需要进行终身的抗移植排异治疗。

# 第二节 输 尿 管 道

## 一、输尿管

**输尿管**是位于腹膜后方、一对细长的肌性管道,起自肾盂下端,终于膀胱,长约 20 ~ 30cm。通过平滑肌节律性蠕动,可将尿液不断排入膀胱。

输尿管根据行程分为腹段、盆段和壁内段。输尿管全程有 3 处生理性狭窄:①肾盂与输尿管移行处;②输尿管跨过髂血管处;③斜穿膀胱壁内处。这些狭窄处是输尿管结石易滞留的部位(图 11-2)。

## 二、膀胱

**膀胱**是储存尿液的囊状肌性器官,并借平滑肌收缩将尿液排入尿道。膀胱的形状、大小、位置及壁的厚度均随尿液的充盈程度、年龄、性别而不同。膀胱

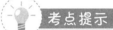

考点提示

输尿管的三处狭窄

的平均容量,一般正常成人为 350 ~ 500ml,最大容量可达 800ml。新生儿膀胱容量约为成人的 1/10。老年人由于膀胱肌的紧张力降低,故容积增大。女性膀胱容量较男性为小。

### (一)膀胱的形态和分部

膀胱空虚时,呈三棱锥体形,可分为尖、底、体、颈 4 部分。膀胱尖细小,朝向前上方。膀胱底近似三角形,朝向后下方。膀胱尖与膀胱底之间的部位为膀胱体。膀胱的最下部称**膀胱颈**,以尿道内口与尿道相接。膀胱各部之间无明显界限。膀胱充盈时呈卵圆形(图 11-8)。

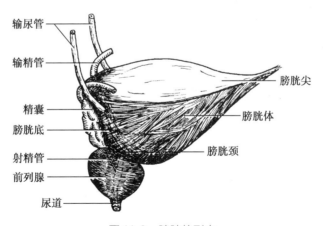

图 11-8 膀胱的形态

### (二)膀胱的位置和毗邻

成人的膀胱位于小骨盆腔的前部。其上面被有腹膜,前方贴近耻骨联合;后方在男性为精囊、输精管壶腹和直肠,在女性为子宫和阴道;膀胱的下方,在男性邻接前列腺,女性邻接尿生殖膈。膀胱空虚时,膀胱尖不超过耻骨联合上缘。膀胱充盈时,膀胱尖即上升至耻骨联合以上,此时腹前壁折向膀胱的腹膜也随之上移,使膀胱的前下壁直接与腹前壁相贴。此时

在耻骨联合上方进行膀胱穿刺或膀胱手术时,可避免损伤腹膜。

新生儿膀胱位置比成人的高,大部分位于腹腔内。随着年龄的增长和盆腔的发育而逐渐降入盆腔,至青春期达成人位置。老年人因盆底肌松弛,膀胱位置则更低。

### (三)膀胱壁的构造

膀胱壁自外向内,由外膜、肌层、黏膜下层和黏膜组成。

1. 黏膜 黏膜上皮为变移上皮。膀胱空虚时,黏膜有很多皱襞,充盈时皱襞减少或消失。在膀胱底的内面,两输尿管口与尿道内口之间的三角区域,因缺少黏膜下层,无论膀胱扩张或收缩,黏膜始终平滑而无皱襞,称**膀胱三角**,是肿瘤、结核的好发部位。两侧输尿管口之间的黏膜形成一横行皱襞,称**输尿管间襞**,临床上作膀胱镜检查时,此间襞为一苍白带,是寻找输尿管口的标志(图 11-9)。

2. 肌层 由平滑肌构成,有外纵、中环和内纵 3 层,统称**逼尿肌**,在尿道内口周围,环形肌增厚形成膀胱括约肌。

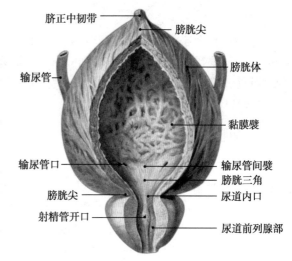

图 11-9 男性膀胱的内腔(前面观)

3. 外膜 大部分为纤维膜,由疏松结缔组织构成,仅膀胱顶部为浆膜。

## 三、尿道

男性尿道见男性生殖器。

**女性尿道**较男性尿道短、宽,且较直,长约 3~5cm,仅有排尿功能。起于膀胱的尿道内口,经阴道前方行向前下,穿过尿生殖膈,以尿道外口开口于阴道前庭。尿道穿尿生殖膈时,周围有尿道阴道括约肌(骨骼肌)环绕,可控制排尿。由于女性尿道短、宽而直,故易引起逆行尿路感染;小的结石、异物和赘生物也可经尿道移除。

# 第三节 尿生成的过程

尿的生成过程包括肾小球的滤过、肾小管和集合管的重吸收及肾小管和集合管的分泌三个基本过程。

## 一、肾小球的滤过

**肾小球滤过**是指血液流经肾小球毛细血管时,血浆中的水和小分子溶质在有效滤过压的作用下,通过滤过膜进入肾小囊形成原尿的过程。微量化学分析表明,原尿中除大分子蛋白质外,其余的成分及浓度与血浆基本相同(表 11-1)。

### (一)滤过的结构基础——滤过膜

滤过膜由三层结构组成(前已述及)。各层结构上均有大小不一的孔道,允许不同大小的分子颗粒通过,形成了机械屏障。此外,滤过膜各层均覆盖有带负电荷的糖蛋白,它阻挡了带负电荷的物质通过,构成了电学屏障。两层屏障共同限制血浆中成分的滤过,决定着原尿的成分(图11-7)。

表11-1 血浆、原尿和终尿成分比较

| 成分 | 血浆(g/L) | 原尿(g/L) | 终尿(g/L) | 重吸收率(%) |
|---|---|---|---|---|
| Na$^+$ | 3.3 | 3.3 | 3.5 | 99 |
| K$^+$ | 0.2 | 0.2 | 1.5 | 94 |
| Cl$^-$ | 3.7 | 3.7 | 6.0 | 99 |
| 磷酸根 | 0.04 | 0.04 | 1.5 | 67 |
| 尿素 | 0.3 | 0.3 | 20.0 | 45 |
| 尿酸 | 0.02 | 0.02 | 0.5 | 79 |
| 肌酐 | 0.01 | 0.01 | 1.5 | — |
| 氨 | 0.001 | 0.001 | 0.4 | — |
| 葡萄糖 | 1.0 | 1.0 | 极微量 | 近100 |
| 蛋白质 | 60~80 | 0.30 | 微量 | 近100 |
| 水 | 900 | 980 | 960 | 99 |

### (二)滤过的动力-有效滤过压

有效滤过压是肾小球滤过的动力,是由肾小球毛细血管血压、血浆胶体渗透压和囊内压三种力量相互作用而形成(图11-10),其中肾小球毛细血管血压是推动滤过的动力;血浆胶体渗透压和囊内压是对抗滤过的阻力。因此肾小球毛细血管的有效滤过压=肾小球毛细血管血压-(血浆胶体渗透压+肾小囊内压)。

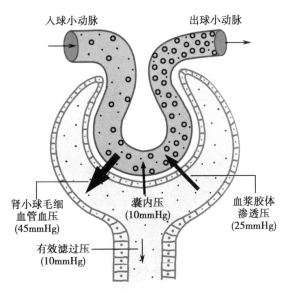

图11-10 肾小球有效滤过压示意图

正常情况下,肾小球毛细血管血压约为45mmHg,囊内压约为10mmHg,肾小球毛细血管入球小动脉端的胶体渗透压为25mmHg,故入球小动脉端的有效滤过压=45mmHg-(25mmHg+10mmHg)=10mmHg>0,有滤过作用;由于血液在肾小球毛细血管内流动时,部分水和小分子物质不断滤出,血浆中蛋白质的浓度逐渐增大,血浆胶体压随之升高,可达35mmHg,此时有效滤过压=45mmHg-(35mmHg+10mmHg)=0mmHg,滤过作用停止,达到滤过平衡。由此可见,肾小球毛细血管全段并不是都有滤过作用,滤液只产生于入球小动脉端到滤过平衡之前。

### (三)肾小球滤过功能的评价

1. **肾小球滤过率** 肾小球滤过率是指单位时间(每分钟)内两肾生成的原尿量,正常成人安静时约为125ml/min。

2. **滤过分数** 肾小球滤过率与肾血浆流量的比值称为滤过分数。每分钟肾血浆流量约为 660ml。滤过分数 = 125ml/660×100% ≈ 19%。滤过分数表明,肾的血浆流量中约有 19% 由肾小球滤出到肾小囊形成了原尿。

## 二、肾小管和集合管的重吸收

原尿流入肾小管后称**小管液**。小管液流经肾小管和集合管时,其中的水和溶质全部或部分被小管上皮细胞重新吸收回血液的过程称为**肾小管和集合管的重吸收**。成人每昼夜生成的原尿量可达 180L,而终尿量一般只有 1.5L,占原尿的 1% 左右,表明肾小管和集合管的重吸收率高达 99%。

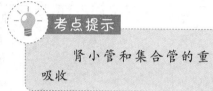

考点提示

肾小管和集合管的重吸收

### (一)重吸收的部位

肾小管各段和集合管均有重吸收能力,但以近曲小管的重吸收能力最强,这是由其结构和功能特点决定的。正常情况下,小管液中的葡萄糖、氨基酸等营养物质几乎全部在近曲小管重吸收;65% ~ 70% 的水、无机盐在此段重吸收,余下的水和无机盐在肾小管其他各段和集合管重吸收,少量随终尿排出体外。

### (二)重吸收的特点

1. **选择性** 肾小管和集合管对物质的重吸收具有选择性,既能保留对机体有用的物质,又能有效地清除对机体有害的和过剩的物质,从而维持机体内环境稳态。

2. **有限性** 肾小管的重吸收有一定的限度,当小管液中某种物质的浓度过高,超过了肾小管和集合管对其重吸收的极限时,尿中将会出现该物质。以葡萄糖为例,当血糖浓度升高到 160 ~ 180mg/100ml 时,部分肾小管对葡萄糖的重吸收已达极限,尿中开始出现葡萄糖,此时的血糖浓度称为**肾糖阈**。

### (三)几种物质的重吸收

1. **$Na^+$、$Cl^-$的重吸收** 原尿中 99% 以上的 $Na^+$、$Cl^-$ 被重吸收,其中约 65% ~ 70% 的 $Na^+$、$Cl^-$ 在近端小管经钠泵主动重吸收(图 11-11)。

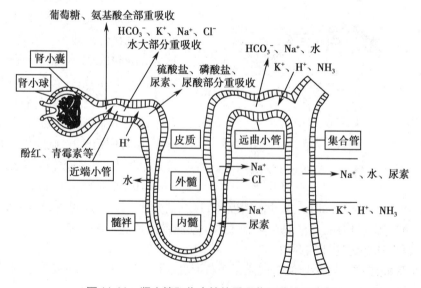

图 11-11 肾小管和集合管的重吸收及分泌示意图

2. **葡萄糖的重吸收** 葡萄糖几乎 100% 在近曲小管被重吸收。小管液中葡萄糖的重吸收与 $Na^+$ 相耦联。

3. **水的重吸收** 原尿中的水约有 99% 被肾小管和集合管重吸收,只有 1% 排出体外。其中 65%～70% 在近端小管吸收,与体内是否缺水无关,属于**必需重吸收**;另一种重吸收发生在远曲小管和集合管,可根据机体内水平衡的状况进行调节,属于**调节重吸收**,此处水的重吸收减少 1%,尿量就会增加一倍。

### 三、肾小管和集合管的分泌

**肾小管和集合管的分泌**是指肾小管和集合管的上皮细胞将细胞内或血浆中的物质转运至小管液的过程。主要包括 $H^+$、$NH_3$ 和 $K^+$ 等物质的分泌。

#### (一)$H^+$ 的分泌

肾小管各段和集合管上皮均能分泌 $H^+$,其中大部分是由近端肾小管分泌的。$H^+$ 的分泌是一个主动过程。肾小管上皮细胞每分泌一个 $H^+$,就会有一个 $Na^+$ 被重吸收,称为 $H^+$-$Na^+$ 交换。重吸收的 $Na^+$ 和解离的 $HCO_3^-$ 一起经组织间隙返回血液形成 $NaHCO_3$。$NaHCO_3$ 是体内最重要的碱储。因此,$H^+$ 的分泌具有排酸保碱作用,对维持体内酸碱平衡具有重要意义。

#### (二)$NH_3$ 的分泌

$NH_3$ 是肾小管上皮细胞内谷氨酰胺在谷氨酰胺酶的作用下脱氨而生成的,$NH_3$ 是脂溶性分子,能通过细胞膜单纯扩散进入小管腔和管周的组织液。进入小管液的 $NH_3$ 与 $H^+$ 结合生成 $NH_4^+$,$NH_4^+$ 与小管液中强酸盐的负离子(如 $Cl^-$、$H_2PO_4^-$)结合形成铵盐,随尿排出体外。由此可见,$NH_3$ 的分泌与 $H^+$ 的分泌密切相关,二者之间有相互促进作用,故 $NH_3$ 的分泌间接地起到了排酸保碱的作用。

#### (三)$K^+$ 的分泌

终尿中的 $K^+$ 主要是由远端小管和集合管分泌的。$K^+$ 的分泌与 $Na^+$ 的主动重吸收有关(图 11-12)。

在远端曲小管和集合管既有 $Na^+$-$K^+$ 交换,又有 $Na^+$-$H^+$ 交换,故两者之间存在竞争性抑制作用。如在酸中毒时,$Na^+$-$H^+$ 交换增多时,$Na^+$-$K^+$ 交换减少,机体排 $K^+$ 减少,导致高血钾。

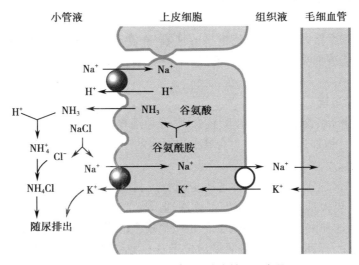

图 11-12 $H^+$、$NH_3$ 与 $K^+$ 分泌关系示意图

# 第四节　影响尿生成的因素

## 一、影响肾小球滤过的因素

### （一）滤过膜的变化

**1. 面积**　肾小球滤过面积的贮备很大,但在某些疾病(如急、慢性肾小球肾炎)时,有效滤过面积明显减小,肾小球滤过率减少,导致少尿甚至无尿。

**2. 通透性**　滤过膜的通透性决定于电学屏障和机械屏障的共同作用(前述)。一些病理因素可使屏障作用减弱,滤过膜的通透性增大,使原来不能通过滤过膜的物质出现于终尿(如蛋白尿、血尿等)。

### （二）有效滤过压的变化

**1. 肾小球毛细血管血压**　生理情况下,由于肾血管存在自身调节作用,动脉血压在 80 ～ 180mmHg 之间波动时,肾血流量保持相对稳定。如超出此调节范围,肾小球毛细血管血压、肾小球有效滤过压和肾小球滤过率就会发生相应的改变。

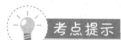

**考点提示**

影响尿生成的因素

**2. 血浆胶体渗透压**　在正常情况下,不会发生大幅度变化。当静脉大量输入生理盐水、严重营养不良、肝肾功能受损时,可使胶体渗透压下降,有效滤过压增大,滤过率增加。

**3. 囊内压**　一般比较稳定,当有尿路结石、肿瘤压迫引起输尿管阻塞时,可导致囊内压升高,有效滤过压减小,滤过率减少。

### （三）肾血浆流量的变化

正常情况下,由于肾的自身调节,可使肾血流量保持相对稳定。当在剧烈运动、急性大失血、休克等情况下,由于肾血浆流量减少,肾小球滤过率随之降低。

## 二、影响肾小管和集合管功能的因素

### （一）小管液的溶质浓度

小管液中溶质浓度增大,提高了小管液的渗透压,水的重吸收减少,尿量可增加。这种由于小管液溶质浓度增大而引起尿量增多的现象,称**渗透性利尿**。临床上常利用某些能经肾小球滤过但不能被重吸收药物(如甘露醇)来提高小管液的渗透压,以达到利尿消肿的治疗目的。

### （二）抗利尿激素

抗利尿激素由下丘脑视上核和室旁核合成,经神经垂体释放入血。

**1. 生理作用**　增加远曲小管和集合管上皮对水的通透性,促进水的重吸收,减少尿量。

**2. 调节因素**

（1）血浆晶体渗透压:血浆晶体渗透压是调节抗利尿激素合成与分泌最重要的因素,其机制如图 11-13。当大量饮清水时,血浆晶体渗透压降低,抗利尿激素分泌减少,水的重吸收减少,尿量增多。这种由于饮清水而导致尿量明显增多的现象,称**水利尿**。

（2）循环血量:循环血量的改变可刺激位于左心房和胸腔大静脉壁上的容量感受器,反射性地调节抗利尿激素的分泌与释放,其机制见图 11-13。

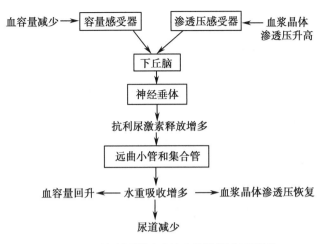

图 11-13 抗利尿激素分泌和释放调节示意图

## （三）醛固酮

醛固酮是由肾上腺皮质球状带细胞分泌的盐皮质激素。

1. **生理作用** 促进远曲小管和集合管上皮细胞对 $Na^+$ 的主动重吸收,同时促进 $K^+$ 的分泌,具有保 $Na^+$ 排 $K^+$,间接保水的作用。

2. **调节因素**

（1）肾素-血管紧张素-醛固酮系统:肾素主要由球旁细胞分泌,能催化血浆中的血管紧张素原转变为血管紧张素 I,血管紧张素 I 在血管紧张素转换酶的作用下,降解为血管紧张素 II,血管紧张素 II 除有较强的缩血管作用外,还可刺激肾上腺皮质球状带分泌醛固酮。血管紧张素 II 在氨基肽酶的作用下,进一步水解为血管紧张素 III,它也能刺激球状带分泌醛固酮。肾素-血管紧张素-醛固酮系统活动的强弱取决于肾素的释放量(图 11-14)。

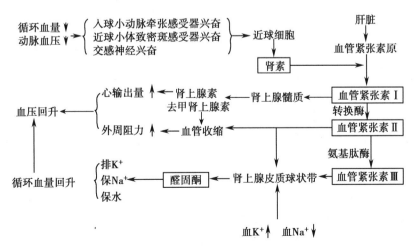

图 11-14 醛固酮分泌调节示意图

（2）血中 $Na^+$ 和 $K^+$ 浓度:当血 $K^+$ 浓度升高或血 $Na^+$ 浓度降低时,可直接刺激肾上腺皮质球状带细胞分泌醛固酮,促进肾脏保 $Na^+$ 排 $K^+$。反之,血 $Na^+$ 浓度升高或血 $K^+$ 浓度降低时醛固酮的分泌减少,从而维持体内血 $Na^+$ 和血 $K^+$ 浓度的相对稳定。

# 第五节　尿液及其排放

## 一、尿液

### (一)尿量

尿量的多少取决于摄水量以及其他途径的排水量。正常成年人每昼夜的尿量为 1 ~ 2L。正常情况下,人体每昼夜产生的代谢终产物,至少需要溶解于 0.5L 的尿液中才能全部排出体外。如果每昼夜尿量长期保持在 2.5L 以上,即为多尿;介于 0.1L ~ 0.5L 之间,即为少尿;不足 0.1L,即为无尿。少尿或无尿时,均可因代谢产物在体内堆积而引起尿毒症,严重时危及生命。

### (二)尿液的成分及理化性质

1. 尿液的成分　尿中的主要成分是水,占95% ~ 97%。尿液中的溶质成分主要是电解质和非蛋白含氮化合物(如尿素,其余是肌酐、尿酸、马尿酸和氨等)。

2. 尿的化学性质　新鲜尿液呈淡黄色,透明。尿液的比重为 1.012 ~ 1.025,最大变化范围是 1.003 ~ 1.035。尿液的渗透压介于 360 ~ 1450mOsm 之间。尿液比重、渗透压的变化可反映肾的浓缩和稀释功能。尿液酸碱度受饮食成分和代谢产物的影响。荤素杂食者,通常呈弱酸碱,pH5 ~ 7;素食者,尿液呈弱碱性。

## 二、尿的排放

### (一)尿的输送与贮存

尿液由肾锥体乳头孔流入肾小盏,经肾大盏汇集,通过肾盂流入输尿管,最后输送至膀胱贮存。

### (二)排尿反射

膀胱内尿量达 0.4 ~ 0.5L,膀胱内压明显升高,膀胱壁牵张感受器兴奋,冲动沿盆神经传入骶髓初级排尿中枢,进而传至大脑皮质高级排尿中枢,引起尿意。如环境条件许可,大脑皮质高级排尿中枢发出兴奋性神经冲动,通过盆神经传出纤维,引起膀胱逼尿肌收缩、尿道内括约肌舒张,同时阴部神经抑制,尿道外括约肌舒张,尿液排出。当尿液流经后尿道时,通过刺激尿道壁上的感受器,反射性地加强脊髓初级排尿中枢的活动。婴幼儿大脑皮质发育不完善,对初级排尿中枢的控制作用较弱,不仅排尿次数多,且有夜间遗尿现象。

### (三)排尿异常

1. **尿频**　当膀胱受到炎症或机械刺激时(如膀胱炎、膀胱结石等),排尿次数增多而每次排尿量减少称**尿频**。常伴有尿急、尿痛,三者合称**尿路刺激征**。

2. **尿潴留**　当排尿反射的反射弧某一部分受损时,膀胱内有尿液充盈,但不能自行排出,称**尿潴留**。尿道受阻时,也会出现此现象。

3. **尿失禁**　当大脑皮质高级排尿中枢与骶髓初级排尿中枢之间失去联系时,排尿便不受意识控制,膀胱充盈到一定程度,即可排尿,称**尿失禁**。

### 本章小结

　　泌尿系统由肾、输尿管、膀胱及尿道组成。肾单位是肾的基本功能单位。每个肾单位由肾小体和肾小管组成。它们与集合管共同完成泌尿功能。尿的生成过程包括3个环节:肾小球滤过作用,肾小管与集合管的重吸收作用及其分泌与排泄作用。肾小球的滤过作用主要取决于两方面的因素:即滤过膜的通透性和有效滤过压。重吸收是指物质从肾小管液中转运至血液中,而分泌是指上皮细胞将本身产生的物质或血液中的物质转运至肾小管腔内。输尿管为一对肌性管道,起自肾盂,止于膀胱,可将尿液输送至膀胱。膀胱是一个空腔性器官,有暂时储存尿液的作用。尿道是尿液排出的通道,男女性差异较大。男性尿道同时还具有输送生殖细胞的作用。

（高　健）

### 目标测试

**A1 型题**

1. 下列关于肾的描述,错误的是

　　A. 左右各一,右肾略低于左肾

　　B. 肾的内侧缘中部凹陷为肾门,约平对第一腰椎体

　　C. 肾位于腹膜后隙内,属于腹膜外位器官

　　D. 肾区位于第 12 肋和脊柱的交角处,肾患疾病时,该处有压痛和叩击痛

　　E. 伸入肾锥体之间的皮质称为肾柱

2. 下列关于膀胱的叙述,错误的是

　　A. 位于骨盆腔内　　　　　　　　B. 上界不超过耻骨联合上缘

　　C. 分为顶、体、底、颈四部　　　　D. 黏膜上皮为变移上皮

　　E. 膀胱三角处黏膜光滑平坦

3. 肾最外面的被膜为

　　A. 肾纤维囊　　　　　B. 脂肪囊　　　　　C. 肾筋膜

　　D. 腹膜壁层　　　　　E. 腹横筋膜

4. 属于肾蒂的结构是

　　A. 肾皮质和肾柱　　　B. 肾锥体和肾乳头　　C. 肾小盏和肾大盏

　　D. 输尿管　　　　　　E. 肾盂

5. 重吸收物质的主要部位是

　　A. 近端小管　　　　　B. 髓袢细段　　　　　C. 髓袢粗段

　　D. 远曲小管　　　　　E. 集合管

6. 不影响肾小球滤过的因素是

　　A. 小管液的溶质浓度　　　　　　B. 肾血流量

　　C. 肾小球毛细血管血压　　　　　D. 血浆胶体渗透压

　　E. 滤过膜的通透性

7. 肾的功能最重要的是

A. 排出代谢终产物　　　　　　　　B. 排除多余或无用物质

C. 分泌肾素　　　　　　　　　　　D. 维持内环境相对稳定

E. 分泌促红细胞生成素

## B1 型题

题 8~10 共用备选答案

A. 近端小管　　　　B. 远曲小管和集合管　　　C. 远曲小管

D. 髓袢　　　　　　E. 集合管

8. 正常情况下决定尿量的主要部位

9. 肾小球滤过液中,大部分溶质重吸收的部位

10. 抗利尿激素作用的主要部位

# 第十二章 生殖系统

 学习目标

1. 掌握睾丸和卵巢形态、结构及功能;男性尿道的形态结构。
2. 熟悉男女性生殖系统的组成;生殖系统各器官的位置、形态;乳房的位置、形态、构造;会阴的概念、区分。
3. 了解男女性外生殖器。

 案例

　　患者李大爷,男,65岁,因"尿急、尿频、排尿困难3年,尿潴留30小时"入院。常年卧床,检查:下腹部膀胱区膨胀,叩诊呈浊音;导尿后行直肠指检,可触到前列腺增大,表明光滑,质地较韧而有弹性,中央沟消失;B超显示前列腺体积增大,膀胱内未发现结石。诊断:前列腺增生症。
　　请问:1. 用解剖学知识解释患者排尿困难的原因?
　　　　　2. 说出前列腺的位置、毗邻。

**生殖系统**分男性生殖系统和女性生殖系统,其功能是繁殖后代和形成并保持第二性征。男女性生殖系统虽有差异,但按器官所在位置不同,均可分为内生殖器和外生殖器两部分。**内生殖器**由生殖腺、生殖管道和附属腺组成;**外生殖器**显露于体表。

## 第一节　男性生殖系统

　　男性生殖系统的内生殖器由生殖腺(睾丸)、输精管道(附睾、输精管、射精管、男性尿道)、附属腺体(精囊、前列腺、尿道球腺)组成。外生殖器包括阴囊和阴茎(图12-1)。

### 一、男性内生殖器

**(一)睾丸**

**睾丸**是男性生殖腺,具有产生精子和分泌雄激素的作用。

　　1. 睾丸的位置和形态　睾丸位于阴囊内,左右各一。呈扁椭圆形,表面光滑,分上、下两端,内、外两面,前、后两缘。上端有附睾头遮盖,下端游离(图12-2)。性成熟前睾丸发育较慢,青春期发育迅速,老年人的睾丸萎缩变小。男性睾丸最初是在腹腔形成,从胚胎期第

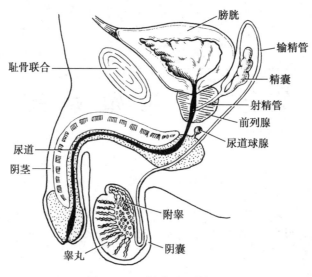

图 12-1 男性生殖系统概观

三个月开始下降,到胚胎第七个月穿过腹股沟管,第九个月后降至阴囊。如果睾丸未能按正常发育过程下降至阴囊内,而是在下降途中停留在阴囊以外的地方,即称**隐睾症**。

    睾丸除后缘外均被覆鞘膜。鞘膜分脏、壁两层,脏层紧贴睾丸的表面,壁层衬于阴囊的内面,脏壁两层在睾丸的后缘互相移行,围成封闭的鞘膜腔(图 12-2)。腔内含少量的浆液,有润滑的作用,病理情况下,腔内液体积存过多,形成鞘膜腔积液。

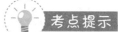

**考点提示**

睾丸的位置、鞘膜、功能

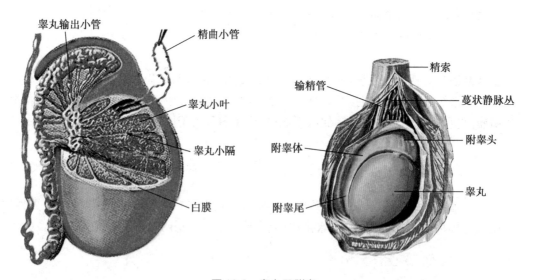

图 12-2 睾丸及附睾

    2. 睾丸的微细结构 睾丸的表面被有一层致密结缔组织构成的白膜,白膜在睾丸的后缘增厚,凸入睾丸内形成**睾丸纵隔**。睾丸纵隔向睾丸实质发出放射状睾丸小隔,将其分割成约 250 个锥形的**睾丸小叶**,每个小叶内含有 1~4 条细长、弯曲的精曲小管,精曲小管之间的结缔组织称**睾丸间质**。精曲小管在睾丸纵隔处变为短而直的**精直小管**,精直小管互相吻合形成**睾丸网**,最后在睾丸后缘发出数十条睾丸输出小管进入附睾(图 12-3)。

(1) **精曲小管**:是产生精子的部位,其管壁主要由生精上皮构成。生精上皮的细胞可分为支持细胞和生精细胞两种,上皮外有较厚的基膜(图 12-4)。

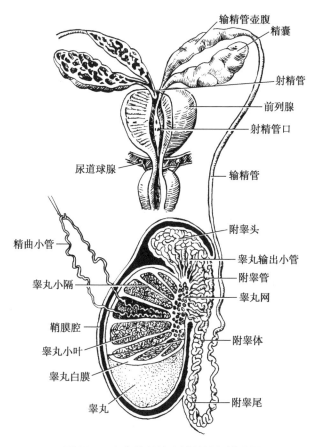

输精管壶腹
精囊
射精管
前列腺
射精管口
尿道球腺
输精管
附睾头
精曲小管
睾丸输出小管
附睾管
睾丸小隔
睾丸网
鞘膜腔
睾丸小叶
附睾体
睾丸白膜
睾丸
附睾尾

图 12-3 睾丸的结构和排精途径模式图

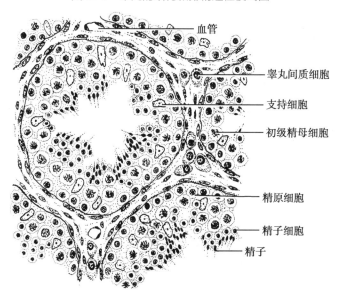

血管
睾丸间质细胞
支持细胞
初级精母细胞
精原细胞
精子细胞
精子

图 12-4 精曲小管的微细结构

1) **生精细胞**:为一系列发育分化程度不同的细胞。位于支持细胞之间,呈多层排列,从上皮基底面到管腔依次为精原细胞、初级精母细胞、次级精母细胞、精子细胞和精子。**精原细胞**为生精细胞最幼稚阶段,紧靠基膜,细胞体积小,呈圆形;**初级精母细胞**位于精原细胞的管腔侧,胞体较精原细胞大;**次级精母细胞**位于初级精母细胞的管腔侧,胞体较初级精母细胞略小;**精子细胞**靠近管腔,细胞较小,核小而圆,着色深,经过变态形成精子。**精子**形似蝌蚪,全长约60μm,分头、尾两部分。头内主要有一个染色质高度浓缩的细胞核,核的前2/3覆盖有顶体,顶体内含多种水解酶,受精时,顶体释放水解酶,溶解卵细胞外周的结构,完成精卵结合。精子的尾部细长,是精子的运动装置(图12-5)。

2) **支持细胞**:对生精细胞起支持、营养作用。支持细胞胞体较大、呈不规则的锥体形,从精曲小管的基膜伸达管腔。侧面镶嵌着各级生精细胞(图12-4)。支持细胞可吞噬精子形成过程中脱落的残余细胞质,分泌雄激素结合蛋白。雄激素结合蛋白与雄激素结合,可保持精曲小管内的雄激素水平,促进精子的发育。

(2) **睾丸间质**:是分布于精曲小管之间的结缔组织,富含血管和淋巴管。睾丸间质内有单个或成群分布的睾丸间质细胞,睾丸间质细胞体积较大,椭圆形或多边形(图12-4),该细胞分泌雄激素。

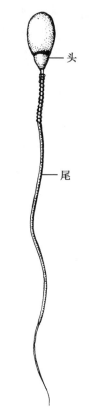

图12-5 精子的形态

(二) **生殖管道**

1. **附睾** 呈新月形,附于睾丸的上端和后缘,分头、体、尾3部分。附睾头是上端膨大的部分,由睾丸输出小管组成,输出小管的末端汇合成一条附睾管,附睾管盘曲构成附睾体和附睾尾(图12-3)。附睾尾的末端向上弯曲移行为输精管。附睾的功能除暂时储存精子外,其分泌的液体可为精子提供营养,新生的精子缺乏运动能力,在附睾内停留18～24小时,进一步发育成熟,并获得运动能力。

2. **输精管** 输精管是附睾尾的直接延续,长约50cm,管壁较厚,活体触摸时呈坚实的圆索状。输精管按其行程可分为睾丸部、精索部、腹股沟管部和盆部(图12-1)。从睾丸起始部沿睾丸后缘上行至睾丸上端的一段为**睾丸部**,位于睾丸上端与腹股沟管浅环之间的部分为**精索部**,此段位置浅表,容易触及,是输

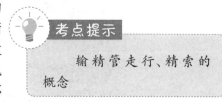

考点提示

输精管走行、精索的概念

精管结扎术常选部位。走行在腹股沟管内的部分为**腹股沟管部**,**输精管盆部**从腹股沟管深环入盆腔,经输尿管末端的前上方行至膀胱底的后面,在精囊的内侧膨大形成输精管壶腹,壶腹末端变细与精囊的排泄口合并形成射精管(图12-6)。

**精索**为一对圆索状结构,从睾丸上端经腹股沟管浅环至腹股沟管深环,由输精管、睾丸动脉、蔓状静脉丛、神经、淋巴管等结构外包3层被膜构成。

3. **射精管** 由输精管末端与精囊的排泄管合并而成,穿前列腺实质,开口于尿道的前

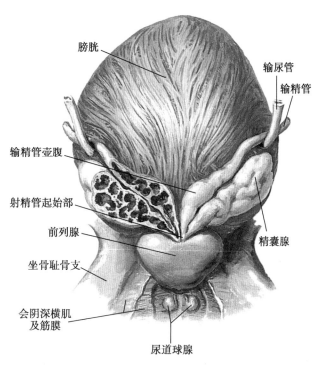

图 12-6 膀胱、前列腺、精囊和尿道球腺（后面）

列腺部(图 12-7)。

（三）附属腺

1. **前列腺** 前列腺为一实质性器官,主要由腺组织和平滑肌构成。位于膀胱颈与尿生殖膈之间,包绕尿道的起始部(图 12-7)。前列腺形似栗子,上端宽大称底,邻接膀胱颈,下端尖细称尖,两者之间称为体,体的后面平坦,中间有一条纵行的浅沟称前列腺沟,前列腺肥大时此沟消失。前列腺的后方邻近直肠,故临床上可经直肠指诊前列腺。前列腺的排泄管,直接开口于尿道的前列腺部(图 12-7)。

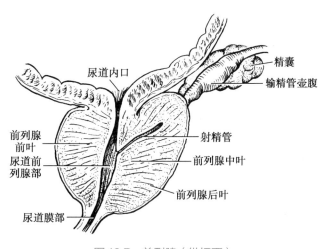

图 12-7 前列腺（纵切面）

297

前列腺的分泌物是精液的主要组成部分。小儿的前列腺甚小,腺组织不发达,青春期腺组织生长迅速,中年以后,腺组织逐渐退化,结缔组织增生,常形成老年性前列腺肥大。

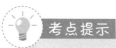

**考点提示**

前列腺位置、毗邻

2. **精囊** 又名精囊腺,为一对长椭圆形的囊状器官,位于膀胱底的后方,输精管壶腹的外侧(图12-6),精囊的排泄管与输精管的末端合并成射精管,其分泌物参与精液的组成。

**知识窗**

### 前列腺增生症(前列腺肥大)

前列腺肥大是老年男子常见疾病之一,为前列腺的一种良性病变。老年期由于体内雌、雄激素水平的平衡失调,前列腺腺组织退化,腺内结缔组织增生,形成前列腺肥大,压迫尿道,引起排尿不畅甚至尿潴留。

3. **尿道球腺** 为一对豌豆大的球形腺体,埋藏在尿生殖膈内,排泄管开口于尿道球部(图12-3),分泌物参与精液组成。

**知识窗**

### 精 液

精液主要由附属腺的分泌物与精子混合而成。精液呈乳白色,弱碱性,适于精子的生存和活动。正常成年男性一次射精约2~5毫升,含精子3亿~5亿个。如实施输精管结扎术,阻断了精子的排出途径,但不会影响附属腺体的分泌物排出和雄激素的释放,射精时仍可有不含精子的精液排出。

## 二、男性外生殖器

### (一)阴囊

**阴囊**是位于阴茎后下方的皮肤囊袋,由皮肤和肉膜组成(图12-8)。阴囊的皮肤薄而柔软,颜色深暗。阴囊的浅筋膜,内含有平滑肌纤维,平滑肌的舒缩可调节阴囊内温度,以适于精子的发育和生存。阴囊腔借阴囊中隔分成两部分,每部分容纳一侧的睾丸、附睾及精索。

### (二)阴茎

**阴茎**可分为头、体、根3部分(图12-9)。阴茎的前端膨大为阴茎头,有矢状位的**尿道外口**。阴茎的中部为阴茎体呈圆柱状,悬于耻骨联合的前下方。阴茎的后端为阴茎根,固定于耻骨下支和坐骨支。

阴茎由两条阴茎海绵体和一条尿道海绵体构成,呈圆柱状,外包筋膜和皮肤。**阴茎海绵体**位于阴茎的背侧,其前端变细紧密结合嵌入阴茎头后面的凹陷内,后端分开,分别附着于两侧的耻骨下支和坐骨支。**尿道海绵体**位于阴茎海绵体的腹侧,尿道贯穿其全长,前端膨大称阴茎头,后端膨大形成尿道球。

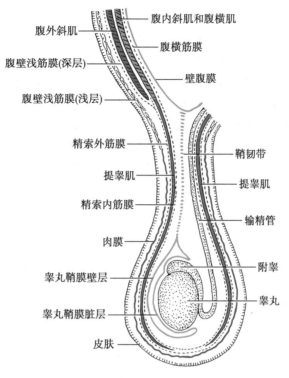

腹内斜肌和腹横肌

腹外斜肌

腹横筋膜

腹壁浅筋膜(深层)

壁腹膜

腹壁浅筋膜(浅层)

精索外筋膜

鞘韧带

提睾肌

提睾肌

精索内筋膜

输精管

肉膜

睾丸鞘膜壁层

附睾

睾丸

睾丸鞘膜脏层

皮肤

图 12-8  阴囊结构及其内容模式图

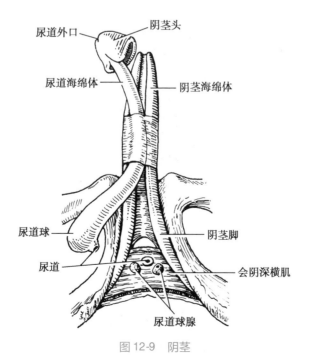

尿道外口

阴茎头

尿道海绵体

阴茎海绵体

尿道球

阴茎脚

尿道

会阴深横肌

尿道球腺

图 12-9  阴茎

知识窗

**包皮过长与包茎**

　　阴茎3块海绵体外包皮肤、浅筋膜、深筋膜。阴茎的皮肤薄而柔软,富有伸展性。皮肤在阴茎头处反折形成双层的皮肤皱襞,包绕阴茎头称阴茎包皮。在阴茎头腹侧中线上,包皮与尿道外口下端相连的皮肤皱襞,称包皮系带。幼儿包皮较长,包绕整个阴茎头,随年龄增长,包皮逐渐退缩。若成年后包皮过长,仍包裹阴茎头,但包皮能向上翻起露出阴茎头,称包皮过长。如果包皮口过小导致包皮不能上翻露出阴茎头时,称包茎。包皮与阴茎头之间易积存包皮垢,可引起炎症或诱发阴茎癌。另一方面可随性生活进入女性生殖管道,引起炎症或诱发癌症。因此,包茎过长者应经常翻起包皮清洗,而包茎患者应在婚前做包皮环切术。

## 三、男性尿道

　　**男性尿道**有排精和排尿功能,起于膀胱的尿道内口,止于阴茎头的尿道外口,成人长16~22cm。全程可分为前列腺部、膜部和海绵体部。临床上将前列腺部和膜部称为**后尿道**,海绵体部称为**前尿道**(图12-10)。

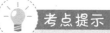考点提示

男性尿道分部、狭窄

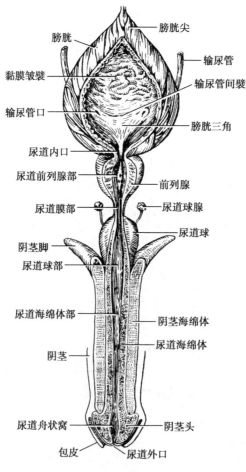

图 12-10　膀胱和男性尿道

### （一）前列腺部

前列腺部为尿道穿过前列腺的部分，长约 3cm，是尿道中最宽和最易扩张的部分。其后壁上有射精管和前列腺排泄管的开口。

### （二）膜部

膜部为尿道穿尿生殖膈的部分，短而窄，长约 1.5cm，其周围有尿道膜部括约肌环绕，可控制排尿。此部位置较固定，外伤性尿道断裂易发生于膜部。

### （三）海绵体部

海绵体部为尿道穿尿道海绵体的部分，长约 12～17cm，其起始部膨大称**尿道球部**，此处有尿道球腺的开口（图 12-10）。

男性尿道有三处狭窄和两个弯曲。三处狭窄分别位于尿道内口、尿道膜部和尿道外口。其中，尿道外口最为狭窄，尿道结石在排出的过程中，易嵌顿在狭窄处。阴茎自然悬垂时，尿道有两个弯曲。一个弯曲位于耻骨联合下方，凹向上，称**耻骨下弯**，包括尿道的前列腺部、膜部和海绵体部的起始段，此弯曲恒定，不可改变；另一个弯曲在耻骨联合的前下方，凹向下，称**耻骨前弯**，如将阴茎上提，此弯曲可变直（图 12-10）。

## 第二节　女性生殖系统

**女性生殖系统**包括内生殖器和外生殖器 2 部分。内生殖器包括生殖腺（卵巢）、生殖管道（输卵管、子宫和阴道）和附属腺体（前庭大腺）（图 12-11）。外生殖器即女阴。

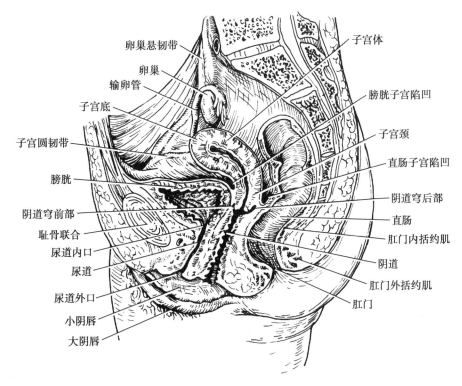

图 12-11　女性盆腔正中矢状切面

## 一、女性内生殖器

### （一）卵巢

**卵巢**是女性生殖腺,具有产生卵细胞、分泌雌性激素的功能。

1. 卵巢的位置、形态 卵巢左右各一,位于盆腔侧壁、髂总动脉分叉处的下方。卵巢呈扁卵圆形,卵巢的上端与输卵管伞相触,下端借韧带连于子宫(图12-11,图12-12)。卵巢的大小、形态随年龄变化。性成熟前较小,表面光滑,性成熟期卵巢最大,青春期以后,由于多次排卵,卵巢表面凹凸不平,35～40岁后开始缩小,随月经停止而逐渐萎缩。

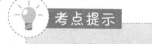

考点提示

卵巢的位置、作用

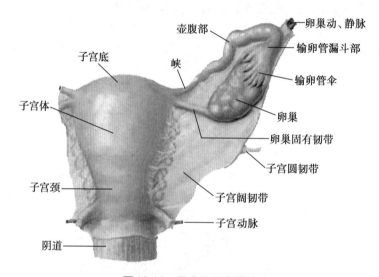

图12-12 子宫及子宫附件

2. 卵巢的结构 卵巢表面覆盖有一层浆膜,浆膜深面为薄层的致密结缔组织,称**白膜**。卵巢实质的周围部称**皮质**,此层较厚,主要由不同发育阶段的卵泡和结缔组织构成;中央部称**髓质**,由疏松结缔组织构成,含有血管、淋巴管和神经等(图12-13)。

（1）卵泡的发育:卵泡由一个卵母细胞和包绕在外周的卵泡细胞组成。卵泡发育需经历原始卵泡、成长卵泡和成熟卵泡3个阶段。

1）**原始卵泡**:位于皮质的浅层,体积小,数量多。每个原始卵泡是由一个大的**初级卵母细胞**和周围一层小而扁平的卵泡细胞组成(图12-13)。卵泡细胞对卵母细胞起支持和营养作用。

2）**生长卵泡**:由原始卵泡发育而成。青春期开始,在垂体促性腺激素作用下,原始卵泡开始生长发育。卵泡中央的初级卵母细胞逐渐增大,其外周卵泡细胞,由单层变为多层;卵母细胞和卵泡细胞之间出现富含糖蛋白的**透明带**;随着卵泡的生长,卵泡细胞间出现一些含有液体的腔隙,以后逐渐扩大融合成一个大的腔隙,称**卵泡腔**。腔内的液体称卵泡液。随着卵泡液的增多,卵母细胞及其周围的卵泡细胞被推到卵泡的一侧,突入卵泡腔中,称**卵丘**。此时卵母细胞周围透明带外面的一层卵泡细胞逐渐变为柱状,围绕透明带呈辐射状排列,称**放射冠**。其余的卵泡细胞构成卵泡壁,随着卵泡的发育,卵泡周围的结缔组织也逐渐发育形

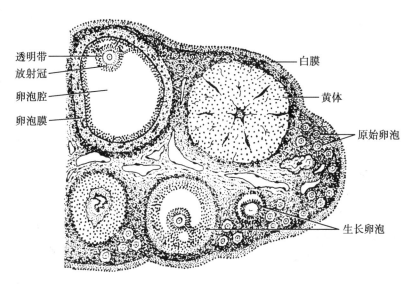

透明带
放射冠
卵泡腔
卵泡膜

白膜
黄体

原始卵泡

生长卵泡

图 12-13　卵巢的微细结构

成卵泡膜(图 12-13)。卵泡细胞和卵泡膜细胞与雌激素的合成和分泌有关。

3)**成熟卵泡**:生长卵泡经过生长发育,约 10～14 天形成成熟卵泡。排卵前,初级卵母细胞完成第一次成熟分裂,形成**次级卵母细胞**;外周的卵泡细胞停止生长。随着卵泡液急剧增多而使卵泡体积增大、卵泡壁变薄,并向卵巢表面突出,成熟卵泡即将排卵。

(2)**排卵**:由于卵泡液激增,卵泡腔压力增大,使卵泡壁、白膜破裂,次级卵母细胞与周围的透明带、放射冠连同卵泡液从卵巢排出的过程称**排卵**。一般发生在月经周期的第 14 天左右,排卵一般是左右卵巢交替排卵,排卵后,卵巢表面的裂口 2～4 天可修复。

卵巢内卵泡数量很多,自青春期,一般每月有 15～20 个卵泡开始生长发育,但通常只有一个卵泡成熟并排出。两侧卵巢仅有约 400～500 个能发育成熟,其余均在不同发育阶段退化,退化的卵泡称**闭锁卵泡**。

(3)**黄体的形成与退化**:排卵后,残留在卵巢内的卵泡壁塌陷,卵泡膜和血管也随之陷入。在黄体生成素作用下,发育成一个体积较大而又富含毛细血管的内分泌细胞团,新鲜时呈黄色,故称**黄体**。黄体分泌孕激素和雌激素。

黄体的发育和维持时间的长短取决于排出的卵是否受精。若排出的卵未受精,黄体发育仅维持两周左右便开始退化,称**月经黄体**;若排出的卵已受精,黄体继续发育,可维持六个月,称**妊娠黄体**。黄体退化后为结缔组织所代替,称**白体**(图 12-13)。

**(二)输卵管**

**输卵管**是运送卵子的细长、弯曲的肌性管道(图 12-11)。输卵管位于子宫底的两侧,包裹于子宫阔韧带的上缘,长约 10～14cm。内侧端与子宫腔相通,外端到达卵巢的上方,开口于腹膜腔(图 12-12)。输卵管常因阴道、子宫的上行感染或腹膜腔的炎症而受累。

输卵管由内向外依次可分为 4 部:①**子宫部**:是输卵管穿行子宫壁的一段,长约 1mm,其内侧端开口于子宫腔。②**峡部**:是输卵管子宫部向外侧延伸的部分,此部短而狭,壁厚腔窄,是输卵管结扎术的首选部位。输卵管炎易造成峡部堵塞而导致不孕或异位妊娠。③**壶腹部**:延续于输卵管峡的外端,粗而长,壁薄腔大,血供丰富,行程弯曲,约占输卵管全长的 2/3,此部是受精的部位,若受精卵未能移入子宫,而在输卵管内发育,则形成输卵管妊娠。④**漏**

斗部:为输卵管末端的漏斗状膨大部分,漏斗的末端有输卵管腹腔口,开口于腹膜腔。漏斗的周缘有许多放射状细长的突起,称为**输卵管伞**,盖在卵巢的表面,是临床上识别输卵管的标志。

### (三)子宫

**子宫**是女性重要的生殖器官,是形成月经和孕育胎儿的重要场所。

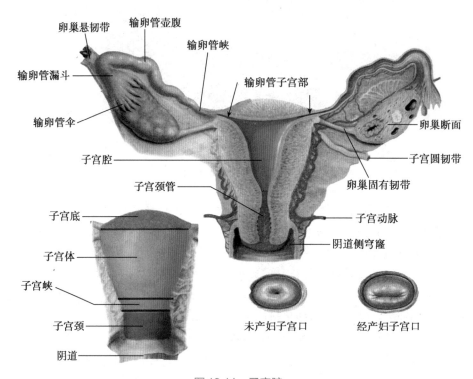

图 12-14 子宫腔

1. 子宫的形态和分部 成人未孕子宫前后略扁、呈倒置的梨形。子宫形态可分为子宫底、子宫体、子宫颈 3 部分。两侧输卵管上方,圆凸部分称**子宫底**;子宫下部窄细呈圆柱状的部分,称**子宫颈**,是肿瘤的好发部位;底与颈之间的部分称**子宫体**。子宫颈的下段深入阴道内称**子宫颈阴道部**,子宫颈位于阴道上方的部分称**子宫颈阴道上部**。子宫颈上端与子宫体交界处狭细,称**子宫峡**,非妊娠期,子宫峡不明显,长约 1cm。妊娠期,可逐渐伸展变长,形成子宫下段,妊娠末期,可延长至 7~11cm,峡壁变薄,故产科常在此进行剖宫术(图 12-14,图 12-15)。

子宫内腔分子宫腔和子宫颈管两部分。上部在子宫体内的腔称**子宫腔**;下部在子宫颈内的腔称**子宫颈管**。子宫腔呈

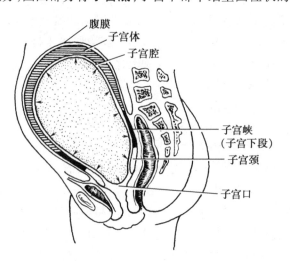

图 12-15 妊娠和分娩期的子宫

倒三角形,两侧与输卵管相通,向下通子宫颈管。子宫颈管呈梭形,上通子宫腔,下通阴道,其下端开口称子宫口。

临床上把卵巢和输卵管统称为**子宫附件**。附件炎就是指卵巢和输卵管发生的炎症。

2. 子宫的位置及固定装置

(1) 位置:位于骨盆腔中央,膀胱和直肠之间,下端接阴道,两侧有输卵管和卵巢。当膀胱空虚时,成年女子子宫的正常位置呈前倾前屈位(图12-16)。**前倾**即整个子宫向前倾斜,子宫的长轴与阴道长轴之间形成一个向前开放的钝角;**前屈**是指子宫体与子宫颈不在一条直线上,两者间形成一个向前开放的钝角。子宫有较大的活动性。

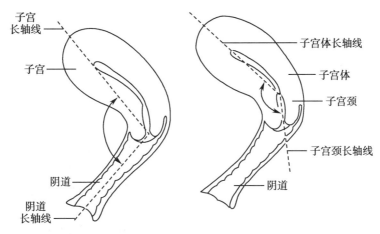

图 12-16　子宫前倾、前屈位示意图

(2) 子宫的固定装置:子宫依赖盆底肌的承托和韧带的牵拉固定以维持其正常位置,固定子宫的韧带有子宫阔韧带、子宫圆韧带、子宫主韧带、子宫骶韧带(图12-17)。

1) **子宫阔韧带**:是包裹子宫前后面的双层腹膜,两侧延伸至盆侧壁,此韧带可限制子宫

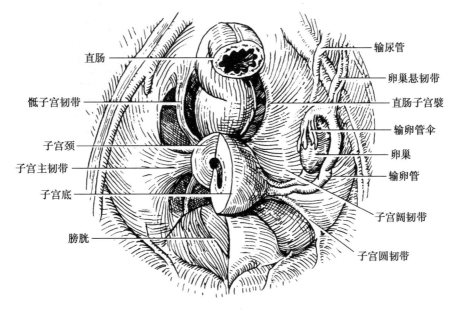

图 12-17　子宫的固定装置

向两侧移动。

2）**子宫圆韧带**：由平滑肌和结缔组织构成的圆索状结构，起于输卵管与子宫连接处前面的下方，向前下方穿经腹股沟管，止于大阴唇皮下，是维持子宫前倾的重要结构。

3）**子宫主韧带**：由结缔组织和平滑肌构成，位于子宫阔韧带下部，从子宫颈两侧延伸至盆侧壁，子宫主韧带是维持子宫颈正常位置，防止子宫脱垂的重要结构。

4）**子宫骶韧带**：由结缔组织和平滑肌构成的扁索状韧带，起于子宫颈的后面，绕经直肠两侧，附于骶骨前面，有维持子宫前屈的作用。

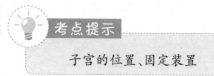

考点提示

子宫的位置、固定装置

子宫位置的异常往往会降低女性的受孕率，甚至导致女性不孕。

若承托子宫的盆底肌和上述韧带薄弱或受损，可导致子宫向阴道脱垂，称**子宫脱垂症**，严重者子宫可脱出阴道之外。

3. 子宫壁的结构　子宫壁很厚，由内向外可分为：内膜、肌层和外膜3层（图12-18）。

（1）内膜：即子宫黏膜，由单层柱状上皮和固有层构成。上皮向固有层凹陷形成管状子宫腺，固有层较厚，分化程度低，因而增殖能力较强，固有层血管丰富，其动脉呈螺旋状，称**螺旋动脉**。子宫内膜的浅层（功能层），自青春期开始，在卵巢分泌激素的作用下，发生周期性脱落形成**月经**；子宫内膜的深层（基底层）紧靠肌层，不发生脱落，有增生并修复功能层的作用。

（2）肌层：很厚。由平滑肌和结缔组织构成。

（3）外膜：子宫的外面，大部分为浆膜，小部分为结缔组织膜。

4. 子宫内膜的周期性变化　青春期到绝经期，在卵巢分泌的雌激素和孕激素的周期性作用下，子宫内膜呈现周期性变化，每28天左右内膜脱落出血、修复、增生，这种周期性变化称**月经周期**。月经周期中，子宫内膜的变化可分为**增生期**、**分泌期**和**月经期**，子宫内膜周期性变化关系如下（图12-19，表12-1）。

（四）阴道

**阴道**是连接子宫与外生殖器的肌性管道，富有伸展性，是导入精液、排出月经和娩出胎儿的通道（图12-11）。阴道的前后壁通常处于相贴状态，阴道

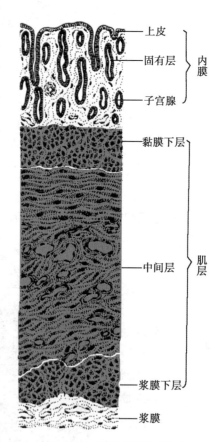

图12-18　子宫的微细结构

的下端以阴道口开口于阴道前庭。处女的阴道口周围有处女膜附着，破裂后，阴道口周围留有处女膜痕迹（图12-20）。阴道上端较宽阔，包绕子宫颈的阴道部形成环形凹陷，称**阴道穹**（图12-11），阴道穹后部最深，与直肠子宫陷凹仅隔阴道壁和一层腹膜。临床上可经阴道后穹引流直肠子宫陷凹的积液进行诊治，具有重要的临床意义。

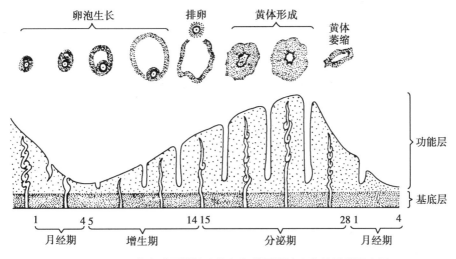

图 12-19 子宫内膜周期性变化与卵巢周期性变化的关系示意图

表 12-1 子宫内膜与卵巢周期性变化的关系

| | 增生期<br>(5~14 天) | 分泌期<br>(15~28 天) | 月经期<br>(1~4 天) |
|---|---|---|---|
| 卵巢的变化 | 卵泡处于生长发育阶段,雌激素分泌增多,增生末期卵泡趋于成熟、排卵 | 已经排卵,黄体生成 | 黄体退化,雌激素和孕激素急剧下降 |
| 子宫内膜 | 子宫内膜功能层修复、增厚,子宫腺增多,螺旋动脉增长并弯曲 | 子宫内膜继续增厚,子宫腺弯曲,腔内充满分泌物,螺旋动脉迂曲、充血。为胚泡的植入和发育做准备。如妊娠,内膜继续增厚,否则黄体退化,内膜于第 28 天开始脱落,进入月经期 | 螺旋动脉持续收缩,内膜功能层缺血、坏死,子宫动脉出血,与坏死的功能层经阴道排出,即为月经 |

阴道位于小骨盆腔的中央,前面与膀胱和尿道相邻,后面贴近直肠。

## 二、女性外生殖器

女性外生殖器又称**女阴**(图 12-20),包括以下各部:

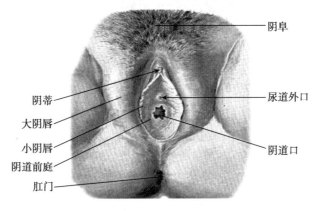

图 12-20 女性外生殖器官

### （一）阴阜

阴阜为耻骨联合前方的皮肤隆起,青春期皮肤生有阴毛。

### （二）大阴唇

大阴唇为一对纵行隆起的皮肤皱襞,富含色素,长有阴毛(图 12-20)。

### （三）小阴唇

小阴唇位于大阴唇的内侧,为一对较薄的光滑的皮肤皱襞(图 12-20)。

### （四）阴道前庭

阴道前庭位于两侧小阴唇之间的菱形区,其前部有尿道外口,后部有阴道口,小阴唇中后 1/3 交界处,左右各有前庭大腺的开口(图 12-20,图 12-21)。

### （五）阴蒂

阴蒂位于两侧小阴唇的前端,有丰富的神经末梢,感觉灵敏(图 12-21)。

### （六）前庭球

前庭球为马蹄形,位于阴道两侧的大阴唇皮下,两侧前端狭窄并相连,后端膨大与前庭大腺相邻(图 12-21)。

### （七）前庭大腺

前庭大腺(图 12-21),为女性的附属腺体,左右各一,形如豌豆,位于阴道口的后外侧深面、前庭球的后端。借导管开口于阴道前庭,能分泌黏液,润滑阴道口,如因炎症导管阻塞,可形成囊肿。

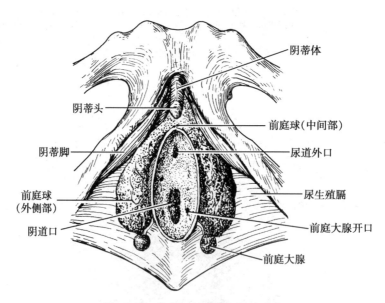

图 12-21　阴蒂、前庭球和前庭大腺

## 第三节　乳房和会阴

### 一、乳房

男性乳房不发达,女性乳房青春期后开始生长发育,是授乳器官。

### （一）位置和形态

乳房位于胸大肌及其筋膜的表面（图12-23）。成年未产妇女性的乳房呈半球形，紧张而富有弹性。乳房中央有乳头，乳头平对第4肋间隙或第5肋，其顶端有输乳管的开口。乳头周围的环形色素沉着区，称**乳晕**。乳头和乳晕的皮肤薄弱，容易损伤而造成感染（图12-22）。

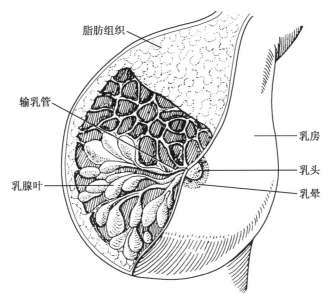

图 12-22 女性乳房的构造模式图

### （二）乳房的内部结构

乳房由皮肤、乳腺、脂肪组织和纤维组织构成。脂肪组织位于皮下包绕乳腺，并将乳腺分隔成15~25个**乳腺叶**。每个乳腺叶有一个**输乳管**，输乳管在近乳头处膨大形成输乳管窦，末端变细开口于乳头。乳腺叶和输乳管以乳头为中心呈放射状排列。乳房手术时，应尽量采用放射状切口，以减少对输入管的损伤。乳房皮肤与胸肌筋膜之间连有许多结缔组织小束，称为**乳房悬韧带**（cooper 韧带），对乳房起固定和支持作用（图12-23）。当乳腺癌组织侵及乳房悬韧带时，纤维束变短，牵拉表面皮肤产生凹陷，形成橘皮样外观，这是乳腺癌早期的常见体征。

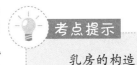

考点提示

乳房的构造

## 二、会阴

会阴可分为狭义和广义会阴。**广义会阴**是指封闭小骨盆下口所有软组织。此区呈菱形，以两侧坐骨结节前缘之间的连线为界，可将会阴分为前后两个三角形的区域。前方的为**尿生殖三角**（尿生殖区）；男性有尿道通过，女性有尿道和阴道通过。后方的为**肛门三角**（肛区），有肛管通过（图12-24）。**狭义会阴**是指肛门和外生殖器之间的区域，在女性又称**产科会阴**。

考点提示

狭义会阴

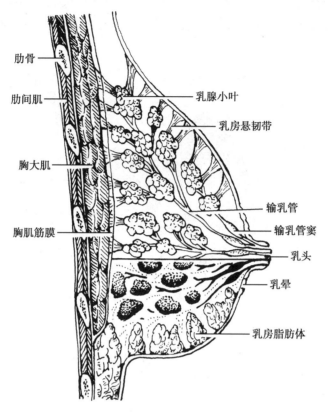

图 12-23　女性乳房的矢状切面

肋骨

肋间肌

胸大肌

胸肌筋膜

乳腺小叶

乳房悬韧带

输乳管

输乳管窦

乳头

乳晕

乳房脂肪体

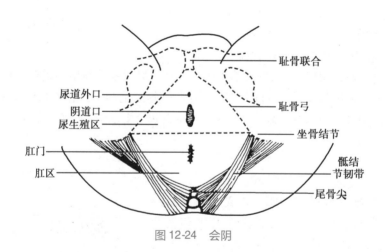

耻骨联合

尿道外口

阴道口

尿生殖区

耻骨弓

坐骨结节

肛门

肛区

骶结节韧带

尾骨尖

图 12-24　会阴

## 第四节　男性生殖功能与调节

### 一、睾丸的功能

睾丸的功能包括精子的生成、运输和性激素的合成、分泌。

#### （一）睾丸的生精功能（见本章第一节生精细胞）

 **知识窗**

**影响生精功能的因素**

影响睾丸生精功能的因素主要包括年龄、温度以及环境、疾病等因素。从青春期到老年,睾丸都有生精能力,45 岁以后生精能力逐渐减退;精子对温度的要求较高,正常人阴囊的温度是精子生长发育的最适温度,隐睾症患者,由于睾丸不在阴囊内,所处环境无法为精子发育提供最适温度,从而影响精子的发育,会导致男性不育;除此之外,疾病、接触放射性物质、吸烟、酗酒等均可导致精子的活力下降、畸形率增加,出现少精或无精。

#### （二）睾丸的内分泌功能

睾丸内分泌功能是由睾丸间质细胞和支持细胞完成的。间质细胞分泌雄激素,支持细胞分泌抑制素。

1. 雄激素　雄激素中含量最多的是睾酮,睾酮的生理作用较广泛,主要有以下几方面:

（1）促进男性附性器官的发育:随着睾丸分泌的增加,阴茎、阴囊、前列腺、精囊等附性器官开始生长,附属腺体开始分泌液体。

（2）促进男性第二性征的出现并维持正常状态:青春期后,男性出现一系列不同于女性的特征,如胡须生长、嗓音低沉、喉结突出、肌肉发达、骨骼粗壮等,称为男性的第二性征,这些特征的出现和维持依赖雄激素。

（3）促进精子的生成:高浓度的睾酮能刺激精曲小管产生精子。

（4）维持正常性欲:睾丸功能低下的患者,血中雄激素水平降低,常出现阳痿和性欲减退等现象。

（5）促进蛋白质合成:使骨基质钙盐沉积,骨生长速度加快;肌肉生长速度加快、收缩能力增强。

2. 抑制素　是睾丸支持细胞分泌的一种糖蛋白激素,其主要作用是抑制腺垂体卵泡刺激素的分泌。

### 二、睾丸功能的调节

睾丸功能接受下丘脑-腺垂体-睾丸轴的调节。下丘脑释放**促性腺激素释放激素**(GnRH)作用于腺垂体,促进腺垂体合成和分泌**卵泡刺激素**(FSH)和**黄体生成素**(LH)。

精子的生成受 FSH 和 LH 的双重调节,FSH 促进精曲小管产生精子,同时使支持细胞产生抑制素,抑制 FSH 的分泌作用;LH 使睾丸间质细胞分泌睾酮,进而促进精子的生成。

睾丸的分泌功能直接受 LH 的调节。腺垂体分泌的 LH 经血液循环送达睾丸后,可促进间质细胞分泌睾酮,当睾酮达到一定浓度时,作用于丘脑和腺垂体,通过负反馈作用抑制下丘脑 GnRH 和腺垂体 LH 的分泌,从而使血液中睾酮的浓度保持相对稳定的水平(图 12-25)。

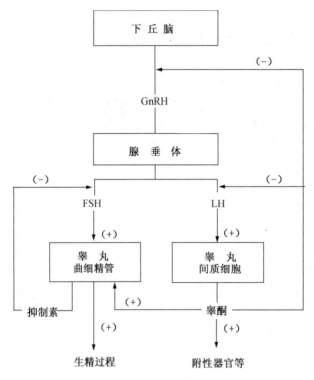

图 12-25　下丘脑-腺垂体-睾丸轴的功能及睾酮负反馈作用示意图

### 三、睾丸功能的衰退

男性 55 岁左右睾丸功能开始衰退,但雄激素水平降低缓慢。男性雄激素正常值为 300 ~ 1000ng/dl,范围较大,即使雄激素分泌减少,也基本能够维持正常值范围,因此男性更年期较女性出现的晚,且仅有少部分会出现更年期综合征症状。

## 第五节　女性生殖功能与调节

女性的生殖腺卵巢具有产生卵细胞、分泌性激素的功能。女性生殖系统活动在"下丘脑-腺垂体-卵巢轴"系统的调控下,呈现规则的生殖周期变化。

### 一、卵巢的功能

**(一)卵巢的生卵功能(见本章第二节卵巢的结构)**
**(二)卵巢的分泌功能**
卵巢主要分泌雌激素和孕激素,还能分泌少量雄激素。
1. 雌激素　雌激素由卵泡和黄体分泌。其主要生理作用如下:

（1）促进女性附性器官（输卵管、子宫、阴道）的生长发育：雌激素对女性附性器官的作用是多方面的,增强输卵管的分泌、蠕动,有利于胚泡向子宫腔内运行。促进子宫平滑肌的增生,有利于分娩；促进增殖期的子宫内膜增厚,血管和腺体增生；使子宫颈分泌稀薄液体,有利于精子通过。刺激阴道黏膜上皮增生、角化、糖原含量增加,糖原分解生成乳酸,抑制病菌的繁殖,增加阴道的抗菌能力。

（2）促进女性第二性征的出现并维持：青春期后,女性会出现乳腺发育、产生乳晕、调变高、骨盆宽大、臀部肥厚等现象,称为女性第二性征。女性第二性征的产生和维持主要依赖雌激素。

（3）广泛影响代谢过程：雌激素能影响钙和磷的代谢,加速骨的生长,促进骨骺的愈合；雌激素还能促进醛固酮的分泌,增加肾小管对水和钠的重吸收,某些妇女在月经期前发生的水肿可能与此有关；雌激素还能促进肌肉蛋白质的合成。

2. 孕激素　孕激素由黄体细胞分泌,以孕酮作用最强。雌激素可以调节孕酮受体数量。故孕酮通常在雌激素作用的基础上发挥作用,其主要作用有：

（1）对子宫的作用：①使子宫内膜在增殖期的基础上出现分泌期的改变,即子宫内膜进一步增厚,且有腺体分泌,为胚泡着床提供适宜环境；②使子宫平滑肌兴奋性降低,抑制子宫收缩,保持胚胎生长；③孕酮可减少子宫颈黏液的分泌,使黏液变稠,不利于精子穿透。孕酮缺乏可能会出现早期流产。

（2）对乳腺的作用：促进乳腺腺泡的发育成熟,为分娩后泌乳做准备。

（3）产热作用：排卵后,由于黄体的生成,孕酮水平提高,引起产热增多,使基础体温升高。女性的基础体温在排卵日最低,排卵后体温可升高 0.5℃ 左右,临床上常将女性基础体温的变化作为判断有无排卵的标志之一。

 **知识窗**

**雌激素与骨的生长**

青春期前,雌激素分泌不足,长骨的骨骺骨化延缓,在脑垂体生长激素作用下,长骨生长迅速,故女性这一时期多身材修长,身高增长较快,如这一时期雌激素分泌过多,骨骺会过早骨化,长骨停止生长,身材就会变得矮小；如成年后,雌激素分泌不足,特别是更年期或卵巢切除后,由于雌激素的缺乏,骨基质合成不足,钙、磷沉积受阻,可发生骨质脱钙、骨质疏松,易发生骨折。

## 二、卵巢周期性活动的调节

卵巢的周期性活动受下丘脑-腺垂体的控制,卵巢分泌的激素一方面使子宫内膜发生周期性变化,另一方面对下丘脑-腺垂体进行反馈调节作用（图 12-26）。

1. 下丘脑-腺垂体-卵巢轴的功能联系　青春期,下丘脑 GnRH 神经元发育成熟,分泌增加,FSH 和 LH 分泌也增加,卵巢功能活跃,呈现周期性变化,此时卵泡开始生长发育、排卵与黄体生成,每月一次,周而复始,卵巢周期性变化是月经周期形成的基础。

2. 月经周期中卵巢活动的内分泌调节

（1）增殖期：青春期开始,下丘脑分泌 GnRH 使腺垂体分泌 FSH 和 LH。FSH 使卵泡生长、发育,雌激素分泌,雌激素反馈性抑制 FSH 的分泌,使 FSH 分泌减少,成熟卵泡在排卵前约 36 小时,血液中雌激素达到第一个高峰,高浓度的雌激素促进下丘脑 GnRH 的分泌,LH 释放增加,达到峰值,诱发卵巢排卵。

(2) 排卵期:在 LH 峰值形成约 24 小时,卵巢中的成熟卵泡开始排卵。高浓度的 LH 是导致排卵的重要因素,可作为排卵的标志。在 LH 的作用下,黄体生成,分泌雌激素和孕激素。

(3) 分泌期和月经期:排卵后,在 LH 作用下,黄体发育,孕激素和雌激素分泌增加。随着黄体增大,两种激素分泌继续增加,在排卵 8 ~ 10 日达高峰,出现了对下丘脑-腺垂体的负反馈作用,抑制了 GnRH 和 FSH、LH 的分泌。如果未受精,排卵 9 ~ 10 天,黄体退化,孕激素、雌激素分泌减少,子宫内膜脱落、出血进入月经期,由于孕激素、雌激素减少,对腺垂体的负反馈减弱,FSH、LH 分泌开始增加,进入下一个卵巢周期。

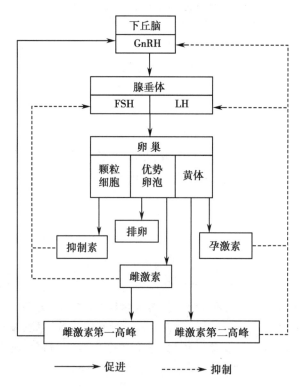

图 12-26　下丘脑-腺垂体对卵巢活动调节的示意图

## 三、卵巢功能衰退的表现

女性性成熟期一般维持 30 年左右,在 45 ~ 50 岁卵巢功能开始衰退,不能按时排卵,雌激素分泌减少,子宫内膜不再出现周期性变化,进入更年期,随着年龄的增长,卵巢功能进一步衰退,丧失生殖功能进入老年期。

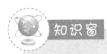知识窗

**更 年 期**

　　更年期是指妇女从性成熟期进入老年期的过渡时期,包括绝经前期、绝经期和绝经后期。更年期虽是女性的自然生理过程,但更年期症状却因人而异,约2/3的更年期妇女可因卵巢功能退化、雌激素合成减少出现更年期综合征,可持续2~5年;1/3的更年期妇女可通过自我调节而不出现自觉症状或症状较轻。

　　由于自主神经系统功能紊乱,绝经前期妇女会出现月经周期不规则、潮红、出汗、精神过敏、失眠、眩晕,伴有骨质疏松、尿失禁、反复发作的膀胱炎、性欲改变、性交疼痛以及诱发动脉硬化、冠心病等心血管系统变化。

　　近年来,学者们认为,更年期妇女如果能在精神、心理、营养、体质等方面注意更年期保健,不仅能安然度过更年期,而且许多不适症状也能得到改善。

# 第六节 性 生 理

　　进入青春期后,性器官发育成熟,开始具备生育能力。随着青春期生理变化的出现,常伴随着心理和行为方面的改变,这些表现与下丘脑-腺垂体-性腺轴的活动及其他内分泌腺激素的作用直接相关。

## 一、性成熟的表现

　　在青春期,个体会出现体格形态、性器官及第二性征等方面的变化。

### (一)青春期体格形态的变化

　　1. 身高　进入青春期后,身高生长迅速,称为青春期突长。青春期突长在女性通常发生在青春期早期,至月经初潮时结束;男性发生的较晚,通常发生在接近青春期的末期。促进青春期突长的激素,在女性以雌激素为最重要,在男性以睾酮的作用为主。

　　2. 机体构成比　在青春期前,男性和女性在机体的构成比方面基本相同;青春期后,男性的净体重、骨量和肌肉约为女性的1.5倍,而女性的脂肪则为男性的2倍。

### (二)性器官发育

　　1. 男性　男性青春期最早出现的变化是睾丸体积增大。青春期之初,精子并未发育,睾丸间质细胞可分泌少量睾酮,附属性器官仍处于幼稚状态;青春期中期,睾丸体积迅速增大,出现精子细胞和精子,但数量少,睾酮分泌增加,附属性器官快速生长;青春期末,睾丸及附属性器官大小以及精子数量及睾酮的分泌均与成人相似。

　　2. 女性　青春期,在雌激素作用下,卵巢体积增大、子宫体增大、阴道长度增加,外生殖器发育。月经初潮时,一般不排卵,经半年至一年半后开始有排卵。

### (三)第二性征的出现

　　青春期阶段,在性激素作用下开始出现第二性征。男性第二性征的出现主要表现为声调变低,喉结突出,长出胡须、腋毛和阴毛,肌肉发达等;而女性的第二性征,以乳房的发育为最早,随之,骨盆变大,皮下脂肪增厚,腋毛和阴毛相继长出。

**知识窗**

### 性 早 熟

　　性早熟症指青春期发育过早发生,一般男孩在 9 岁前、女孩在 8 岁前出现青春期发育,定为性早熟。性早熟有真性和假性早熟,真性性早熟是由下丘脑-垂体-性腺轴功能不适当地过早启动,刺激性器官过早发育,能产生精子或卵子,有生育能力;假性性早熟是由性腺轴以外的因素引起性激素增多所致,表现为只有第二性征发育,而无生殖细胞同步成熟,故无生育能力。

## 二、性兴奋与性行为

　　性兴奋是指当人体受到性刺激时,性器官和其他一些脏器所出现的一系列生理变化。性行为是指在性兴奋基础上男女两性性器官的接触,即性交的过程。

### （一）男性性兴奋与性行为

　　男性的性兴奋与性行为主要表现为阴茎勃起和射精。阴茎勃起是指受到性刺激时,阴茎迅速胀大、变硬并挺伸的现象。阴茎勃起的主要原因是由于血流量增加,阴茎海绵体的压力增加,使阴茎的静脉回流受阻以维持阴茎勃起。性刺激停止,上述过程逆转,阴茎疲软。射精是男性性高潮时精液经尿道射出体外的过程。射精是一种反射活动,阴茎的勃起和射精的基本中枢都在脊髓的腰骶段,高位中枢可对脊髓的活动进行激活或抑制。

### （二）女性性兴奋与性行为

　　女性性兴奋与性行为主要包括阴道的润滑、阴蒂的勃起及性高潮。

　　女性在受到性刺激后,阴道壁的血管充血,阴道和外阴分泌物增加,有利于性交的进行。阴蒂有丰富的神经末梢,是女性性器官中最敏感的部位。性兴奋时,阴蒂充血、膨胀,对刺激的敏感性提高,促使获得性快感并达到性高潮。

　　当外阴及阴道所受到的刺激达到一定程度时,子宫、阴道、会阴及盆腔底部肌肉出现自主的节律性收缩,并伴有呼吸、循环功能改变等全身性反应,即女性性高潮。

### 本章小结

　　生殖系统包括男性生殖系统和女性生殖系统。据生殖器官的位置可分为内生殖器和外生殖器。男性内生殖器包括:生殖腺(睾丸)、生殖管道(睾丸、附睾、输精管、射精管、男性尿道)、附属腺体(精囊、前列腺、尿道球腺)。外生殖器包括:阴囊和阴茎。男性尿道有排精和排尿的作用,分 3 部分:海绵体部、膜部和前列腺部。女性生殖系统内生殖器包括:生殖腺(卵巢)、生殖管道(输卵管、子宫、阴道)、附属腺体(前庭大腺)。

　　睾丸有生精和分泌雄激素、抑制素的作用,睾丸的功能受下丘脑-腺垂体-睾丸轴的调节;卵巢具有产生卵细胞、分泌性激素的功能,女性生殖系统活动在"下丘脑-腺垂体-卵巢轴"系统的调控下,呈现规则的生殖周期变化。

（陈明玉）

目标测试

### A1 型题

1. 不成对的男性生殖器官是
   A. 睾丸 　　　　　　B. 精囊 　　　　　　C. 前列腺
   D. 尿道球腺 　　　　E. 附睾

2. 分泌雄激素的器官是
   A. 睾丸 　　　　　　B. 附睾 　　　　　　C. 前列腺
   D. 尿道球腺 　　　　E. 精囊

3. 关于前列腺的描述,正确的是
   A. 与膀胱底相邻 　　　B. 是男性生殖腺 　　　C. 呈栗子形,底朝下尖朝上
   D. 有尿道穿过 　　　　E. 有输精管穿过

4. 女性内生殖器组成,下列哪项是正确的
   A. 子宫、附件、输卵管 　B. 阴道、子宫、附件 　　C. 阴道、子宫、卵巢
   D. 子宫、输卵管、阴道 　E. 卵巢、输卵管、附件

5. 属于女性生殖腺的是
   A. 卵巢 　　　　　　B. 输卵管 　　　　　　C. 子宫
   D. 前庭大腺 　　　　E. 乳腺

6. 排卵日在月经周期的
   A. 第 1~4 天 　　　B. 第 5~13 天 　　　C. 第 14~16 天
   D. 第 17~22 天 　　E. 不确定

7. 结扎输卵管的女性
   A. 不排卵,无月经 　　　B. 不排卵,有月经
   C. 排卵,有月经 　　　　D. 第二性征消失,性器官萎缩
   E. 排卵,无月经

8. 炎症和癌肿多发部位为
   A. 子宫底 　　　　　B. 子宫体 　　　　　C. 子宫颈阴道上部
   D. 子宫颈阴道部 　　E. 子宫体和子宫颈

9. 排卵日体温
   A. 最高 　　　　　　B. 最低 　　　　　　C. 保持正常体温
   D. 不确定 　　　　　E. 先低后高

### B1 型题

题 10~11 共用备选答案
   A. 精曲小管 　　　　B. 输精管 　　　　C. 射精管
   D. 附睾管 　　　　　E. 精囊

10. 能够产生精子的是

11. 参与构成精索的是

题 12~14 共用备选答案
   A. 维持子宫前倾 　　B. 维持子宫前屈 　　C. 限制子宫两侧移动

D. 防止子宫脱垂　　　　E. 卵巢悬韧带

12. 子宫阔韧带

13. 子宫圆韧带

14. 子宫主韧带

题 15～16 共用备选答案

　　A. 睾丸　　　B. 附睾　　　C. 精索　　　D. 精囊

15. 男性附属腺体

16. 暂时储存精子的器官是

# 第十三章 感觉器官

**感觉器官**由感受器和附属器组成,如视器、前庭蜗器和皮肤等。感受器即感觉神经末梢,可接受机体内、外环境的各种刺激,并能将所感受的刺激转化为神经冲动,由感觉神经传入中枢,最后在大脑皮质相应部位,形成感觉。

## 第一节 视 器

**视器**又称为**眼**,由眼球和眼副器组成。眼球能将可见光波的刺激转化为神经冲动,再由视觉传导通路传到大脑皮质的视觉中枢,产生视觉。眼副器对眼球有保护、运动和支持等功能。

### 一、眼球

眼球位于眼眶内,近似球形,借筋膜连于眶壁,其后部经视神经连于脑。眼球由眼球壁和眼球内容物组成(图13-1)。

考点提示

眼球

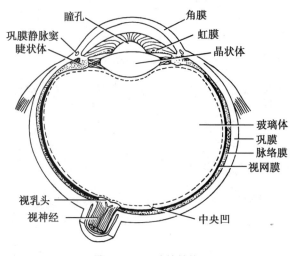

图 13-1　眼球的结构

（一）眼球壁

眼球壁分 3 层,由外向内依次为纤维膜、血管膜和视网膜。

1. **纤维膜**　为眼球壁的外层,又称外膜,由致密结缔组织构成。纤维膜分为角膜和巩膜两部分。

（1）角膜:占纤维膜的前 1/6,略向前凸,无色透明,无血管,但有丰富的感觉神经末梢,对触觉和痛觉非常敏感,具有较强的折光作用。

（2）巩膜:占纤维膜的后 5/6,白色不透明,厚而坚韧,有保护眼球内容物和维持眼球形态的作用。在巩膜与角膜交界处的深部有一环形小管,称**巩膜静脉窦**,是房水回流入静脉的通道。

2. **血管膜**　为眼球壁的中层,又称中膜,由疏松结缔组织构成,富含血管和色素细胞,呈棕黑色,具有营养眼内组织,调节进入眼内的光线和产生房水等作用。血管膜由前向后依次为虹膜、睫状体和脉络膜。

（1）虹膜:位于血管膜的最前部,角膜的后方,呈圆盘状。其中央有一圆形的孔,称**瞳孔**,直径为 2.5～4mm。虹膜的颜色有明显的种族差异,中国人多呈棕黑色。虹膜内有两种不同排列方向的平滑肌:一种呈环形,环绕在瞳孔周围,称**瞳孔括约肌**,收缩时可使瞳孔缩小;另一种呈辐射状,称**瞳孔开大肌**,收缩时可使瞳孔开大。瞳孔的开大或缩小,可调节进入眼球内光线的多少。

 知识窗

### 虹膜——藏在眼睛里面的"身份证"

　　大家都知道,每个人的指纹都是不一样的,通过指纹可以进行身份识别。可是,你知道吗,人体有一个比指纹更加适合作为身份识别的结构,就是眼睛里面的虹膜。指纹可能会因为外伤或者磨损而发生改变,而虹膜是很少会发生变化的。每个人虹膜上的纹理、血管、斑点等细微特征各不相同,世界上几乎找不出两个虹膜完全一样的人,而且这些特征基本上是终生不变的,所以虹膜可用于身份识别。与其他的生物特征相比,虹膜具有唯一性、稳定性、防伪性和非侵犯性等诸多优点,因而虹膜识别技术具有巨大的研究意义和广泛的应用前景。

（2）睫状体：位于巩膜与角膜移行部的内面。睫状体的前部有许多向内突出呈放射状排列的皱襞，称为**睫状突**，睫状突借睫状小带与晶状体相连。睫状体内有平滑肌，称**睫状肌**，产生房水。此肌收缩或舒张时，可调节晶状体的曲度（图 13-2）。

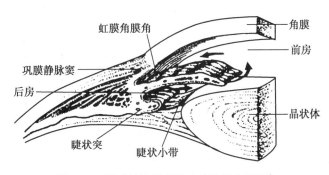

图 13-2　眼球结构局部放大（示房水循环）

（3）脉络膜：占血管膜的后 2/3，贴于巩膜的内面。脉络膜富含血管和色素细胞，具有营养眼球壁和吸收眼内散射光线的作用。

3. 视网膜　为眼球壁的最内层，又称内膜。视网膜在虹膜和睫状体内面的部分，无感光功能，称**盲部**；在脉络膜内面的部分，有感光作用，称**视部**。在视网膜的后部，有一白色圆盘状隆起，称**视神经盘**（视神经乳头），是视神经的起始部，无感光作用，又称**生理盲点**。在视神经盘颞侧约 3.5mm 处的稍下方，有一黄色小区，称**黄斑**，其中央凹陷，称为**中央凹**，是感光、辨色最敏锐的部位（图 13-3）。

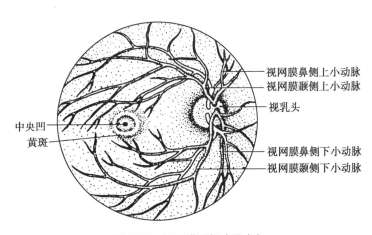

图 13-3　视网膜后部（眼底）

视网膜视部分内层和外层。外层为色素上皮层，由单层色素上皮细胞构成，能吸收光线，保护感光细胞免受强光刺激；内层为神经细胞层，由外向内依次为**视细胞**、**双极细胞**和**节细胞**。视细胞为感光细胞，即视觉感受器，分为**视锥细胞**和**视杆细胞**。视锥细胞可感受强光和辨别颜色；视杆细胞仅能感受弱光而不能辨色。双极细胞是连接感光细胞和节细胞之间的双极神经元。节细胞与双极细胞形成突触，其轴突沿视网膜内面向视神经盘集中，出眼球壁后形成视神经（图 13-4）。

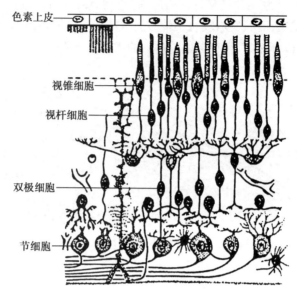

色素上皮

视锥细胞

视杆细胞

双极细胞

节细胞

图 13-4 视网膜组织结构模式图

### （二）眼球内容物

眼球内容物包括**房水**、**晶状体**和**玻璃体**,这些结构均无色透明且具有折光作用,与角膜共同组成眼的折光系统。

1. **房水** 房水为充满于眼房内的无色透明液体。**眼房**是角膜与晶状体之间的腔隙,被虹膜分隔为前房和后房,两者借瞳孔相通。在前房周边,虹膜与角膜交界处的环形区域,称**虹膜角膜角**(前房角),与巩膜静脉窦相邻。房水除具有屈光作用外,还有营养角膜和晶状体以及维持眼压的作用(图 13-2)。

房水循环途径如下:房水→后房→瞳孔→前房→虹膜角膜角→巩膜静脉窦→眼静脉。

2. **晶状体** 位于虹膜和玻璃体之间,呈双凸透镜状(图 13-1,图 13-2),富有弹性,无色透明,无血管和神经,表面包有晶状体囊。晶状体借睫状小带与睫状体相连,其曲度可随睫状肌的舒缩而改变。

3. **玻璃体** 玻璃体为充填于晶状体与视网膜之间的无色透明胶状物质,有屈光作用和维持眼球形状、支撑视网膜的作用,若玻璃体支撑作用减弱,易导致视网膜脱离。玻璃体浑浊时,可影响视力(图 13-1)。

## 二、眼副器

**眼副器**包括眼睑、结膜、泪器和眼球外肌等。

### （一）眼睑

**眼睑**俗称眼皮,遮盖于眼球的前方,具有保护眼球的作用。眼睑分为上睑和下睑,两者之间的裂隙,称睑裂。睑裂的内侧角和外侧角分别称内眦和外眦。

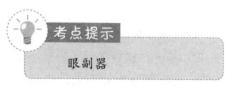

考点提示

眼副器

眼睑的游离缘称睑缘,上、下睑缘近内眦处各有一小孔,称为泪点,是上、下泪小管的入口。睑缘上有向外生长的睫毛,睫毛根部有睫毛腺,此腺的急性炎症,称为睑腺炎。

眼睑由浅入深依次为皮肤、皮下组织、肌层、睑板和睑结膜。皮下组织较疏松,肾病或局部炎症时易发生水肿。睑板由致密结缔组织构成,质硬,呈半月形,内有睑板腺,其分泌物有润滑睑缘和防止泪液外溢的作用。若该腺的开口阻塞时则形成睑板腺囊肿,或称霰粒肿(图13-5)。

**(二)结膜**

**结膜**为一层富有血管,薄而透明的黏膜。其中衬贴在眼睑内面的部分称睑结膜,覆盖在巩膜前部的称球结膜。睑结膜与球结膜移行的返折处,分别形成结膜上穹和结膜下穹。当上下睑闭合时,各部分结膜共同围成的囊状腔隙,称结膜囊(图13-6)。

**(三)泪器**

**泪器**包括泪腺和泪道(图13-5)。

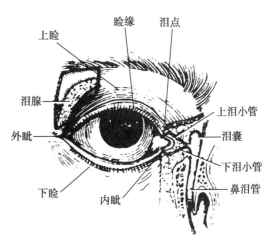

图 13-5 眼睑和泪器

1. **泪腺** 位于眶外上方的泪腺窝内,其排泄管开口于结膜上穹外侧部。泪腺分泌泪液,湿润角膜和冲洗结膜囊内的异物。

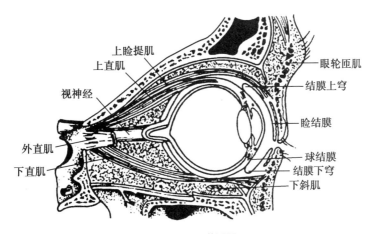

图 13-6 眼附属器

2. **泪道** 包括泪点、泪小管、泪囊和鼻泪管。

泪小管上、下各一,分别位于上、下眼睑内侧部皮下,起自泪点,开口于泪囊。泪囊位于眶内侧壁前部的泪囊窝内,其上端为盲端,下部移行为鼻泪管。鼻泪管为连接鼻腔与泪囊的膜性管道,开口于下鼻道。

**(四)眼球外肌**

眼球外肌是配布于眼球周围的骨骼肌,共有7块。

除上睑提肌提上睑外,其余6块均可运动眼球。**内直肌**收缩可使眼球转向内侧;**外直肌**收缩使眼球转向外侧;**上直肌**收缩使眼球转向内上方;**下直肌**收缩使眼球转向内下方;**上斜肌**收缩使眼球转向外下方;**下斜肌**收缩使眼球转向外上方。6块眼外肌共同参与眼球的正常运动(图13-7)。

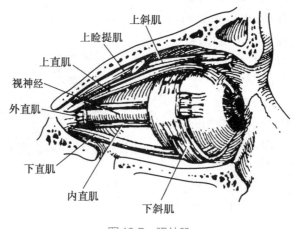

图 13-7 眼外肌

## 三、眼的血管

### （一）眼的动脉

眼动脉发自颈内动脉,在眶内分支分布于眼球、泪器和眼球外肌等。

### （二）眼的静脉

眼的静脉主要有眼上静脉和眼下静脉(图 13-3)。

# 第二节 前庭蜗器

**前庭蜗器**又称**耳**,按部位分为外耳、中耳和内耳。外耳和中耳是收集和传导声波的结构,内耳有接受声波和位置觉刺激的感受器(图 13-8)。

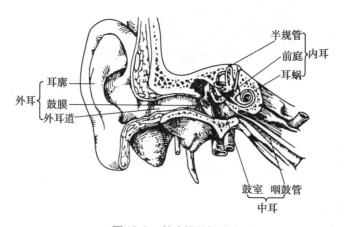

图 13-8 前庭蜗器概观

## 一、外耳

**外耳**包括耳廓、外耳道和鼓膜 3 部分。

### （一）耳廓

**耳廓**位于头部两侧,以弹性软骨为支架,外被皮肤构成。耳廓下部无软骨的部分称**耳垂**,由皮肤和皮下组织构成,常作为采血的部位。耳廓外侧面中部有一孔称**外耳门**,外耳门前外方的突起,称**耳屏**。耳廓有收集声波的作用。中医认为耳与脏腑经络有密切

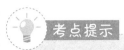

考点提示

耳廓、外耳道

的关系,各脏腑组织在耳廓上均有相应的反应区即耳穴。刺激耳穴,对相应的脏腑有一定的调治作用。

### （二）外耳道

**外耳道**为外耳门与鼓膜之间的弯曲管道,长 2 ~ 2.5cm。外侧 1/3 以软骨为基础,称**软骨部**,指向内后上方;内侧 2/3 为**骨部**,指向内前下方。儿童的外耳道短而直,鼓膜接近水平位,故检查时需将耳廓拉向后下方。

外耳道的皮肤内含有耵聍腺,所分泌的黄褐色黏稠物称**耵聍**,具有保护作用。外耳道的皮下组织较少,皮肤与骨膜和软骨膜结合紧密,故发生疖肿时,可引起剧烈疼痛。

### （三）鼓膜

**鼓膜**位于外耳道与鼓室之间,为椭圆形浅漏斗状的半透明薄膜。鼓膜中心向

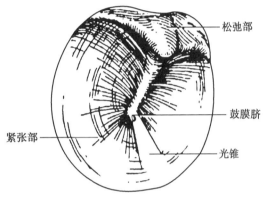

图 13-9 鼓膜（右侧）

内凹陷,称**鼓膜脐**。鼓膜的上 1/4 为松弛部,呈淡红色,下 3/4 为紧张部,呈灰白色。紧张部前下方有一三角形的反光区,称**光锥**,鼓膜内陷时可消失(图 13-9)。

## 二、中耳

**中耳**包括鼓室、咽鼓管和乳突小房。

### （一）鼓室

**鼓室**位于鼓膜与内耳之间,是颞骨岩部内不规则的含气小腔。鼓室的外侧壁是鼓膜(图 13-8)。内侧壁为内耳的外侧壁,其后上方有卵圆形孔,称**前庭窗**,

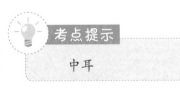

考点提示

中耳

被镫骨底所封闭;后下方有圆形的**蜗窗**,为第二鼓膜所封闭;前壁分隔鼓室与颈内动脉,有咽鼓管的开口;后壁有乳突小房的开口。上壁称**鼓室盖**,与颅中窝相邻。下壁为一薄层骨板,鼓室借此与颈内静脉分隔。由于鼓室的毗邻原因,故中耳炎的并发症多而复杂,常见的并发症为鼓膜穿孔。

在鼓室内有 3 块听小骨,由外侧向内侧依次为**锤骨**、**砧骨**和**镫骨**(图 13-10)。3 块听小骨借关节相连形成**听小骨链**,可将声波的振动从鼓膜传到前庭窗。

### （二）咽鼓管

**咽鼓管**是连于鼻咽与鼓室之间的管道,长约 3.5 ~ 4.0cm,能保持鼓膜内外两侧气压的平衡,有利于鼓膜的振动。小儿的咽鼓管较短、宽而平直,故咽部感染易经此管蔓延至鼓室,

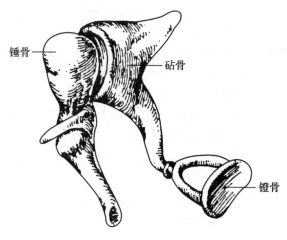

图13-10　听小骨

引起中耳炎。

**（三）乳突小房**

**乳突小房**是颞骨乳突内的许多相互连通的含气小腔,借乳突窦向前开口于鼓室后壁的上部。乳突小房和乳突窦的壁上都衬以黏膜,并与鼓室的黏膜相续,故中耳炎时,可并发乳突炎。

## 三、内耳

**内耳**(图13-8)又称**迷路**,位于颞骨岩部内,鼓室内侧。内耳形状不规则,分为骨迷路和膜迷路。骨迷路是骨性的管道。膜迷路由套在骨迷路内的膜性小管和小囊组成。膜迷路内充满内淋巴,膜迷路与骨迷路之间充满外淋巴,内、外淋巴互不相通。

**（一）骨迷路**

骨迷路(图13-11)由后向前分为骨半规管、前庭和耳蜗三部分。

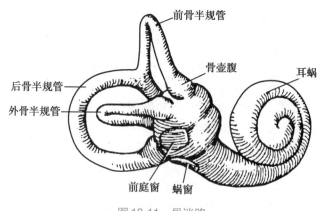

图13-11　骨迷路

1. **骨半规管** 为3个互相垂直的半环形骨性小管,分别称为前骨半规管、外骨半规管和后骨半规管。每个骨半规管都通过两个骨脚与前庭相连,其中一个骨脚膨大,称骨壶腹。

2. **前庭** 位于骨半规管与耳蜗之间,略呈椭圆形的小腔。前庭的外侧壁即鼓室的内侧壁,有前庭窗和蜗窗,后方通骨半规管,前方通向耳蜗。

3. **耳蜗** 位于前庭的前方,形似蜗牛壳,由一骨性蜗螺旋管环绕蜗轴旋转约两圈半形成。耳蜗的尖端称蜗顶,朝向前外侧,蜗底朝向后内侧。耳蜗的圆锥形骨性中轴称蜗轴,其向蜗螺旋管内伸出骨螺旋板。骨螺旋板的游离缘与蜗螺旋管的外侧壁之间有蜗管附着,骨螺旋板和蜗管将蜗螺旋管分隔为朝向蜗底的鼓阶和朝向蜗顶的前庭阶两条螺旋形管道,前庭阶和鼓阶借蜗顶的蜗孔相通(图 13-12)。

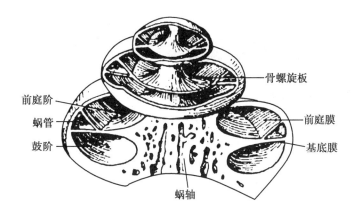

图 13-12 耳蜗的结构

（二）膜迷路

**膜迷路**由膜半规管、椭圆囊与球囊、蜗管组成(图 13-13)。

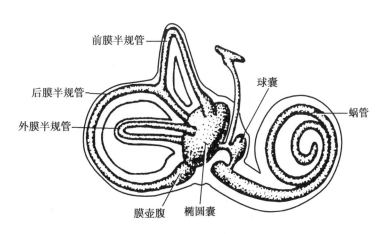

图 13-13 膜迷路

1. **膜半规管** 为套在骨半规管内的 3 个半环形膜性小管。膜半规管在骨壶腹内也相应膨大称膜壶腹,其壁内有嵴状隆起,称**壶腹嵴**,是位置觉感受器,可感受旋转变速运动的刺激。

2. **椭圆囊与球囊** 为前庭内 2 个相互连通的膜性小囊。椭圆囊位于后上方,与膜半规管相通;球囊位于前下方,与蜗管相连。囊壁的内面各有一斑块状隆起,分别称为**椭圆囊斑**和**球囊斑**,是位置觉感受器,能感受直线变速运动刺激。

3. **蜗管** 位于耳蜗内,是连于骨螺旋板游离缘的膜性管道。在耳蜗的切面上,蜗管呈

327

三角形,外侧壁与蜗螺旋管紧密结合,上壁称前庭膜,下壁称基底膜。基底膜上有**螺旋器**(Corti 器),是听觉感受器(图 13-14)。

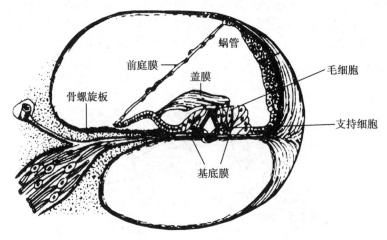

图 13-14 蜗管的横切面

# 第三节 皮 肤

**皮肤**覆盖于人体表面,总面积可达 $1.2 \sim 2m^2$,是人体最大的器官。

## 一、皮肤的微细结构

皮肤可分表皮和真皮(图 13-15)。

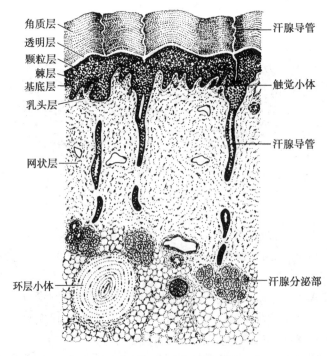

图 13-15 皮肤的结构

## （一）表皮

**表皮**位于皮肤的表层，为角化的复层扁平上皮，厚薄因部位而异，以手掌、足底和背部最厚。表皮由深到浅可分为基底层、棘层、颗粒层、透明层和角质层（图13-15）。

1. **基底层**　基底层是表皮的最下层，附着于基膜上，由一层矮柱状的基底细胞组成。基底细胞的核呈椭圆形，核仁明显。胞质嗜碱性，内含散在或成束的角蛋白丝及从黑素细胞获得的黑素颗粒。基底细胞与相邻细胞之间连以桥粒，与基膜以半桥粒相连（图13-17）。基底细胞是未分化的幼稚细胞（干细胞），有活跃的分裂增殖能力，因新生基底层的细胞，具有分化形成表皮的能力，故又称**生发层**，其在皮肤的创伤愈合中具有重要的再生修复作用。

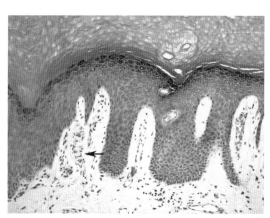

图13-16　手指掌侧皮肤光镜图

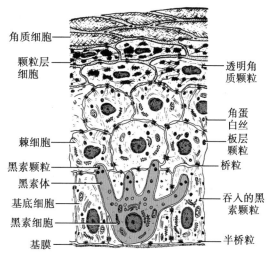

图13-17　角质形成细胞和黑素细胞超微结构模式图

2. **棘层**　位于基底层上方，一般由4～10层的棘细胞组成。棘细胞体积较大，呈多边形，向四周伸出许多细短的突起，核呈圆形。在上部的棘细胞渐趋于扁平。棘细胞内有许多成束分布的角蛋白丝，称**张力原纤维**，随着细胞向上移行而逐渐增多。浅层的棘细胞内可见多个卵圆形、有膜包被的颗粒，称为**角质小体**。颗粒内呈现明暗相间的平行板层结构，故又称**板层颗粒**。相邻细胞的突起由桥粒相连。

3. **颗粒层**　位于棘层之上，由3～5层较扁平的梭形细胞组成。此层细胞的细胞核和细胞器已退化，胞质中含有许多形状不规则、嗜碱性强的透明角质颗粒。颗粒无界膜包被，呈致密均质状，沉积于成束的张力细丝间。颗粒层细胞内含有较多的角质小体，它们常和细胞膜融合，将内容物排到细胞间隙内形成多层膜状结构，从而构成阻止物质透过表皮的主要屏障。

4. **透明层**　位于颗粒层上方，仅见于掌、跖等角质层较厚的表皮。此层由2～3层扁平细胞构成，细胞境界不清，细胞核、细胞器均已经消失，胞质呈强嗜酸性。胞质中含有较多疏水的蛋白结合磷脂，与张力细丝黏合在一起，故透明层是防止水及电解质通过的屏障。

5. **角质层**　由5～10层死亡的扁平角质细胞组成，细胞核和细胞器已经完全消失。电镜下，细胞内充满密集平行的角蛋白张力细丝浸埋在无定形物质中，其中主要为透明角质所含的富有组氨酸的蛋白质。细胞膜内面附有一层不溶性蛋白质，故细胞膜厚而坚固。细胞间隙中充满角质小体颗粒释放的脂类物质。近透明层的角质层细胞间尚可见桥粒,而角质层表层细胞的桥粒已消失,故容易脱落形成皮屑。

角质形成细胞不断脱落和更新,其周期为 3~4 周。基底膜为位于表皮与真皮交界处的一层薄膜,由表皮细胞和真皮层的结缔组织层内的细胞分泌形成。基底膜使表皮与真皮紧密连接起来,且具有渗透和屏障作用,当损伤时,炎症细胞、肿瘤细胞和一些大分子可通过此层进入表皮。

散在于表皮角质形成细胞之间的还有非角质形成细胞,包括:黑素细胞、朗格汉斯细胞和梅克尔细胞。

### (二)真皮

**真皮**由致密结缔组织组成,位于表皮下面,与表皮牢固相连,深部与皮下组织接连,两者之间无明确界限。身体各部真皮的厚薄不等,一般厚 1~2mm。真皮分为乳头层和网织层两层。

1. **乳头层** 为紧邻表皮的薄层结缔组织,向表皮底部突出,形成许多嵴状或乳头状的凸起,称**真皮乳头**。此层胶原纤维和弹性纤维细密,含细胞较多,毛细血管丰富,有许多游离神经末梢,在手指等触觉灵敏的部位常有触觉小体。

2. **网织层** 是真皮的主要组成部分,在乳头层下方,为较厚的致密结缔组织,与乳头层无明确界限。网织层中有许多弹性纤维,赋予皮肤韧性和弹性。此层内有许多血管、淋巴管和神经,深部常见环层小体、毛囊、皮脂腺和汗腺。

临床上皮内注射是将药物注入表皮与真皮之间,而皮下注射是将药物注入皮下组织。皮下组织即浅筋膜,位于真皮层深部,主要由疏松结缔组织构成。

## 二、皮肤的附属结构

皮肤的附属器包括毛发、皮脂腺、汗腺和指(趾)甲等(图 13-18)。

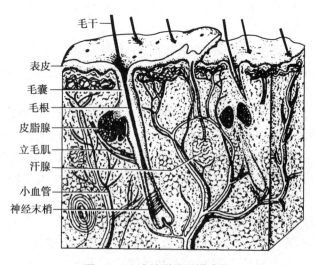

图 13-18 皮肤附属器模式图

### (一)毛发

**毛发**由毛干和毛根两部分构成。毛干露于体表,毛根在皮肤内,周围有毛囊包裹。毛根和毛囊末端膨大称为毛球,是毛发的生长点。毛球下方凹陷,有富含血管的结缔组织深入其内,称毛乳头。毛乳头供给毛球营养,对体毛的生长有重要作用。毛囊一侧有斜行的平滑肌束连于真皮浅层,称立毛肌。立毛肌受交感神经支配,当寒冷或惊恐时,可收缩使毛发竖立,皮肤出现"鸡皮疙瘩"。

### (二)皮脂腺

**皮脂腺**位于立毛肌和毛囊之间,开口于毛囊上部。皮脂腺可分泌皮脂,有滋润皮肤和保护毛发的作用。

由毛囊及皮脂腺阻塞、发炎所引发的皮肤病,称痤疮或粉刺,因皮脂腺的分泌活动受性激素调控,青春期时,更易发生痤疮,故又称青春痘。

### (三)汗腺

全身的皮肤内大部分有汗腺,尤以手掌和足底最多。汗腺为单管状腺,分泌部盘曲成团,位于真皮深层或皮下组织内,开口于皮肤表面。汗腺的分泌物称汗液,具有湿润皮肤,调节体温、水盐代谢和排出代谢废物等功能。

### (四)指(趾)甲

**指(趾)甲**位于手指、足趾末节的背面,为皮肤角质层增厚形成。甲外露的部分,称为甲体,甲体覆盖的部分,称为甲床。甲体周缘的皮肤皱襞为甲襞;甲襞与甲体之间的沟称为甲沟。甲的近端被皮肤包埋的部分,称为甲根,甲根的深面为甲母质,是甲的生长点,拔甲时注意保护。

## 三、皮肤的功能

皮肤具有保护、感觉、调节体温、吸收、分泌与排泄、新陈代谢等生理功能。

### (一)保护功能

皮肤的保护功能首先来自表皮的角质层,能阻挡几乎所有外界物质及微生物进入人体,使体内各组织器官免受各种物理性、化学性或微生物性的损害。其次,皮肤表面的皮脂膜能很好地保护皮肤,能防止水分过度蒸发,并有保温、使皮肤保持润泽的作用,同时弱酸性的皮脂膜,对弱酸、弱碱有缓冲作用,是人体抵抗化学性损害和生物性损害的天然屏障。

### (二)感觉功能

皮肤内含有丰富的感觉神经末梢,可感受刺激,产生各种不同的感觉,如触觉、痛觉、压力觉、温度觉等。

### (三)调节体温

当外界气温较高时,皮肤毛细血管网大量开放,体表血流量增多,皮肤散热增加,同时人体可以通过大量出汗,汗液蒸发过程中带走身体的部分热量,从而使体温不致过高。当气温较低时,皮肤毛细血管网部分关闭,部分血流由动脉不经体表,直接从动静脉吻合支进入静脉中,使体表血流量减少,减少散热,保持体温。

### (四)分泌与排泄

皮肤的皮脂腺可分泌皮脂。皮脂在皮肤表面与汗液混合,形成乳化皮脂膜,滋润保护皮肤及毛发。皮肤通过出汗液排泄代谢产物,如尿酸、尿素等。

### (五)新陈代谢

皮肤是人体的一个主要贮水库,也是电解质的重要贮存库之一,参与机体的新陈代谢。

**压疮分期与预防**

压疮又称褥疮、压力性溃疡,是由于局部组织长期受压,而发生持续缺血、缺氧、营养不良,导致组织溃烂坏死。皮肤压疮在康复治疗、护理中是非常普通的一个问题。据相关文献报道,每年约有6万人死于压疮合并症。根据压疮的发展过程及轻重程度不同,可分为3期:①淤血红润期:局部皮肤受压或受潮湿刺激后,局部出现红、肿、热、麻木或触痛,有的无肿热反应。②炎性浸润期:如果红肿部继续受压,血液循环得不到改善,则受压表面的皮色转为紫红,皮肤因水肿变薄而出现水疱,此时极易破溃,显露出潮湿红润的创面。③溃疡期:此时静脉血液回流受到严重障碍,局部淤血导致血栓形成,组织缺血缺氧。轻者出现浅层组织感染,脓液流出,溃疡形成;重者出现坏死组织发黑,脓性分泌物增多而有臭味。感染扩展至周围及深部,可达骨骼,甚至引起败血症。压疮预防的关键在于消除其发生的原因,要求做到"六勤一好",即勤观察、勤翻身、勤按摩、勤擦洗、勤更换、勤整理、营养好。

## 第四节 眼的视觉功能

### 一、眼的折光功能

#### (一)眼的折光系统

角膜、房水、晶状体和玻璃体均是无色透明且无血管分布,共同构成了眼的折光系统,使来自眼外的光线发生多次折射,最后在视网膜上形成倒立的影像。

#### (二)眼的调节

由于6m以外的物体发出或反射的光线在到达眼的折光系统时已近于平行,眼无需调节,即可在视网膜上形成清晰的物像。但随着物体的移近,物体发出的光线越来越辐散,将成像在视网膜之后,因而物像是模糊的,需要眼进行调节,使近处辐散的光线仍可在视网膜上形成清晰的物像。这种通过眼的调节看清近物的过程,称为**视调节**。视调节有3种方式:

1. **晶状体调节** 晶状体为双凸透镜状,安静时呈扁平状态,眼的调节即折光能力的改变,主要是靠晶状体形状的改变。当视近物时,经神经反射使睫状肌收缩,睫状小带松弛,晶状体靠自身的弹性凸度加大,折光能力增强,物像前移落在视网膜上而形成清晰的像。当视远物时,睫状肌舒张,睫状小带拉紧,晶状体凸度变小,折光能力减弱(图13-19)。

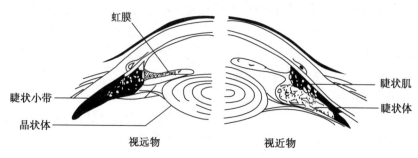

图13-19 睫状肌对晶状体的调节作用

晶状体对视近物的调节有一定限度,可用近点来表示。**近点**是指眼睛的最大能力调节,即它所能看清物体的最近距离。近点越小,说明晶状体弹性越好。晶状体的弹性随人的年龄增加而逐渐减弱,年龄越大调节能力越差,近点越远。这种现象称**老视**,可用凸透镜矫正。

2. **瞳孔调节** 通过调节瞳孔的大小而改变进入眼内的光线量。当视近物时,可反射性的引起双侧瞳孔缩小,称**瞳孔的近反射**,其意义是减少由折光系统造成的球面相差和色相差,使视网膜上形成的物像更清晰。

另外,瞳孔的大小还可随光线的强弱而改变,在强光下瞳孔可缩小,在弱光下瞳孔可开大,这种现象称**瞳孔对光反射**,其意义是调节进入眼的光线量,有助于看强光时保护视网膜,弱光时分辨物体。瞳孔对光反射具有双侧性,当光照射一侧瞳孔时,两侧瞳孔将同时收缩,此称为**互感性对光反射**。

3. **眼球会聚** 视近物时,两眼可反射性地同时向鼻侧聚合,称**眼球会聚**。其意义是看近物时两眼物象落在两眼视网膜相应位置上,从而产生单一而清晰的视觉,避免复视。

（三）眼的折光异常

1. **近视** 多由眼球前后径过长引起,当视远物时,物体成像在视网膜前方,而在视网膜上形成模糊的像。当视近物时,由于近物发出的是辐散光线,因而眼无需进行调节或只需进行较小的调节就可在视网膜上形成清晰的像。近视眼可用凹透镜矫正。

2. **远视** 多由眼球前后径过短引起。安静状态下,远视眼视远物时成像在视网膜之后,视近物时成像更加靠后。可见远视眼无论视近物或远物,均需要进行眼的调节,容易产生眼的疲劳。远视眼可用合适的凸透镜来矫正。

3. **散光** 由于眼球在不同方向上的折光力不一致引起,平行光线进入眼内不能在视网膜上形成焦点,造成视物不清或物像变形。散光可用合适的圆柱形透镜矫正。

## 二、眼的感光换能功能

（一）视网膜的感光换能作用

视网膜感光细胞中存在的感光物质,称**视色素**。当视色素受到光线刺激时,首先发生光化学反应,它是把光能转换成生物电的物质基础。

目前对视杆细胞的研究相对清楚。视杆细胞内的感光物质是**视紫红质**。视紫红质是由一分子视蛋白和一分子视黄醛组成的结合蛋白。在暗处视物时,视紫红质既有分解又有合成。光线越弱,视杆细胞内合成的视紫红质合成过程比分解过程越快,所合成的视紫红质越多,对弱光更敏感。视黄醛由维生素 A 在酶的作用下氧化而成。视紫红质在合成和分解过程中,有一部分视黄醛被消耗,必须靠血液中的维生素 A 来补充,如果维生素 A 缺乏会影响人在暗处的视力,从而引起夜盲症。视紫红质在光照时迅速分解为视蛋白和视黄醛,同时释放能量,使视杆细胞发生电位变化,经双极细胞、节细胞产生神经冲动,传向视觉中枢。

（二）暗适应和明适应

如果从强光下骤然进入暗的环境中,起初看不清东西,经过一段时间后才能看清东西,这种现象称**暗适应**。这是因为人在强光下,视紫红质分解的速度快,视杆细胞内感光色素减少,不足以引起对暗光的兴奋,需在暗处重新合成视紫红质后才能逐渐恢复暗视觉。相反,如果从暗环境中骤然进入强光下,最初会感到一片耀眼光亮,什么也看不清,稍待片刻后才能恢复视觉,这种现象称**明适应**。因为视杆细胞在暗处蓄积了大量的视紫红质,在强光下迅速分解,因而产生耀眼的光感,随着视紫红质的减少,视锥细胞即恢复了明视觉。

### （三）色觉与色觉障碍

视网膜中有 3 种不同的视锥细胞,分别含有对红、绿、蓝光线敏感的感光色素,对不同波长光线的敏感度不同。不同的色觉是这 3 种视锥细胞按不同比例产生视觉冲动,不同的视神经冲动传到中枢产生不同色觉,称三原色学说。正常人眼可分辨约 150 种颜色。

色觉障碍包括色盲和色弱。**色盲**是对全部颜色或部分颜色缺乏分辨能力,故可分为全色盲或部分色盲。全色盲仅有明暗之分,而无颜色差别。部分色盲是缺乏对某种颜色的辨别能力,又可分为红色盲、绿色盲和蓝色盲。色盲多是先天的,绝大多数是遗传性的,患者中以男性多见。**色弱**是指对某些颜色的分辨能力差,常常与视神经的功能状态和机体的健康状况相关。

## 三、与视觉有关的几种生理现象

### （一）视敏度

视敏度也称**视力**,是指眼对物体细微结构的分辨能力,即分辨物体上两点间最小距离的能力,通常以视角的大小作为衡量标准。所谓视角,是指物体上两点发出的光线射入眼球后,在晶状体处交叉所形成的夹角。眼能辨别两点所构成的视角越小,表示视力越好。视力表就是根据这个原理设计的。

### （二）视野

单眼注视前方一点不动,该眼所能够看到的范围称**视野**。由于受面部结构的影响,内侧和上方的视野较小,外侧和下方的视野较大。各种颜色的视野也不同,白色视野最大,蓝色和红色视野其次,绿色视野最小。临床上通过检查视野,对诊断某些视网膜、视神经或视觉传导通路的病变有一定的意义。

# 第五节 耳 的 功 能

## 一、耳的听觉功能

### （一）声波传入内耳的途径

声波是通过气传导与骨传导两种途径传入内耳的,正常情况下,以气传导为主。正常人耳能听到的声波频率范围是 20 ~ 20 000Hz。

1. **气传导** 声波经外耳道引起鼓膜振动,再经听小骨链和前庭窗膜进入耳蜗,这种传导途径称为**气传导**,是引起正常听觉的主要途径。当鼓膜穿孔或听小骨链损坏时,声波也可通过外耳道和鼓室内的空气振动,经蜗窗传至耳蜗,使听觉功能得到部分代偿,但其听力大为降低。

2. **骨传导** 声波直接引起颅骨的振动,再引起位于颞骨中的耳蜗内淋巴的振动,这种传导途径称为**骨传导**。在正常情况下,骨传导的效率要比气传导低得多,人们几乎感觉不到它的存在。在平时,只有较强的声波,或者是自己的说话声,才能引起颅骨较明显的振动。

在临床工作中,常用检查患者气传导和骨传导的情况,以助于诊断听觉障碍的病变部位和性质。

### （二）基底膜的振动和行波理论

内耳的感音功能是把传到耳蜗的机械振动转变为听神经纤维上的动作电位,即将机械能转换为生物电能,在这一转变过程中,耳蜗基底膜的振动起着关键作用。

当声波振动通过听小骨链到达前庭窗时,压力变化立即传给前庭阶的外淋巴,再依次传至前庭膜、蜗管内淋巴,继而基底膜振动,基底膜上的毛细胞受到刺激,兴奋而引起生物电活动。进一步的观察表明,基底膜的振动是以所谓行波的方式进行的。即振动最先发生在靠近前庭窗处的基底膜,随后以行波的方式沿基底膜向蜗顶部传播。声波频率不同,行波传播距离和最大振幅出现的部位也不同。高频声波只能推动耳蜗底部小范围内基底膜的振动;中频声波能使基底膜振动从底部向前延伸,到中段振幅最大,然后逐渐消失;低频声波则将基底膜的振动推进到蜗顶,以顶部振幅最大。即耳蜗的底部感受高频声波,耳蜗的中部感受中频声波,耳蜗的顶部感受低频声波。

当外耳道或中耳发生病变时,气传导途径受损,所引起的听力障碍称为传音性耳聋;当耳蜗听觉感受器发生病变或各级听觉传导通路发生病变时所引起的听力障碍分别称为感音性耳聋和神经性耳聋。

### 知识窗

**助听器与人工耳蜗**

耳聋通常按照病变部位可分为传导性耳聋、感音神经性耳聋与混合性耳聋3类。传导性耳聋可采用手术方法治疗。治疗中、重度感音神经性耳聋,通常采用选配合适的助听器来恢复其听觉功能。助听器的作用是将声音的音量放大,利用患者残余的听力使他们听到外界声音。对于没有残余听力的全聋患者则没有多大帮助。

研究表明,多数全聋患者的病变主要位于内耳的听觉感受器部分,而听神经多是完好的。人工耳蜗利用植入内耳的电极,绕过内耳受损的部分,用电流直接刺激听神经,可使患者重获听觉,这是助听器无法做到的。人工耳蜗技术开始于50年代,经过几十年的发展,已成为目前全聋患者恢复听觉的唯一有效的治疗方法。无论儿童还是成人,当无法借助助听器时,应尽快接受人工耳蜗植入。一般来说,听力丧失时间越短手术后效果越好。时间拖久了,听觉神经退变加重,将会增加语言训练难度,影响效果。据统计,全球现在约有3万多耳聋患者使用了人工耳蜗。

## 二、内耳的位置觉和运动觉功能

**位置觉和运动觉功能**又称**前庭功能**,是通过前庭器官来完成的。当人体头部的位置改变或做直线变速运动时,椭圆囊斑、球囊斑内的细胞受到刺激,产生神经冲动;当头部进行旋转变速运动时,壶腹嵴内的细胞受刺激,产生神经冲动。这些神经冲动通过前庭神经传入中枢,产生不同的直线运动和旋转运动的感觉。

## 三、前庭反应

头部运动刺激除引起运动和位置觉外,还可引起各种不同的骨骼肌和自主神经功能的改变,这些现象称**前庭反应**。包括:姿势反射、自主神经反应和眼震颤。

### (一)姿势反射

当进行直线变速运动或旋转变速运动时,可刺激椭圆囊斑、球囊斑、壶腹嵴,反射性地改变颈部和四肢肌紧张的强度。运动姿势反射所引起的反射动作,都是和发动这些反射的刺激相对抗的。其意义在于维持机体一定的姿势和保持身体平衡。

**（二）自主神经反应**

当前庭器官受到过强或过久的刺激,常可引起一系列的自主神经系统的功能反应,如恶心、呕吐、眩晕、皮肤苍白、心率加快、血压下降等现象。部分人这种现象特别明显,会出现晕船、晕车和航空病等,这可能是因为其前庭器官的功能过于敏感的缘故。

**（三）眼震颤**

躯体旋转运动引起眼球发生特殊的往返运动,称为**眼震颤**。眼震颤主要是由于半规管受刺激,反射性地引起某些眼外肌的兴奋和一些眼外肌的抑制所致。临床上可通过检查眼震颤以判断前庭器官功能状态。

 **本章小结**

感觉器官由感受器和附属器构成,包括视器、前庭蜗器和皮肤等。视器由眼球和眼副器组成。眼球由眼球壁和眼球内容物构成。眼球壁由外向内依次为纤维膜、血管膜和视网膜。视网膜后部有视神经盘,又称生理盲点,其外侧有黄斑及中央凹,是感光辨色最敏锐的部位。眼球内容物包括房水、晶状体和玻璃体,与角膜共同形成眼的折光装置。视近物时,需通过眼的调节。视网膜上的视锥细胞能感受强光和辨色;视杆细胞能感受弱光。前庭蜗器包括外耳、中耳和内耳。外耳、中耳有收集、传导声波的功能;内耳的螺旋器能感受声波的刺激,是听觉感受器。内耳的椭圆囊斑、球囊斑和壶腹嵴是位觉和运动觉感受器。皮肤包括表皮和真皮,具有保护、感觉、调节体温等重要的功能。

（钟富良）

 **目标测试**

**A1 型题**

1. 关于角膜的叙述,错误的是
   A. 无色透明 　　　　B. 无折光作用 　　　　C. 无血管
   D. 有神经末梢 　　　E. 位于外膜前部

2. 能感受强光的细胞是
   A. 色素上皮细胞 　　B. 节细胞 　　　　　　C. 视锥细胞
   D. 双极细胞 　　　　E. 视杆细胞

3. 眼视近物时,起主要作用的是
   A. 睫状小带拉紧 　　B. 睫状肌收缩 　　　　C. 晶状体具有弹性
   D. 晶状体凸度变大 　E. 瞳孔括约肌收缩

4. 下列结构中,曲度可调节的是
   A. 角膜 　　　　　　B. 房水 　　　　　　　C. 玻璃体
   D. 晶状体 　　　　　E. 视网膜

5. 关于房水的描述,错误的是
   A. 具有屈光作用 　　　　　　　　B. 由眼后房经瞳孔到眼前房
   C. 可营养角膜和晶状体并维持眼压 　D. 经虹膜角膜角渗入巩膜静脉窦

E. 由脉络膜产生

6. 维生素 A 长期缺乏可导致

    A. 近视　　　　B. 色盲　　　　C. 夜盲症　　　　D. 色弱　　　　E. 远视

7. 构成鼓室外侧壁的结构是

    A. 迷路　　　　B. 鼓膜　　　　C. 鼓室盖　　　　D. 乳突　　　　E. 颈内静脉

8. 皮肤表皮中具有较强分裂增殖能力的是

    A. 角质层　　　　B. 棘层　　　　C. 基底层　　　　D. 透明层　　　　E. 颗粒层

## B1 型选择题

题 9～12 共用备选答案

    A. 巩膜　　　　B. 脉络膜　　　　C. 虹膜　　　　D. 视网膜　　　　E. 晶状体

9. 属于眼球纤维膜的是

10. 位于眼球中膜前部的是

11. 位于眼球壁最内层的是

12. 属于眼球内容物的是

题 13～16 共用备选答案

    A. 视神经盘　　　　B. 房水　　　　C. 睫状体　　　　D. 中央凹　　　　E. 巩膜静脉窦

13. 眼的生理盲点位于

14. 参与视物调节的是

15. 感光辨色最敏锐的部位是

16. 房水入血的部位是

题 17～20 共用备选答案

    A. 咽鼓管　　　　B. 螺旋器　　　　C. 球囊斑　　　　D. 光锥　　　　E. 壶腹嵴

17. 保持鼓膜内、外气压平衡的是

18. 属于听觉感受器的是

19. 能感受旋转变速运动刺激的是

20. 能感受直线变速运动刺激的是

# 第十四章 内分泌系统

**学习目标**

1. 掌握内分泌的组成,激素的概念和分类;甲状腺位置、形态、分泌的激素和生理作用;胰岛分泌激素和生理作用。
2. 熟悉肾上腺位置、分泌激素和功能;垂体分泌的激素和生理作用。
3. 了解内分泌腺的组织结构;下丘脑位置、分泌的激素和功能;激素作用的方式和作用的一般特性。

**案例**

患者徐某某,男,52岁,因多尿多饮3月余,消瘦2月入院。3月前无明显诱因下出现口渴,每天饮水约3500ml,并有多尿,每天尿量约3000ml,2月前开始渐渐消瘦,至今体重减少约10斤。患者起病以来,精神体力欠佳,食欲睡眠差,大便尚可,无发热、呕吐、腹泻等。昨天来我院门诊就诊,查尿糖3+。空腹血糖18.84mmol/L。诊断:糖尿病。

请问:1. 什么原因导致患者血糖升高?

2. 你能利用内分泌系统知识解释及给出康复的相关建议吗?

## 第一节 概 述

**内分泌系统**由内分泌腺、内分泌组织和内分泌细胞构成。内分泌系统分泌物为激素,直接进入周围的血管或淋巴管中,通过血液循环输送到全身,对人体其他细胞(靶细胞)进行调节,进而调节机体的新陈代谢、生长发育以及其他功能活动。

### 一、内分泌腺和内分泌组织

内分泌腺是由内分泌细胞集中而组成的结构上独立的器官,如垂体、甲状腺、甲状旁腺、肾上腺、胸腺、松果体等(图14-1)。内分泌腺组织结构具有以下一些特点:腺细胞排成索状、团块状或者是囊泡状;无导管结构,分泌物直接进入血液;腺组织内有丰富的毛细血管和毛细淋巴管。有些内分泌组织分散于其他器官内,如胰腺内的胰岛、睾丸内的间质细胞、卵巢内的卵泡和黄体等。还有一些内分泌细胞,单个分散在其他的组织或器官内,如中枢、胃肠

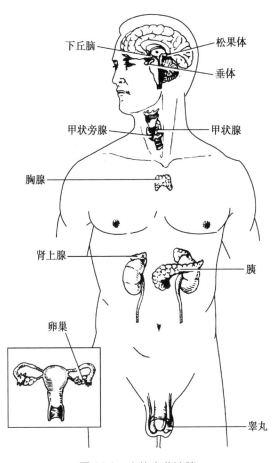

图 14-1 人体内分泌腺

道黏膜、心、肺、肾等处均有内分泌细胞分布。散在的内分泌细胞总数远远超过任何一个独立的内分泌器官。

## 二、激素

激素对人体进行着体液调节,与神经调节相辅相成,共同调节人体的功能活动。

### (一)激素概念及其分类

**激素**是由内分泌腺或散在的内分泌细胞分泌的高效能生物活性物质,它通过调节各种组织细胞的代谢来影响人体的生理功能。激素的种类繁多,根据激素的化学结构不同,可将激素分为 4 类。

1. 含氮激素 主要包括肽类激素(下丘脑调节性多肽、神经垂体激素、降钙素和胃肠道激素等);胺类激素(肾上腺髓质激素和甲状腺激素等);蛋白质激素(胰岛分泌的激素、甲状旁腺激素和腺垂体分泌的激素等)。

2. 类固醇激素 由性腺分泌的性腺激素和肾上腺皮质分泌的糖皮质激素和盐皮质激素等。

3. 固醇类激素 包括维生素 $D_3$(胆钙化醇)、25-羟维生素 $D_3$(25-羟胆钙化醇)和 1,25-二羟维生素 $D_3$(1,25-二羟胆钙化醇)。

4. 脂肪酸衍生物 如前列腺素。

### （二）激素的作用方式

1. 远距离分泌　大多数的激素通过血液被运送到远距离的靶器官或靶细胞而发挥调节作用,这种方式称为**远距离分泌**。如肾上腺髓质释放的肾上腺素和去甲肾上腺素经血液对心脏和血管的作用。

2. 旁分泌　某些激素不经过血液运输,而经组织间液扩散到邻近细胞发挥作用的,这种方式称为**旁分泌**。如胃底和胃窦黏膜的 D 细胞释放的生长抑素对胃酸分泌的抑制作用。

3. 自分泌　有些内分泌细胞分泌的激素在局部扩散又返回作用于该细胞自身而发挥反馈作用,这种方式称为**自分泌**。

4. 神经分泌　某些神经细胞既能产生和传导神经冲动,又能合成和释放激素,并调节靶细胞的功能,这种方式称为**神经分泌**,如下丘脑的一些神经元具有双重功能,所以称为**神经内分泌细胞**。

### （三）激素作用的一般特性

激素的种类很多,激素在对人体功能发挥调节作用的过程中,具有以下一些一般特性。

1. 激素作用的特异性　激素虽然被血液运送到全身各部位,但是它们只选择性地作用于相应的靶细胞、靶组织和靶器官,这种选择性作用称为**激素作用的特异性**。

2. 信息传递作用　激素由内分泌细胞分泌后,到达相应的靶细胞,对靶细胞的影响往往只起着"信使"的作用。完成信息传递后,激素即被分解失活。

3. 高效能生物放大作用　激素虽然在血液中的浓度很低,一般在纳摩尔(nmol/L),甚至在皮摩尔(pmol/L)数量级,但发挥的作用十分显著。激素的分泌水平发生微小变动,就会引起机体的生理功能发生明显的变化。因此,激素水平的稳定,是保持机体生理功能稳态的重要因素。

4. 激素间的相互作用　激素在发挥作用时,常相互影响,激素之间存在着协同、拮抗或允许作用。如生长激素和糖皮质激素,均可升高血糖,两者之间有协同作用。甲状旁腺素和降钙素,前者升高血钙,而后者则降低血钙,二者之间存在拮抗作用。另外,有的激素可使另一种激素的生物效应明显增强,这一现象称为**激素的允许作用**。如糖皮质激素对心肌和血管平滑肌无收缩作用,但可以加强儿茶酚胺收缩心肌和血管平滑肌的作用。

# 第二节　下丘脑与垂体

下丘脑与垂体在结构和功能上有着密切的联系,通常将它们看成是一个功能单位,称为**下丘脑-垂体功能单位**。下丘脑-垂体功能单位包括下丘脑-腺垂体功能系统和下丘脑-神经垂体功能系统 2 部分。

## 一、下丘脑和垂体的结构

### （一）垂体的位置和结构

**垂体**位于颅中窝蝶骨体上的垂体窝内,上端借漏斗与下丘脑相连,前上方与视交叉相邻,呈椭圆形,色灰红,表面有一薄层被膜。分为位于前部的腺垂体和位于后部的神经垂体 2 部分,**腺垂体**包括远侧部、结节部和中间部(图 14-2),**神经垂体**由神经部和漏斗部组成。垂体体积很小,重约 0.5g。垂体是人体内最复杂的内分泌腺,对人体的生命活动十分重要。

腺垂体约占垂体体积的 75%,由腺上皮构成,细胞排列成索状或团状,细胞索之间有丰

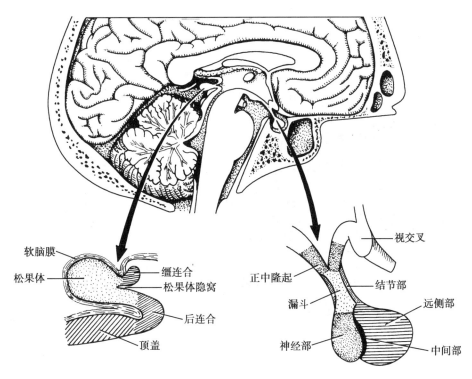

图 14-2  垂体

富的窦状毛细血管。根据 HE 染色性质不同分为嗜酸性细胞、嗜碱性细胞和嫌色细胞 3 种（图 14-3）。嗜酸性细胞分泌生长激素、催乳素；嗜碱性细胞分泌促甲状腺素、促肾上腺皮质激素和促性腺激素；嫌色细胞功能不详。

垂体血液供应来自垂体上动脉和垂体下动脉。上动脉来自基底动脉环，下动脉来自颈内动脉。上动脉进入垂体后，形成两级毛细血管网，构成**垂体门脉系统**（图 14-4）。

**（二）下丘脑的位置和结构**

**下丘脑**位于丘脑的前下方，紧贴颅底中部，前以视交叉为界，下借漏斗与垂体相连。下丘脑内有两组重要的神经内分泌细胞：一组是**视上核**和**室旁核**，其神经纤维下行至神经垂体，构成下丘脑-垂体束，其合成的血管升压素和催产素沿下丘

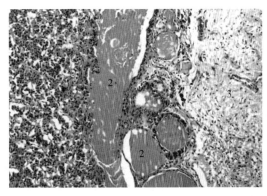

图 14-3  腺垂体的组织结构
1. 远侧部  2. 中间部滤泡  3. 神经部

脑-垂体束运输至神经垂体贮存，构成下丘脑-神经垂体系统；另一组集中在下丘脑内侧基底部，为"促垂体区"，其分泌的下丘脑调节肽，经垂体门脉系统运送到腺垂体，调节腺垂体功能，形成下丘脑-腺垂体系统（图 14-5）。

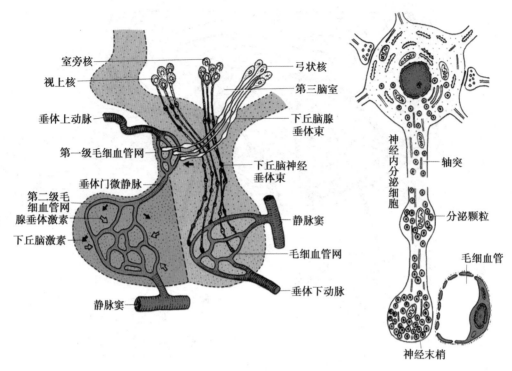

图 14-4　垂体门脉系统

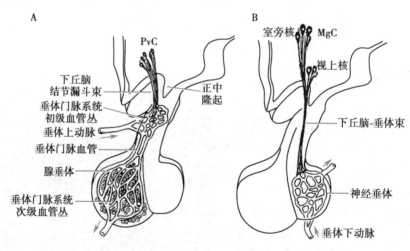

图 14-5　下丘脑与垂体的联系

## 二、下丘脑-腺垂体功能系统

### （一）下丘脑调节肽

下丘脑促垂体区肽能神经元分泌的肽类激素，其主要作用是调节腺垂体的活动，称为**下丘脑调节肽**，目前已知的有 9 种。现将下丘脑调节肽的化学性质与主要作用列于表 14-1。

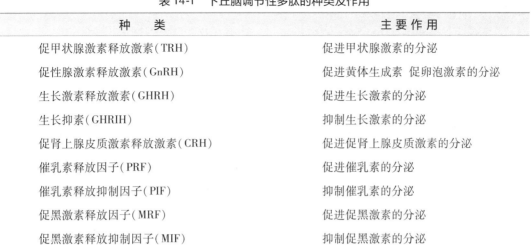

表 14-1　下丘脑调节性多肽的种类及作用

| 种　类 | 主　要　作　用 |
| --- | --- |
| 促甲状腺激素释放激素(TRH) | 促进甲状腺激素的分泌 |
| 促性腺激素释放激素(GnRH) | 促进黄体生成素 促卵泡激素的分泌 |
| 生长激素释放激素(GHRH) | 促进生长激素的分泌 |
| 生长抑素(GHRIH) | 抑制生长激素的分泌 |
| 促肾上腺皮质激素释放激素(CRH) | 促进肾上腺皮质激素的分泌 |
| 催乳素释放因子(PRF) | 促进催乳素的分泌 |
| 催乳素释放抑制因子(PIF) | 抑制催乳素的分泌 |
| 促黑激素释放因子(MRF) | 促进促黑激素的分泌 |
| 促黑激素释放抑制因子(MIF) | 抑制促黑激素的分泌 |

**（二）腺垂体的激素及其生理作用**

**腺垂体**是人体重要的内分泌腺。它可合成和分泌七种激素:生长激素(GH)、催乳素(PRL)、促黑激素(MSH)、促甲状腺激素(TSH)、促肾上腺皮质激素(ACTH)、卵泡刺激素(FSH)和黄体生成素(LH)。其中 TSH、ACTH、FSH、LH 通过调节各自的靶腺来发挥作用,所以又称为**促激素**,它们的生理作用将在后面章节中介绍。本节仅介绍生长激素、催乳素和促黑素细胞激素的生理作用。

1. 生长激素的生理作用

（1）促进机体生长发育:机体生长发育受多种激素调节,生长激素起到关键的作用。它能促进骨骼、肌肉及内脏器官的生长,但对神经系统发育无作用。在幼年时生长激素分泌不足,可引起生长发育迟缓,身材矮小,但智力正常,称**侏儒症**;若分泌过多,可引起长骨过度生长,身材高大,称**巨人症**;当成人分泌过多时,可出现手足粗大、鼻高唇厚、下颌突出,肝、肾等内脏器官也增大,称**肢端肥大症**。

（2）促进代谢:生长激素有促进蛋白质合成、加速脂肪分解、升高血糖的作用。生长激素分泌过多时,可产生垂体性糖尿病。生长激素的分泌除受下丘脑的调节外,还受性别、睡眠等因素影响。

2. 催乳素的生理作用　以女性分泌较多,尤其是在妊娠期和授乳期。催乳素作用广泛,主要生理作用有:

（1）对乳腺的作用:促进乳腺的发育生长,引起和维持分娩后泌乳。

（2）对卵巢的作用:刺激黄体分泌孕激素,促进排卵和黄体生长。

（3）参与机体的应激反应:机体在应激状态下,血中的催乳素浓度有明显升高,常与促肾上腺皮质激素、生长激素的浓度升高同时出现。

催乳素的分泌除受下丘脑调节外,婴儿吸吮乳头时,可反射性促进催乳素的大量分泌。

3. 促黑素细胞激素的生理作用　促黑素细胞激素的主要作用是刺激黑色素细胞内的酪氨酸转化为黑色素,使皮肤和毛发的颜色加深。人类的黑色素细胞主要分布在皮肤、毛发、虹膜、视网膜的色素层和软脑膜。

促黑素细胞激素分泌除受下丘脑调节外,还受糖皮质激素的反馈调节,当糖皮质激素分泌减少时(肾上腺皮质功能减退),可致促黑素细胞激素的分泌增加,使皮肤颜色加深。

### 三、下丘脑-神经垂体系统

神经垂体没有腺细胞,不能合成激素,仅起贮存与释放由下丘脑视上核和室旁核所分泌激素的作用。视上核的神经内分泌细胞分泌**血管升压素**,又称**抗利尿激素**,室旁核分泌**催产素**。

1. 血管升压素的生理作用

(1) 抗利尿作用:在生理情况下,血液中的血管升压素的浓度很低,主要起到抗利尿作用。

(2) 缩血管作用:但在一些特殊情况下,如大出血,循环血容量明显减少时,血管升压素浓度显著增高,这是缩血管作用明显,有利于维持动脉血压。

2. 催产素的生理作用

(1) 对子宫作用:促进子宫平滑肌收缩。雌激素可提高子宫对其敏感性,而孕激素则降低其敏感性。

(2) 对乳腺的作用:促进乳汁排出的主要激素。当婴儿吸吮母亲乳头时,婴儿吸吮乳头的感觉信息经传入神经到达下丘脑,反射性刺激催产素释放入血,引起排乳,称为**射乳反射**。

## 第三节 甲 状 腺

### 一、甲状腺的位置与结构

**甲状腺**呈"H"形,分左、右两侧叶和中间的甲状腺峡,有的在峡上缘向上延伸一个锥状叶(图 14-6)。左、右叶贴于喉下部和气管上部的两侧,上端可达甲状软骨中部,下端可达第 6 气

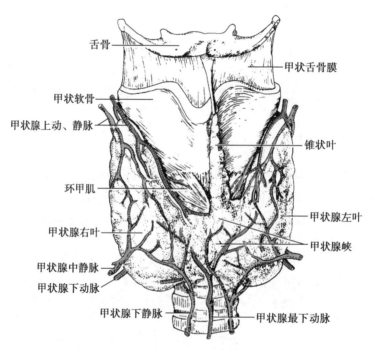

图 14-6 甲状腺(前面观)

管软骨环高度。峡部连接左、右两叶,位于第 2 ~ 4 气管软骨的前面。临床急救进行气管切开术时,应尽量避开峡部。

甲状腺表面包有薄层结缔组织被膜,从被膜发出小梁伴随血管伸入实质,甲状腺实质被分成不完全的小叶,每个小叶内含有 20 ~ 40 个滤泡,滤泡是由滤泡上皮细胞围成的囊泡状结构(图 14-7)。滤泡上皮细胞是甲状腺激素合成与释放的部位,滤泡腔是激素的贮存库,其内充满胶质,胶质是滤泡上皮细胞的分泌物,主要成分是甲状腺球蛋白。在甲状腺滤泡之间和滤泡上皮细胞之间有**滤泡旁细胞**,又称 **C 细胞**,其分泌降钙素,功能是调节钙、磷代谢。

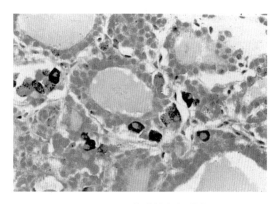

图 14-7 甲状腺的组织结构

## 二、甲状腺激素

### (一)甲状腺激素的合成、释放、转化

甲状腺激素由甲状腺滤泡上皮细胞合成,合成过程包括:甲状腺腺泡对碘的摄取,$I^-$ 的活化,甲状腺球蛋白上酪氨酸碘化等环节。碘是合成甲状腺激素的原料。合成的甲状腺激素有两种形式:四碘甲腺原氨酸($T_4$)和三碘甲腺原氨酸($T_3$)。已合成的 $T_3$、$T_4$ 贮存在甲状腺腺泡腔中。当机体需要时,$T_3$、$T_4$ 释放入血后,释放的甲状腺激素中 $T_4$ 约占总量的 90%。$T_3$ 虽然较少,其活性是 $T_4$ 的 5 倍。80% 的 $T_4$ 在外周组织脱碘酶的作用下转化为 $T_3$。

### (二)甲状腺激素的生理作用

甲状腺激素的生理作用广泛、迟缓且持久。其主要作用是促进人体代谢和生长发育。

1. 对代谢的作用

(1)对能量代谢的调节:甲状腺激素可提高绝大多数组织细胞的能量代谢水平,增加组织的耗氧量和产热量。临床上甲状腺功能亢进时,患者因产热过多而表现为怕热多汗;甲状腺功能低下时则相反,因产热不足而怕冷。

(2)对物质代谢的调节:甲状腺素对蛋白质、糖和脂肪代谢均有调节作用。①蛋白质代谢:甲状腺素量的多少对蛋白质代谢有不同影响。生理剂量的甲状腺激素可促进蛋白质的合成。大剂量的甲状腺激素则使蛋白质分解加速,故临床上甲亢病人可出现明显消瘦。②糖代谢:甲状腺激素可促进肠道对糖的吸收,增强糖原分解和异生,使血糖升高。③脂类代谢:甲状腺激素可促进脂肪酸氧化。甲状腺激素既可促进胆固醇的合成,又可通过肝脏降解胆固醇,但后者作用较强。故甲亢患者血中胆固醇含量常低于正常。

2. 对生长发育的作用　甲状腺激素是维持正常生长发育不可缺少的激素,对婴儿脑和骨骼的发育尤为重要。在儿童生长发育过程中,甲状腺激素和生长激素有协同作用,如缺少甲状腺激素,则可影响生长激素的作用。甲状腺功能低下的婴幼儿,不仅身材矮小,而且智力低下,称为**呆小症**(克汀病)。

3. 其他作用　甲状腺激素除了影响中枢神经系统的发育,还能提高中枢神经系统的兴奋性。甲亢患者常表现为情绪易激动,兴奋失眠,可出现手指震颤等。甲状腺激素可使心率增快,心肌收缩力增强,心排出量增加。甲状腺功能亢进的患者由于长期心脏做功显著增大,导致心肌肥大,而易引起充血性心力衰竭。

知识窗

### 地方性呆小症

地方性呆小症,又称克汀病,发生于缺碘的地区,多见于山区和远离海洋的地区。如我国西南,西北,华北等地。由于这些地方食物和饮水中碘长期供给不足,缺碘引起甲状腺激素合成和释放减少,影响幼儿骨骼器官及神经系统的发育,导致身材矮小、智力低下的呆小症。特别是母亲缺碘,供给胎儿的碘不足,势必使胎儿期甲状腺素合成不足,严重影响胎儿大脑的发育。在甲状腺肿流行地区,现普遍推广应用加碘的食盐来作为预防。孕妇在妊娠期的最后 3~4 个月,需每日加服碘化钾 20~30 毫克,并多吃含碘丰富的食物,如紫菜、海带、海蜇等。补充碘剂后,呆小症的患病率显著下降。

### (三)甲状腺激素的分泌调节

人体外周腺体分泌激素受下丘脑-腺垂体的调节,同时外周腺体分泌激素又反馈调节下丘脑-腺垂体的分泌活动,这是内分泌活动调节的主要方式,形成 3 个重要的调节轴,分别是:下丘脑-腺垂体-甲状腺轴,下丘脑-腺垂体-肾上腺皮质轴,下丘脑-腺垂体-性腺轴。甲状腺激素的分泌除主要受下丘脑-腺垂体-甲状腺轴调节外,甲状腺还存在自身调节和受自主神经的调节。

1. 下丘脑-腺垂体-甲状腺轴　下丘脑释放的 TRH 能促进腺垂体分泌 TSH,TSH 又能刺激甲状腺腺体增生和甲状腺激素($T_3$、$T_4$)的合成和释放。血中甲状腺激素的高低,对腺垂体 TSH 的分泌又具有反馈调节作用。当血中 $T_3$、$T_4$ 水平增高时,可反馈性抑制 TSH 的分泌,使 $T_3$、$T_4$ 的合成与释放减少;血中 $T_3$、$T_4$ 水平降低时,对 TSH 分泌的抑制作用则减弱,TSH 分泌增多,使 $T_3$、$T_4$ 的合成与释放增多,从而维持血中 $T_3$、$T_4$ 含量的相对稳定(图14-8)。当食物中的碘含量不足时,常引起甲状腺腺泡的过度增生,而发生单纯性甲状腺肿,发生的原因是由于甲状腺合成和分泌甲状腺激素的量

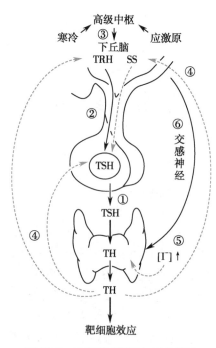

图 14-8　下丘脑-腺垂体-甲状腺轴

减少,使其对腺垂体的负反馈效应减弱,导致 TSH 分泌量过多,引起甲状腺腺泡过度增生和肥大。

2. 甲状腺的自身调节　甲状腺可根据机体含碘量的多少,调整自身摄取碘的能力,称为**甲状腺的自身调节**。当食物供碘过多时,甲状腺摄碘则减少,使甲状腺激素的合成不致过多;当碘供应不足时,甲状腺摄碘能力增强,甲状腺激素的合成增加,以满足机体之需。

3. 自主神经对甲状腺的调节　甲状腺受自主神经的支配,当机体发生应激时,交感神经兴奋可促进甲状腺激素的合成和释放,提高机体的应激能力。

# 第四节 甲状旁腺

## 一、甲状旁腺位置与结构

甲状旁腺呈扁椭圆形、似绿豆大小的腺体,位于甲状腺侧叶的后面,一般有上、下两对,有时甲状旁腺可埋入甲状腺组织内(图14-9)。腺体表面有一薄层结缔组织被膜,实质内的腺细胞排列成索状或团块状,其间有丰富的毛细血管。腺细胞分主细胞和嗜酸性细胞两种(图14-10),主细胞分泌**甲状旁腺激素(PTH)**;嗜酸性细胞胞质内含有密集的嗜酸性颗粒,功能目前尚不清楚。

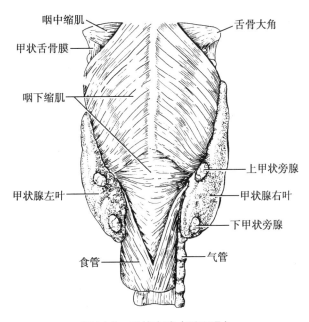

图 14-9 甲状旁腺(后面观)

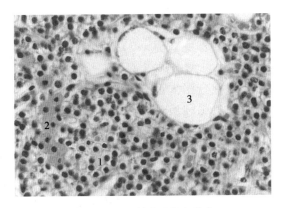

图 14-10 甲状旁腺组织结构
1. 主细胞 2. 嗜酸性细胞 3. 脂肪细胞

## 二、甲状旁腺激素生理作用

甲状旁腺激素主要作用是调节钙、磷代谢,通过作用于骨组织、肾和小肠,使血钙升高,血磷降低。

### (一)对骨组织的作用

骨骼是体内最大的钙库。甲状旁腺激素一方面可提高骨细胞膜对 $Ca^{2+}$ 的通透性,动员骨钙入血;另一方面可增强破骨细胞的活动,加速溶骨活动,钙大量入血,从而使血钙升高。

### (二)对肾脏的作用

抑制近曲小管对磷的重吸收并促进远曲小管对钙的重吸收,使血钙升高,血磷降低。

### (三)对小肠的作用

甲状旁腺激素通过激活 $1\alpha$-羟化酶,促使 $25\text{-}(OH)\text{-}D_3$ 转变为有高度活性的 $1,25\text{-}(OH)_2\text{-}D_3$,促进小肠对钙和磷的吸收,使血钙升高。

甲状旁腺素是体内维持血钙水平相对稳定的主要激素。若甲状腺手术中不慎误将甲状旁腺摘除,将导致严重的低血钙,患者出现手足搐搦,严重者可因呼吸肌痉挛而窒息。

## 三、甲状旁腺激素的分泌调节

甲状旁腺激素的分泌主要受血钙水平的负反馈调节。当血钙浓度轻微下降时,可促进甲状旁腺激素分泌量迅速增加。血磷浓度的升高,也促进甲状旁腺激素的分泌,但是血钙浓度是调节甲状旁腺激素分泌的主要因素。

# 第五节 肾 上 腺

## 一、肾上腺的位置与形态结构

肾上腺位于两侧肾的内上方,腹膜之后,左、右各一,左肾上腺近似半月形,右肾上腺呈三角形(图 14-11)。包在肾筋膜和脂肪囊内。表面包有结缔组织膜,实质包括周围的皮质和中央的髓质两部分,两部分相互独立,分泌不同的激素。肾上腺皮质由外向内可分为**球状带**、**束状带**和**网状带**(图 14-12),球状带细胞分泌盐皮质激素,主要是醛固酮;束状带细胞分泌糖皮质激素,主要是皮质醇,有少量皮质酮;网状带细胞分泌少量糖皮质激素和少量性激素。肾上腺髓质位于肾上腺的中心,其细胞质内含有可被铬盐染色成黄色的嗜铬颗粒,即**嗜铬细胞**,能合成和分泌肾上腺素和去甲肾上腺素。

## 二、肾上腺皮质激素

肾上腺皮质激素有盐皮质激素、糖皮质激素和少量性激素。盐皮质激素和性激素

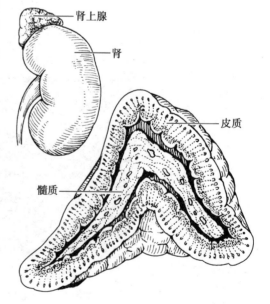

图 14-11 肾上腺

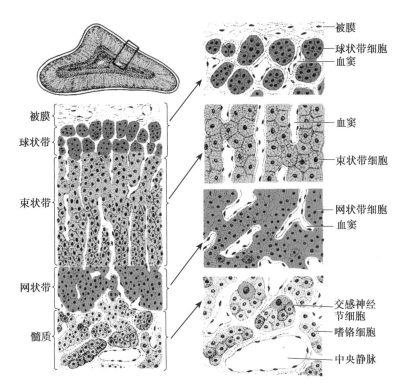

被膜
球状带细胞
血窦

血窦

束状带细胞

网状带细胞
血窦

交感神经
节细胞
嗜铬细胞
中央静脉

被膜
球状带
束状带
网状带
髓质

图 14-12 肾上腺组织结构

的作用在相关章节介绍,这里主要介绍糖皮质激素。

（一）糖皮质激素的生理作用

1. 对物质代谢的调节作用

（1）糖代谢:糖皮质激素能增强糖异生、减少某些外周组织对葡萄糖的利用等,具有升高血糖的作用。若糖皮质激素分泌过多,引起类固醇性糖尿病;相反,肾上腺皮质功能低下时,可出现低血糖。

（2）蛋白质代谢:糖皮质激素可促进肝外组织特别是肌肉的蛋白质分解。糖皮质激素分泌过多或长期使用糖皮质激素时,由于蛋白质分解增强,可出现生长停滞、肌肉消瘦、皮肤变薄、骨质疏松、伤口不易愈合、淋巴组织萎缩等。

（3）脂肪代谢:糖皮质激素促进脂肪的分解,增加脂肪酸在肝内的氧化。当糖皮质激素过多时,可使机体的脂肪重新分布,四肢脂肪组织的减少,而面部和躯干部脂肪增多,出现"向心性肥胖"的特殊体征。

2. 对水盐代谢的作用 糖皮质激素具有较弱的保钠排钾作用。糖皮质激素还可增加肾小球血流量,肾小球滤过率增加,水的排出增多。

3. 对血液系统的作用 能使血液中红细胞、血小板、中性粒细胞数量增加,而使淋巴细胞、嗜酸性粒细胞减少。

4. 对循环系统的作用 糖皮质激素能提高血管平滑肌对儿茶酚胺类物质的敏感性(即激素的允许作用),对维持正常血压有重要意义。

5. 提高应激反应能力 当人体受到有害刺激时,如创伤、失血、感染、中毒、饥饿、缺氧、寒冷、休克等,血中 ACTH 和糖皮质激素浓度急剧增高,引起一系列的适应性反应,增强人体对各种有害刺激的耐受力,称为**应激**。

6. 其他作用 可提高中枢神经系统的兴奋性;糖皮质激素可以促进胃液、胃蛋白酶的分泌,可诱发或加剧溃疡病;使小肠和骨对钙的吸收减少,抑制骨的生成;促进胎儿肺泡的发育及肺泡壁表面活性物质的生成等。

### （二）糖皮质激素的分泌调节

糖皮质激素分泌主要受下丘脑-腺垂体-肾上腺皮质轴的调节（图 14-13）。下丘脑释放的 CRH 可促进腺垂体合成和分泌 ACTH,ACTH 则可促进肾上腺皮质合成与分泌糖皮质激素。而血中糖皮质激素水平对 CRH 和 ACTH 的分泌又有负反馈调节作用。临床上,长期使用糖皮质激素的患者,可反馈性抑制腺垂体 ACTH 的释放,导致肾上腺皮质萎缩。若突然停药,将引起肾上腺皮质功能不全的症状。因此长期用药时,不能骤然停药,应逐渐减量。

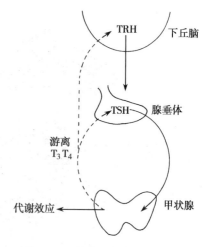

图 14-13 糖皮质激素的分泌调节
虚线表示抑制 实线表示促进

腺垂体分泌的促肾上腺皮质激素具有昼夜的周期性波动,入睡后促肾上腺皮质激素分泌逐渐减少至午夜最低,以后又逐渐增加至清晨起床前进入高峰,白天维持较低水平,入睡前再逐渐减少。

## 三、肾上腺髓质激素

**肾上腺髓质激素**由肾上腺髓质嗜铬细胞合成和分泌,包括肾上腺素（E）和去甲肾上腺素（NE）,两者都属于儿茶酚胺类。其中,肾上腺素占 80%,而去甲肾上腺素只占 20%。

### （一）肾上腺髓质激素的生理作用

肾上腺素和去甲肾上腺素对心血管系统、平滑肌及糖代谢与脂肪代谢均有重要作用,现列表总结如下（表 14-2）。

表 14-2 肾上腺素与去甲肾上腺素的主要生理作用比较表

| | 肾上腺素 | 去甲肾上腺素 |
|---|---|---|
| 心脏 | 心率增快,收缩力增强,心排出量增加 | 离体心脏的心率增快;在体则心率减慢（减压反射的效应） |
| 血管 | 皮肤、胃肠、肾等血管收缩;冠状血管、骨骼肌血管舒张 | 全身血管广泛收缩,总外周阻力显著增加 |
| 血压 | 升高（主要因心排出量增加） | 显著增高（主要因外周阻力增大） |
| 支气管平滑肌 | 舒张 | 舒张作用较弱 |
| 胃肠作用 | 抑制 | 抑制作用较弱 |
| 代谢 | 增加 | 稍增加 |

### （二）肾上腺髓质激素分泌的调节

肾上腺髓质直接受交感神经节前纤维的支配,肾上腺髓质激素分泌主要受交感神经的调节,构成交感神经-肾上腺髓质系统,交感神经兴奋时肾上腺髓质激素分泌增加。当人体遇到紧急情况时,如恐惧、焦虑、剧痛、失血等,这一系统的活动明显增强,肾上腺素和去甲肾上腺素分泌大大增加,动员心血管、呼吸功能产生适应性反应,称为**应急反应**。"应急"与"应激"两者既有区别又有联系,两种反应不同之处在于一个是交感-肾上腺髓质系统引起的,另一个则主要是下丘脑-腺垂体-肾上腺皮质系统引起的,两者相辅相成,共同提高机体抵御有害刺激的能力。

## 第六节 胰 岛

**胰岛**是散在于胰腺外分泌细胞之间的大小不等、形态不规则的内分泌细胞群的总称(图14-14)。有5种功能不同的细胞,分别为:A细胞占胰岛细胞的20%,分泌胰高血糖素;B细胞占75%,分泌胰岛素;D细胞占5%,分泌生长抑素;PP细胞数量极少,分泌胰多肽。本节只介绍胰岛素和胰高血糖素。

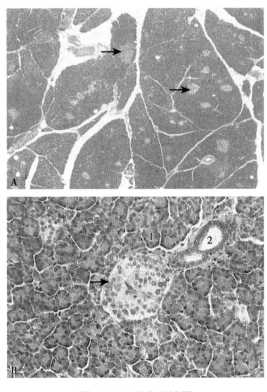

图14-14 胰岛光镜图
A. 低倍;B. 高倍;→胰岛;1. 腺泡;2. 小叶内导管

### 一、胰岛素

胰岛素是由51个氨基酸组成的小分子蛋白质。1965年,我国生物化学家在世界上首先用化学方法合成了具有高度生物活性的胰岛素分子。这为揭示机体生命的本质做出了巨大贡献。

### （一）胰岛素的生理作用

1. 调节糖代谢　胰岛素可加速全身组织,特别是肝、肌肉和脂肪组织摄取和利用葡萄糖,促进肝糖原和肌糖原的合成,抑制糖异生,从而使血糖降低。胰岛素是降低血糖的唯一激素,体内缺乏胰岛素可使血糖显著升高,引起糖尿病。补充胰岛素或刺激胰岛分泌和释放胰岛素等可治疗糖尿病。

2. 调节脂肪代谢　胰岛素可促进脂肪的合成,减少脂肪的分解。胰岛素缺乏时,出现脂肪代谢紊乱,脂肪分解增强产生大量脂肪酸,在肝内氧化生成大量酮体,引起酮症酸中毒,严重时出现昏迷。

3. 调节蛋白质代谢　胰岛素能促进蛋白质的合成,抑制蛋白质的分解。对机体的生长发育有促进作用,单独作用时作用不明显,与生长激素共同作用时,能发挥明显的协同作用。当胰岛素缺乏时,蛋白质的分解增加而合成减少,造成机体的抵抗力降低,伤口长时间不易愈合,易于并发感染。

### （二）胰岛素分泌的调节

1. 血糖浓度的调节　胰岛素的分泌受多种因素的调节,其中血糖浓度水平是调节胰岛素分泌的最主要的因素。当血糖浓度升高时,胰岛素分泌增加,使血糖水平降低;当血糖水平降至正常时,胰岛素分泌也恢复基础水平,从而维持血糖浓度相对稳定。此外,血中氨基酸和脂肪的水平升高,也能刺激胰岛素分泌。

2. 其他激素的调节作用　生长激素、甲状腺激素、皮质醇和一些胃肠激素等都可刺激胰岛素分泌。胰高血糖素、生长抑素则抑制胰岛素分泌。

3. 神经调节　胰岛受迷走神经和交感神经双重支配。迷走神经兴奋可直接促进胰岛素分泌,也可刺激胃肠道激素的分泌而间接促进胰岛素分泌;交感神经兴奋则抑制胰岛素的分泌。

## 二、胰高血糖素

胰高血糖素是由 29 个氨基酸组成的多肽。

### （一）胰高血糖素的生理作用

胰高血糖素是体内促进分解代谢的激素。与胰岛素的作用相反,胰高血糖素具有很强的促进糖原分解和糖异生作用,使血糖明显升高。胰高血糖素还可激活脂肪酶,促进脂肪分解,同时又能加强脂肪酸氧化,使酮体生成增多。对蛋白质也有促进分解和抑制合成的作用。

### （二）胰高血糖素分泌的调节

血糖浓度是最重要的调节因素。血糖浓度降低时,胰高血糖素分泌增加;血糖浓度升高时,其分泌减少。氨基酸可促进胰高血糖素的分泌。

胰岛素可通过降低血糖间接刺激胰高血糖素的分泌,也可直接作用于邻近的 A 细胞,抑制胰高血糖素的分泌。

交感神经兴奋可促进胰高血糖素的分泌,迷走神经兴奋时,可抑制其分泌。

**本章小结**

　　内分泌系统由内分泌腺和散在的内分泌细胞所组成。内分泌系统主要部分为3个分泌轴,下丘脑-腺垂体-甲状腺轴,下丘脑-腺垂体-肾上腺皮质轴,下丘脑-腺垂体-性腺轴。下丘脑-腺垂体-甲状腺轴,调节甲状腺激素分泌,影响人体生长发育、物质和能量的代谢等;下丘脑-腺垂体-肾上腺皮质轴,调节糖皮质激素分泌,影响人体物质代谢、提高人体应激反应能力等;下丘脑-腺垂体-性腺轴,调节雌激素、孕激素和性激素,影响人体的生殖能力。另外还有其他一些激素调节人体的一些活动,如甲状旁腺激素能升高血钙,降低血磷。降钙素降低血钙和血磷。肾上腺髓质激素包括肾上腺素和去甲肾上腺素,也能提高人体的应急反应。胰岛素对维持血糖浓度的相对稳定起重要作用。

(周晓隆)

 **目标测试**

**一、A 型题(单选题)**

1. 不属于腺垂体分泌的激素是
　　A. 生长激素　　　　　B. 促甲状腺激素　　　　C. 催乳素
　　D. 催产素　　　　　　E. 黄体生成素

2. 垂体嗜酸细胞能分泌
　　A. 生长激素、促肾上腺皮质激素　　　B. 生长激素、促甲状腺激素
　　C. 促甲状腺激素、催乳激素　　　　　D. 催乳激素、促性腺激素
　　E. 生长激素、催乳激素

3. 关于甲状腺的叙述,错误的是
　　A. 有两个侧叶,一个峡,偶有一个锥状叶
　　B. 侧叶位于喉和气管的两侧
　　C. 是体内最大的内分泌腺
　　D. 可随吞咽而上下移动
　　E. 峡位于第3~5气管软骨的前方

4. 肾上腺皮质球状带的功能是
　　A. 分泌糖皮质激素　　　B. 分泌盐皮质激素　　　C. 分泌肾上腺素
　　D. 分泌雄激素　　　　　E. 分泌雌激素

5. 对去甲肾上腺素的缩血管作用具有允许作用的激素是
　　A. 甲状腺激素　　　　　B. 甲状旁腺激素　　　　C. 糖皮质激素
　　D. 肾上腺素　　　　　　E. 胰岛素

6. 向心性肥胖是由下列哪种激素分泌增多所致
　　A. 甲状腺激素　　　　　B. 甲状旁腺激素　　　　C. 糖皮质激素
　　D. 肾上腺素　　　　　　E. 胰岛素

7. 能使血糖水平降低的激素是
　　A. 生长激素　　　　　　B. 甲状腺激素　　　　　C. 肾上腺素

D. 糖皮质激素　　　　　　　　E. 胰岛素

## 二、B 型题

题 8～11 共用备选答案

A. 侏儒症　　　　B. 呆小症　　　　C. 糖尿病　　　　D. 肢端肥大症

8. 幼年时甲状腺激素分泌不足可导致

9. 幼年时生长激素分泌不足可导致

10. 成年人生长激素分泌过多可导致

11. 胰岛素分泌不足可导致

题 12～15 共用备选答案

A. 糖皮质激素　　　B. 甲状腺激素　　　C. 胰岛素　　　D. 甲状旁腺激素

12. 降低血糖的唯一激素是

13. 能明显增加产热作用的激素是

14. 能升高血钙的激素是

15. 能提高人体应激反应的激素是

# 第十五章 人体胚胎概要

## 学习目标

1. 掌握受精、卵裂、植入、蜕膜和胎盘的概念。
2. 熟悉受精的地点、植入的部位及蜕膜的分部。
3. 了解三胚层的形成及早期分化；胎儿出生后心血管的变化。

## 案例

　　毛女士，女，27 岁，阴道不规则出血 19 天，伴下腹痛三次入院。体格检查：体温 36.9℃，脉搏 90 次/分，呼吸 20 次/分，血压 94/51mmHg。左下腹压痛+，反跳痛+，移动性浊音-。妇检：阴道少量暗红色血，宫颈重糜，举痛+，子宫前位，压痛，正常大，左侧因腹肌紧张扣及不清，似可及界不清的包块，直径约 4～5cm。后穹隆穿刺：抽出 2ml 不凝血。尿 HCG +，血 β-HCG 2122.3miu/LB。超声：子宫 5.2×5.1×3.8cm，内膜厚约 0.8cm，肌层回声尚匀。诊断：异位妊娠（输卵管妊娠可能性大）
　　请问：1. 受精卵植入的部位在哪里？
　　　　　2. 你能用所学的人体胚胎概要的知识解释此病吗？

　　**人体胚胎学**是研究人体发生、生长及其发育机制的科学，其研究范围涉及生殖细胞的形成、受精、胚胎发育、胚胎与母体的关系和先天畸形等。整个胚胎发育在母体子宫内经历 38 周（约 266）天，此过程分为个两个时期：①**胚期**：从受精到第 8 周末。此期受精卵由单个细胞经过迅速而复杂的增殖、分裂和分化，各器官、系统与外形初具人体雏形。②**胎期**：从第 9 周至出生。胎儿逐渐长大，各器官、系统继续分化发育，部分器官的功能逐渐出现并进一步完善。本章主要介绍人体胚胎的早期发育，具体内容包括生殖细胞的成熟、受精、卵裂和胚泡的形成、植入和胚层的形成及分化和胚体形成，胎盘和胚膜等。

## 第一节 胚 胎 发 生

### 一、生殖细胞的成熟

#### （一）精子的成熟
精子的成熟要经历分裂、生长、成熟和变形 4 个阶段（图 15-1）。从精原细胞到精子的形

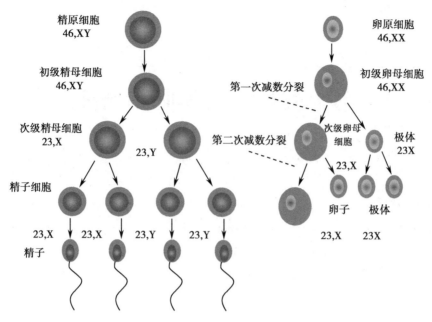

图 15-1　生殖细胞的发生示意图

成约需要 64～75 天,附睾内经 2 周左右继续发育成熟,逐渐获得运动能力。

　　每个初级精母细胞经过两次减数分裂形成 4 个精子,每个精子都具有 23 条染色体,其中两个精子的染色体是 23,X,另两个精子的染色体是 23,Y,X 染色体和 Y 染色体为性染色体。精子从睾丸产生后,在附睾储存并继续发育,但无受精能力。精子进入女性生殖管道后经子宫和输卵管分泌物的作用,才具有受精能力。精子在女性生殖管道内能存活 1～3 天,但受精能力可维持 24 小时(图 15-1)。

### (二)卵子的成熟

　　**卵子**的成熟经历分裂、生长和成熟 3 个阶段(图 15-1)。

　　卵子由卵原细胞生长增大成为初级卵母细胞,经过两次成熟分裂所形成。初级卵母细胞完成第一次成熟分裂时,形成一个大的**次级卵母细胞**和一个小的**第一极体**,它们各有 23 条染色体,即 23,X。第二次成熟分裂后,次级卵母细胞分裂形成一个大而成熟的卵子和一个小的**第二极体**,各有 23 条染色体。第二次成熟分裂要在受精时才能完成,如果卵不受精,次级卵母细胞不能继续发育成熟,并于排卵后 12～24 小时内退化消失。

## 二、受精与卵裂

### (一)受精

　　精子与卵子结合形成受精卵的过程称为**受精**。受精一般发生在排卵后的 12 小时之内,部位多在输卵管壶腹部。

　　1. **受精的过程**　受精时,精子释放顶体酶,溶解放射冠和透明带,打开精子进入卵子的通道,随即精子的胞核和胞质进入卵子。卵子受到精子的激发,迅速完成第二次减数分裂,形成成熟的卵子。此时精子的胞核和卵子的胞核逐渐膨大,分别称雄性原核和雌性原核。两个原核靠近、融合,形成二倍体的受精卵,受精过程完成(图 15-2)。

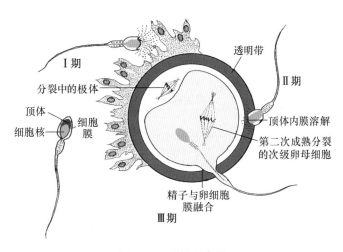

图 15-2　受精示意图

知识窗

### 试 管 婴 儿

　　试管婴儿是指利用体外受精技术产生的婴儿。即卵子和精子在体外人工控制的环境中完成受精过程,然后把早期胚胎移植到女性的子宫中,在子宫中孕育并娩出。1978年 7 月 25 日,世界上第一个试管婴儿路易斯·布朗在英国诞生。1988 年 3 月 10 日,由我国著名妇产科专家张丽珠培育的中国第一例试管婴儿在北京医科大第三医院诞生。试管婴儿技术为千家万户带来了欢乐。

　　**2. 受精的意义**

　　(1) 标志着新生命的开始:受精卵形成后,卵内储备的发育信息从关闭状态诱发为激活状态,受精卵进行快速的分裂分化,形成一个新的个体。

　　(2) 恢复二倍体:受精卵恢复 23 对染色体,既含有双亲的遗传物质,又有不同于亲代的新性状。

　　(3) 决定胚胎的性别:带有 Y 染色体的精子与卵子结合形成的受精卵,将发育成男性胎儿;带有 X 染色体的精子与卵子结合形成的受精卵,将发育成女性胎儿。

　　**(二) 卵裂**

　　受精卵早期的有丝分裂,称为**卵裂**。卵裂形成的子细胞,称为**卵裂球**(图 15-3A ~ C)。随着卵裂的进行,细胞数目迅速增加,胞体越来越小。受精后约 72 小时,为 12 ~ 16 细胞期,此时细胞紧密相贴,形似桑葚,称为**桑葚胚**(图 15-3D),卵裂的同时,由于输卵管平滑肌的节律性收缩,黏膜上皮细胞纤毛的摆动和输卵管腔内液体的流动,使受精卵逐渐向子宫方向移动。受精后 72 小时桑葚胚已经进入子宫腔内(图 15-4)。

　　**(三) 胚泡的形成**

　　桑葚胚细胞继续分裂、增殖,当卵裂球细胞数目超过 100 个左右时,细胞间开始出现小的腔隙,并融合成一个大腔,称**胚泡腔**。此时实心的桑葚胚演变为中空的囊泡,称**胚泡**(图15-4)。胚泡壁为一层扁平细胞,称为**滋养层**。腔内附于滋养层的一团细胞,称**内细胞群**。内细胞群附着的滋养层称**极端滋养层**(图 15-3E、F)。内细胞群主要发育为胎儿,滋养层细

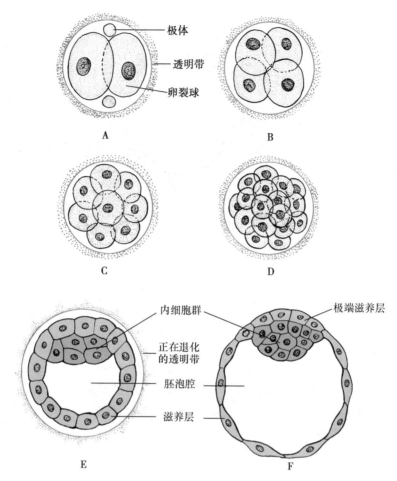

图 15-3　卵裂及胚泡形成模式图

A. 2 细胞期(受精后 30 小时)　B. 4 细胞期(40 小时)　C. 8 细胞期(3 天)
D. 桑葚胚(3.5 天)　E. 早期胚泡(4 天)　F. 晚期胚泡(4.5 天)

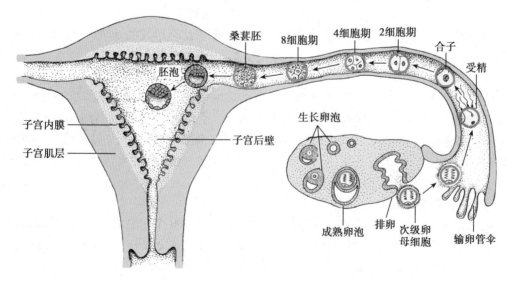

图 15-4　排卵、受精、胚泡形成和植入部位示意图

胞主要发育为胎儿的附属结构。胚泡于受精后第 4 天形成并到达子宫腔。胚泡不断增大,第 4 天末,透明带逐渐变薄、消失。胚泡与子宫内膜接触,开始植入。

### 三、植入与蜕膜

#### (一)植入

胚泡逐渐埋入子宫内膜的过程,称**植入**,又称**着床**。

1. **植入的时间** 植入在受精后 5~6 天开始,第 11~12 天结束。

2. **植入过程** 植入时,极端滋养层首先与子宫内膜接触,并分泌蛋白酶溶解子宫内膜,使其出现缺口,胚泡由此缺口逐渐侵入子宫内膜功能层。当胚泡完全植入后,植入处的子宫内膜上皮分裂增殖修复缺口,植入完成(图 15-5)。

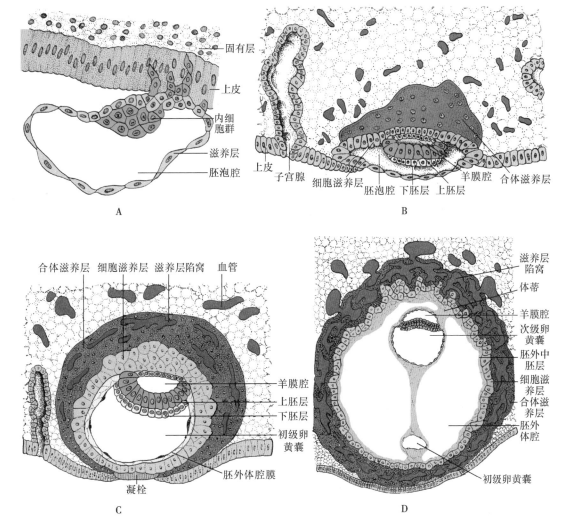

图 15-5　植入过程模式图

A. 7 天人胚,胚泡开始与子宫上皮接触　B. 7.5 天人胚,胚泡已部分植入子宫内膜中　C. 9 天人胚,胚泡已经植入子宫内膜　D. 13 天人胚,胚泡已全部植入子宫内膜

3. **植入的部位** 胚泡植入部位通常在子宫的体部和底部,最多见于后壁。植入的部位是胎盘发生的部位。若胚泡植入在子宫颈附近则会形成**前置胎盘**,在分娩时会阻塞产道或出现胎盘早剥而引起大出血。若植入子宫以外部位,称**异位妊娠或宫外孕**。常见于输卵管。

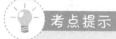

考点提示

植入的部位

（二）蜕膜

胚泡植入后的子宫内膜,称**蜕膜**,分娩时蜕膜脱落。

根据蜕膜与胚的关系,将蜕膜分 3 个部分:①**基蜕膜**,位于胚深部,为胚与子宫肌层之间的蜕膜,参与胎盘的形成;②**包蜕膜**,为覆盖在胚泡表面的蜕膜;③**壁蜕膜**,其余部分的蜕膜。（图 15-13）随着胚的生长发育,包蜕膜与壁蜕膜逐渐融合,子宫腔消失。

考点提示

蜕膜的分部

## 四、三胚层的形成与分化

### （一）三胚层的形成

1. **内胚层和外胚层的形成** 第 2 周初,内细胞群细胞分化增殖为两层细胞,朝向胚泡腔一侧立方形细胞,称**内胚层（下胚层）**。邻近极端滋养层的一层柱状细胞,称**外胚层（上胚层）**（图 15-5）。内胚层与外胚层的细胞紧密相贴形成一个圆盘状结构,称**胚盘**,又称**二胚层胚盘**（图 15-6）。胚盘的外胚层一侧为背侧,内胚层一侧为腹侧,胚盘是人体发生的原基。

在二胚层胚盘形成的同时,外胚层细胞之间出现一个充满液体的小腔并逐渐扩大,称**羊膜腔**,腔内充满**羊水**。羊膜腔背侧的一层外胚层细胞形成**羊膜**。羊膜包绕羊膜腔形成的囊,叫**羊膜囊**。内胚层腹侧细胞围成的囊,称**卵黄囊**（图 15-5）。

2. **中胚层的形成** 第 3 周初,外胚层的细胞迅速增生,向胚盘中轴线的一端迁移,形成一条细胞增厚区,称**原条**。其前方为头端,略膨大,称**原结**（图 15-6）。

原条细胞向内外胚层之间呈翼状扩展迁移,形成一个新的细胞层,称**胚内中胚层**,即**中胚层**（图 15-7）。第 3 周末,三胚层胚盘已形成,胚盘呈椭圆形,头端大,尾端小。

原结细胞在内、外胚层之间向胚盘头端延伸,形成一条细胞索,称为**脊索**（图 15-8）。它在人胚早期起到一定支持作用,以后逐渐退化,形成椎间盘的髓核。

3. **滋养层与胚外中胚层** 胚胎第 2 周,在内外胚层形成的同时,滋养层细胞逐渐分化成内外两层,外层细胞界限消失称**合体滋养层**,内层细胞界限清楚称**细胞滋养层**（图 15-5）。细胞滋养层有较强的分裂增殖能力,不断产生新的细胞加入合体滋养层。

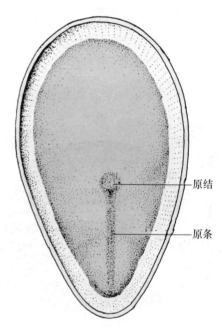

原结

原条

图 15-6 第 2 周末胚盘背面观

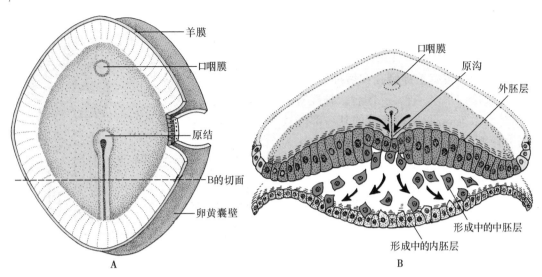

图 15-7　第 16 天人胚，三胚层胚盘的形成

A. 胚盘背面观　B. 通过原沟的横切面

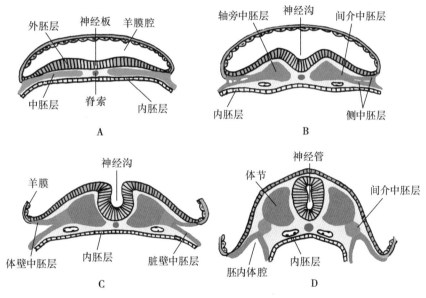

图 15-8　中胚层的早期分化及神经管的形成

A. 17 天　B. 19 天　C. 20 天　D. 21 天

在卵黄囊和羊膜腔形成的同时，在细胞滋养层与羊膜囊、卵黄囊之间出现**胚外中胚层**，第 2 周末，在胚外中胚层内开始出现**胚外体腔**。随着胚外体腔的扩大，仅有少部分胚外中胚层连于胚盘尾端与滋养层之间，该部分称**体蒂**(图 15-5)，体蒂将发育成脐带的主要部分。

（二）三胚层的分化

在胚胎发育过程中，结构与功能相同的细胞，分裂增殖，形成结构功能不同的细胞，称**分化**。三胚层的细胞经过分化、增殖形成人体的各种细胞、组织及器官。

**1. 外胚层的早期分化**　在脊索的诱导下，沿着脊索背侧的外胚层细胞形成一增厚的细胞板，称**神经板**(图 15-8)。神经板是神经系统发生的原基。神经板沿胚体长轴生长并下陷形成**神经沟**。神经沟两侧的边缘隆起,称**神经褶**。第3周末,神经沟加深,两侧的神经褶愈合成**神经管**(图15-8、15-9)。神经管的头端和尾端分别留有**前神经孔**和**后神经孔**(图15-9)。约第4周末,神经孔闭合。神经管是中枢神经系统的原基;神经管的其余部分较细,为脊髓的原基;神经管的管腔将分化为脑室和中央管;神经管还发育形成松果体、神经垂体和视网膜等。

在神经管形成的同时,其背外侧的神经褶细胞形成两条纵行的细胞索,称**神经嵴**(图15-8)。神经嵴将分化形成脑神经节、脊神经节、自主神经节和周围神经等。

外胚层的其他细胞主要分化为肾上腺髓质、皮肤的表皮及其附属器。

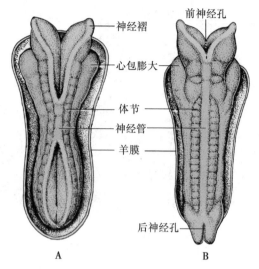

图15-9 神经管的形成

A. 约22天 B. 约23天

2. **中胚层的早期分化** 第3周初,靠近脊索两侧的中胚层细胞逐渐增生,形成两条增厚的细胞带,称**轴旁中胚层**;最外侧的薄层细胞,称**侧中胚层**;二者之间的部分,称**间介中胚层**(图15-8)。

(1)**轴旁中胚层**:轴旁中胚层的细胞迅速增殖,随即横裂为块状细胞团,即**体节**(图15-8、15-9)。体节附近的细胞又分为**生骨节**、**生皮节**和**生肌节**。分别分化为软骨、骨组织、脊柱、真皮、皮下组织和骨骼肌。

(2)**间介中胚层**:分化为泌尿生殖系统的主要器官。头端发育为前肾,随即退化。其余部分呈索状增生形成**生肾索**,生肾索分化为外侧的**中肾嵴**和内侧的**生殖腺嵴**,中肾嵴发育为**中肾**,尾端的间介中胚层发育为**后肾**,中肾大部分退化,后肾保留为永久肾。生殖腺嵴演化为生殖腺等器官(图15-8、15-10)。

(3)**侧中胚层**:又称侧板中胚层,初为单一薄层状,很快分为背、腹两层,两层之间有一大的腔隙,称为**胚内体腔**(图15-8、15-11)。背层与外胚层相贴,称**体壁中胚层**;腹层与内胚

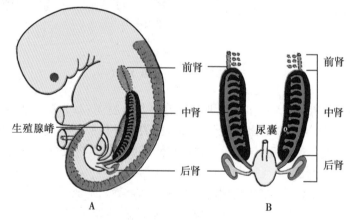

图15-10 间介中胚层的分化

A. 侧面观 B. 腹面观

层相贴,称**脏壁中胚层**。胚内体腔依次分隔为心包腔、胸膜腔和腹膜腔。侧中胚层将分化为骨骼、肌组织、结缔组织及心血管系统。

3. **内胚层的早期分化** 胚体形成的同时,内胚层逐渐卷折成管状,称**原始消化管**,又称**原肠**。其头端有口咽膜封闭,末端的腹侧有泄殖腔膜封闭(图 15-11)。

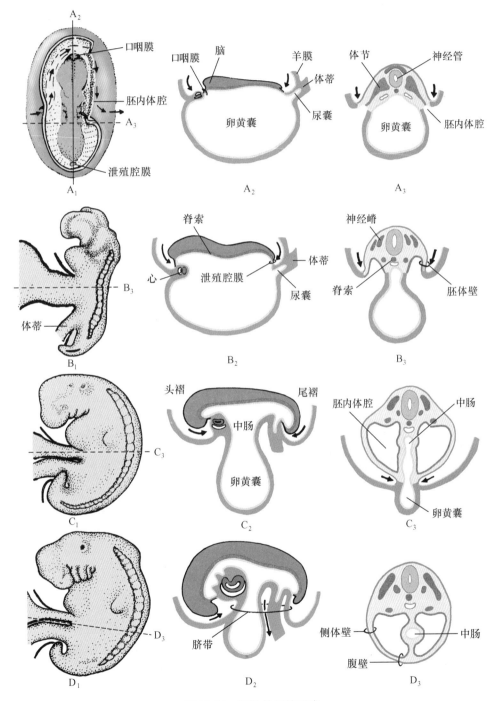

图 15-11 胚体外形的形成

A₁. 约 20 天人胚背面观    B₁. 约 23 天人胚侧面观    C₁. 约 26 天人胚侧面观    D₁. 约 28 天人胚侧面观

第3周末,口咽膜破裂;第8周末,泄殖腔膜背侧的肛膜破裂。原肠的头、尾端均开口于羊膜腔。原肠主要发育为消化管、消化腺、呼吸道、肺和膀胱等器官的上皮与腺体。

## 第二节　胎膜与胎盘

胎膜与胎盘是胚胎发育过程中的一些附属结构,对胚胎起保护、营养、呼吸、排泄和内分泌作用。胎儿娩出后,胎膜与胎盘一并排出,总称**胞衣**。

### 一、胎膜

**胎膜**包括绒毛膜、羊膜、卵黄囊、尿囊和脐带(图15-12)。

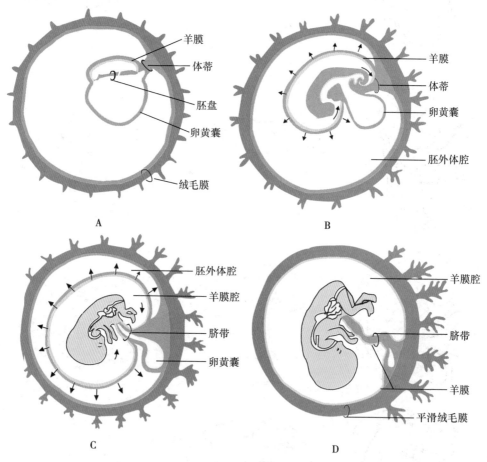

图15-12　胎膜的演变
A. 3周　B. 4周　C. 10周　D. 20周

1. **绒毛膜**　由滋养层和胚外中胚层发育而成。胚胎第2周,滋养层的细胞向周围生长,形成许多细小的突起,称为**绒毛**。胚外中胚层进入绒毛的中轴部,形成血管,血管内含胎儿的血液。绒毛伸入蜕膜内并使绒毛膜和蜕膜牢固连接。

胚胎发育早期,绒毛膜的表面都有绒毛。第8周后,与包蜕膜相邻的绒毛因营养不良而逐渐退化消失,称**平滑绒毛膜**,平滑绒毛膜和包蜕膜逐渐与壁蜕膜融合,参与胞衣的构成;与基蜕膜相邻的绒毛因营养过剩而生长旺盛,称**丛密绒毛膜**,丛密绒毛膜和基蜕膜共同构成胎盘(图 15-12、15-13)。

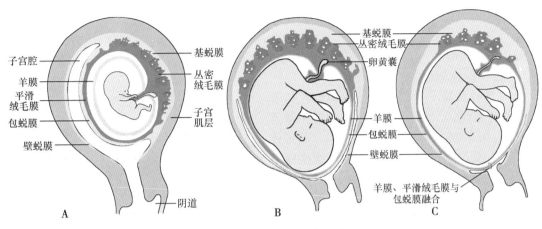

图 15-13　胎膜、蜕膜与胎盘

绒毛膜的主要功能是从母体的子宫吸收营养物质,供给胚胎生长发育,并排出胚胎的代谢产物。

 **知识窗**

### 葡　萄　胎

　　在绒毛膜发育的过程中,如果绒毛表面的滋养层细胞过度增生,绒毛中轴间质变性水肿,血管消失,胚胎被吸收而消失,整个胎块变成囊泡状,成葡萄状结构,称葡萄胎。

2. **羊膜**　薄而透明,无血管。是由羊膜上皮和胚外中胚层组成。羊膜最初附于胚盘边缘。随着胚体形成、羊膜腔扩大和胚体凸入羊膜腔内,羊膜逐渐在胚胎的腹侧融合并包裹于脐带的根部,使胎儿封闭于羊膜内(图 15-12)。

羊膜腔内充满羊水。羊水由羊膜上皮细胞的分泌物和胚胎的排泄物组成。羊水不断产生,又不断被羊膜吸收和胎儿吞饮入消化管,使羊水得以更新。羊膜和羊水对胚胎有保护作用。足月时的羊水约 1000ml,羊水过多或过少常提示胎儿发育异常。

3. **卵黄囊**　人类卵黄囊内无卵黄,不发达,退化早。胚胎第 4 周末,卵黄囊被包入脐带,最后闭锁称为**卵黄蒂**,并与消化管断离(图 15-11、15-12)。

4. **尿囊**　尿囊是卵黄囊的尾端向体蒂内伸出的一个盲囊,将分化为尿囊动脉和尿囊静脉,二者将进一步演化为脐动脉和脐静脉(图 15-11、15-12)。

5. **脐带**　脐带是胚体与胎盘间相连接的条索状结构,外附羊膜,内含结缔组织、闭锁的卵黄囊和尿囊、两条脐动脉和一条脐静脉(图 15-12)。脐带连接胚胎和胎盘,是胎儿从母体获得营养和排除代谢废物的通路。胎儿出生时,脐带长 40～60cm,脐带过短可影响胎儿娩出或分娩时引起胎盘早剥而大出血;脐带过长可缠绕颈部或其他部位,影响胎儿发育甚至导致胎儿窒息死亡。

## 二、胎盘

### （一）胎盘的结构

胎盘是胎儿的丛密绒毛膜与母体的基蜕膜共同组成的圆盘状结构。足月胎儿的胎盘直径 15～20cm，中央略厚，边缘略薄。胎盘的胎儿面光滑，表面附有羊膜和脐带；母体面粗糙，可见由不规则的浅沟分隔的 15～30 个**胎盘小叶**（图 15-14）。

### （二）胎儿与母体间物质交换

**1. 胎盘屏障**　胎盘内有母体和胎儿两套血液循环系统，二者的血液在各自的封闭管道内循环，互不相混，但可进行物质交换。将母体和胎儿血隔开，又能进行选择性物质交换所通过的结构，称**胎盘屏障**，或**胎盘膜**。由合体滋养层、细胞滋养层及其基膜、绒毛膜内结缔组织、毛细血管基膜及内皮构成（图 15-15）。

**2. 交换过程**　母体血液由子宫动脉流入绒毛间隙，再由基蜕膜的小静脉回流入子宫静脉。胎儿血液经由脐动脉进入绒毛内毛细血管时，血液即透过胎盘屏障与绒毛间隙中的母体血液进行物质交换，然后再由小静脉汇入脐静脉。

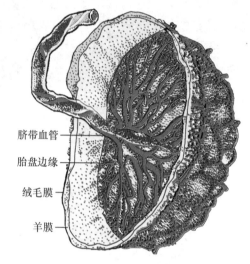

脐带血管

胎盘边缘

绒毛膜

羊膜

图 15-14　胎盘的外形

### （三）胎盘的功能

**1. 物质交换**　选择性物质交换是胎盘的主要功能。胎儿通过胎盘从母体中获得营养和 $O_2$，排出代谢产物和 $CO_2$。因此胎盘有相当于出生后小肠、肺和肾的功能。某些药物、病毒和激素可以透过胎盘屏障进入胎儿体内，影响胎儿发育，故孕妇用药需慎重。

**2. 内分泌功能**　胎盘形成后取代黄体开始内分泌功能，能分泌多种激素，对维持妊娠起重要作用。主要有**人绒毛膜促性腺激素**（HCG）、**人胎盘催乳素**（HPL）、**孕激素**（P）和**雌激素**（E）等。其中人绒毛膜促性腺激素能促进母体黄体的生长发育，以维持妊娠。HCG 在妊

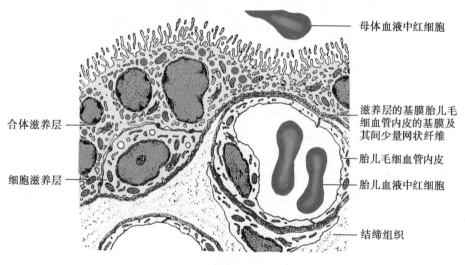

母体血液中红细胞

合体滋养层

细胞滋养层

滋养层的基膜胎儿毛细血管内皮的基膜及其间少量网状纤维

胎儿毛细血管内皮

胎儿血液中红细胞

结缔组织

图 15-15　胎盘屏障模式图

娠第 2 周开始分泌,并出现于孕妇的血液和尿液中,成为早孕诊断的特异性检查激素。

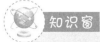

**孕妇为何喜欢酸性食物**

怀孕期间,孕妇胎盘分泌的人绒毛膜促性腺激素,除了维持妊娠之外,还可抑制胃酸的分泌从而使胃液减少,引起孕妇喜欢吃一些酸性食物,来调剂胃酸的缺乏。另外,胃酸的缺乏,使胃内的胃蛋白酶的活性降低,导致消化功能紊乱,所以婚后女子出现食欲不振、恶心、呕吐等现象,有可能是怀孕了。

# 第三节 胎儿血液循环

## 一、胎儿心血管系统的结构特点

### (一)卵圆孔

**卵圆孔**在房间隔右面的尾侧部,左右心房经此孔相通。胎儿右心房内血液的压力大于左心房,所以血液只能自右心房经卵圆孔流入左心房(图 15-16)。

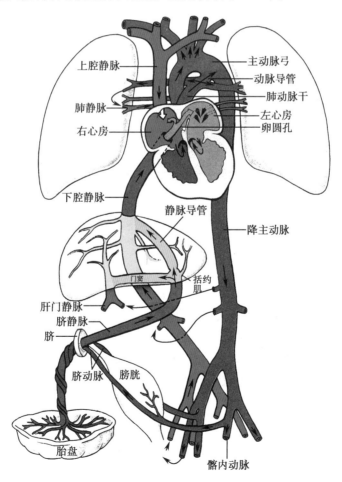

图 15-16 胎儿的血液循环途径

## （二）动脉导管

**动脉导管**是一条连接肺动脉干和主动脉弓的大血管（图15-16）。

## （三）脐动脉

**脐动脉**自髂总动脉发出，经胎儿脐部进入脐带（图15-16）。

## （四）脐静脉和静脉导管

一条脐静脉经胎儿脐部进入其体内，入肝后，续为静脉导管，并有分支通连肝血窦（图15-16）。

### 二、胎儿的血液循环途径

胎儿的血液经胎盘与母体的血液进行物质交换后，血液由脐静脉流入胎儿体内（图15-16）。血液经肝时，脐静脉的大部分血液经静脉导管汇入下腔静脉；小部分血液经脐静脉在肝内的分支进入肝血窦，与来自肝门静脉含氧量低的静脉血混合，在经肝静脉流入下腔静脉。下腔静脉的血液回流右心房后，与上腔静脉回流的血液混合，大部分经卵圆孔流入左心房，再经主动脉及分支流入胎儿各组织、器官；小部分经右心室流入肺动脉干。因为胎儿肺处于静息状态，所以肺动脉干内的血液，大部分经动脉导管流入降主动脉。降主动脉的血液一部分供应躯干和下肢，另一部分经脐动脉流入胎盘与母体的血液进行物质交换。

### 三、出生后心血管系统的变化

胎儿出生后，肺循环建立，胎盘血液循环停止，心血管系统随之发生很大变化。

1. 卵圆孔封闭 胎儿出生后肺循环建立，肺静脉回心血量增多，左心房压力高于右心房，卵圆孔开始封闭。出生一年左右，卵圆孔即完全封闭，在房间隔的右侧面，形成**卵圆窝**。

2. 动脉导管闭锁 由于肺循环的建立，肺动脉的血液全部流入肺内进行气体交换，动脉导管逐渐闭锁，形成动脉韧带。

3. 脐动脉 出生后，脐动脉的近侧段形成膀胱上动脉，远侧段闭锁形成脐外侧韧带。

4. 脐静脉和静脉导管 出生后，分别闭锁形成**肝圆韧带**和**静脉韧带**。

# 第四节 双胎、多胎与畸形

### 一、双胎

一次分娩出两个胎儿，称**双胎**又称**孪生**。双胎的发生率占新生儿的1%。

双胎分为两种类型：一种是双卵双胎，又称假孪生，是卵巢一次排出两个卵，分别受精后发育成胎儿；另一种是单卵双胎，又称真孪生，是一个受精卵发育为两个胎儿。单卵孪生的发生机制可以是：①形成两个卵裂球，分别发育成一个胎儿。②形成两个内细胞群，每个内细胞群分别发育成一个胎儿。③形成两个原条，胚盘上出现两个原条与脊索，诱导形成两个神经管，发育为两个胎儿。

### 二、多胎

一次分娩出生两个以上的新生儿，称**多胎**。多胎形成的原因与孪生相同，有单卵多胎、多卵多胎及混合多胎三种类型。三胎的发生率为万分之一；四胎的发生率为百万分之一；四胎以上极为罕见。多胎不易存活。

### 三、先天畸形

**先天畸形**一般是指胎儿在器官形成过程中,由于某些因素影响所导致的形态结构或功能代谢异常。

先天畸形的发生率一般为 1% ~ 2%;新生儿死亡中,先天畸形占 20% ~ 30%。常见的先天畸形有:室间隔缺损、多指、巨结肠、双肾盂、双输尿管等。

先天畸形发生的原因主要是**遗传因素**和**环境因素**。遗传因素包括基因突变和染色体畸变,其中染色体畸变引起的畸形更常见。引起先天畸形的环境因素很多,如风疹病毒、梅毒螺旋体、放射线、抗生素、抗癌药物、防腐剂、大量吸烟、酗酒等。我们把凡是能影响胎儿正常发育过程,导致先天畸形的各种环境因素,统称为致畸因子。胚胎第 3 ~ 8 周是细胞高度分化,也是组织和器官形成期,此期对致畸因子最敏感,称为**致畸敏感期**。

**本章小结**

人体胚胎发育从受精卵到发育为一个新个体,经历胚期和胎期两个阶段。精、卵结合形成受精卵的过程称受精。受精卵继承了双亲的遗传特性并决定性别。受精卵经卵裂形成桑葚胚、胚泡。胚泡接触子宫并埋入子宫内膜的过程称植入。植入胚泡的子宫内膜称为蜕膜,胚泡通过蜕膜获取营养并继续发育,形成二胚层胚盘,胚盘是人体发生的原基。二胚层胚盘出现中胚层,形成具有三胚层的胚胎,三胚层逐渐分化为人体各种组织、器官。胚胎发育过程依赖于胎膜和胎盘的支持、保护和营养等。胎膜包括绒毛膜、羊膜、卵黄囊、尿囊和脐带。胎盘连接胎儿与母体,给胎儿提供营养并具有内分泌的功能。胎儿血液循环与出生之后有差别,胚胎第 3 ~ 8 周为致畸敏感期。

（张春华）

 **目标测试**

**A1 型题**

1. 人体胚胎在母体内发育的时间是
   A. 40 周     B. 280 天     C. 266 天
   D. 300 天     E. 以上均错误

2. 前置胎盘指胚泡植入
   A. 子宫颈     B. 子宫底或子宫体     C. 输卵管子宫口
   D. 输卵管腹腔口     E. 子宫口

3. 人胚初具人形的时间
   A. 第 4 月     B. 第 3 周     C. 第 8 周
   D. 第 6 月     E. 第 10 周

4. 二胚层胚盘由
   A. 外胚层构成     B. 内胚层构成     C. 中胚层
   D. 外胚层和中胚层     E. 外胚层和内胚层

5. 胚泡是由
   A. 受精卵形成
   B. 桑葚胚形成
   C. 卵裂球形成
   D. 胎盘形成
   E. 胎膜形成

6. 神经组织起源于
   A. 内胚层
   B. 中胚层
   C. 外胚层
   D. 胚外中胚层
   E. 间充质

7. 胚胎组织最外层的结构
   A. 外胚层
   B. 羊膜
   C. 蜕膜
   D. 绒毛膜
   E. 胚外中胚层
   F. 胎盘可产生多种激素

8. 精子获能的部位是
   A. 精曲小管
   B. 附睾
   C. 射精管
   D. 女性生殖管道
   E. 输精管

**B1 型题**

题 9 ~ 11 共用备选答案
   A. 输卵管
   B. 子宫体和子宫底
   C. 子宫颈
   D. 腹膜
   E. 卵巢

9. 受精的场所通常在

10. 异位妊娠常见于

11. 胚泡植入的部位

题 12 ~ 14 共用备选答案
   A. 胎膜    B. 羊膜    C. 胎盘    D. 胚泡    E. 胚盘

12. 种植在子宫内膜的是

13. 能够分泌激素的是

14. 胎儿发育的原基是

# 第十六章 人体衰老

**学习目标**

1. 掌握人体衰老的表现和影响衰老的因素。
2. 熟悉衰老的概念及衰老时机体结构功能的变化。
3. 了解人的寿命和年龄的划分;抗衰老的研究进展。

**案例**

　　患者周大爷,男,73 岁,因左髋部疼痛加重 1 年伴左下肢不能行走 1 个月入院。近 1 年来左髋部疼痛明显加重,有时需扶拐行走,未行检查及治疗。1 个月前无明显诱因疼痛加重,左下肢不能行走,急诊入院。查体:生命体征平稳,心、肺、腹均未见明显异常,左下肢外观无明显畸形肿胀及短缩,不能站立及行走,左髋部活动受限,左下肢肌力良好,肌张力正常,膝腱反射及跟腱反射正常。X 线检查:左侧髋关节间隙狭窄,左侧股骨头变扁,骨密度不均匀性增高,所见左侧股骨上端骨质密度减低;右侧髋关节间隙正常,右股骨头骨质及形态未见异常。诊断:左侧股骨头缺血性坏死。

　　请问:1. 为什么老年人容易患股骨头坏死?
　　　　　2. 你能用所学的人体衰老的知识分析此病吗?

## 第一节　人的寿命

　　**人的寿命**是指从出生经过发育、成长、成熟、老化以至死亡前机体生存的时间,通常以年龄作为衡量寿命长短的尺度。由于人与人之间的寿命有一定的差别,所以,在比较某个时期,某个地区或某个社会的人类寿命时,通常采用平均寿命。平均寿命常用来反映一个国家或一个社会的医学发展水平,它也可以表明社会经济、文化的发达状况。世界卫生组织(WHO)发布了 2015 年版《世界卫生统计》报告。中国在此次报告中的人口平均寿命为:男性 74 岁,女性 77 岁。

### 一、年龄划分标准

#### (一)年代年龄(历法年龄、时序年龄)

　　为出生后按日历计算的年龄,也叫**实足年龄**,是最常用的计算年龄的方法,简单、易于掌握,也是不以人的意志为转移的客观记载。

### （二）生物学年龄（生理学年龄）

**生物学年龄**是根据正常人体生理学和解剖学上发育状态所推算出来的年龄,表示个体组织结构和生理功能的实际衰老程度,可用来预计某一个体未来的健康状况,估计其寿命。

### （三）心理年龄

**心理年龄**是心理学"智力测验"中的术语,指根据标准化智力测验量表测得的结果来衡量人体的智力水平,把心理学年龄与年代年龄相对照,就能看出智力绝对水平的高低。

## 二、老年人划分标准

2000 年联合国世界卫生组织经过对全球人体素质和平均寿命进行测定,对年龄的划分标准作出新的规定。这次规定将人的一生分为五个年龄段:将 44 岁以下的人群称为**青年人**;45 到 59 岁为**中年人**;60 到 74 岁的人群称为**年轻老年人**即**老年前期**;75 岁以

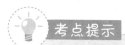

上的才称为**老年人**;把 90 岁以上的人群称为**长寿老人**。这五个年龄段的新划分,将人类的衰老期整整推迟了 10 年,这对人们心理健康及抗衰老意志将产生积极的影响。同时,这个标准既考虑到发达国家,又考虑到发展中国家;既考虑了人类平均预期寿命不断延长的发展趋势,又考虑到人类健康水平日益提高的必然结果。

人口老龄化是指总人口中因年轻人口数量减少、年长人口数量增加而导致的老年人口比例相应增长的动态过程。包括两个含义:一是指老年人口相对增多,在总人口中所占比例不断上升的过程;二是指社会人口结构呈现老年状态,进入老龄化社会。国际上通常看法是,当一个国家或地区 60 岁以上老年人口占人口总数的 10%,或 65 岁以上老年人口占人口总数的 7%,即意味着这个国家或地区的人口处于老龄化社会。

"十二五"时期将是我国人口老龄化加速发展期,人口老龄化形势会更加严峻,将呈现老龄化、高龄化、空巢化加速发展的新特征。预计到 2015 年,我国 60 岁以上老年人口将达到 2.16 亿,约占总人口的 16.7%,年均净增老年人口 800 多万,超过新增人口数量;80 岁以上的高龄老人将达到 2400 万,约占老年人口的 11.1%,年均净增高龄老人 100 万,增速超过我国人口老龄化速度;65 岁以上空巢老年人口将超过 5100 万,约占老年人口的近 1/4,老年人健康照料康复问题更加突出。

# 第二节 衰 老

## 一、衰老的概念

从生物学上讲,衰老是随着时间的推移,自发的必然过程,它是复杂的自然现象,表现为结构的退行性变和功能的衰退,适应性和抵抗力减退。衰老是一种自然规律,因此,我们不可能违背这个规律。衰老的实质是身体各部分器官系统的功能逐渐衰退的过程,其最终结果是死亡。要想实现长寿,"尽终其天年,度百岁乃去",必须对衰老之谜进行全面、深刻、认真的探索,找出衰老的根本原因,实现抗衰老、推迟衰老,从而达到延年益寿的目的。

## 二、衰老时机体结构功能的变化

人体衰老时,细胞、组织或器官必然会出现很多变化,各项生理指标逐渐下降。

### (一)运动系统

1. **骨骼** 骨质吸收超过骨质合成。骨中胶原纤维和黏蛋白减少,而无机盐如碳酸钙、磷酸钙增多,含量可达80%。因老年人蛋白质代谢障碍造成骨细胞缺损而导致骨质疏松、变脆,椎间盘紧缩,脊柱变短弯曲,故老年人易骨折,创伤愈合缓慢,弯腰驼背,个子变矮。

2. **关节韧带** 由于老化进程,关节韧带出现萎缩,关节活动僵硬,关节软骨可能完全损耗,使关节活动受到严重影响,引起疼痛,骨质增生形成骨刺。

3. **骨骼肌** 随着年龄的增长,肌肉老化出现量和质的变化。如30岁的男子肌肉可占体重的40%~50%,而老年人可下降到25%左右。55岁人的握力相当于16~45岁人的平均值的86%,65岁人的握力则为80%。另外,肌细胞外的水分、钠与氯有增加倾向,细胞内的钾含量则有下降倾向;肌纤维数量下降,直径减小,使整个肌肉显得萎缩;肌纤维的兴奋性、传导性均减弱。

### (二)神经系统

人90岁时脑重较20岁时减轻10%~20%。造成减轻的原因主要在于神经细胞的丧失,这种丧失有区域的特异性。从大体解剖上看,老年人脑膜加厚,脑回缩小,沟、裂宽而深,脑室腔扩大。在显微结构上可见神经细胞尼氏体减少,脂褐质沉积,神经传导速度减慢,近期记忆比远期记忆减退得严重;生理睡眠时间缩短;感觉功能如温觉、触觉和振动觉都下降,味觉阈升高,试听敏感度下降;反应能力普遍降低,特别是在要求通过选择的情况下反应更为迟缓。

### (三)内分泌系统

随着年龄的增长,下丘脑和垂体老化,从而导致内分泌器官的老化。性腺的萎缩是内分泌系统最明显的衰老变化。性激素分泌逐渐减少,性功能减退。甲状腺功能减退,使甲状腺激素合成减少。老年人胰岛素生物学活性明显降低,组织细胞膜上的胰岛素受体数也逐渐减少,是老年人患糖尿病的原因。

### (四)消化系统

1. **口腔** 老年人口腔黏膜和舌黏膜变薄,舌肌萎缩,活动性差;口腔腺体萎缩,唾液分泌减少,稀薄、黏度低;牙齿不同程度脱落,咀嚼功能明显降低,影响消化功能。

2. **胃肠** 消化道黏膜和肌层萎缩,胃酸及胃蛋白酶分泌减少,唾液腺分泌减少,胰腺分泌功能下降,各种酶的活性降低。由于胃肠消化功能减弱,导致钙、铁及维生素 $B_{12}$ 吸收障碍;由于肠壁平滑肌的萎缩,常出现胃肠迟缓性扩张,蠕动无力,可导致食糜转化迟缓、便秘。

3. **肝脏** 明显萎缩,肝细胞数量减少与代偿性肥大并进,结缔组织增加,部分肝细胞酶活性、解毒功能及蛋白质合成功能均降低,血浆白蛋白下降,而球蛋白及纤维蛋白原则相对升高,血胆红素水平下降。

### (五)呼吸系统

以肺的改变最为明显。主要表现为肺泡壁变薄、泡腔增大、弹性降低,肺泡壁的微血管逐渐减少甚至部分消失,血管内膜出现不同程度的纤维化,细小支气管也可见扩张;化学感受器和神经感觉器敏感性的降低;对缺氧和酸碱平衡调节功能也降低。

### （六）泌尿系统

老年人肾脏逐渐萎缩,肾小球和肾小管的数目减少,肾脏功能也相应减退。肾小球的滤过能力、肾小管的排泄和重吸收功能均会减退。老年人的尿道会渐渐纤维化,弹性减退。老年人膀胱平滑肌萎缩容量逐渐减小,会出现夜尿次数增多,膀胱残余尿量增多。

### （七）生殖系统

老年男性睾丸萎缩,功能减退,性激素的分泌40岁以后逐渐减低。女性生殖系统的变化比男性明显。首先是卵巢停止排卵、绝经;子宫体积缩小、内膜萎缩;阴道萎缩,腺体分泌减少。

### （八）脉管系统

1. **心脏** 30岁至90岁期间,人类心脏重量每年增加1~1.5克。原因不全是心肌肥厚,而是由于结缔组织增生。类脂质沉积,心脏瓣膜等钙化,心肌纤维随脂褐素增加变为棕色。

2. **传导系统** 窦房结起搏细胞和传导细胞减少,65岁后这两种细胞减少速度加快,75岁后细胞数量不到正常的10%;传导系统的胶原纤维、弹性纤维、网状纤维增加,脂肪增加,导致纤维化。

3. **心包** 胶原纤维的几何形状发生改变,胎儿期为直线型,青壮年期为波浪形,老年人又变直。

4. **心瓣膜** 纤维化。

5. **血管** 管壁增厚,不同程度硬化。

### （九）感觉器官

1. **皮肤** 松弛发皱,特别是额及眼角。这是由于细胞失水,皮下脂肪逐渐减少,皮肤弹性降低,胶原纤维减少,造成皮肤松弛以致干瘪发皱。毛发中色素减少,毛囊萎缩,毛发得不到营养而脱落,故毛发逐渐变白而稀少。体内抗过氧化作用的氧化物歧化酶活性降低,故自由基增加,产生过多的脂褐素,积累沉着于皮下,形成老年斑。

2. **视器** 上眼睑下垂,眼球下陷,出现眼袋;结膜血管硬化变脆,易发生结膜充血;泪腺分泌减少,眼干;角膜老化,出现老年环;晶状体弹性减弱,睫状肌收缩力差,出现老花眼;视网膜变薄,周缘萎缩,易发生老年性眼病。

3. **耳** 老人耳廓变长,外耳道壁变薄,鼓膜增厚、弹性降低,收集和传导声波的能力降低;基底膜上毛细胞萎缩、变性;听高频声音变得吃力。

另外,老年人的味觉和嗅觉均老化,所以对酸甜苦咸敏感度下降;对气味的分辨力下降。

### （十）免疫系统

免疫力随年龄增大而下降,对外来抗原的反应减弱,但自身免疫反应增强;细胞免疫下降,对已知抗原不产生反应,不能识别新抗原,对机体的保护能力差。由于机体的防御和监控能力下降,致使癌细胞、病毒等容易增殖并侵袭机体,故老年人易患病。

## 三、影响衰老的因素

人们对衰老的机制还不是十分清楚,但是认为影响衰老的因素主要有以下几个因素:

### （一）遗传因素

双亲寿命短者,其子女的寿命也较短;同型双胎的两人寿命差异比异型双胎要小;女性的寿命长于男性;长寿老人的遗传物质结构和功能比较稳定,DNA损伤程度较小,修复功能较强,不易受外界理化因素的影响。研究表明,人的1、4、7号染色体与X染色体各自存在着与衰老相关的基因。但是,衰老并非单一基因决定,而是一连串"衰老基因"、"长寿基因"激活和阻滞以及通过各自的产物相互作用的结果。

**（二）环境因素**

气温越高,机体的代谢率就越高,而导致寿命缩短,气温过高或过低均会导致寿命缩短;辐射和环境中化学因素也会导致机体一些器官的早衰。空气新鲜、无工业污染、良好的水土资源和饮食可以起到抗衰老的作用。

**（三）心理因素**

积极的情绪和良好的心态是使人健康长寿的重要因素。长寿老人的生活往往是清心寡欲、生活规律、起居有常、戒烟戒酒、适当运动和清洁卫生。

 **知识窗**

### 长 寿 之 乡

世界上著名长寿之乡俄罗斯高加索,居住着世界上最长寿的民族。根据欧洲权威统计高加索地区人口平均寿命达95岁。110岁以上的人口占百分之一。这些寿命与龟誉比高的民族为何长寿? 经科学家研究主要是以下几点因素:常年的劳动锻炼、合理的饮食习惯、早睡早起、不酗酒、空气清新负离子含量高、水矿物质丰富无污染、乐观豁达的心态。

# 第三节 抗 衰 老

人类对于抗衰老的研究历史源远流长,可以追溯到几千年的历史。从目前的研究成果来看,抗衰老除了保持良好的心态、生活习惯和锻炼等方面之外,最为重要的成果主要有以下两方面,即长寿基因和衰老基因的研究及抗衰老机制的研究。

## 一、基因研究进展

大量研究资料证明物种的平均寿命和高级寿命是相当恒定的,所以物种的寿命显然在一定程度上受遗传基因控制,因而这里就会涉及所谓的"衰老基因"和"长寿基因"的概念。根据现有资料表明,衰老基因和长寿基因都是一个广义概念,绝不指某个基因而言,是泛指那些具有引起或延缓衰老作用的基因。

**（一）衰老基因**

在人类细胞衰老研究方面,近年来也取得了较大进展。例如以细胞融合技术将永生化细胞与正常细胞融合,发现永生化细胞之所以"永生",是由于其衰老相关基因的隐性缺陷所致。用这一技术研究表明,至少有四套基因通路属于衰老相关基因。如成年早衰症是一种罕见的常染色质隐性遗传病,由WRN基因突变所致,患者表现为在青春期就提前变老,并伴发多种老年疾病。

**（二）长寿基因**

机体内存在一些与长寿或抗衰老有关的基因,可以统称为**长寿基因**。例如,以蛋白质生物合成的延长因子-1α基因（EF-1α）转基因于果蝇生殖细胞,可使子代果蝇比其他果蝇寿命延长 40%。说明 EF-1α 可能具有长寿作用。研究表明,长寿常常与机体代谢能力以及应激能力的增强有关,自由基特别是氧自由基的促衰老作用已经被许多实验结果所支持,抗氧化酶类的缺乏可以是短寿的重要的分子基础之一。所以,超氧化物歧化酶(SOD)、过氧化氢酶等的基因的表达水平可能与长寿有密切关系。

## 二、抗衰老机制研究进展

研究衰老和抗衰老机制的目的就是延缓衰老。随着生物医学事业的飞速发展,人类在这方面取得了一定进展。

### (一)褪黑素及其受体

大量实验证明,所有具有抗氧化的药物或制剂都具有抗衰老作用。褪黑素就是其中的一种。**褪黑素(MT)是由松果体分泌的激素**,近年来发现它有很多新的生物学活性作用,特别是 MT 有很强的自由基清除功能,与衰老密切相关,已引起学术界的重视。

考点提示

褪黑素

MT 在临床上作为抗氧化剂应用已有较长时间,但通过自由基把它和抗衰老联系起来则是近年才提出的。自由基,特别是血液中或组织局部自由基水平升高时可以引发机体多种衰老性改变,这一点已经被公认。在老年人,体内自由基产量增加但清除自由基的各种机制却相对退化,自由基的负效应更加突出。所以,给老年人以某种途径加强其自由基清除能力在众多自由基清除剂中表现特别突出,因而对保护细胞膜及核酸等有明显作用,具有明显的抗细胞凋亡作用。但老年人在这点上存在两个突出问题:一个是 MT 分泌量降低问题,这可以通过适当给予 MT 制剂来获得部分解决;另一个是细胞 MT 受体的退化所致 MT 利用率的降低,这严重影响了 MT 的利用和作用的发挥,而 MT 受体退化所造成的 MT 利用率降低问题不是药物能解决的。所以,解决 MT 受体退化问题是 MT 课题研究的关键。

### (二)微量元素

人体内共有 60 多种元素,分布于人体所有组织、细胞和体液中。所谓**"微量元素"**是指那些体内含量不足体重万分之一者,它们必须依赖于从外界摄入来维持体内正常含量,体内不能合成的元素。如锌只占人体重量的百万分之三十三,铁也只有百万分之六十。公认的人体必须微量元素有下列 14 种:铁(Fe)、碘(I)、锌(Zn)、铜(Cu)、锰(Mn)、硒(Se)、铬(Cr)、钼(Mu)、钴(Co)、氟(F)、锶(Sr)、锡(Sn)、镍(Ni)、钒(V)。正常情况下,这些微量元素通过机体的吸收、代谢、储存、排泄等功能都能维持一个正常的水平。微量元素虽然量微但对人体具有极其重要的生理功能,广泛涉及人体生长发育、新陈代谢、神经活动、免疫功能、酶及内分泌活性等几乎所有生命活动过程。例如,Zn、Mn、Se、和 Cr 等可以从基因表达水平来影响谷胱甘肽过氧化物酶(GSH-pk)、高密度脂蛋白(HDL-C),以及 SOD 和 IgA 等的含量水平。当这些物质低于正常水平时,可从多种途径引起衰老。所以,一旦微量元素摄入不足,在体内过量聚集或者相互间比例失调,都将引起严重后果。在所有微量元素中,以 Zn、Mn、Se、Cu 等较为重要,它们与保护生物膜、提高人体免疫功能、清除自由基、维护正常的代谢功能、调节血脂代谢防止动脉硬化以及维护脑细胞能量代谢和改善脑细胞功能等具有密切关系。

知识窗

**神奇的微量元素"硒"**

硒(Se)是人体不可缺少的微量元素。硒和维生素E同是抗过氧化物质;硒可以增强人的抗癌能力;提高人的免疫力;提高生育能力。缺硒可患多种疾病。例如,能量缺乏性营养不良、溶血性贫血、克山病、大骨节病等。所以日常饮食要注意硒的摄取。富含硒的食品有啤酒酵母、小麦胚芽、大蒜、芦笋、蘑菇、芝麻,此外许多海产品如大虾、金枪鱼、沙丁鱼等都富含硒。

 本章小结

所谓寿命,是指从出生经过发育、成长、成熟、老化以致死亡前机体生存的时间。寿命的长短用年龄来衡量。年龄的划分主要有年代年龄、生物学年龄和心理年龄。目前我国已经进入老龄化社会。将老年人划分为老年前期、老年人和长寿老人。衰老的实质是身体各部分器官系统的功能逐渐衰退的过程。影响衰老的因素主要有遗传因素、环境因素和心理因素。为了延缓衰老,人们进行抗衰老的研究,主要包括两方面:长寿基因和衰老基因研究以及抗衰老机制研究。这些研究对于人们保持青春永驻、延年益寿起到积极的推动作用。

(张春华)

目标测试

**A1 型题**

1. 人体衰老之后,呼吸系统改变最为明显的是
   A. 主支气管　　　B. 肺　　　C. 肺间质　　　D. 喉　　　E. 气管

2. 联合国世界卫生组织将45～59岁的人群称为
   A. 青少年　　　B. 青年人　　　C. 中年人　　　D. 老年前期　　　E. 老年人

3. 在所有微量元素中,哪几种比较重要
   A. 碘(I)、锌(Zn)、铜(Cu)、锰(Mn)
   B. 氟(F)、锶(Sr)、锡(Sn)、镍(Ni)
   C. 锌(Zn)、锰(Mn)、硒(Se)、铬(Cr)
   D. 铜(Cu)、锰(Mn)、硒(Se)、铬(Cr)
   E. 锌(Zn)、铜(Cu)、锰(Mn)、硒(Se)

4. 老年人肌肉占体重的比例约为
   A. 45%　　　B. 30%　　　C. 25%　　　D. 20%　　　E. 15%

5. 由人体内分泌,具有很强的自由基清除功能,与衰老密切相关的激素
   A. 甲状腺激素　　　B. 肾上腺素　　　C. 胰岛素
   D. 褪黑素　　　E. 生长素

**B1 型题**

题 6~8 共用备选答案

    A. 年代年龄        B. 生物学年龄        C. 心理年龄

    D. 虚岁             E. 智力年龄

6. 根据正常人体生理学和解剖学上发育状态所推算出来的年龄属于

7. 出生后按日历计算的年龄

8. 是心理学"智力测验"中的术语,根据标准化智力测验量表测得的结果来衡量人体的智力水平

# 实 验 指 导

## 实验 1　显微镜的构造和使用

【实验目的】

1. 学会光学显微镜的构造。

2. 能描述显微镜的组成。

3. 会使用显微镜观察细胞和组织的微细结构。

【实验材料】

1. 光学显微镜。

2. 上皮组织切片。

【实验学时】2 学时。

【实验方法】

（一）显微镜的构造

显微镜的种类很多,常用的是复式显微镜,由 3 个主要部分构成:①机械部分;②光学部分;③照明部分(实验图 1-1)。

**1. 机械部分**

（1）**镜座**:显微镜的基座,支撑着整个镜体,起稳固作用。

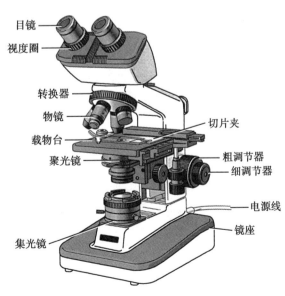

实验图 1-1　光学显微镜的构造

（2）**镜柱**：垂直于镜座上的短柱，用以支持镜臂。

（3）**倾斜关节**：镜柱与镜臂间的活动关节可使镜臂倾斜，以利观察。

（4）**镜臂**：镜柱上方呈弓形结构的部分。

（5）**调节器**：镜柱两侧两对齿轮，较大的称粗调节器，较小的称细调节器，转动时能使镜筒上下移动用来调节焦距。

（6）**镜筒**：位于镜臂前方，上端装置目镜，下端连接物镜转换器。

（7）**物镜转换器**：又称旋转盘，位于镜筒下端的一个可旋转的凹形圆盘。一般装有 2~4 个放大倍数不同的物镜。

（8）**载物台**：镜臂下面的平台，用以承放玻片标本。其中央有一圆形的通光孔，光线可通过它由下向上反射。

（9）**标本推进器**：位于镜台的后方或侧面边缘，连一可动弧形弹簧夹。其下方一侧有两个旋钮，转动旋钮可调节推进器，使玻片标本前后或左右移动。

2. **照明部分**

（1）**照明装置**：即光源，位于底座，开关在底座一侧，侧面有旋钮可以调节灯光的明暗。

（2）**聚光器**：在载物台下方，作用是聚焦光线，增强视野的亮度，聚光器的一侧有一个螺旋，旋动它可升降聚光镜，上升时可增强反射光，反之可减弱。

（3）**光圈**：聚光器下方的圆环结构，为多片半圆形的薄金属片叠合而成。圆环外缘有一小柄，拨动它能使金属薄片分开或合拢，用以控制光线的强弱。

3. **光学部分**

（1）**目镜**：装在镜筒的上端。放大倍数有 5~25 倍等数种，"5×"即表示 5 倍，"10×"即10 倍。

（2）**物镜**：嵌装在旋转盘上，一般分低倍镜、高倍镜和油镜 3 种。其上刻有 4×或 10×的为低倍镜；40×的为高倍镜；100×的为油镜。各物镜的长短不同，一般是越短的放大率越低，越长的放大率越高。

显微镜放大倍数＝目镜放大率×物镜放大率

例如：所使用的目镜是 10×，物镜是 40×，则放大倍数为 400 倍。

（二）显微镜的使用方法

右手握住镜臂，左手托镜座，取显微镜，放在身前稍左侧的实验桌上，镜臂对着胸前，使镜筒向前方，镜座与桌边距离约 6.6cm，坐于适当高度的凳上操作。

1. **低倍镜的使用**

（1）先向上转动粗调节器，使载物台下降，再转动旋转盘，使低倍镜对准通光孔，即能听到"咔"的固定响声，同时手也感到有阻力，说明物镜与镜筒已成一直线。

（2）**对光**：打开光圈，旋转聚光器升降螺旋，使聚光器升到与镜台平齐。用左眼在目镜上观察（两眼齐睁），同时调节光源亮度，使视野内的光线适中。

（3）**玻片标本**：将有盖玻片的一面向上，置于载物台上，用弹簧夹固定住，然后移动玻片，使标本对准通光孔。

（4）**调焦**：从侧面观察低倍镜，转动粗调节器，使载物台上升，当低倍镜距标本约 0.5cm 时，从目镜上观察，慢慢向上转动粗调节器，直至视野出现清晰物象为止。如物象不在视野中央，可稍移动玻片标本的位置，注意玻片移动方向与物象移动方向恰好相反。

2. **高倍镜的使用**　使用高倍镜必须按照上述步骤,先在低倍镜下找到物象后,再把放大的部分移到视野的中央,调节到最清晰的程度后,进行以下操作:

（1）转动物镜转换器,使高倍镜与镜筒成一直线,转换高倍镜时速度要慢,特别当心高倍镜是否触碰到玻片,如触碰到玻片证明低倍镜的焦距没有调好,应重新调节。

（2）调焦:从目镜观察,此时物象往往不甚清楚,可用细调节器慢慢向上或向下转动（切勿用粗调节器）,转动范围不宜过大,一般只需向上或向下转动一圈,就能清晰地看到物象。需要更换玻片标本时,应先转动粗调节器使镜筒上升之后,才能取下玻片标本。

3. **油镜的使用**　使用油镜时必须先在低倍镜下看到一清晰物象后再换高倍镜观察,并使观察的物象位于高倍镜的视野中央。转动旋转盘,使高倍镜移向一侧,在所要观察的盖玻片上,滴上一滴香柏油,从侧面观察,转动物镜转换盘将油镜镜筒移至镜筒下方,与镜筒成一直线,使油镜镜头与香柏油接触,用眼观察目镜,慢慢上下转动细调节器,直至视野中央出现清晰的物象为止。油镜用完后须用擦镜纸沾少许二甲苯将玻片标本及油镜上的香柏油擦干净。

（三）使用显微镜的注意事项

1. 拿显微镜应右手紧握镜臂,左手托住镜座,不能用一手随便斜提,以防止目镜从镜筒滑出和反光镜脱落。

2. 显微镜用完后,必须将目镜、物镜等用清洁的擦镜纸或绸布轻轻揩擦,切勿口吹、手摸或用粗布揩擦,勿用乙醇及其他药物,以免侵蚀镜台或镜头。

3. 使用显微镜应先用低倍镜调节光源,如观察组织细胞或染色较浅的标本时,要适当关小光圈,使物象清晰。

4. 放置玻片标本时,应将有盖玻片的一面向上,用标本夹轻轻固定住玻片,再把要观察的部分对准通光孔的正中央。如果玻片标本放反了,不仅不易找到物象,并且容易压碎玻片,损伤物镜。

5. 用双筒显微镜观察时,调整两目镜的距离以适合本人的瞳孔距离;用单筒显微镜观察时要两眼齐睁,用左眼从目镜中寻找物象,仔细观察,用右眼看纸绘图。

6. 使用低倍镜用粗调节器调节物距,使用高倍镜必须用细调节器调节物距。粗、细调节器都不能做单方向的旋转,防止压碎玻片。

7. 不要随意取出物镜,以防灰尘落入。禁止任意拆卸任何零件,以防意外损失。

8. 显微镜用完后,应转动粗调节器使载物台徐徐下降,取下玻片,并转动旋转盘,使物镜离开聚光镜,调暗光线,关闭电源,再装入箱内。

（四）上皮组织切片观察

1. **低倍镜观察**　低倍镜下可见复层扁平上皮细胞体积较小,排列紧密。细胞质染成浅红色,核圆形,呈蓝色,细胞间界限清楚。

2. **高倍镜观察**　高倍镜下复层扁平上皮细胞的细胞膜不太清楚,核内可见不均匀的染色质块,有的可见核仁,细胞器一般看不到。

【实验评价】

1. 光学显微镜的机械部分包括_____、_____、_____、_____、_____、_____和_____。

2. 光学显微镜的光学部分包括_____、_____、_____和_____。

3. 细胞的基本结构包括_____、_____和_____。

4. 上皮组织依其形态、分布和功能的不同,分为_____、_____和_____ 3 大类。

5. 被覆上皮可分为_____和_____ 2 种。

6. 单层上皮可分为_____、_____、_____和_____。

7. 复层上皮可分为_____和_____。

# 实验 2  基 本 组 织

【实验目的】

1. 能比较熟练地使用光学显微镜观察组织切片。

2. 会使用显微镜辨认单层柱状上皮、复层扁平上皮、疏松结缔组织、骨骼肌和神经组织的微细结构。

【实验材料】

1. 光学显微镜、显微镜用油、二甲苯、擦镜纸。

2. 小肠切片(HE 染色)、食管横切片(HE 染色)、疏松结缔组织铺片(经台盼蓝处理 HE 染色)、平滑肌切片(HE 染色)、气管横切片(HE 染色)、血涂片、骨骼肌切片(舌肌)、神经细胞(脊髓横切片)(HE 染色)、运动终板切片(特殊染色)。

【实验学时】2 学时。

【实验方法】

1. 观察单层柱状上皮(小肠切片、HE 染色)

(1) 肉眼观察:观察小肠黏膜腔面,可见高低不平,染成紫蓝色,有许多突起的是小肠绒毛,染成粉红色的为小肠的其余部分。

(2) 低倍镜观察:黏膜内表面有大量指状突起,选择一段完整的纵切面,观察排列整齐、密集的单层柱状上皮,其间夹杂有杯状细胞。

(3) 高倍镜观察:细胞呈高柱形,排列整齐,细胞质呈粉红色,细胞核呈椭圆形,靠近基底部,呈深蓝色。在镜下还可见柱状细胞间形似高脚杯状的杯状细胞,核呈三角形或扁圆形位于底部,底部狭窄,上部膨大呈空泡状。

(4) 绘图:在高倍镜下绘出单层柱状上皮的游离面、基底面、基膜、细胞质和细胞核。

2. 观察复层扁平上皮(食管横切片、HE 染色)

(1) 肉眼观察:切片呈环形,靠近管腔面染成紫蓝色的部分就是食管的上皮。

(2) 低倍镜观察:镜下上皮细胞层数很多,排列紧密,胞质粉红色,胞核深蓝色,上皮细胞的基底面有结缔组织呈乳头状突入,两者连接处凸凹不平。

(3) 高倍镜观察:高倍镜下可见浅层细胞扁平形;中间层为多层多边形的细胞;基底部一层细胞呈立方形或低柱状。

3. 观察疏松结缔组织(铺片、HE 染色)

(1) 肉眼观察:标本呈淡紫红色,纤维交织成网,选择切片较薄(染色淡的)部位进行观察。

(2) 低倍镜观察:低倍镜下胶原纤维和弹性纤维交织成网,细胞分散其间,胶原纤维粗细不等,呈淡红色;弹性纤维较细直并交织成网状,呈暗红色。

(3) 高倍镜观察:高倍镜下胶原纤维粗大,粉红色;弹性纤维细丝状,有分支。成纤维细胞数量最多,形状不一,有突起,胞质淡红色,胞核椭圆形,紫蓝色;巨噬细胞形状不规则,胞质中有蓝色颗粒,核小而圆,染成深蓝紫色;肥大细胞成群分布于小血管周围,胞质中充满粗大的异染颗粒。

4. 观察血细胞(血涂片、瑞氏染色)

(1) 肉眼观察:涂片呈薄层粉红色。

(2) 低倍镜观察:低倍镜下可见大量染成粉红色的为无核的红细胞,还有紫蓝色核的白细胞。

(3) 高倍镜观察:高倍镜下可进一步看清红细胞呈红色,圆形,偶见有核的白细胞。

(4) 油镜观察:①油镜下红细胞染成淡红色,周围部色深,中央部色浅,无细胞核。②移动视野寻找有核的白细胞。中性粒细胞体积比红细胞大,胞质淡粉红色,可见紫红色的细小颗粒,胞核紫蓝色,分成 2~5 叶不等,核叶间有细丝相连;嗜碱性粒细胞,胞质内含有紫蓝色颗粒,颗粒大小不一,且分布不均,核呈"S"形或不规则形,染色淡;嗜酸性粒细胞,胞质内含有橘红色颗粒,颗粒大小一致,分布均匀,核紫蓝色,多分成 2 叶;淋巴细胞较小,胞质少,胞核圆形,往往一侧有凹陷,染成深蓝色;单核细胞,胞质较多,染成浅灰蓝色,细胞核呈肾形或马蹄形,染成蓝色。③血小板呈不规则的紫蓝色小体,成群分布。

(5) 绘图:绘出红细胞,中性粒细胞,淋巴细胞,血小板。

5. 观察骨骼肌(舌肌切片、特殊染色)

(1) 肉眼观察:标本呈蓝色椭圆形状。

(2) 低倍镜观察:低倍镜下骨骼肌纤维呈细长圆柱状,有明暗相间的横纹,且与纤维的长轴垂直。胞核扁椭圆形,深蓝色,位于肌膜深面,数量较多。肌纤维间有少量结缔组织。

(3) 高倍镜观察:高倍镜下骨骼肌纤维内有许多纵行线条状结构,即肌原纤维。下降聚光镜,在暗视野下观察肌原纤维及其明带和暗带,肌细胞核的形态、位置。

6. 观察多极神经元(脊髓横切片、特殊染色)

(1) 肉眼观察:标本呈椭圆形,中央深染的部分为灰质,周围浅淡的部分为白质。

(2) 低倍镜观察:灰质较宽处为前角,内可见深黄色、多突起的细胞,即多极神经元,小而圆的是神经胶质细胞的胞核。

(3) 高倍镜观察:多极神经元的胞体不规则,可呈星形、锥体形,可见自胞体发出的突起根部,细胞核位于中央,大而圆,染色淡。移动视野至淡染色区域,可见神经纤维束的横切面。

7. 观察平滑肌(小肠横切片 HE 染色)

(1) 肉眼观察:切片中染色最红的部分是平滑肌层。

(2) 低倍镜观察:平滑肌纤维排列成层。纵切面肌纤维呈梭形。横切面为圆形。选择清晰部位移至视野中央,换高倍镜观察。

(3) 高倍镜观察:纵切面纤维呈长梭形。肌质染成红色。细胞核呈椭圆形,染成深蓝色,位于纤维中央。平滑肌横切面呈圆形,大小不等。其中较大的断面,在中央部有圆形的细胞核,核的周围有红色的肌浆,较小的横切面,只含有肌浆。

8. 教师示教和总结

(1) 假复层纤毛柱状上皮(气管切片 HE 染色)

(2) 骨骼肌(HE 染色)

(3) 神经元(脊髓横切片 HE 染色)

(4) 运动终板(氯化金染色)

（5）骨（磨片）

（6）透明软骨（气管切片 HE 染色）

（7）心肌（心壁切片 HE 染色）

（8）神经纤维（神经纵切 HE 染色）

【实验评价】

1. 人体的基本组织包括_____、_____、_____和_____。

2. 疏松结缔组织的细胞包括_____、_____、_____、_____；纤维包括_____、_____、_____。

3. 软骨分为_____、_____和_____3种。

4. 肌组织包括_____、_____、_____。肌节是指_____。

5. 神经组织包括_____和_____。神经元按形态分为_____、_____、_____；按功能分为_____、_____、_____。突触是指_____。

（黄嫦斌）

# 实验3　骨与骨连结　活体骨性标志定位

【实验目的】

1. 学会脊柱的组成、连接和形态，说出胸廓的组成和形态。

2. 学会肩关节、肘关节、桡腕关节、髋关节、膝关节、距小腿关节的组成和构造特点。

3. 能指认全身骨的骨性标志和活体定位。

4. 能描述关节的基本结构和辅助结构。

5. 能描述颅骨的分部，颅各面的形态构造及主要的孔裂和新生儿颅的特点。

6. 能描述上、下肢骨的组成和各骨的位置、形态。

7. 能描述骨盆的组成和分部，男、女性骨盆的差异。

8. 会椎骨、骶骨、胸骨和肋的形态。

9. 会颞下颌关节的组成和构造。

10. 骨性鼻窦的位置及开口。

【实验材料】

1. 人体骨骼标本及模型；全身散骨标本及模型。

2. 股骨剖面标本、脱钙骨及煅烧骨标本。

3. 脊柱标本及模型；各椎骨的标本及模型；椎骨连接标本及模型。

4. 胸廓标本及模型。

5. 整颅标本、模型；分离颅骨标本、模型。

6. 颅的水平切及矢状切标本、模型；鼻窦标本。

7. 新生儿颅骨标本。

8. 已被打开关节囊的肩关节、肘关节、髋关节、膝关节、桡腕关节、距小腿关节标本及模型。

9. 男、女性骨盆标本及模型。

【实验学时】 2学时。

【实验方法】

1. 在人体骨骼标本及模型上，辨认各类骨的位置、形态、构造及毗邻。

2. 取股骨及纵切标本以辨认长骨的骨干和两端以及骨髓腔、关节面。

3. 取肩关节标本观察关节的组成、关节面的形状、关节囊的构造和特性、关节腔的构成。

4. 取膝关节标本观察关节韧带的外形、纤维排列及与关节囊的关系;观察膝关节两块半月板的位置、形态。

5. 在人体骨架标本上观察脊柱的外形和组成。①椎骨:取各部位椎骨观察椎骨的组成及形态特点。②椎骨的连接:取切除1～3个椎弓的脊柱腰段标本,观察椎间盘及各韧带的位置。

6. 在人体骨架标本上观察胸廓的外形和组成。①胸骨:取胸骨标本观察其组成和形态特点。②肋:取肋标本观察形态特点。

7. 在活体上摸辨躯干骨的重要体表标志,如颈V切迹、胸骨角、剑突、肋弓、肋及肋间隙、锁骨、舌骨(大角)、耻骨结节、颈动脉结节、胸椎棘突、腰椎棘突、骶正中嵴、骶角、尾骨尖等。

8. 取整颅和分离颅骨标本观察颅的组成及重要颅骨的形态和位置。在活体上摸辨颅骨的重要体表标志(如翼点、下颌角、乳突、颧弓等)。

9. 取肩胛骨、锁骨、肱骨、桡骨、尺骨、手骨标本,观察各骨的重要形态特点。

10. 在活体上摸辨上肢骨的重要体表标志,如锁骨、肩胛骨上角、肩胛骨下角、肩胛冈、肩峰、肱骨大结节、肱骨内上髁、肱骨外上髁、尺骨鹰嘴、尺骨(桡骨)茎突、舟骨、豌豆骨等。

11. 取整颅和颅的水平切和正中矢状切标本分别观察颅的顶面、颅底内面、颅底外面、颅的侧面、颅的前面的重要结构。区分颅底内面各部位主要的孔裂。

12. 在活体上摸辨颅骨的重要体表标志,如乳突、枕外隆凸、上项线、额结节、顶结节、眉弓、翼点、下颌角、下颌头、颧弓等。

13. 取已切除关节囊外侧壁的颞下颌关节标本,观察颞下颌关节的组成、及结构特点。

14. 取肩关节、肘关节、桡腕关节切开标本,观察各关节的组成和构造特点,并在活体上验证关节的运动。

15. 取髋骨、股骨、髌骨、胫骨、腓骨、足骨标本,观察各骨的重要形态特点。

16. 在活体上摸辨下肢骨的重要体表标志,如髂前上棘、髂嵴、髂结节、坐骨结节、耻骨结节、股骨大转子、股骨内上髁、股骨外上髁、髌骨、内踝、外踝、胫骨体前缘、胫骨粗隆、跟骨结节等。

17. 取骨盆、髋关节、膝关节、距小腿关节切开标本,观察骨盆及各关节的组成和构造特点,在活体上验证各关节的运动;注意女性骨盆的特点。

【附:康复治疗应用知识】

## 关节活动范围测定

1. **概念** 关节活动范围(ROM)又称**关节活动度**,是指关节运动时可以达到的运动最大角度(弧度)。ROM测定是评定关节运动功能状态的最基本的、最重要手段之一;也是确定有无关节活动障碍及障碍程度,确定治疗目标和评价治疗效果的重要方法。

人体各关节ROM有一正常值,如肘关节,先置于中立位,其活动度为:屈曲140°,过伸0°～10°,旋前80°～90°,旋后80°～90°。

在临床中,引起关节活动范围异常的原因很多,首先是关节疾病所致,如关节骨或软骨的损伤、病变、退行性病变、畸形等。其次是关节周围的软组织痉挛、挛缩、瘢痕粘连、软组织的疼痛、肌肉无力瘫痪等。而肌无力或瘫痪时主动关节活动度变小,被动关节活动度正常。

2. **测量方法** ROM 检查可以在活体上或照片上进行。先在活体上或照片上点出关节中心,然后与连结相邻点作一条直线。用关节量角器测量动作开始和结束时的角度,求两者间的差数,即得该关节活动范围。测量值与健侧对比,如小于正常或健侧,即属关节异常。若影响功能,则应视为关节功能障碍。这一方法适应于肢体外展和屈伸的活动范围测量。测量回旋角度需特制的量角器,用 X 线照片测量效果更佳。

**颈部 ROM**:先置于中立位,颈部活动度为:前屈 35°～45°,后伸 35°～45°,左右侧屈各 45°,左右旋转各 60°～80°。

**腰部 ROM**:采取直立,腰伸直自然体位,其活动度为:前屈 90°,后伸 30°,左右侧屈各 30°,左右旋转各 30°。

**肩关节 ROM**:先置于中立位,其活动度为:前屈 90°,后伸 45°,外展 90°,内收 40°,内旋 80°,外旋 30°,上举 90°。

**肘关节 ROM**:先置于中立位,其活动度为:屈曲 140°,过伸 0°～10°,旋前 80°～90°,旋后 80°～90°。

**腕关节 ROM**:腕关节先置于中立位。其活动度为:背伸 35°～60°,掌屈 50°～60°,桡偏 25°～30°,尺偏 30°～40°。

**拇指腕掌关节 ROM**:先置于中立位,其活动度为:掌侧外展 70°;对掌,注意拇指横越手掌之程度;屈曲,掌拇关节 20°～50°,指间关节 90°;内收,伸直位与示指桡侧并拢。

**掌指关节 ROM**:先置于中立位,其活动度为:掌指关节屈曲 60°～90°,伸直为 0°;近节指间关节屈曲 90°,伸直 0°;远节指间关节屈曲 60°～90°,伸直 0°。

**髋关节 ROM**:先置于中立位,其关节活动度为;屈曲 145°(仰卧位屈膝屈髋),后伸 40°(俯卧位后伸),外展 30°～45°,内收 20°～30°,内旋 40°～50°(屈膝 90°位),外旋 40°～50°(屈膝 90°位)。

**膝关节 ROM**:先置于中立位,其活动度为:屈曲 145°,伸直 0°(可超伸 10°),当膝关节屈曲时内旋约 10°,外旋 20°。

**踝,足部关节 ROM**:踝关节先置于中立位,其活动度为:背伸 20°～30°,跖屈 40°～50°;跟距关节内翻 30°,外翻 30°～35°;跖趾关节背伸约 45°,跖屈约 30°～40°。

【实验评价】

1. 运动系统由_____、_____和_____组成。

2. 关节的基本结构有_____、_____和_____。

3. 躯干骨包括_____、_____和_____。

4. 盆骨由_____骨、_____骨和左右_____骨连接而成。

5. 髋骨由_____、_____和_____三骨融合而成。

6. 脊柱侧面观有四个生理弯曲,即_____、_____、_____和_____;其中_____凸向前、_____凸先后。

# 实验 4 全身骨骼肌观察 活体肌性标志定位

【实验目的】

1. 学会咀嚼肌的形态、位置。

2. 学会胸锁乳突肌的位置和起止。

3. 学会胸大肌、斜方肌、背阔肌的位置和起止。

4. 学会三角肌、肱二头肌、肱三头肌的位置和起止。

5. 学会髂腰肌、臀大肌、股四头肌、股二头肌、小腿三头肌的位置和起止。

6. 能描述背肌的分层,胸小肌、前锯肌、肋间内外肌、后锯肌、菱形肌、竖脊肌、膈的形态、位置。

7. 能描述腹前外侧壁各肌的位置和形态及各肌的肌束方向;腹直肌鞘、白线的位置及构成;腹股沟管的位置、组成和内容;腹股沟三角的位置和境界。

8. 能描述手肌的分群,辨认各群的名称位置。

9. 能描述髋后群、大腿前内后群和小腿前外后群肌各肌的位置、形态。

10. 会观察肌的分类、构造和辅助结构。

11. 会观察面肌的分布特点;颈肌的分群概况;舌骨上群的位置;斜角肌间隙的围成及穿行结构。

12. 会观察腹后壁肌的位置和形态。

13. 会观察肩带肌的位置;臂肌、前群肌的分群、分层;上肢肌的局部结构;腋窝和肘窝的位置及围成。

14. 会观察髋前群肌各肌的位置、形态;足背肌和足底肌的分群;下肢肌的局部结构;股三角和腘窝的位置及围成。

【实验材料】

1. 已解剖好的全身肌标本。

2. 全身肌挂图 1 套。

3. 头、颈部肌肉标本及模型。

4. 面肌的标本和模型。

5. 咀嚼肌的标本和模型。

6. 背部分层肌肉标本和模型。

7. 胸部分层肌肉标本和模型。

8. 膈肌特制标本和模型。

9. 腹肌标本和模型。

10. 腹直肌鞘和腹股沟管标本和模型。

11. 盆底肌标本和模型。

12. 上肢肌标本和模型。

13. 腋窝、肘窝标本和模型。

14. 下肢肌标本和模型。

15. 股三角、腘窝标本和模型。

【实验学时】2 学时

【实验方法】

1. 在全身肌标本上观察,长肌、短肌、扁肌和轮匝肌的形态,辨认肌腹、肌腱和腱膜。

2. 取头部肌肉标本及模型,观察枕额肌的位置和构造,眼轮匝肌、口轮匝肌、颊肌、咬肌、颞肌的形态和位置。

3. 在活体上摸辨咬肌和颞肌的轮廓。

4. 在颈部肌肉标本及模型上观察,胸锁乳突肌的起止形态和位置,并在活体上验证其功能;在活体上摸辨胸锁乳突肌的轮廓。

5. 取背部分层肌肉标本和模型,观察斜方肌、背阔肌、竖脊肌的位置形态,辨认肌束的方向,查认其起止,并在活体上验证它们的功能。

6. 在胸部分层肌肉标本和模型上观察,胸大肌、前锯肌的位置形态,辨认肌束的方向,查认其起止,并在活体上验证它们的功能。

7. 取膈肌特制标本和模型,观察膈的位置、形态和附着部位,辨认食管裂孔、主动脉裂孔、腔静脉孔的位置及通过的结构,观察腰肋三角和胸肋三角的位置。

8. 取腹肌标本和模型,观察每块腹肌的位置和肌束走行方向,辨认腹直肌鞘,并检查其组成情况,辨认腹股沟管的位置、形态、内外口的部位,观察腹股沟三角的位置和境界。

9. 在活体上摸辨躯干肌的轮廓,如胸锁乳突肌、胸大肌、前锯肌、腹直肌、腱划、腹外斜肌、斜方肌、背阔肌、竖脊肌等。

10. 取上肢肌标本和模型,观察肩带各肌的位置、形态,查看三角肌的起止;观察臂肌、前臂肌的分群;查看肱二头肌、肱三头肌的起止;摸认桡侧腕屈肌腱、掌长肌腱、拇短、长伸肌腱、拇长屈肌腱及指伸肌腱;观察手掌内、外侧群肌及中间群各肌的位置和形态;观察手腱滑液鞘的位置、形态和连通;观察腋窝、肘窝和腕管的位置及围成;并在活体上验证它们的功能。

11. 在活体上摸辨上肢肌和局部结构的轮廓,如三角肌、肱二头肌、肱三头肌、肱二头肌腱、掌长肌腱、桡侧腕屈肌肌腱、尺侧腕屈肌肌腱、指浅屈肌腱、大鱼际、小鱼际、腋窝、肘窝等。

12. 取上肢肌标本和模型,观察髂腰肌的组成、位置、形态,查看其起止及其与髋关节的关系;查看臀大肌的起止和形态;查看臀中小肌、梨状肌、闭孔外肌的形态及其排列;观察股肌前群的缝匠肌、股四头肌四个头的排列、起止及与髌韧带、髋、膝关节的位置;观察股肌内侧群的耻骨肌、长收肌、股薄肌、短收肌、大收肌的位置、形态和排列及其与髋关节的位置关系;观察股肌后群的半腱肌、半膜肌、股二头肌的位置、形态和排列及其与髋、膝关节的位置关系;辨认胫骨前群的胫骨前肌、踇长伸肌、趾长伸肌的位置、形态和排列,各肌腱行走方向及其与距小腿关节的位置关系;辨认胫骨外侧群的腓骨长、短肌的位置、形态及其与距小腿关节的位置关系;辨认胫骨后侧群的腓肠肌、比目鱼肌、胫骨后肌、踇长屈肌、趾长伸肌的位置、形态及其腱与距小腿关节的位置关系;股三角和腘窝的位置、形态及围成;并在活体上验证它们的功能。

13. 在活体上摸辨下肢肌和局部结构的轮廓,如股四头肌、股二头肌、臀大肌、髌韧带、小腿三头肌的腓肠肌、跟腱、腘窝等。

【实验评价】

1. 膈有三个裂孔,分别是_____、_____和_____。

2. 三角肌收缩可使肩关节_____,肱二头肌的主要作用是_____。

3. 股四头肌的主要作用是_____,缝匠肌的作用是_____。

4. 小腿三头肌止于_____,可使踝关节_____。

5. 竖脊肌收缩,可使脊柱_____并_____。

6. 一侧胸锁乳突肌收缩,头屈向_____侧,面转向_____侧;两侧同时收缩使头_____。

## 实验5　神经系统大体结构观察

【实验目的】

1. 能学会神经系统的组成。

2. 能描述脊髓的位置、外形;脑的分部,脑干的组成、外形;大脑半球的分叶和各面主要沟回,内囊的位置和分部;小脑的位置和分部;脊髓和脑的被膜和血管。

【实验材料】

1. 离体脊髓标本、脊髓横切面标本和模型。

2. 整脑标本和模型;脑正中矢状切面、冠状切面、水平切面标本和模型。

3. 脑干标本和模型。

4. 小脑标本和模型。

5. 间脑标本和模型。

6. 脊髓、脑被膜标本、模型。

7. 脑血管模型。

【实验学时】2 学时。

【实验方法】

1. 脊髓

(1) 在离体脊髓标本上,观察脊髓的外形,颈膨大、腰骶膨大、脊髓圆锥及终丝。辨认前正中裂、后正中沟,前、后外侧沟及相连的脊神经根。观察神经根出椎管的行走方向。

(2) 在脊髓横切面标本和模型上,观察脊髓灰质、白质、中央管的位置。结合传导束的功能解释在脊髓半横断性损伤会出现什么症状?

2. 脑干　在脑干标本、模型上观察。

(1) 脑干腹侧面

1) 延髓:观察前正中裂、前外侧沟、锥体及锥体交叉,舌下神经。

2) 脑桥:辨认延髓脑桥沟,此沟内由内向外依次辨认展神经、面神经和前庭蜗神经。脑桥基底部、基底沟、三叉神经。

3) 中脑:大脑脚、脚间窝、动眼神经。

(2) 脑干背侧面

1) 延髓:在后外侧沟自上而下依次辨认舌咽神经、迷走神经和副神经根,寻认薄束结节和楔束结节。

2) 脑桥:菱形窝上部。

3) 中脑:辨认上丘、下丘和滑车神经根。

3. 小脑　在小脑标本和模型上辨认小脑蚓、小脑半球、小脑扁桃体及第四脑室。

4. 间脑　在间脑标本和模型上,观察间脑的位置、形态和分部。辨认第三脑室的位置、内、外侧膝状体。

5. 脑　在整脑标本、模型和脑各种切面标本上,观察脑的分部,注意各部间的位置关系。辨认大脑纵裂及胼胝体。在大脑半球标本上,依次辨认上外侧面、内侧面和下面主要沟和回。在大脑水平切面标本上观察:基底核、豆状核、尾状核、杏仁体的形态及其与丘脑的位置关系;内囊的分部及各部的位置;侧脑室的形态及分部。

6. 脊髓和脑被膜 在脊髓和脑被膜标本上,依次辨认硬脊膜、蛛网膜和软脊膜、蛛网膜下隙和硬膜外隙。在脑被膜标本上,辨认硬脑膜、蛛网膜、软脑膜、蛛网膜下隙、大脑镰。在脑血管标本、模型上,辨认颈内动脉、基底动脉、大脑中动脉、大脑前动脉、大脑后动脉以及大脑动脉环的位置和组成。

【实验评价】

1. 中枢神经由＿＿＿＿＿＿和＿＿＿＿＿＿组成,二者在＿＿＿＿＿＿处相连。

2. 脊髓位于＿＿＿＿＿＿,上端在＿＿＿＿＿＿处与＿＿＿＿＿＿相连,下端在成人平＿＿＿＿＿＿。

3. 脑包括＿＿＿＿＿＿、＿＿＿＿＿＿、＿＿＿＿＿＿和＿＿＿＿＿＿4部分。

4. 脑干自下而上由＿＿＿＿＿＿、＿＿＿＿＿＿、＿＿＿＿＿＿3部分组成。

5. 大脑皮质运动中枢位于＿＿＿＿＿＿和＿＿＿＿＿＿,躯体感觉中枢位于＿＿＿＿＿＿和＿＿＿＿＿＿,视觉中枢位于＿＿＿＿＿＿,听觉中枢位于＿＿＿＿＿＿。

6. 脑神经共＿＿＿＿＿＿对,脊神经＿＿＿＿＿＿对。

7. 颈髓有＿＿＿＿＿＿节段,胸髓有＿＿＿＿＿＿节段,腰髓有＿＿＿＿＿＿节段,骶髓有＿＿＿＿＿＿节段,尾髓有＿＿＿＿＿＿节段。

8. 小脑位于＿＿＿＿＿＿,两侧膨大称＿＿＿＿＿＿,中部缩窄称＿＿＿＿＿＿。

9. 由外向内,中枢神经的三层被膜分别称为＿＿＿＿＿＿、＿＿＿＿＿＿和＿＿＿＿＿＿。其中硬膜外隙位于＿＿＿＿＿＿和＿＿＿＿＿＿之间,内有＿＿＿＿＿＿。蛛网膜下隙位于＿＿＿＿＿＿和＿＿＿＿＿＿之间,内有＿＿＿＿＿＿。

10. 脑的动脉主要来自＿＿＿＿＿＿和＿＿＿＿＿＿。

11. 混合性脑神经共有四对,它们是＿＿＿＿＿＿、＿＿＿＿＿＿、＿＿＿＿＿＿和＿＿＿＿＿＿。

(鲍建瑛)

# 实验 6 　反射弧分析

【实验目的】

1. 能分析反射弧的组成部分。

2. 能描述反射弧的完整性与反射活动的关系。

【实验材料】

1. 蛙。

2. 蛙类手术器械一套、铁支架、铁夹、电刺激器、刺激电极、小棉球、培养皿、0.5%和1%硫酸溶液、宽口瓶、滤纸片。

【实验学时】2 学时。

【实验方法】

1. 破坏蛙脑部,保留脊髓,用一小棉球塞入创口止血,然后迅速用铁夹夹住蛙下颌,悬挂在铁支架上。

2. 用培养皿盛0.5%硫酸溶液,将蛙双侧后肢的足趾浸入硫酸溶液中,观察屈腿反射有无发生。然后用宽口瓶盛自来水洗去皮肤上的硫酸溶液。

3. 绕左侧后肢趾关节上方皮肤作一环状切口,剥去切口以下的皮肤,重复步骤2,观察

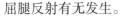

屈腿反射有无发生。

4. 在右侧大腿背侧剪开皮肤,分离出坐骨神经,钩出坐骨神经并剪断,然后将蛙右侧后肢的脚趾尖浸入硫酸溶液中,观察屈腿反射有无发生。

5. 用1%硫酸溶液浸泡的滤纸片贴在蛙的胸腹部皮肤上,观察搔扒反射有无发生。

6. 破坏蛙脊髓后,重复步骤5,观察搔扒反射有无发生。

【实验评价】

1. 反射弧由_____、_____、_____、_____和_____5 部分组成。

2. 将蛙左、右侧后肢的脚趾尖浸入硫酸溶液中,屈腿反射_____。

3. 剥去皮肤后,屈腿反射_____,说明_____破坏。

4. 剪断坐骨神经后,屈腿反射_____,说明_____破坏。

5. 破坏蛙脊髓后,反射活动_____,说明_____破坏。

# 实验 7　人体腱反射检查

【实验目的】

1. 能学会人体腱反射的检查方法。

2. 能描述各类腱反射的临床意义。

【实验原理】

刺激肌腱所引起的各种腱反射,反射弧比较简单,当反射弧的任何部位有病变时,可使反射减弱或消失。临床上对各种腱反射的检查可有助于发现神经系统的病变(实验表 7-1),在神经系统疾病的诊断中有重要参考价值。

实验表 7-1　临床常检查的腱反射

| 反射名称 | 检查方法 | 传入神经 | 中枢部分 | 传出神经 | 效应器 | 反应表现 |
| --- | --- | --- | --- | --- | --- | --- |
| 肱二头肌腱反射 | 叩击肱二头肌肌腱 | 肌皮神经 | 颈髓 5 ~ 6 节 | 肌皮神经 | 肱二头肌 | 肘关节屈曲 |
| 肱三头肌腱反射 | 叩击肱三头肌肌腱 | 桡神经 | 颈髓 6 ~ 7 节 | 桡神经 | 肱三头肌 | 肘关节伸展 |
| 膝反射 | 叩击膝下股四头肌肌腱 | 股神经 | 腰髓 2 ~ 4 节 | 股神经 | 股四头肌 | 膝关节伸展 |
| 跟腱反射 | 叩击跟腱 | 胫神经 | 骶髓 1 ~ 2 节 | 胫神经 | 腓肠肌 | 踝关节跖屈 |

【实验材料】

叩诊锤

【实验学时】2 学时。

【实验方法】

1. 肱二头肌腱反射(屈肘反射)　受试者取坐位,使受试者的上肢肘部稍屈曲,并使前臂稍内旋。检查者以左手拇指置于受试者的肱二头肌肌腱上,用叩诊锤叩击该拇指。正常反应为肱二头肌快速、短暂收缩,表现为前臂快速屈曲。

2. 肱三头肌腱反射(伸肘反射)　使受试者的上肢肘部屈曲,检查者应托住其前臂及肘关节,用叩诊锤叩击尺骨鹰嘴上方1.5~2cm处。正常反应为肱三头肌快速、短暂收缩,表现为前臂伸直运动。

3. 膝反射 受检者取坐位,一条腿架于另一条腿上,小腿自然下垂。检查者用左手在腘窝处托起病人的双下肢,使髋、膝关节稍屈曲。检查者以右手持叩诊锤叩击髌骨下方的股四头肌肌腱,正常反应为股四头肌快速、短暂收缩,表现为膝关节伸直(实验图7-1)。

4. 跟腱反射 受试者一腿跪于椅上或床上,下肢于膝关节部呈直角屈曲。检查者用一手扶脚,使其跟腱稍被牵引,然后用叩诊锤叩击跟腱,正常反应为腓肠肌快速、短暂收缩,踝关节跖屈。

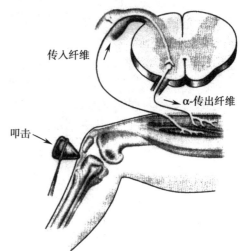

传入纤维

α-传出纤维

叩击

实验图7-1 膝反射示意图

【注意事项】

1. 各项实验都须检查左右两侧,比较两侧有无差异。

2. 检查时,受试者肢体肌肉要尽量放松,否则反射活动不易出现。

3. 用叩诊锤叩击时,用力要适当。不能太重或太轻,而且左右两侧叩击力量必须相同,否则无法对比。

【实验评价】

1. 脊髓对躯体运动调节的主要方式是_____和_____。

2. 牵张反射有_____和_____两类。

3. 腱反射是指_____。常见的腱反射有_____、_____和_____等。腱反射具有_____临床意义。

(鲍建瑛)

# 实验8 ABO血型鉴定和血细胞显微镜下观察

【实验目的】

1. 学会玻片法鉴定ABO血型;能正确判断红细胞是否发生凝集反应。

2. 学习人血涂片的制备。

3. 能镜下识别各种血细胞。

【实验原理】

血型是指血细胞膜上特异性抗原的类型。将血型不相容的两个人的血液滴于玻片上红细胞将聚集成簇,这种现象称为凝集。红细胞凝集的机制是抗原-抗体反应,即位于红细胞膜上的抗原(凝集原)与相应血清中的抗体(凝集素)发生免疫反应。在ABO血型系统中,血型鉴定就是将检测血液分别加入已知含有A或B凝集素的标准血清中,观察凝集现象是否发生,用以判断待检血液红细胞膜上含何种凝集原,由此确定待检血液的血型。

【实验学时】2学时。

【实验对象】人

【实验用品】

A 型和 B 型标准血清,采血针,双凹玻片,平玻片,玻璃蜡笔,75 ％酒精,酒精棉球,干棉球,牙签,显微镜,染料等。

【实验方法】

1. 取干净双凹玻片一张,用玻璃蜡笔在两端分别标明 A、B 字样。

2. 在 A 端、B 端凹面中央分别滴抗 A 和抗 B 标准血清各 1 滴,不可混淆。

3. 消毒耳垂或指尖后,待酒精彻底挥发后,用消毒针刺破皮肤,用平玻片的两角各取 1~2 滴血,分别置于玻片的抗 A 和抗 B 标准血清中,并用牙签将其混合均匀。

4. 放置 10~15min 后,用肉眼观察有无凝集现象,如果肉眼不能分辨,可用低倍镜观察。然后根据观察结果判定受检者的血型(实验图 8-1)。

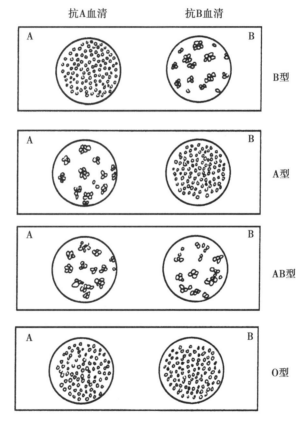

实验图 8-1 ABO 血型鉴定结果的判断

5. 涂片 沾 1 滴血于一干净载玻片的右端,另用一载玻片作为推片之用,将此推片的末端斜置于第一块载玻片上的血滴的左缘,成 30°~40°角。将推片稍向后退,使之与血滴接触,这样,血液即向推片末端的两边伸展,并在两载玻片之间的斜角中充满。此时把推片向前推动,血液随推片而行,就成了血涂片。

6. 染色 用瑞氏-吉姆萨混合染色液染色 5 分钟后,滴加蒸馏水稀释,继续染 3 分钟,冲洗待干,观察。

7. 低倍镜观察 选择细胞均匀的部位,涂片上白细胞多被推向边缘,故观察时注意部位的选择。

8. 高倍镜观察　分辨红细胞、白细胞、血小板。

（1）红细胞：数量多，为小而圆的无核细胞，染成粉红色，在涂片上多为正面观。由于红细胞成双凹圆盘状，故细胞的边缘染色比中央深。

（2）中性粒细胞：白细胞中数量最多的一种，胞质淡红色，有细而分布均匀的中性颗粒，染成粉紫色，核多分叶。可为杆状，2～5叶，以3叶最多，染成紫色。

（3）嗜酸性粒细胞：比中性粒细胞稍大，胞质呈粉红色，含有粗大而分布均匀的嗜酸性颗粒，染成红色，核多为2叶。

（4）嗜碱性粒细胞：数量最少，不易找到，胞质染成淡粉色，含有大小不等，分布不均匀的嗜碱性颗粒，为深蓝色，充满胞质，常常遮盖胞核。核形状不规则或半月形，位于细胞中央。

（5）淋巴细胞：体积大小不等，以小淋巴细胞为多，其体积与红细胞相似，大淋巴细胞体积大，核占胞体大部分，染色深，呈深紫色。胞质很少，呈天蓝色围绕核的周围。

（6）单核细胞：血液中最大的细胞，核呈马蹄形或肾形，染色质较少，故核染色较浅而比较明亮，胞质为浅蓝色，含嗜天表颗粒，分散分布。

（7）血小板：形状不规则，成群存在于红细胞之间，呈小的粉红色点状结构。

【注意事项】

1. 采血部位必须严格消毒，以防感染。

2. 使用一次性采血针，一人一针，不能混用。

3. 用牙签混匀时，严防两种血清接触。

4. 肉眼不能确定有无凝集现象时，应在低倍显微镜下观察。

5. 血样和标准血清需新鲜，否则会有假凝现象。

6. 新玻片常有游离碱质，因此应用清洗液或10%盐酸浸泡24小时，然后再彻底清洗。用过的玻片可放入适量肥皂水或合成洗涤剂的清水中煮沸20分钟，再用热水将肥皂和血膜洗去，用自来水反复冲洗，必要时再置95%乙醇中浸泡1小时，然后擦干或烤干备用。

7. 使用玻片时只能手持玻片边缘，切勿触及玻片表面，以保持玻片清洁，干燥、中性、无油腻。

8. 血膜未干透，细胞尚未牢固附在玻片上，在染色过程中容易脱落，因此血膜必须充分干燥。

9. 染液不可过少，以防蒸发干燥染料沉着于血片上难冲洗干净。

10. 染色时应注意保护血膜尾部细胞，不能划掉，因为体积较大细胞常在此处出现。

【实验评价】

1. 将实验结果作以下记录：受检者姓名_____，性别_____，室温_____，A型标准血清中_____，B型标准血清中_____，血型判定为_____。

2. 某同学的血液跟A型标准血清发生凝集反应，但其血清遇A型血却不发生凝集反应。问：该同学的血型是_____。

3. 已知甲、乙、丙、丁四人中，只有甲、乙的血与B型标准血清发生凝集反应，又知在紧急情况下，甲只能接受丁的血。问：甲是_____型血，乙是_____型血，丙是_____型血，丁是_____型。

（李向利）

# 实验 9 心 脏

【实验目的】

1. 学会心的位置、形态。

2. 能描述各心腔的位置、腔内结构和沟通关系。

3. 能描述心包及心的传导系统。

4. 会观察冠状血管的起始、走行分布和冠状窦的位置。

【实验材料】

1. 人体胸腔模型和解剖标本。

2. 人心脏标本和心脏模型。

【实验学时】2 学时。

【实验方法】

1. 观察人体胸腔模型,在人体解剖标本上找到心脏的位置和毗邻的器官,并观察心包及体表投影。

2. 结合人心脏模型上准确找到心底、心尖、胸肋面、膈面,以及心房和心室表面分界的冠状沟,左、右心室在心表面分界的前室间沟和后室间沟,在心底分辨出主动脉、肺动脉,上、下腔静脉和肺静脉。

3. 在人的心脏标本上找到营养心的冠状动脉血管,观察血管在心脏表面的走行分支、分布。

4. 在人心脏模型上辨认心脏的内部结构,用解剖刀沿肺静脉、左心房至左心室切开,然后沿肺动脉干到右心室切开进行观察:

（1）左、右心房和左、右心室的位置。

（2）左、右心房和左、右心室的入口和出口。

（3）二尖瓣、三尖瓣的构成和作用。

（4）主动脉瓣和肺动脉瓣的构成和作用。

5. 在解剖开的人心脏标本上观察心壁的结构。

6. 结合动物心脏标本观察心传导系统,了解窦房结、房室结、房室束及其分支的位置。

【实验评价】

1. 心脏位于胸腔的_____内,心底朝向_____方,心尖朝向_____方,右心室的入口称_____,出口为_____。

2. 心壁可分为 3 层,由外向内依次为_____、_____、_____。

3. 营养心脏的动脉有_____和_____,它们起自_____。

4. 心脏的传导系统包括_____、_____、_____及其分支。

5. 心脏的前面也称_____面,大部分由_____和_____构成,小部分由_____构成。

# 实验 10 全身主要血管的观察

【实验目的】

1. 会观察上腔静脉、下腔静脉、肺动脉、主动脉、肺静脉出入心脏的部位和关系。

2. 能说出全身主要动脉和静脉的分支及分布,能找到表浅动脉的搏动位置和止血部位。

3. 学会淋巴管及淋巴群的位置。

【实验材料】

1. 人体胸腔解剖标本。

2. 头、颈、上肢的动、静脉标本。

3. 盆部和下肢的动、静脉标本,腹腔脏器的动、静脉标本。

4. 胸导管和右淋巴导管标本。

5. 全身浅淋巴结标本及胸、腹、盆腔淋巴结标本。

【实验学时】2 学时。

【实验方法】

1. 观察人体胸腔解剖标本,在人体解剖标本上找到上腔静脉、下腔静脉、肺动脉、主动脉、肺静脉,并观察它们之间的位置关系。

2. 在躯干后壁标本上观察主动脉的行程、分支,上、下腔静脉的行程、属支及注入部位。

3. 利用头、颈、上肢的动、静脉标本,观察确认头、颈、上肢的主要动、静脉的分支、走行、分布范围、止血部位,浅静脉的位置及注入部位。

4. 通过盆部和下肢的动、静脉标本,观察确认其动脉的分支、走行、分布范围、止血部位,浅静脉的位置、行程及注入部位。

5. 通过腹腔脏器的动、静脉标本,观察肝门静脉的属支以及其与上、下腔静脉之间的三条吻合途径。

6. 在胸导管和右淋巴导管标本上辨认二者的起始、走行及注入部位,并找到汇入乳糜池的三条淋巴干及汇入左、右静脉角的淋巴干。

7. 观察全身浅淋巴结标本及胸、腹、盆腔淋巴结标本,确定各主要淋巴结群的位置及收纳范围。

【实验评价】

1. 在主动脉弓上有 3 个分支,从右向左依次是_____、_____、_____。

2. 供应横结肠的动脉主要是_____;供应阑尾的动脉起自于_____;供应盲肠的动脉是_____。

3. 大隐静脉起自_____,经_____的前方上行,最后注入_____。小隐静脉起自_____,经_____的后方上行,最后注入_____。

4. 奇静脉主要收受_____、_____、_____、_____静脉。

5. 腹主动脉成对的脏支_____、_____和_____。

6. 乳糜池由_____、_____和_____汇合而成。

7. 汇入右淋巴导管的淋巴干有_____、_____和_____,最后注入_____。

# 实验 11  人体动脉血压的测量和人体心音听取

【实验目的】

1. 会测量人体动脉血压的方法,能说出动脉血压的测量原理,能测出人体肱动脉的收缩压和舒张压。

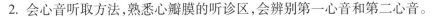

2. 会心音听取方法,熟悉心瓣膜的听诊区,会辨别第一心音和第二心音。

【实验材料】

血压计、听诊器。

【实验学时】2 学时。

【实验方法】

1. 了解血压计的构造和使用方法。

2. 测量血压:

(1) 受试者脱去一侧衣袖,靠近桌子旁边静坐 5 分钟,前臂平方在桌上,手掌向上,使上臂、检压计的零刻度与心脏处于同一水平面。将袖带缠于上臂,其下缘应在肘横纹上 2cm 处。

(2) 打开血压计,松开血压计橡皮球的螺丝帽,驱走袖带内残留的气体,再将螺丝帽拧紧。

(3) 将听诊器的接耳件塞入外耳道,务必使耳件弯曲方向与外耳道一致。

(4) 在肘窝内侧先用手触及肱动脉搏动所在部位,再将听诊器接胸件不留缝隙地轻轻贴在上面。

(5) 测量收缩压:右手挤压橡皮球向袖带内打气加压,同时注意倾听声音变化,在声音消失后再加压 2.7 ~ 4.0kPa(20 ~ 30mmHg),随即慢慢松开气球螺丝帽,徐徐放气,在观察水银柱缓缓下降的同时仔细听诊,在听到“崩”样第一声清晰而短促的脉搏音时,检压计上所示水银柱高度即代表收缩压。

(6) 测量舒张压:使袖带继续徐徐放气,这时声音先依次增强,后又逐渐减弱,最后完全消失。在声音突然由强变弱(或声音变调)这一瞬间,检压计上所示水银柱高度代表舒张压。也有人把声音突然消失时血压计上所示水银柱高度作为舒张压,若取后者,需将所测值加 0.67kPa(5mmHg)较妥。

(7) 记录血压:按照上述方法重复测量 3 次,取平均值。血压记录常以“收缩压/舒张压”的方式表示,如记为 16.0/10.7kPa(或 120/80mmHg)。成年人血压正常值范围是12.0 ~ 18.6kPa(或 90 ~ 140mmHg)/8.0 ~ 12.0kPa(或 60 ~ 90mmHg)。

3. 心音听诊:

(1) 受检查者端坐于检查者对面,解开上衣。

(2) 检查者带好听诊器,注意听诊器的耳件应与外耳道开口方向一致。以右手的示指、拇指和中指轻持听诊器胸件,紧贴于受试者胸部皮肤上。

(3) 按二尖瓣听诊器、主动脉瓣听诊区、肺动脉瓣听诊区和三尖瓣听诊区的顺序,依次仔细听取心音,注意区分第一心音和第二心音。

(4) 在每个听诊区,可根据心音的性质(音调高低、持续时间)和间隔时间的长短来仔细区别第一心音和第二心音。若难以区别时,可在听心音的同时,用手触诊颈动脉搏动,与搏动同时出现的心音为第一心音。

【实验评价】

1. 心室收缩射血时,动脉血压快速上升,达最高值称为_____压;心室舒张动脉血压降低,于心舒末期至最低称为_____压。

2. 血压升高时,通过压力感受器反射引起心率_____,血管紧张度_____。

3. 平均动脉压等于_____。

4. 用心音图描述心脏有四个心音。第一心音发生于_____,第二心音发生于_____,第三心音发生于_____。

(冯培勋)

# 实验 12　呼吸道、肺、胸膜与纵隔

【实验目的】

1. 能描述呼吸器官的位置和形态结构。

2. 会用显微镜观察气管和肺的微细结构。

【实验材料】

1. 呼吸系统概观标本、模型。

2. 头颈部正中矢状切面标本、模型。

3. 鼻窦标本、模型。

4. 离体喉标本、模型。

5. 气管与主支气管标本、模型。

6. 左、右肺标本、模型。

7. 胸腔标本、模型。

8. 纵隔标本、模型。

9. 气管横切片。

10. 肺切片。

【实验学时】2 学时。

【实验方法】在呼吸系统概观标本上,观察呼吸系统的组成,注意各器官之间的连通关系。

1. 鼻　在活体上观察外鼻的外形。在头颈正中矢状面标本上,观察鼻腔的位置、形态及结构,指出鼻腔、鼻甲、鼻道、鼻中隔。利用鼻窦标本观察各鼻窦的位置和开口部位。

2. 喉　在活体上观察喉的位置及吞咽时喉的运动。在离体标本上,观察各喉软骨的形态,从喉口到喉腔,观察前庭襞、声襞的位置和形态;比较前庭裂和声门裂的大小。在活体上摸辨:甲状软骨、喉结、环状软骨前部。

3. 气管及主支气管　在气管与主支气管标本上观察气管后壁形态,比较左、右主支气管的走行特点。

4. 肺　取左、右肺标本,左右对比,观察肺的形态、裂隙及其分叶。在胸腔解剖标本上观察肺尖、肺前缘的形态及毗邻关系。比较肺的后缘,前缘和下缘的形态特点。在胸腔解剖模型上观察两肺位置,注意肺尖与锁骨、肺底与膈的位置关系。熟记肺的体表投影。

5. 胸膜、纵隔　取胸腔解剖标本,观察胸膜的分部和各部的转折关系,指出肋膈隐窝;取纵隔标本,指出纵隔的境界和内容。辨认肺及胸膜下界的体表投影,在自己胸部指出各个部位的投影点。

6. 气管横切片(HE 染色)

(1) 肉眼观察:标本呈环形,管壁内浅蓝色的部分为气管软骨。

(2) 低倍镜观察:靠近管腔呈淡紫红色区域为黏膜层。黏膜层与软骨之间淡红色的区域为黏膜下层。软骨及外周的结构为外膜。

（3）高倍镜观察：黏膜层，上皮为假复层纤毛柱状上皮，染成淡紫红色，纤毛清晰，上皮内夹有杯状细胞，靠近上皮外周染成粉红色的为固有层；黏膜下层，为疏松结缔组织，内有许多腺体和血管的切面，次层与固有层无明显分界；外膜，由透明软骨和结缔组织构成，软骨缺口处可见平滑肌束和结缔组织。

7. 肺切片（HE 染色）

（1）肉眼观察：结构疏松呈蜂窝状，其中较大的腔隙为血管和支气管的断面。

（2）低倍镜观察：肺实质中可见许多染色较深、大小不等、形态不规则的泡状结构，为肺泡的断面。肺泡之间的结缔组织为肺泡隔。在肺泡可见一些细小的支气管断面。细支气管管腔小，管壁已无软骨；呼吸性细支气管管壁不完整，与肺泡和肺泡管相连。

（3）高倍镜观察：细支气管管壁无软骨，上皮为单层柱状上皮，上皮外周可见一薄层环形平滑肌。呼吸性细支气管管壁不完整，管腔与肺泡管相通，上皮为单层立方状，上皮外周有少量结缔组织和平滑肌。肺泡管连通由许多肺泡构成的肺泡囊；肺泡壁极薄，上皮细胞不明显；肺泡隔中可见许多毛细血管断面及少许形态不规则的巨噬细胞或尘细胞。

【实验评价】

1. 呼吸道是_____的管道，上呼吸道包括_____、_____和_____；下呼吸道包括_____、_____。

2. 上颌窦位于_____，开口于_____。额窦位于_____，开口于_____。蝶窦位于_____，开口于_____。筛窦位于_____，前群和中群开口于_____，后群开口于_____。

3. 甲状软骨主要结构包括_____、_____、_____和_____。

4. 环状软骨包括_____、_____、_____和_____。

5. 左肺被_____分为上、下两叶；右肺被_____和_____分为上、中、下三叶。

6. 肋膈隐窝是_____与_____转折处的_____，当深吸气时_____不能充满其内，是_____的最低部位，胸腔积液多聚积于此。

（林　融）

# 实验 13　肺活量测定

【实验目的】

学会人体肺活量的测定方法。

【实验材料】

桶式或电子肺活量计、75% 酒精棉球、消毒液。

【实验学时】2 学时。

【实验方法】

1. 桶式肺活量计测量方法

（1）先将肺活量计的外桶盛上水，水量至桶内通气管顶端下 3cm 处，将浮筒内空气排出，肺活量计的指针调到零位，关闭肺排气活塞。

（2）受试者用 75% 酒精棉球将肺活量计的吹嘴进行消毒。

（3）受试者自由站立，一只手握通气管，头部略后仰尽力深吸气，直到不能再吸气后，嘴对准吹嘴缓慢尽力呼气，直到不能再呼气为止。待浮筒停稳后进行读数。连续测量 3 次，取最大值。

2. 电子肺活量计测量方法

（1）首先将肺活量计接上电源,按下电源开关,待液晶显示器闪烁"8888"数次后再显示"0",表明肺活量计已进入工作状态。

（2）将塑料吹嘴从消毒液中取出,插入进气软管一端,进气软管另一端旋入仪表进气口即可开始使用。

（3）受试者手握吹嘴下端,取站立位,首先尽力深吸气至最大限度,迅速捏鼻,然后嘴部贴紧吹嘴,徐徐向仪器内呼气,直到不能再呼气为止。此时,显示器上所反映的数值即为测试者的肺活量值。连续测两次,取最大值。

【注意事项】

1. 使用桶式肺活量计之前,要检查其是否漏气、漏水,平衡锤的重量是否合适。

2. 教师应注意观察,防止学生因呼吸不充分、漏气或再吸气影响测定结果。

3. 肺活量计的吹嘴,每次使用后都要消毒。

【实验评价】

1. _____、_____和_____是评价肺通气功能的常用和重要的生理指标。

2. 我国成年男子的肺活量约_____ ml,女子约为_____ ml。但是该指标只表示一次呼吸运动的幅度,不能反映呼吸的时间和速度,故不能显示呼吸功能的动态过程。

3. _____比肺活量更能反映肺组织的弹性和呼吸道的畅通能力,_____可以全面反映肺的通气贮备能力。

（林 融）

# 实验 14  消化管、消化腺和腹膜

【实验目的】

1. 能描述消化系统的组成。

2. 能在模型和标本上指出消化管和消化腺各主要器官的位置及毗邻。

3. 能在活体上指出胃、肝、胆囊的位置和体表投影。

【实验器材】

1. 模型

（1）人体半身模型。

（2）牙的模型。

（3）胃冠状切模型。

（4）男、女性盆腔正中矢状切模型。

（5）直肠与肛管冠状切模型。

（6）腹膜模型。

2. 标本

（1）消化系统概观标本。

（2）舌的标本。

（3）头颈部正中矢状切面标本。

（4）唾液腺概观标本。

（5）颈部和纵隔标本。

（6）消化管各段离体切开标本。

（7）肝、胆、胰离体标本。

（8）腹腔解剖标本。

【实验学时】2 学时。

【实验方法】

1. 消化管　在消化系统概观标本和人体半身模型上,观察消化系统的组成及上、下消化道的范围,注意消化管各段的连续关系。

（1）口腔:观察口腔以活体为主,结合头颈部正中矢状切面标本和离体标本。观察活体时,部分内容需借助于压舌板。采取对镜自照或互查,先观察口腔的境界、分部及交通部位,然后再观察口腔各器官的位置和形态。

1）口唇和颊:在活体上辨认唇、口裂、口角、人中、鼻唇沟和颊;在颊黏膜上寻认腮腺管的开口,观察开口处黏膜的形态和色泽。

2）腭:在活体上观察腭的位置,区分硬腭和软腭;观察腭垂、腭舌弓和腭咽弓的形态,察看咽峡的围成;辨认腭扁桃体的位置。

3）舌:在活体上指导观察舌的形态、分部和色泽。依次观察辨认舌尖、舌体、舌根、舌乳头、舌苔、舌系带、舌下阜、舌下襞。在舌标本上辨认 3 种舌乳头、舌扁桃体。在头颈正中矢状切标本上观察舌的构造,察看颏舌肌的位置和肌束的方向,结合活体作伸舌和舌尖偏向一侧等动作,领会颏舌肌的作用。

4）牙:在活体上观察牙的排列,牙冠的形态,牙龈的位置、色泽和形态;计数牙的总数和各类牙的数目。在牙的模型上观察牙的分类、形态、数目和结构;辨认牙釉质、牙质、牙骨质、牙腔、牙髓和牙根管等结构。

5）口腔腺:在唾液腺概观标本上,观察三对大唾液腺的位置和形态,腮腺管的行程和开口位置。

（2）咽:在头颈部正中矢状切面标本上,辨认颅底、第 6 颈椎体、软腭和会厌上缘,确认咽的位置、分部及咽与鼻腔、口腔、喉腔的连通关系;观察咽各部的结构:在鼻咽部,观察咽鼓管咽口和咽隐窝;在口咽部,观察腭扁桃体的位置和形态;在喉咽部,观察梨状隐窝及咽与食管的连续关系。

（3）食管:取离体食管标本,观察食管的形态和三个狭窄,测量食管的长度。在头颈部正中矢状切面标本上,观察食管与咽的连接关系。在颈部和纵隔标本上观察食管颈部的位置及毗邻;食管在胸部的位置,确认食管与主动脉、左主支气管、心包的位置关系。在腹腔解剖标本上,观察食管腹部的形态及其与贲门的续接。

（4）胃:在腹腔解剖标本上观察胃的位置,胃与食管、十二指肠的续接;胃前壁与肝左叶、膈、腹前壁的位置关系;胃后壁与左肾、左肾上腺、胰、脾等器官的毗邻关系。在离体胃标本上,观察胃的形态,确定胃的分部。在胃冠状切模型和标本上,观察胃的黏膜,皱襞和胃小凹等结构,胃壁肌的分层及幽门括约肌的形态。

（5）小肠:在腹腔解剖标本上,观察小肠的位置、分部。

1）十二指肠:在腹腔解剖标本上,观察十二指肠的分部及各部的位置,辨认十二指肠与胰头的关系;约在第 2 腰椎平面,辨认十二指肠空肠曲。取十二指肠切开标本,辨认十二指肠纵襞、十二指肠大乳头和胆总管的开口。

2）空肠和回肠：在腹腔解剖标本上，观察小肠襻的分布。提起肠管，沿十二指肠空肠曲向远侧追踪，观察空肠和回肠在腹腔内的位置，回肠与盲肠的续接。将空、回肠推向一侧，观察肠系膜的直向。在空、回肠切开标本上，比较环状襞的形态与疏密、淋巴滤泡的形态与分布区别。

（6）大肠：在腹腔解剖标本上，观察大肠的位置与分部。

1）盲肠和阑尾：观察盲肠的位置、形态及其与回肠的续接；观察阑尾的形态、位置，确认阑尾根部与三条结肠带的关系。在回盲部切开标本上，观察回盲瓣的形态及阑尾在盲肠的开口。在活体腹前壁上，指出阑尾根部的体表投影。

2）结肠：在腹腔解剖标本上，观察盲肠和结肠表面的特征性结构，即结肠带、结肠袋和肠脂垂；再沿盲肠向远端追踪，观察辨认升结肠、横结肠、降结肠和乙状结肠的形态和位置；观察结肠右曲与肝、结肠左曲与脾的位置关系。在结肠切开标本上，观察结肠黏膜皱襞的形态特征，对比小肠黏膜的形态差异。

3）直肠和肛管：在男、女性盆腔正中矢状切、直肠和肛管冠状切模型或标本上，观察直肠的位置及其在矢状面上的骶曲、会阴曲。注意直肠周围邻接器官的性别差异；观察直肠横襞的位置及其与肛门的距离；观察直肠与肛管的续接部位；观察肛柱、肛瓣、肛窦、齿状线的形态和肛门内、外括约肌的位置。

2. 消化腺

（1）肝和胆囊：在腹腔解剖标本或人体半身模型上，观察肝和胆囊的位置。在肝的离体标本上，观察肝的形态结构和分叶；察看冠状韧带、镰状韧带在肝膈面的附着部位；察看肝脏面的形态，辨认出入肝门的结构；观察胆囊的形态，确定其分部；观察肝外胆道的组成，胆总管穿经十二指肠壁的部位，再次确认胆总管的开口。对照标本，在活体上指出肝境界和胆囊底的体表投影。

（2）胰：在腹腔解剖标本上观察胰的位置及其与腹膜的关系。在离体胰标本上观察胰的形态和分部；再次确认胰头与十二指肠的关系；检查胰管的位置及其与胆总管的关系。

3. 腹膜　在腹膜模型上观察脏腹膜、壁腹膜的配布和腹膜腔的形成。观察冠状韧带和镰状韧带的附着，并在镰状韧带的游离缘内寻认肝圆韧带；观察大网膜的形态、位置和附着部位，小网膜的位置及组成，检查通过的结构及网膜孔的位置；观察肠系膜的形态及附着部位，横结肠系膜、乙状结肠系膜、阑尾系膜的形态。

在腹腔解剖标本上观察网膜囊的位置，范围和交通。结合男、女性盆腔正中矢状切面模型，检查腹膜在腹、盆腔器官之间的关系，确认直肠膀胱陷凹、直肠子宫陷凹和膀胱子宫陷凹的位置。

在腹膜模型上观察胃、空肠、回肠、盲肠、阑尾、结肠、肝、脾、子宫、肾、肾上腺、膀胱等器官被腹膜覆盖的范围，并确定这些器官的类型。

【实验评价】

1. 牙周组织包括_____、_____和_____。

2. 人体三大唾液腺分别是_____、_____和_____。

3. 盲肠、结肠表面的特征性结构包括_____、_____和_____。

4. 肝十二指肠韧带游离缘内三种重要的结构是_____、_____和_____。

5. 鼻咽癌的好发部位是_____，十二指肠溃疡的好发部位是_____。

6. 食管有三处生理性狭窄分别位于_____、_____和_____。

（管永福）

# 实验15　消化系统的微细结构

【实验目的】

1. 能熟练使用光学显微镜。

2. 会使用显微镜辨认消化管壁各段的微细结构;观察肝和胰的微细结构。

【实验器材】

1. 光学显微镜、显微镜用油、二甲苯、擦镜纸。

2. 食管横切片(HE 染色)。

3. 胃底切片(HE 染色)。

4. 空肠或回肠横切片(HE 染色)。

5. 肝切片(HE 染色,银染)。

6. 胰切片(HE 染色)。

7. 结肠切片(HE 染色)。

【实验学时】2 学时。

【实验方法】

（一）观察食管横切片(HE 染色)

1. 肉眼观察　管腔呈不规则的缝隙状,管壁近腔面染成紫蓝色的部分为黏膜,其深部由内向外浅红色的部分为黏膜下层,染成红色的为肌层,外膜不易看出。

2. 低倍镜观察　从腔面逐渐向外,分清管壁的4层结构。

（1）黏膜:上皮较厚,在管壁的最内层,为复层扁平上皮;固有层位于上皮外周,为疏松结缔组织,内含小血管;黏膜肌层较发达,为纵行平滑肌,在切片上呈横断面。

（2）黏膜下层:为疏松结缔组织,内含血管和食管腺。有时可见食管腺的导管穿过黏膜肌层和固有层,开口于管腔。

（3）肌层:分为内环行、外纵行两层。注意辨别是哪种肌组织,并据此判断该断面属于食管哪一段。

（4）外膜:为纤维膜,由结缔组织构成。

（二）观察胃底切片(HE 染色)

1. 肉眼观察　紫蓝色多绒的带状区是黏膜;淡红色区为黏膜下层;较深的红色区为肌层;外膜显示不清。

2. 低倍镜观察　边看边移动切片,分辨胃壁的4层结构。

（1）黏膜:较厚,表面的凹陷是胃小凹。上皮为单层柱状上皮,细胞染色淡,排列紧密,界线清楚;核呈卵圆形,位于细胞基底部;固有层内含有大量排列紧密的胃底腺,结缔组织较小,胃底腺为管状腺,腺体主要由染成蓝色和红色的两种细胞构成;黏膜肌层较薄,由内环行、外纵行两层平滑肌组成。

（2）黏膜下层:为疏松结缔组织,内含血管,染色相对较浅。

（3）肌层:较厚,由平滑肌构成,分内斜,中环,外纵3层。

（4）外膜:为浆膜,是一层很薄的结缔组织,多不完整。

3. 高倍镜观察 观察胃底腺结构,辨认主细胞和壁细胞。

(1) 主细胞:多见于腺的中、下部,数量较多。细胞呈柱状,较小;核圆形近基底部;胞质呈淡蓝色。

(2) 壁细胞:腺颈部较多;细胞呈圆形,较大;核圆形居中;胞质染成红色。

(三) 观察空肠或回肠横切片(HE 染色)

1. 肉眼观察 凹凸不平染成淡紫红色的部分是黏膜,由此向外依次是黏膜下层、肌层和外膜。

2. 低倍镜观察 移动切片,选一肠绒毛比较完整的部位观察。

(1) 黏膜:黏膜表面许多指状突起为肠绒毛,此为小肠特征性结构。肠绒毛的浅层为单层柱状上皮,上皮细胞游离面可见带状红色的纹状缘。吸收细胞之间夹有许多呈空泡状的杯形细胞。在肠绒毛中央可见一较大而不规则的管腔,为中央乳糜管。黏膜深部固有层内可见切成不同断面的肠腺,呈圆形或椭圆形,有的可见导管通向肠腔。回肠的固有层内有时可见集合淋巴滤泡。固有层的外周为黏膜肌层,较薄,染成红色,分为内环行、外纵行两层。

(2) 黏膜下层:为疏松结缔组织,染色浅,含血管。

(3) 肌层:浅层呈块状为环形肌,深层为纵行肌,排列整齐。

(4) 外膜:为浆膜,由薄层结缔组织和单层扁平上皮构成。

3. 高倍镜观察 选择一个典型的肠绒毛进一步观察。

(1) 绒毛:为单层柱状上皮,上皮游离面有纹状缘,杯状细胞散在分布。

(2) 小肠腺:肠腺上皮胞质深蓝色,杯状细胞少。

4. 绘图 绘出一高倍镜下的肠绒毛,注明上皮、固有层、吸收细胞、杯状细胞、中央乳糜管、毛细血管和平滑肌。

(四) 观察肝切片(HE 染色)

1. 肉眼观察 切片呈红色,可见若干个大小不等,形态不一的肝内静脉管道。

2. 低倍镜观察 肝细胞被结缔组织分隔成许多多边形的肝小叶(人肝的肝小叶间结缔组织较小,分界不清;动物肝的肝小叶周围结缔组织较多,分界明显)。取一典型肝小叶观察,胞质染成红色的肝细胞连成条索状肝索,肝索互连成网,以中央静脉为中心呈放射状排列。肝索之间的空隙为肝血窦,相邻肝血窦互相连通成网状。更换视野,找到肝门管区,可见小叶间胆管,小叶间静脉,小叶间动脉。

3. 高倍镜观察 选择典型的肝小叶和门管区观察。

(1) 肝小叶

1) 中央静脉:管腔不规则,管壁不完整,可见肝血窦开口。有的腔内可见红细胞。

2) 肝板:由肝细胞组成,呈条索状。肝细胞体积较大,呈多边形,胞质红色,核大而圆居中,有的可见 2 个核。

3) 肝血窦:为肝板之间的不规则腔隙,由内皮细胞构成,腔内可见形状不规则的肝巨噬细胞。

(2) 门管区:有三种管腔。

1) 小叶间静脉:管腔大而不规则,管壁薄,着色较浅。

2) 小叶间动脉:管腔小而圆,管壁厚,染成红色。

3）小叶间胆管:管腔小,管壁由单层立方上皮围成,胞质浅,界线不清,核圆,排列整齐,染成紫蓝色。

4. 绘图　在低倍镜下绘肝小叶和门管区图,注明中央静脉、肝板、肝血窦、小叶间胆管、小叶间动脉和小叶间静脉。

（五）观察胰切片(HE 染色)

1. 肉眼观察　染色较深的部分为外分泌部,其内有染色较浅的散在的小区,为胰岛。

2. 低倍镜观察　结缔组织分隔胰实质形成多个小叶,每个小叶内可见大量染成紫红色、大小不一的腺泡;腺泡间染色较淡的细胞团即胰岛。

3. 高倍镜观察

（1）腺泡:为浆液性腺泡。呈锥体形,界线不清,核圆,紫蓝色,位于基底部。

（2）胰岛:由大小不一、染色较浅的细胞聚集成团索状,细胞界线不清,胰岛内有丰富的毛细血管。

（3）导管:位于腺泡之间,由单层扁平或立方上皮围成。管腔小,胞质着色浅。

（六）示教

1. 结肠黏膜(结肠切片,HE 染色)。

2. 中央乳糜管(空肠切片,HE 染色)。

3. 胆小管(肝切片,银染)。

【实验评价】

1. 消化管壁的一般结构由内向外可分为_____、_____、_____和_____。

2. 胃底腺主细胞可分泌_____,壁细胞可分泌_____和_____。

3. 小肠腔面有_____、_____和_____三种特殊结构,其作用为_____。

4. 胰岛的细胞可分为_____、_____、_____和_____等,其中_____细胞分泌胰高血糖素,_____细胞分泌胰岛素,_____细胞分泌生长抑素。

5. 肝的基本结构和功能单位是_____,在肝门管区内有 3 种伴行的管道分别是_____、_____和_____。

（管永福）

# 实验 16　体 温 测 定

【实验目的】

1. 熟悉水银体温计的结构和工作原理。

2. 能正确读出体温计的读数。

3. 学会测量昼夜体温并能画出曲线,记录并描绘基础体温与月经周期的关系。

【实验材料】

体温计,体温记录表。

【实验学时】2 学时。

【实验方法】

1. 认识体温计　临床通常使用的体温计为水银体温计,有腋表、口表、肛表三种,均由下端装有水银的玻璃球和标有刻度的真空玻璃毛细管两个部分组成。腋表球部长而扁,口表的球部细而长,肛表的球部粗而短。玻璃球内的水银,受热后,水银膨胀通过一段微细管道进入有刻度的玻璃管中并沿毛细管上升。体温计的刻度为 35 ~ 42℃ ,每 1℃ 分为 10 个小格,相当于 0.5℃ 和 1℃ 的地方用粗长的线标示,在 37℃ 处为红色线条。

2. 实验准备　在测试前,将浸泡于 0.1 汞液中消毒的体温计取出,用酒精棉球擦拭,并将体温计甩至 35℃ 以下。(注意检查体温计是否完好无损)。

3. 测量体温

(1) 测量腋窝温度:受检者静坐数分钟,擦干腋下汗水,以保证腋窝干燥无汗,将体温计的水银端放于腋窝深处夹紧,上臂紧贴胸部,使之密闭,10 分钟后取出读数、记录。

(2) 测量口腔温度:受检者静坐数分钟,检查者将口表水银端斜放于受检者舌下,嘱其闭口用鼻呼吸,勿用牙咬体温计,5 分钟后取出读数、记录。测量之前不能饮用冷水或热水。

4. 测量昼夜体温宜在休息日进行,从清晨零时到第二日的清晨零时,测量 24 小时,1 ~ 2 小时测试一次。记录测试数值,并在体温记录表上绘出体温昼夜变化曲线。测试过程不能进行剧烈的体力活动。

5. 基础体温测定　每日清晨醒来时,不做任何活动,在床上测体温。测量过程中,应将失眠、月经期、疾病等情况同时记录。

【实验评价】

1. 正常成人腋下的正常温度是_____,口腔的正常温度是_____。

2. 测量腋窝温度时腋窝应该保持_____,测量时间不少于_____。

3. 女性基础体温是呈_____。

4. 正常人体体温是怎样维持相对稳定的,影响体温变化的生理因素有哪些?

**附:临床应用知识**

### 电子体温计使用方法

电子体温计可以进行耳温与额温测量,耳温和额温测量的切换,可由取下或盖上头盖的方式进行自动转换。

电子体温计用法之耳温测量:移除头盖,按扫描键启动,将测量探头置入耳道,按压扫描一次,听到"哔"的声音,测量完成。

电子体温计用法之额温测量:盖上头盖,按扫描键启动,将测量探头平贴于一端太阳穴,按住扫描键不放,沿额头移到另一端太阳穴。听到"哔"声后,测量完成。

### 红外线耳温计使用方法及注意事项

**使用流程:**

1. 检测耳温仪的性能是否正常;

2. 每次测量前使用新的干净的探头帽;

3. 正确放置干净的探头帽,红外线耳温计自动开机,等待就绪信号蜂鸣音;

4. 将探头柔和放入耳道,按下开始键;

5. 一声长蜂鸣音表示测量结束,记录读数。

**注意事项**

1. 为避免因外在过冷或过热的环境而影响耳温枪的准确度,因此在使用前必须将耳温

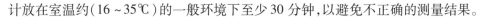

计放在室温约(16～35℃)的一般环境下至少30分钟,以避免不正确的测量结果。

2. 受测者应该在室温内最少20分钟,让身体温度平衡。

3. 使用前避免耳朵潮湿,并保持耳朵干净。耳内无阻塞物及过多耳垢堆积才能测得准确温度。

4. 在剧烈运动后,应该休息至少30分钟后再进行量测。

5. 请不要在刚睡醒时测量耳温,因为被压住那一方的耳朵温度会比正常体温高。

6. 通常在左耳与右耳之间所测得的温度会稍微不同,因此建议以同一只耳朵来测量体温。

7. 当连续重复测量时,请在每次测量之间将探测头移开,并至少间断休息5秒钟之后再进行下一次测量,如此可获得最正确的测量结果。

8. 正常量测读值约35.5～37.8℃,使用者平时应多量测体温,以便了解自己的健康温度,如有异常应注意身体变化或询问您的医生。

9. 每次量测后需用酒精清洁干净红外线耳温计探测头,避免耳垢堵塞影响测量结果,以确保下次量测时的准确性。

(李向利)

# 实验 17　肾、输尿管、膀胱和女性尿道

【实验目的】

1. 学会泌尿系统的组成。

2. 能描述泌尿系统各器官的位置、形态。

【实验材料】

1. 腹后壁示肾的被膜及肾蒂的标本。

2. 男、女性盆腔标本。

3. 男、女性盆腔正中矢状切面标本及模型。

4. 肾的额状切面标本与模型。

5. 男性泌尿生殖器模型。

【实验学时】2 学时。

【实验方法】

1. 肾

(1) 位置:取腹膜后隙标本观察,肾贴靠腹后壁的上部,仅前面盖有腹膜。左肾的上端平第12胸椎上缘,下端平第3腰椎上缘;右肾上端平第12胸椎下缘,下端平第3腰椎下缘。第12肋分别斜过左肾后方的中部和右肾后方的上部。

(2) 毗邻:两肾上端均紧邻肾上腺;肾后面上1/3借膈与肋膈隐窝相邻;肾后面下2/3与腰大肌、腰方肌和腹横肌相邻。左肾前面邻胃、胰、空肠、脾和结肠左曲;右肾前面邻十二指肠、肝右叶和结肠右曲。在竖脊肌外侧缘与第12肋下缘之间的交点称为肾区(脊肋角)。

(3) 形态:取离体肾观察,肾分上、下两端,前、后两面,内、外两缘。内侧缘中部凹陷称肾门。出、入肾门的结构被结缔组织包裹在一起合称肾蒂。注意肾蒂内结构的排列关系。

(4) 剖面结构:取肾冠状剖面标本观察

1) 肾门向肾实质凹陷称肾窦,其内容纳肾小盏、肾大盏、肾盂、肾动脉的分支、肾静脉的属支以及淋巴管和神经和脂肪组织等。

2) 肾实质可分为皮质和髓质两部分。肾皮质主要位于肾实质的表层。肾髓质位于肾实质的内层,由15~20个锥形的肾锥体构成,肾锥体的底部朝向肾皮质;尖端朝向肾窦,称为肾乳头。肾皮质嵌入两个肾锥体之间的部分为肾柱。

(5) 被膜:取带有肾被膜的标本或经过肾门的腹腔水平断面标本观察:纤维囊紧贴肾实质表面;脂肪囊为纤维囊外面的脂肪组织;肾筋膜位于脂肪囊外。

2. 输尿管　取腹膜后隙标本配合男、女性盆腔正中矢状切标本观察,输尿管的行程、分部。观察输尿管三处狭窄的位置。

3. 膀胱

(1) 位置:男、女性盆腔正中矢状切标本观察,男女性膀胱的位置、毗邻。

(2) 形态:取离体的膀胱观察,辨认膀胱尖、体、底和颈。

(3) 膀胱三角:取剖开膀胱下外侧壁的标本观察,膀胱三角的构成、黏膜特点。

4. 尿道　取女性盆腔正中矢状切标本配合女性外生殖器标本观察:女性尿道形态特点。

【实验评价】

1. 肾的被膜由外到内依次是_____、_____和_____。进出肾门的结构由前到后依次为_____、_____和_____以及淋巴管和神经等。

2. 输尿管分_____、_____和_____三部分,全长有_____、_____和_____三处狭窄。

3. 女性膀胱后方与_____和_____相邻。膀胱下方,在男性接_____,在女性接_____。

4. 膀胱底的毗邻男性是_____、_____和直肠,女性是_____和_____。

5. 肾门的体表投影是位于_____和_____的夹角处,此处称_____。

# 实验18　肾的微细结构

【实验目的】
会观察肾的微细结构。

【实验材料】

1. 人肾 HE 染色切片。

2. 人肾小体 HE 染色切片。

【实验学时】2 学时。

【实验方法】

1. 肉眼观察　切片的染色深浅不同,染色较深的边缘部为皮质,其深部染色较浅者为肾锥体。有的标本可见在肾锥体旁有染色深的肾柱,为伸入锥体之间皮质部分。

2. 低倍镜观察

(1) 被膜:被覆在肾的表面,是由致密结缔组织构成的纤维膜。

（2）皮质：在被膜以下,可见大小不等、形状不一的小管断面和分布在其中的呈球形的肾小体,为皮质迷路。皮质迷路之间,由不同断面的肾小管和集合管聚集而成髓放线。

（3）髓质：主要有肾小管的直部、细段和集合小管。

（4）肾间质

3. 高倍镜观察　肾小体断面呈圆形,由血管球和肾小囊组成。①血管球：为一团毛细血管网。内皮、肾小囊脏层及球内系膜细胞不易分辨。②肾小囊：分壁层和脏层。壁层为单层扁平上皮。脏、壁两层细胞之间为一腔隙,即肾小囊腔,容纳滤过的原尿。在肾小体附近,有时可见到入球或出球微动脉的断面。

【实验评价】

1. 球旁复合体由_____、_____和_____组成。

2. 肾小球的滤过屏障由_____、_____和_____三层组成。

3. 肾小体有两个极,分别称为_____和_____。

（高　健）

# 实验 19　男女生殖器官

【实验目的】

1. 学会男、女性生殖系统的组成。

2. 能描述生殖系统各器官的位置、形态。

3. 会观察男女生殖腺的微细结构。

【实验材料】

1. 男泌尿生殖系统概观模型。

2. 男、女性盆腔正中矢状切面标本、模型。

3. 男、女性生殖系统离体标本。

4. 睾丸、附睾和阴茎剖开标本。

5. 女阴标本。

6. 女性乳房解剖标本、模型。

7. 男女性会阴标本及模型。

8. 睾丸、卵巢、子宫组织切片（HE 染色）。

9. 精子涂片。

【实验学时】2 学时。

【实验方法】

1. 睾丸和附睾　在男性泌尿生殖系统概观模型和睾丸、附睾和阴茎剖开标本上观察睾丸、附睾的形态位置。睾丸和附睾均位于阴囊内。睾丸呈扁卵圆形,其上端和后缘附着有附睾,辨认附睾头、附睾体、附睾尾 3 部分,观察睾丸、附睾及输精管始段三者的关系。

2. 输精管、精囊腺及射精管　观察男性泌尿生殖系统概观模型及男性盆腔正中矢状切面标本、模型,观察输精管的起止、走行,指出输精管结扎的部位;观察精囊的位置、形态及分泌物的排放;精囊排泄管与输精管末端合并形成射精管,穿前列腺实质,开口于尿道的前列腺部。

3. 前列腺和尿道球腺  取男性泌尿生殖系统概观模型及男性盆腔正中矢状切面标本、模型,观察前列腺及尿道球腺。前列腺为一栗子形实质性器官,位于膀胱颈与尿生殖膈之间,中央有尿道穿过,后面中间有一条纵行的浅沟称前列腺沟,观察前列腺后方的毗邻;尿道球腺为一对豌豆大的球形腺体,在模型上观察其位置、导管开口部位。

4. 阴茎和阴囊  取阴茎剖开标本观察阴茎的分部,观察三块阴茎海绵体的位置、形态,观察尿道海绵体部的走行及尿道外口。阴囊为一皮肤囊袋,查看其内容物。

5. 男性尿道  取男性盆腔正中矢状切面标本、模型上观察男性尿道的起止、长度、弯曲、狭窄、分部。

6. 卵巢  取女性生殖系统离体标本及女性盆腔矢状断标本、模型,观察卵巢的位置、形态。卵巢为一对呈扁卵圆形器官,位于盆腔侧壁、髂总动脉分叉处的下方。

7. 输卵管  在女性生殖系统离体标本及女性盆腔矢状断标本、模型上观察输卵管的位置、形态、分部。输卵管位于盆腔内,子宫两侧,一端连子宫,另一端游离。由内向外分子宫部、峡部、壶腹部、漏斗部4部分。漏斗部周缘有输卵管伞,是识别输卵管的标志。

8. 子宫  取女性生殖系统离体标本及女性盆腔矢状断标本、模型观察子宫的位置、形态。子宫位于盆腔中央、膀胱和直肠之间;呈倒置的梨形。子宫分底、体、颈三部分,注意观察子宫腔的连通关系,观察子宫前倾、前屈位置,观察子宫的固定装置即子宫阔韧带、子宫圆韧带、骶子宫韧带、子宫主韧带的位置,理解其固定作用。

9. 阴道  阴道位于盆腔中央,取女性生殖系统离体标本及女性盆腔矢状断标本、模型观察其前后方的毗邻关系。观察阴道穹的形成及与直肠子宫陷凹的关系。

10. 女阴  取女阴标本,辨认观察阴阜、大阴唇、小阴唇、阴道前庭的位置形态,注意观察阴道口和尿道外口的关系。

11. 乳房  取女性乳房解剖标本观察乳房的位置,辨认乳头、乳晕,观察输乳管的排列。

12. 女阴  取女阴标本观察阴阜、大、小阴唇、阴蒂、前庭球,辨认阴道前庭,并指出其前后方的开口分别是什么。

13. 会阴  取男、女会阴肌标本、模型观察会阴的范围、狭义会阴的位置以及广义会阴前后两部分通过的结构。

14. 睾丸切片观察

(1) 低倍镜:睾丸实质内可见许多精曲小管的切面,小管间有结缔组织,即睾丸间质。

(2) 高倍镜:精曲小管的壁上有各级生精细胞。

1) 精原细胞:近基膜,胞体小、圆形、染色深。

2) 初级精母细胞:位于精原细胞的管腔侧。体积大,核内可见粗大的染色体。

3) 次级精母细胞:位于初级精母细胞的管腔侧,胞体较初级精母细胞略小。

4) 精子细胞:最靠近管腔。体积小,核圆形、染色质浓密。

5) 精子:位于管腔内。头部染成蓝色小点,尾部常被切断,不易观察。

6) 睾丸间质细胞:分部于睾丸间质内,单个或成群分部,圆形或多边形,体大,胞质嗜酸性,核仁清晰。

15. 卵巢切片观察

（1）低倍镜：位于浅层、占卵巢皮质大部分的是皮质，皮质深面的为髓质，含疏松结缔组织及血管。

（2）高倍镜：卵巢皮质内可见大量不同发育阶段的卵泡。

1）原始卵泡：位于皮质浅层。中央圆而染色浅的是卵细胞，外周一层扁平细胞是卵泡细胞。

2）生长卵泡：可见不同发育阶段卵泡，差异较大，但有共同特点：①卵细胞体积增大，外周出现嗜酸性透明带。②卵泡细胞增至多层，近透明带周围一层呈辐射状排列，形成放射冠。③卵泡细胞间出现卵泡腔，内有卵泡液。④卵泡周围结缔组织形成卵泡膜。

3）成熟卵泡：与晚期生长卵泡相似，凸向皮质表面，不易观察到。

4）闭锁卵泡：卵细胞消失，透明带萎缩，卵泡壁塌陷。

16. 子宫切片观察（内膜为增生期）

低倍镜：

1）内膜：表面为单层柱状上皮。上皮深面为固有层，可见子宫腺和小血管。

2）肌层：为平滑肌，很厚。肌束排列不规则，故层次不明显，肌层中血管较多。

3）浆膜：浅层为间皮，深层为结缔组织。

17. 精子涂片观察（示教）

【实验评价】

1. 男性生殖系统的生殖腺是_____，生殖管道包括_____、_____、_____和_____。男性生殖器的附属腺体是_____、_____、_____。

2. 女性生殖系统的生殖腺是_____，生殖管道包括：_____、_____和_____。

3. 精曲小管的管壁上的生精细胞包括_____、_____、_____和_____。

4. 卵巢皮质内不同发育阶段的卵泡包括_____、_____和_____。

（陈明玉）

# 实验 20　视器、前庭蜗器和皮肤的观察

【实验目的】

1. 在感觉器官大体标本和模型上学会辨识各器官的位置和形态结构。

2. 能辨认内耳的组成。

3. 会观察皮肤的微细结构。

4. 能描述眼球壁的构造，眼的折光系统。

5. 能说出外耳、中耳的组成。

6. 能指出皮肤的附属结构。

【实验材料】

1. 眼球模型和标本。

2. 新鲜猪眼球冠状切和矢状切标本。

3. 泪器的解剖标本。

4. 眼球外肌的解剖标本。

5. 耳的模型与标本。

6. 内耳、中耳、听小骨模型。

7. 皮肤模型。

8. 光学显微镜和皮肤的组织切片。

【实验学时】2 学时。

【实验方法】

（一）视器

1. 在眼球的大体标本和模型上，观察眼球的外形和视神经的附着处。

2. 在猪眼球冠状切面标本的前半部上，由后向前依次观察以下结构：

（1）充满于眼球内的透明胶状物为玻璃体。

（2）移除玻璃体，可见其前方正中透明的晶状体。

（3）晶状体周围的黑色环形增厚部分为睫状体，其前份的后面，呈放射状排列的皱襞即睫状突。晶状体与睫状突之间有纤细纤维相连即睫状小带。

（4）移除晶状体，可见位于其前方的虹膜，虹膜中央的孔称瞳孔。

（5）眼球壁外层前部的透明薄膜为角膜，其与晶状体之间的间隙称眼房，被虹膜分为前房和后房，两者借瞳孔相通。

3. 在猪眼球冠状切面标本的后半部上，由前向后观察：

（1）玻璃体充满于眼球内，透过玻璃体可见到乳白色的视网膜，易从眼球壁上剥离。

（2）在视网膜上可见红色细线状的视网膜中央动脉的分支，各分支的主干都向后集中于一白色圆盘状隆起即视神经盘，它对应于眼球外视神经的附着部位。

（3）去除玻璃体和视网膜，可见一层黑褐色的薄膜即脉络膜。

（4）脉络膜外周有一层乳白色结构即巩膜。

4. 在猪眼球的矢状切面标本上，先观察眼球的前房、后房、晶状体与玻璃体，然后再观察眼球壁的 3 层膜，由内向外依次为视网膜、血管膜及纤维膜。

5. 在活体上，辨认角膜、巩膜、虹膜和瞳孔和眼球前房。

6. 在活体上，观察以下结构

（1）上、下睑缘和睑毛；

（2）内眦和外眦；

（3）轻轻略翻上、下睑缘近内眦处辨认上、下泪点；

（4）翻起上、下睑，观察结膜的性状，睑结膜与球结膜的分布和结膜上、下穹的形成。

7. 在泪器的解剖标本上，观察泪腺的位置和形态；泪囊、泪点、泪小管和鼻泪管的位置及其相互关系。

8. 在眼球外肌的解剖标本上，观察上睑提肌、上直肌、下直肌、内直肌、外直肌、上斜肌和下斜肌的位置以及肌束方向。

（二）前庭蜗器

1. 取耳的解剖标本并结合活体，观察耳廓的形态；外耳道分部和弯曲；鼓膜的位置、外形和分部。

2. 取颞骨的锯开标本和耳的解剖标本,观察以下内容:

(1) 中耳各部的位置和邻接关系;

(2) 鼓室的位置和形态;鼓室外侧壁即鼓膜的形态和分部;内侧壁的构成及其上面的前庭窗、蜗窗的形态和面神经管的位置;前壁与咽鼓管的连通关系;后壁与乳突窦的连通关系,乳突小房的形态;上壁的构成及与颅中窝的关系;下壁与颈内静脉的关系;

(3) 听小骨的位置、组成及相互连接关系。

3. 取耳的解剖标本和内耳模型,观察以下内容:

(1) 明确内耳在颞骨中的位置,以及骨迷路和膜迷路的位置关系;

(2) 辨认骨半规管、前庭和耳蜗的位置和形态:①辨认前、后、外三个骨半规管及每个骨半规管上膨大的骨壶腹;②前庭外侧壁上的前庭窗与蜗管;③蜗窗及蜗轴的位置,以及环绕蜗轴的骨螺旋管和骨螺旋板;

(3) 膜迷路各部的形态和位置:①膜半规管内的壶腹嵴;②在前庭内辨认椭圆囊和球囊,以及分别位于两囊壁上的椭圆囊斑和球囊斑;③在耳蜗内辨认蜗管,以及位于蜗管基底膜上的螺旋器;前庭阶和鼓阶的位置,二阶在蜗顶相通的部位,以及二阶与前庭窗、蜗窗的关系。

(三) 皮肤

1. 取皮肤模型进行观察

(1) 区分表皮、真皮和皮下组织;

(2) 观察表皮五层细胞的排列;

(3) 比较真皮乳头层和网织层在位置和结构上的差别;

(4) 观察神经末梢的种类和分布;

(5) 观察体毛的分布,毛囊和毛乳头的形态与位置;

(6) 观察竖毛肌的位置和形态;

(7) 观察皮脂腺的位置与开口部位;

(8) 观察汗腺分泌部的位置和导管开口部位。

2. 在活体上观察指甲,确认

(1) 位于体表的甲体;

(2) 甲体两侧和近侧的甲襞;

(3) 甲体与甲襞之间的甲沟。

3. 手指掌面皮肤切片,HE 染色

(1) 肉眼观察:表面深红,下接紫蓝色的是表皮;中间粉红色、很厚的是真皮;深部是染色极浅的皮下组织。

(2) 低倍镜观察

1) 表皮:为角化的复层扁平上皮,表面深灰色部分是角质层,深紫蓝色部分为表皮的其他各层。

2) 真皮:与表皮交界处凹凸不平,但界限清楚。乳头层为真皮紧邻表皮的薄层结缔组织,向表皮底部凸起形成真皮乳头,有些乳头含触觉小体。网织层在乳头层下方,为较厚的致密结缔组织,与乳头层无明确界限,含有粗大的胶原纤维束交织成密网。

3）皮下组织：与网织层无明显分界，由疏松结缔组织构成，可见汗腺分泌部及导管、血管、神经和环层小体。

（3）高倍镜观察

1）表皮由基底至表面分为5层。

**基底层**：由一层矮柱状的基底细胞组成。基底细胞的核呈椭圆形，胞质少，呈嗜碱性。此层中有一些圆形的、胞质清亮、核呈椭圆深染的黑素细胞。

**棘层**：位于基底层上方，一般由4~10层的棘细胞组成。细胞较大，呈多边形，胞质弱嗜碱性。调暗视野光线，可见相邻细胞之间有许多细短的突起连接。核呈圆形。此层中有一些圆形的、胞质清亮、核呈椭圆深染的朗格汉斯细胞。

**颗粒层**：由2~4层较扁平的梭形细胞组成。细胞核浅染或消失，胞质中含有许多嗜碱性强的透明角质颗粒。

**透明层**：由2~3层扁平细胞构成，细胞境界不清，细胞核已经消失，胞质呈强嗜酸性，呈均质状，折光度高。

**角质层**：由5~10层死亡的扁平角质细胞组成，细胞境界不清，无核，胞质呈嗜酸性均质状。

2）汗腺：分泌部位于真皮深层和皮下组织中，由1~2层立方形或锥形细胞组成，染色较浅，腺细胞基底侧可见上皮细胞。导管较直，穿过真皮，其由2层小立方形细胞构成，胞质呈嗜碱性。

4. 头皮切片，HE染色

（1）肉眼观察：染色深的一侧为表皮，可见露在表皮外面的毛干和在真皮及皮下组织中的一些毛囊，呈斜行的紫蓝色结构。

（2）低倍镜观察：首先分辨表皮、真皮与皮下组织。

1）毛：露在皮肤外面的为毛干；位于毛囊内，呈黄褐色长带状的为毛根；毛囊分两层，内层为上皮性鞘，直接包裹毛根，与表皮相连续，类似表皮。外层为纤维结缔组织性鞘，由致密结缔组织组成；毛球为毛囊和毛根下端合成的膨大球形。毛球内含有大量的黑素颗粒。毛球底部有少量结缔组织突入形成的毛乳头。

2）立毛肌：为一束斜行的平滑肌，位于毛根和表皮呈钝角的一侧。

3）皮脂腺：位于毛囊和竖毛肌之间，为泡状腺，由一个或几个囊状腺泡构成，分泌部染色浅；导管极端，多开口于毛囊上部。

（3）高倍镜观察：皮脂腺分泌部的周边部为一层较小的多边形细胞，核居中，染色浅，胞质呈弱嗜碱性。越靠近腺泡中心的细胞体积越大，呈多边形，核固缩，胞质呈空泡状。

【实验评价】

1. 眼球壁自外向内分别为_____、_____和_____。

2. 眼球的血管膜从前向后依次为_____、_____和_____。

3. 眼球的屈光系统包括_____、_____、_____和_____。

4. 耳包括_____、_____和_____。

5. 中耳包括_____、_____和_____。

6. 内耳又称为_____、_____和_____。

7. 位觉感受器有_____、_____和_____，听觉感受器是_____。

8. 皮肤由_____和_____组成。

（钟富良）

## 实验 21　瞳孔对光反射、视力测定、 色盲检查和声波传导途径

### 一、瞳孔对光反射

【实验目的】学会瞳孔对光反射的检查方法,观察人眼受到光线刺激时瞳孔缩小的现象,从而了解瞳孔对光反射。

【实验原理】眼受到光线刺激时发生瞳孔缩小的反应,称为瞳孔对光反射。瞳孔对光反射的效应是双侧性的。光线照射一侧眼时,两侧瞳孔同时缩小,称为互感性瞳孔对光反射;受光照一侧的瞳孔缩小称为直接瞳孔对光反射;未受光照一侧的瞳孔缩小称为间接性瞳孔对光反射。

【实验器材】手电筒。

【实验方法】

1. 在光线较暗处,让受试者注视远方,先观察其两眼瞳孔大小,然后用手电筒照射受试者的一侧眼,立即观察被照眼的瞳孔是否缩小,停止光照后,再观察该瞳孔的变化。

2. 令受试者将手掌竖在两眼之间,用手电筒照射受试者的一侧眼,观察其另一侧眼的瞳孔是否也缩小。

3. 令受试者注视远处某目标后,再将该目标快速移近至受试者眼前,观察其瞳孔大小的变化。

【实验评价】

1. 光照一侧瞳孔,另一侧瞳孔为何也会缩小?

2. 瞳孔对光反射有什么生理和临床的意义?

### 二、视力测定

【实验目的】学会测定视力的方法,了解测定的原理。

【实验原理】视力又称视敏度,是指眼分辨物体细微结构的能力,以能分辨空间两点的最小距离为衡量标准。对人来说,是用来检查视网膜中央凹精细视觉的分辨能力。临床规定,当能分辨两点间的最小视角为一分时(指这两点与相距5m远的眼所形成的视角),视力为1.0,这两点间的距离约为1.5mm,相当于视力表第10行字的每一笔画所间隔的距离。因此,在距离视力表5m处能分辨第10行字,为正常视力。

【实验器材】标准对数视力表,遮眼板,指示棒,米尺。

【实验方法】

1. 将标准对数视力表挂在光线充足且均匀的地方,让受试者在距离5m远的地方进行测试。视力表上第10行字(5.0)应与受试者的双眼同高。

2. 受试者用遮眼板遮住一眼,另一眼正看视力表,按试验者的指点从上而下进行识别,

直到能辨认最小的字行为止,以确定该眼视力。用相同的方法确定另一眼的视力。

3. 若受试者对最上一行字也不能辨认,则须令受试者向前移动,直至能辨认最上一行字为止,并按公式推算受试者的视力。

【实验评价】 分析形成近视的原因,讨论保护视力的一些措施。

### 三、色盲检查

【实验目的】 检查眼的辨色能力。学会使用色盲图检查色觉异常的方法。

【实验原理】 视网膜中有 3 种不同的视锥细胞,分别含有对红、绿、蓝 3 种颜色光线敏感的感光色素,对不同波长光线的敏感度不同。不同的色觉是这 3 种视锥细胞按不同比例受到刺激,不同的视神经冲动传到中枢所产生的,称三原色学说。正常人眼可分辨约 150 种颜色。色盲是对全部颜色或部分颜色缺乏分辨能力,故可分为全色盲或部分色盲:全色盲仅有明暗之分,而无颜色差别;部分色盲是缺乏对某种颜色的辨别能力,又可分为红色盲、绿色盲和蓝色盲。色盲多是先天的,绝大多数是遗传性的,患者中以男性多见。

【实验器材】 色盲检查图。

【实验方法】 在明亮、均匀的自然光线下,试验者向受试者逐页展示色盲检查图,让受试者尽快回答其所见的数字或图形,注意受试者回答是否正确,时间是否超过 30s。若有错误,可查阅色盲检查图中说明,确定受试者属于哪类色盲。

【实验评价】 色盲检查有何意义?

### 四、声波传导途径

【实验目的】 了解并比较声音传导的两种方式和途径;掌握检测声音传导途径的方法。

【实验原理】 声音传入耳蜗有两条途径:①气导:声波经外耳道引起鼓膜振动,再经听小骨链和前庭窗膜进入耳蜗;②骨导:声波直接引起颅骨振动,进而引起位于颞骨骨质中的耳蜗内淋巴液的振动。正常生理状态下以气传导为主,听力正常者气导时程比骨导时程持续时间长,即林纳试验阳性;当传音通路受阻时,气导时程缩短,等于或小于骨导时程,即林纳试验阴性。正常情况下,人的两耳感受功能相同;骨传导的敏感性比空气传导低得多,故在正常听觉中引起的作用甚微。但当鼓膜或中耳病变引起传音性耳聋,气导传导明显受损时,但骨导传导却不受影响,甚至相对增强,即韦伯实验。

【实验器材】 音叉(256Hz 或 512Hz),橡皮锤,干棉球。

【实验方法】

1. 比较同侧耳的气导和骨导(林纳试验)

(1) 室内保持安静,受试取坐姿。检查者用橡皮锤敲响音叉后,立即置音叉柄于受试者一侧的颞骨乳突部,受试者感觉声音的强弱及其变化。

(2) 保持室内安静,敲响音叉后,先将音叉柄置于受试者的颞骨乳突部;当受试者刚刚听不到声音时,立即将振动的音叉置于受试者外耳道口 1cm 处,两叉臂末端应与外耳道口在同一平面。受试者感觉声音的强弱及其变化。

(3) 敲响音叉后,先将振动的音叉置于受试者外耳道口 1cm 处,两叉臂末端应与外耳道口在同一平面;当受试者刚刚听不到声音后立即将音叉柄置于受试者的颞骨乳突部。受试者感觉声音的强弱及其变化。

（4）用干棉球塞住受试者外耳道（相当于空气传导途径障碍），重复上述（1）~（3）步实验，观察结果。

2. 比较两耳的骨传导（韦伯试验）

（1）敲击音叉后将叉柄底部紧压于颅顶中线上任何一点（或前额正中发际处），受试者两耳同时感受声音的强弱。

（2）用棉球塞住受试者一侧外耳道，重复上述操作，受试者两耳同时感受声音的强弱，记录两耳感受到的声音变化或受试者感到声音偏向哪一侧。

【实验评价】

1. 用手电筒照射受试者的一侧眼，被照眼的瞳孔_____，另一侧眼的瞳孔_____，停止光照后，该侧瞳孔_____。

2. 色觉障碍包括：_____和_____。

3. 声音的传导途径包括：_____和_____。

（钟富良）

# 实验 22　内分泌器官大体及微细结构的观察

【实验目的】

1. 学会甲状腺的形态、位置、组织结构。

2. 能描述肾上腺形态、位置、组织结构和垂体的形态、位置、组织结构。

3. 会观察内分泌腺的微细结构。

【实验材料】

1. 颈部解剖标本。

2. 腹膜后间隙器官标本。

3. 脑模型（矢状切面）。

4. 喉模型（带甲状腺和甲状旁腺）。

5. 甲状腺组织切片（HE 染色）。

6. 肾上腺组织切片（HE 染色）。

7. 甲状旁腺切片（HE 染色）。

8. 垂体组织切片（HE 染色）。

9. 甲状腺、肾上腺、垂体微细结构挂图、多媒体音像资料。

【实验学时】2 学时。

【实验方法】

1. 甲状腺　在颈部解剖标本和喉模型上，观察甲状腺。见其外形如"H"形，两侧叶附于气管上部和喉下部的外侧面，侧叶之间连有峡部，附于第 2~4 气管软骨环前面。查看有无从峡部向上延伸的椎体叶。

2. 甲状旁腺　取喉连气管解剖标本，观察甲状旁腺。在甲状腺侧叶后面，寻认 4 个椭圆形小体，即甲状旁腺。

3. 肾上腺　在腹膜后间隙器官标本上,观察肾上腺。确认左、右肾上腺位于肾的上方,藏于肾脂肪囊内。注意辨别左肾上腺近似半月形,右肾上腺呈三角形。

4. 垂体　在脑模型上,观察下丘脑和垂体的位置形态。确认垂体位于垂体窝内,呈扁椭圆形,与下丘脑之间以漏斗相连。

5. 甲状腺切片观察(HE 染色)

(1) 肉眼观察:切片组织呈团块状,染红色。

(2) 低倍镜观察:甲状腺小叶内可见许多大小不等、圆形或椭圆形的空泡,即为甲状腺滤泡切面,滤泡腔内有染成深红色的胶状物质,是细胞的分泌物。滤泡之间为甲状腺的间质,有毛细血管和少量的结缔组织。

(3) 高倍镜观察:滤泡壁为单层上皮构成,大部分为立方形细胞。在甲状腺间质内和滤泡壁上,注意辨认滤泡旁细胞。滤泡旁细胞较甲状腺滤泡上皮细胞稍大,呈卵圆形,胞浆染色浅。

6. 肾上腺切片观察(HE 染色)

(1) 肉眼观察:切片组织呈三角形、卵圆形或不规则形,外周局部染成深红色为皮质,中央部染成紫蓝色为髓质。

(2) 低倍镜观察:由浅面到深面,依次观察被膜、皮质和髓质。①被膜:在肾上腺表面,结构较疏松,由结缔组织构成,染成红色,其外面附有脂肪组织。②皮质:位于被膜深面,围绕在髓质周围,较厚,染成红色。细胞有规律排成三层:a. 球状带,位于皮质浅层,最薄,细胞簇拥成团块状;b. 束状带,位于球状带深面,最厚,由 2～3 层细胞排列成条索状;c. 网状带,位于皮质的最内层,较薄,由细胞索相互吻合成网状。③髓质:位于切片中央部分,被皮质所围绕,髓质细胞排列无明显规律,常排列成团块状和条索状,染色较深。

(3) 高倍镜观察

1) 球状带:细胞体积较小,呈低柱状或多边形,排列成团,胞质染成紫蓝色,核大呈圆形,位于细胞中央。

2) 束状带:细胞排列成束状,细胞体积较大,形状不规则,染色较浅。由于胞质内的脂滴在制片时已被溶解,故胞质呈海绵状。

3) 网状带:细胞呈多边形,细胞质染色较红,核圆形。

4) 髓质:主要由髓质细胞构成,细胞呈多边形,胞浆染成紫蓝色。核圆形,位于细胞的中央。细胞团之间有血窦。

7. 垂体切片观察(HE 染色)

1) 肉眼观察:切片组织呈卵圆形,一侧可连接漏斗。组织染色深、呈红色的部分为垂体远侧部,染色浅呈粉红色的部分为垂体神经部。

2) 低倍镜观察:①远侧部:腺细胞排列成团块状或条索状,大致可区分出三类细胞,有少量结缔组织和丰富的血窦。②中间部:内有大小不等的滤泡,滤泡由较小的单层立方细胞围成,腔内有胶质。③神经部:由大量的无髓神经纤维和神经胶质细胞组成,神经纤维间有丰富的毛细血管和少量的结缔组织,还可见散在的大小不等的嗜酸性团块,即赫令体。

3) 高倍镜观察:主要观察辨认远侧部的腺细胞。①嗜酸性细胞:圆形或多边形,边界清楚,胞质内含有红色颗粒,核圆或卵圆形。②嗜碱性细胞:体积较大,圆形或卵圆形,边界清楚,胞质有紫蓝色颗粒,核圆形或卵圆形。③嫌色细胞:数目多,体积小,多成群排列,细胞界限不清,胞质染色浅,无颗粒。

8. 示教甲状旁腺切片观察(HE 染色)  高倍镜下示教主细胞和嗜酸性细胞。①主细胞:数量多,细胞体呈圆形或多边形,细胞质着色浅,核大而圆。②嗜酸性细胞:数量较少,单个或成群的散在分布,细胞较大,细胞质中有大量嗜酸性颗粒,核染色较深,常位于细胞一侧。

【实验评价】

1. 甲状腺外形如_____形、结构组成_____和位于_____部。

2. 肾上腺呈_____形、结构包括_____、位于_____。

3. 高倍镜下甲状腺组织结构包括_____。

4. 高倍镜下肾上腺组织结构包括_____。

(周晓隆)

# 实验 23  胚 胎 发 育

【实验目的】

1. 学会胚胎早期的发育过程,认识胚泡的各部结构。

2. 能描述蜕膜的分部及各部位置和胎膜、胎盘的结构特点。

3. 会用显微镜观察胚泡、二胚层胚盘、胎盘切片的组织结构。

【实验材料】

1. 卵裂及桑葚胚模型。

2. 胚泡模型。

3. 胚盘模型。

4. 第 2～4 周的胚胎模型。

5. 妊娠子宫的剖面模型及脐带、胎盘及不同月份的人胚的标本。

6. 胚泡切片。

7. 二胚层胚盘切片。

8. 三胚层。

9. 胎盘切片。

10. 光学显微镜和多媒体播放器。

【实验学时】2 学时。

【实验内容和方法】

1. 卵裂  在卵裂和桑葚胚模型上,观察它们的形态、细胞的数量、所在位置及大小变化,分辨出 2 细胞期、4 细胞期、12～16 细胞期,充分理解桑葚胚的形成。

2. 胚泡  在胚泡的剖面模型上,观察胚泡滋养层、内细胞群、极端滋养层、胚泡腔的位置,明确这些结构之间的相互位置关系。能够分辨出滋养层细胞为扁平细胞。

3. 蜕膜  观察妊娠子宫的剖面模型,包被在整个胚胎外面的子宫内膜即蜕膜;位于胚泡子宫腔面的为包蜕膜;位于胚泡植入处深面的为基蜕膜;其他部分的子宫内膜为壁蜕膜。

4. 三胚层的形成和分化

（1）内、外胚层的形成:在第二周胚胎模型上观察。

1）羊膜腔和卵黄囊:在二胚层胚盘形成的同时,外胚层细胞之间出现一个充满液体的腔,称为羊膜腔,外胚层细胞与细胞滋养层相贴形成羊膜。内胚层周边的细胞向腹侧生长、延伸,形成卵黄囊。

2）内胚层和外胚层:羊膜腔的底即为外胚层,卵黄囊的顶即为内胚层。

3）胚外中胚层和体腔:在卵黄囊、羊膜腔和细胞滋养层之间出现一些疏松排列的星状细胞和细胞外基质,称胚外中胚层。在胚外中胚层内出现的腔隙,称胚外体腔。

4）绒毛膜:胚胎第 2 周,滋养层的细胞向周围生长,形成许多细小的突起,称为绒毛。

（2）中胚层的形成:观察第 3 周胚盘模型,背侧为外胚层,腹侧为内胚层,原条出现侧为尾端,其前方为头端。原条细胞继续增殖,并向内外胚层之间呈翼状扩展迁移,一部分细胞在内外胚层之间形成一个新的细胞层,称胚内中胚层,即中胚层。

5. 胎膜 在妊娠 3 个月的子宫剖面模型及标本上观察。

（1）绒毛膜:与包蜕膜相邻的绒毛膜,称平滑绒毛膜,平滑绒毛膜和包蜕膜与壁蜕膜融合,参与胞衣的构成;与基蜕膜相邻的绒毛膜,称丛密绒毛膜。

（2）卵黄囊:人类卵黄囊不发达,在模型中很小。胚胎第 4 周末,卵黄囊被包入脐带,最后闭锁称为卵黄蒂,并与消化管断离。

（3）羊膜:是由羊膜上皮和胚外中胚层组成,包裹于脐带的根部,使胎儿封闭于羊膜内。羊膜围城的腔为羊膜腔。

（4）脐带:外附羊膜,内含结缔组织、闭锁的卵黄囊和尿囊、两条脐动脉和一条脐静脉,观察脐带的长度及粗细。

6. 胎盘 在标本上观察并分清胎盘的两个面:胎儿面光滑,表面附有羊膜和脐带;母体面粗糙,可见由不规则的浅沟分隔的 15 ~ 30 个胎盘小叶。

7. 胚泡切片观察（HE 染色）

（1）低倍镜观察:可见圆形胚泡、胚泡壁、胚泡腔及凸入腔内的内细胞群。

（2）高倍镜观察:可见滋养层细胞为一层扁平细胞,内细胞群细胞体积大而饱满,细胞核大位于中央。

8. 二胚层胚盘切片观察（HE 染色）

（1）低倍镜观察:镜下可见内外胚层紧贴在一起,中央增厚,两侧略薄。

（2）高倍镜观察:镜下可见外胚层细胞呈柱状,内胚层细胞呈立方形。

9. 三胚层切片观察（HE 染色）

（1）低倍镜观察:镜下分出三个细胞层,分别为外胚层、中胚层和内胚层。外胚层和内胚层相对较薄,中胚层较厚。

（2）高倍镜观察:由背侧像腹侧观察。

1）外胚层:为背侧表面的一层柱状细胞。外胚层中央向下凹陷,即原沟,原沟两侧细胞增厚处即原条。

2）中胚层:从原沟下方,细胞向两侧延伸,呈条索状排列。

3）内胚层:为胚体内表面的一层立方形细胞。

10. 胎盘切片观察　在胎盘垂直切面上,胎儿面为羊膜,为单层立方或单层柱状上皮。羊膜下方为绒毛膜的结缔组织,染成粉红色,绒毛膜发出约 40 ~ 60 根绒毛干。胎盘隔将绒毛干分隔到胎盘小叶内,每个小叶含 1 ~ 4 根绒毛干。绒毛间隙内可见极度弯曲的螺旋动脉和子宫腺。

11. 播放人胚胎外形演变视频。

【注意事项】

1. 观察标本和模型要结合胚胎发育的动态结构变化,要具有空间想象的能力。

2. 认真观看受精及胚胎发育视频,对视频内容和模型及标本所观察的结构进行比对。

【实验评价】

1. 蜕膜分为＿＿＿＿＿、＿＿＿＿＿、＿＿＿＿＿。

2. 胎盘分为两个面,分别是＿＿＿＿＿、＿＿＿＿＿。

3. 绒毛膜分为＿＿＿＿＿和＿＿＿＿＿,其中＿＿＿＿＿和基蜕膜共同构成胎盘。

4. 二胚层胚盘中,外胚层细胞为＿＿＿＿＿细胞,内胚层细胞为＿＿＿＿＿细胞。

5. 第 3 周初,轴旁中胚层的细胞迅速增殖,随即横裂为块状细胞团,即体节。体节附近的细胞又分为＿＿＿＿＿、＿＿＿＿＿、＿＿＿＿＿。

6. 羊膜是由＿＿＿＿＿和＿＿＿＿＿组成,包裹于＿＿＿＿＿的根部,使胎儿封闭于羊膜内。羊膜围成的腔为＿＿＿＿＿。

（张春华）

# 参 考 文 献

1. 王瑞元. 生理学. 北京:人民卫生出版社,2013
2. 汪华侨. 功能解剖学. 北京:人民卫生出版社,2013
3. 任晖,袁耀华. 解剖学基础. 北京:人民卫生出版社,2014
4. 邹仲之. 组织学与胚胎学. 北京:人民卫生出版社,2013
5. 王维智. 解剖学生理学基础. 北京:人民卫生出版社,2008
6. 柏树令,应大君. 系统解剖学. 第 8 版. 北京:人民卫生出版社,2013
7. 朱大年. 生理学. 第 8 版. 北京:人民卫生出版社,2013

# 目标测试参考答案

**第十一章**

1. D    2. A    3. C    4. E    5. A    6. A    7. A    8. B    9. A    10. B

**第十二章**

1. C    2. A    3. D    4. B    5. A    6. C    7. C    8. D    9. B    10. A

11. B    12. C    13. A    14. D    15. D    16. B

**第十三章**

1. B    2. C    3. B    4. D    5. E    6. C    7. B    8. C    9. A    10. C

11. D    12. E    13. A    14. C    15. D    16. E    17. A    18. B    19. E    20. C

**第十四章**

1. D    2. E    3. E    4. B    5. C    6. C    7. E    8. B    9. A    10. D

11. C    12. C    13. B    14. D    15. A

**第十五章**

1. C    2. A    3. C    4. E    5. B    6. C    7. D    8. D    9. A    10. A

11. B    12. D    13. C    14. E

**第十六章**

1. B    2. C    3. E    4. C    5. D    6. B    7. A    8. C

# 《解剖生理学基础》教学大纲

## 一、课程性质

《解剖生理学基础》是中等卫生职业教育康复技术专业一门重要的专业核心课程。本课程主要内容包括系统解剖学、生理学、组织学和胚胎学等多门学科的基本知识。系统解剖学阐述正常人体器官的形态结构、生理功能及其生长发育规律的科学；生理学研究生物体生命活动现象和功能活动变化规律的科学；组织学研究机体微细结构及其相关功能的科学；胚胎学研究从受精卵发育为新生个体的过程及其机制的科学。本课程的主要任务是使学生获得技能型康复技术专业人才所必需的人体主要器官的位置、形态和毗邻，并能运用生理学基础知识解释正常的生命现象，为进一步学习其他专业技能课程，提高专业素质，适应康复技术专业岗位需求。本课程的同步和后续课程包括疾病学基础、临床医学概要等。

## 二、课程目标

通过本课程的学习，学生能够达到下列要求：

（一）职业素养目标

1. 具有良好的人文精神、高尚的职业道德素养，严谨求实的学习态度，科学的思维能力。

2. 具有应用基础知识解释、分析生活现象和临床问题的能力。

3. 具有良好的服务意识，能将预防和治疗疾病、促进健康、维护大众的健康利益作为自己的职业责任。

4. 具有终生学习理念和不断创新精神。

5. 具有良好的团队意识，能与康复团队成员团结协作，共同为病人提供全面周到的康复服务。

（二）专业知识和技能目标

1. 掌握正常人体的组成和主要器官的位置、形态和结构。

2. 掌握人体各器官的主要生理功能。

3. 熟悉正常人体重要的体表标志和主要器官的体表投影。

4. 学会借助光学显微镜观察正常人体组织微细结构。

5. 学会解剖标本上正确辨认人体主要器官的位置、形态和毗邻。

6. 具有运用生理学知识解释正常的生命现象，会运用解剖生理学知识分析临床康复问题。

7. 具有对康复对象进行健康宣教、健康指导的能力。

## 三、学时安排

| 教学内容 | 学 时 | | |
|---|---|---|---|
| | 理论 | 实践 | 合计 |
| 一、绪论 | 2 | | 2 |
| 二、细胞 | 4 | | 4 |
| 三、基本组织 | 6 | 4 | 10 |
| 四、运动系统 | 12 | 4 | 16 |
| 五、神经系统 | 12 | 6 | 18 |
| 六、血液 | 4 | 2 | 6 |
| 七、脉管系统 | 12 | 6 | 18 |
| 八、呼吸系统 | 6 | 4 | 10 |
| 九、消化系统 | 10 | 4 | 14 |
| 十、能量代谢与体温 | 2 | 2 | 4 |
| 十一、泌尿系统 | 4 | 4 | 8 |
| 十二、生殖系统 | 6 | 2 | 8 |
| 十三、感觉器官 | 6 | 4 | 10 |
| 十四、内分泌系统 | 4 | 2 | 6 |
| 十五、人体胚胎概要 | 4 | 2 | 6 |
| 十六、人体衰老 | 2 | | 2 |
| 机动 | 2 | | 2 |
| 合计 | 98 | 46 | 144 |

## 四、主要教学内容和要求

| 单元 | 教学内容 | 教学目标 | | 教学活动参考 | 参考学时 | |
|---|---|---|---|---|---|---|
| | | 知识目标 | 技能目标 | | 理论 | 实践 |
| 一、绪论 | （一）解剖生理学基础的定义及地位 | 熟悉 | 会 | 理论讲授 多媒体演示 | 2 | |
| | （二）人体的组成和分部 | 掌握 | 能 | | | |
| | （三）解剖学姿势和方位术语 | 掌握 | 能 | | | |
| | （四）人体的经穴 | 掌握 | 能 | | | |
| | （五）生命活动的基本特征 | 熟悉 | 会 | | | |
| | （六）机体内环境和生理功能的调节 | 了解 | | | | |
| | （七）学习解剖生理学基础的基本观点与方法 | 了解 | | | | |

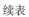

续表

| 单元 | 教学内容 | 教学目标 | | 教学活动参考 | 参考学时 | |
| --- | --- | --- | --- | --- | --- | --- |
| | | 知识目标 | 技能目标 | | 理论 | 实践 |
| 二、细胞 | （一）细胞的形态和结构 | | | 理论讲授 | 4 | |
| | 1. 细胞的形态 | 了解 | | 多媒体演示 | | |
| | 2. 细胞的结构 | 熟悉 | 会 | | | |
| | （二）细胞膜的功能 | 熟悉 | 会 | | | |
| | （三）细胞的生物电现象 | 掌握 | 能 | | | |
| | 1. 静息电位及其产生机制 | 掌握 | 能 | | | |
| | 2. 动作电位及其产生机制 | 掌握 | 能 | | | |
| | 3. 动作电位的引起和局部兴奋 | 掌握 | 能 | | | |
| | 4. 动作电位的传导 | 了解 | | | | |
| 三、基本组织 | （一）上皮组织 | | | 理论讲授 | 6 | |
| | 1. 被覆上皮 | 熟悉 | 能 | 多媒体演示 | | |
| | 2. 腺上皮和腺 | 了解 | | | | |
| | 3. 上皮组织的特殊结构 | 了解 | | | | |
| | （二）结缔组织 | | | | | |
| | 1. 固有结缔组织 | 熟悉 | 会 | | | |
| | 2. 软骨组织和软骨 | 了解 | | | | |
| | 3. 骨组织和骨 | 了解 | | | | |
| | （三）肌组织 | | | | | |
| | 1. 肌细胞的形态结构 | 熟悉 | 会 | | | |
| | 2. 肌细胞的收缩功能 | 了解 | | | | |
| | （四）神经组织 | | | | | |
| | 1. 神经元 | 掌握 | 能 | | | |
| | 2. 神经胶质细胞 | 了解 | | | | |
| | 3. 神经纤维 | 熟悉 | 能 | | | |
| | 4. 神经末梢 | 了解 | | | | |
| | 实验1 显微镜的构造和使用 | 熟悉 | 会 | 技能实践 | | 4 |
| | 实验2 基本组织 | 熟悉 | 会 | | | |
| 四、运动系统 | （一）骨与骨连结 | | | 理论讲授 | 12 | |
| | 1. 概述 | 熟悉 | 能 | 挂图演示 | | |
| | 2. 躯干骨及其连结 | 熟悉 | 能 | 活体观察 | | |
| | 3. 颅骨及其连结 | 熟悉 | 能 | 标本观察 | | |
| | 4. 四肢骨及其连结 | 熟悉 | 能 | 模型观察 | | |

续表

| 单元 | 教学内容 | 教学目标 | | 教学活动参考 | 参考学时 | |
|------|---------|---------|---------|------|------|------|
| | | 知识目标 | 技能目标 | | 理论 | 实践 |
| | （二）骨骼肌 | | | 多媒体演示 | | |
| | 1. 概述 | 了解 | | | | |
| | 2. 头肌 | 熟悉 | 会 | | | |
| | 3. 颈肌 | 熟悉 | 会 | | | |
| | 4. 躯干肌 | 熟悉 | 会 | | | |
| | 5. 四肢肌 | 熟悉 | 会 | | | |
| | （三）全身重要骨性标志和肌性标志 | | | | | |
| | 1. 全身重要的骨性标志 | 掌握 | 能 | | | |
| | 2. 全身重要的肌性标志 | 掌握 | 能 | | | |
| | （四）骨骼的功能 | 熟悉 | 会 | | | |
| | 实验3 骨与骨连结 活体骨性标志定位 | 掌握 | 能 | 技能实践 | | 4 |
| | 实验4 全身骨骼肌观察 活体肌性标志定位 | 掌握 | 能 | | | |
| 五、神经系统 | （一）概述 | | | 理论讲授 | 12 | |
| | 1. 神经系统的组成和功能 | 熟悉 | 会 | 挂图演示 | | |
| | 2. 神经系统的常用术语 | 了解 | | 活体观察 | | |
| | （二）中枢神经系统 | | | 标本观察 | | |
| | 1. 脊髓 | 掌握 | 能 | 模型观察 | | |
| | 2. 脑 | 掌握 | 能 | 多媒体演示 | | |
| | 3. 脊髓和脑的被膜、血管及脑脊液的循环 | 熟悉 | 会 | | | |
| | （三）周围神经系统 | | | | | |
| | 1. 脊神经 | 掌握 | 能 | | | |
| | 2. 脑神经 | 熟悉 | 会 | | | |
| | 3. 内脏神经 | 了解 | | | | |
| | （四）脑和脊髓的传导通路 | | | | | |
| | 1. 感觉传导通路 | 了解 | | | | |
| | 2. 运动传导通路 | 了解 | | | | |
| | （五）神经系统活动的一般规律 | | | | | |
| | 1. 神经纤维传导兴奋的特征 | 了解 | | | | |
| | 2. 反射和反射中枢 | 熟悉 | 会 | | | |
| | （六）神经系统的感觉功能 | | | | | |

| 单元 | 教学内容 | 教学目标 | | 教学活动参考 | 参考学时 | |
|---|---|---|---|---|---|---|
| | | 知识目标 | 技能目标 | | 理论 | 实践 |
| | 1. 感觉投射系统 | 熟悉 | 会 | | | |
| | 2. 大脑皮质的感觉功能 | 熟悉 | 会 | | | |
| | （七）神经系统对躯体运动的调节 | | | | | |
| | 1. 脊髓对躯体运动的调节 | 熟悉 | 会 | | | |
| | 2. 脑干及高位中枢对躯体运动的调节 | 熟悉 | 会 | | | |
| | （八）神经系统对内脏运动的调节 | | | | | |
| | 1. 自主神经的递质与受体 | 了解 | | | | |
| | 2. 自主神经的功能和意义 | 了解 | | | | |
| | 3. 各级中枢对内脏活动的调节 | 了解 | | | | |
| | （九）脑的高级功能 | | | | | |
| | 1. 脑电图 | 了解 | | | | |
| | 2. 觉醒与睡眠 | 了解 | | | | |
| | 3. 学习与记忆 | 了解 | | | | |
| | 4. 人类大脑皮质活动的特征 | 了解 | | | | |
| | 实验5　神经系统大体结构观察 | 熟悉 | 会 | 技能实践 | | 6 |
| | 实验6　反射弧分析 | 熟悉 | 会 | | | |
| | 实验7　人体腱反射检查 | 熟悉 | 会 | | | |
| 六、血液 | （一）概述 | | | 理论讲授 | 4 | |
| | 1. 血液的组成 | 熟悉 | 会 | 挂图演示 | | |
| | 2. 血液的性质 | 了解 | | 多媒体演示 | | |
| | （二）血浆 | | | | | |
| | 1. 血浆的成分及其作用 | 了解 | | | | |
| | 2. 血浆渗透压 | 了解 | | | | |
| | （三）血细胞 | | | | | |
| | 1. 红细胞 | 熟悉 | 会 | | | |
| | 2. 白细胞 | 熟悉 | 会 | | | |
| | 3. 血小板 | 熟悉 | 会 | | | |
| | （四）血液凝固与纤维蛋白溶解 | | | | | |
| | 1. 血液凝固 | 掌握 | 会 | | | |
| | 2. 纤维蛋白溶解 | 了解 | | | | |
| | （五）血型与输血 | | | | | |
| | 1. 血量 | 掌握 | 能 | | | |

| 单元 | 教学内容 | 教学目标 | | 教学活动参考 | 参考学时 | |
|---|---|---|---|---|---|---|
| | | 知识目标 | 技能目标 | | 理论 | 实践 |
| | 2. 血型 | 熟悉 | 会 | | | |
| | 3. 输血原则 | 熟悉 | 会 | | | |
| | 实验8　ABO 血型的鉴定和血细胞显微镜下观察 | 熟悉 | 会 | 技能实践 | | 2 |
| 七、脉管系统 | （一）概述 | 掌握 | 能 | 理论讲授 | 12 | |
| | （二）心血管系统 | | | 挂图演示 | | |
| | 1. 心 | 掌握 | 能 | 模型观察 | | |
| | 2. 血管 | 熟悉 | 会 | 多媒体演示 | | |
| | （三）淋巴系统 | | | | | |
| | 1. 淋巴管道 | 熟悉 | 会 | | | |
| | 2. 淋巴器官 | 了解 | | | | |
| | （四）心脏生理 | | | | | |
| | 1. 心肌细胞的生物电现象 | 了解 | | | | |
| | 2. 心肌的生理特性 | 了解 | | | | |
| | 3. 心脏的泵血功能 | 掌握 | 能 | | | |
| | 4. 心排出量及其影响因素 | 熟悉 | 会 | | | |
| | 5. 心音与心电图 | 了解 | | | | |
| | （五）血管生理 | | | | | |
| | 1. 血流量、血流阻力和血压 | 掌握 | 能 | | | |
| | 2. 动脉血压与动脉脉搏 | 掌握 | 能 | | | |
| | 3. 静脉血压与静脉血流 | 掌握 | 能 | | | |
| | 4. 微循环 | 掌握 | 能 | | | |
| | 5. 组织液的生成和淋巴循环 | 熟悉 | 会 | | | |
| | （六）心血管活动的调节 | | | | | |
| | 1. 神经调节 | 了解 | | | | |
| | 2. 体液调节 | 了解 | | | | |
| | 3. 社会心理因素对心血管活动的影响 | 了解 | | | | |
| | 实验9　心脏 | 熟悉 | 会 | 技能实践 | | 6 |
| | 实验10　全身主要血管的观察 | 熟悉 | 会 | | | |
| | 实验11　人体动脉血压测量和人体心音听取 | 熟悉 | 会 | | | |

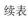

| 单元 | 教学内容 | 教学目标 | | 教学活动参考 | 参考学时 | |
| --- | --- | --- | --- | --- | --- | --- |
| | | 知识目标 | 技能目标 | | 理论 | 实践 |
| 八、呼吸系统 | （一）呼吸道 | | | 理论讲授 | 6 | |
| | 1. 鼻 | 熟悉 | 会 | 挂图演示 | | |
| | 2. 喉 | 熟悉 | 会 | 标本观察 | | |
| | 3. 气管与主支气管 | 掌握 | 能 | 模型观察 | | |
| | （二）肺 | | | 多媒体演示 | | |
| | 1. 肺的位置和形态 | 掌握 | 能 | | | |
| | 2. 肺内支气管和支气管肺段 | 掌握 | 能 | | | |
| | 3. 肺的微细结构 | 熟悉 | 会 | | | |
| | 4. 肺的血管 | 了解 | | | | |
| | （三）胸膜与纵隔 | | | | | |
| | 1. 胸膜与胸膜腔 | 熟悉 | 会 | | | |
| | 2. 胸膜下界与肺下界的体表投影 | 熟悉 | 会 | | | |
| | 3. 纵隔 | 了解 | | | | |
| | （四）肺通气 | | | | | |
| | 1. 肺通气的原理 | 了解 | | | | |
| | 2. 肺容量和肺通气量 | 熟悉 | 会 | | | |
| | （五）气体的交换和运输 | | | | | |
| | 1. 气体的交换 | 熟悉 | 会 | | | |
| | 2. 气体在血液中的运输 | 熟悉 | 会 | | | |
| | （六）呼吸运动的调节 | | | | | |
| | 1. 呼吸中枢 | 了解 | | | | |
| | 2. 呼吸运动的反射性调节 | 了解 | | | | |
| | 实验12 呼吸道、肺、胸膜与纵隔 | 熟悉 | 会 | 技能实践 | | 4 |
| | 实验13 肺活量测定 | 熟悉 | 会 | | | |
| 九、消化系统 | （一）概述 | | | 理论讲授 | 10 | |
| | 1. 消化系统的组成 | 掌握 | 能 | 挂图演示 | | |
| | 2. 消化管壁的一般结构 | 了解 | | 活体观察 | | |
| | 3. 胸部标志线和腹部分区 | 熟悉 | 会 | 标本观察 | | |
| | （二）消化管 | | | 模型观察 | | |
| | 1. 口腔 | 熟悉 | 会 | 多媒体演示 | | |
| | 2. 咽 | 熟悉 | 会 | | | |
| | 3. 食管 | 熟悉 | 会 | | | |

| 单元 | 教学内容 | 教学目标 | | 教学活动参考 | 参考学时 | |
|---|---|---|---|---|---|---|
| | | 知识目标 | 技能目标 | | 理论 | 实践 |
| | 4. 胃 | 熟悉 | 会 | | | |
| | 5. 小肠 | 熟悉 | 会 | | | |
| | 6. 大肠 | 熟悉 | 会 | | | |
| | （三）消化腺 | | | | | |
| | 1. 肝 | 熟悉 | 会 | | | |
| | 2. 胰 | 熟悉 | 会 | | | |
| | （四）腹膜 | | | | | |
| | 1. 腹膜与腹膜腔的概念 | 了解 | | | | |
| | 2. 腹膜与脏器的关系 | 了解 | | | | |
| | 3. 腹膜形成的结构 | 了解 | | | | |
| | （五）消化与吸收 | | | | | |
| | 1. 消化与吸收的概念 | 熟悉 | 会 | | | |
| | 2. 食物的消化 | 熟悉 | 会 | | | |
| | 3. 营养物质的吸收 | 熟悉 | 会 | | | |
| | 4. 消化器官活动的调节 | 了解 | | | | |
| | 实验14 消化管、消化腺和腹膜 | 熟悉 | 会 | 技能实践 | | 4 |
| | 实验15 消化系统的微细结构 | 熟悉 | 会 | | | |
| 十、能量代谢与体温 | （一）能量代谢 | | | 理论讲授多媒体演示 | 2 | |
| | 1. 机体能量的来源和利用 | 了解 | | | | |
| | 2. 影响能量代谢的主要因素 | 了解 | | | | |
| | 3. 基础代谢 | 掌握 | 能 | | | |
| | （二）体温 | | | | | |
| | 1. 正常体温及其生理波动 | 了解 | | | | |
| | 2. 机体的产热与散热 | 熟悉 | 会 | | | |
| | 3. 体温调节 | 熟悉 | 会 | | | |
| | 实验16 体温测定 | 熟悉 | 会 | 技能实践 | | 2 |
| 十一、泌尿系统 | （一）肾 | | | | 4 | |
| | 1. 肾的形态和位置 | 掌握 | 能 | | | |
| | 2. 肾的剖面结构 | 熟悉 | 会 | | | |
| | 3. 肾的被膜 | 了解 | | | | |
| | 4. 肾的微细结构 | 熟悉 | 会 | | | |
| | 5. 肾的血液循环特点 | 了解 | | | | |

| 单元 | 教学内容 | 教学目标 | | 教学活动参考 | 参考学时 | |
|---|---|---|---|---|---|---|
| | | 知识目标 | 技能目标 | | 理论 | 实践 |
| | （二）输尿管道 | | | | | |
| | 1. 输尿管 | 熟悉 | 会 | | | |
| | 2. 膀胱 | 熟悉 | 会 | | | |
| | 3. 尿道 | 熟悉 | 会 | | | |
| | （三）尿生成的过程 | | | | | |
| | 1. 肾小球的滤过 | 熟悉 | 会 | | | |
| | 2. 肾小管和集合管的重吸收 | 熟悉 | 会 | | | |
| | 3. 肾小管和集合管的分泌 | 熟悉 | 会 | | | |
| | （四）影响尿生成的因素 | | | | | |
| | 1. 影响肾小球滤过的因素 | 了解 | | | | |
| | 2. 影响肾小管和集合管功能的因素 | 熟悉 | 会 | | | |
| | （五）尿液及其排放 | | | | | |
| | 1. 尿液 | 熟悉 | 会 | | | |
| | 2. 尿的排放 | 熟悉 | 会 | | | |
| | 实验17 肾、输尿管、膀胱和女性尿道 | 熟悉 | 会 | 实践技能 | | 4 |
| | 实验18 肾的微细结构 | 熟悉 | 会 | | | |
| 十二、生殖系统 | （一）男性生殖系统 | | | 理论讲授 | 6 | |
| | 1. 男性内生殖器 | 掌握 | 能 | 挂图演示 | | |
| | 2. 男性外生殖器 | 熟悉 | 会 | 活体观察 | | |
| | 3. 男性尿道 | 掌握 | 能 | 标本观察 | | |
| | （二）女性生殖系统 | | | 模型观察 | | |
| | 1. 女性内生殖器 | 掌握 | 能 | 多媒体演示 | | |
| | 2. 女性外生殖器 | 熟悉 | 会 | | | |
| | （三）乳房和会阴 | | | | | |
| | 1. 乳房 | 了解 | | | | |
| | 2. 会阴 | 了解 | | | | |
| | （四）男性生殖功能与调节 | | | | | |
| | 1. 睾丸的功能 | 熟悉 | 会 | | | |
| | 2. 睾丸功能的调节 | 了解 | | | | |
| | 3. 睾丸功能的衰退 | 了解 | | | | |

续表

| 单元 | 教学内容 | 教学目标 | | 教学活动参考 | 参考学时 | |
|------|---------|---------|---------|------------|---------|---------|
| | | 知识目标 | 技能目标 | | 理论 | 实践 |
| | （五）女性生殖功能与调节 | | | | | |
| | 1. 卵巢的功能 | 熟悉 | 会 | | | |
| | 2. 卵巢周期性活动的调节 | 了解 | | | | |
| | 3. 卵巢功能衰退的表现 | 了解 | | | | |
| | （六）性生理 | | | | | |
| | 1. 性成熟的表现 | 了解 | | | | |
| | 2. 性兴奋与性行为 | 了解 | | | | |
| | 实验19　男女生殖器官 | 熟悉 | 会 | 技能实践 | | 2 |
| 十三、感觉器官 | （一）视器 | | | 理论讲授 | 6 | |
| | 1. 眼球 | 熟悉 | 会 | 挂图演示 | | |
| | 2. 眼副器 | 了解 | | 活体观察 | | |
| | 3. 眼的血管 | 了解 | | 模型观察 | | |
| | （二）前庭蜗器 | | | 多媒体演示 | | |
| | 1. 外耳 | 熟悉 | 会 | | | |
| | 2. 中耳 | 熟悉 | 会 | | | |
| | 3. 内耳 | 掌握 | 能 | | | |
| | （三）皮肤 | | | | | |
| | 1. 皮肤的微细结构 | 掌握 | 能 | | | |
| | 2. 皮肤的附属结构 | 熟悉 | 会 | | | |
| | 3. 皮肤的功能 | 了解 | | | | |
| | （四）眼的视觉功能 | | | | | |
| | 1. 眼的折光功能 | 熟悉 | 会 | | | |
| | 2. 眼的感光换能功能 | 了解 | | | | |
| | 3. 与视觉有关的几种生理现象 | | | | | |
| | （五）耳的功能 | | | | | |
| | 1. 耳的听觉功能 | 熟悉 | 会 | | | |
| | 2. 内耳的位置觉和运动觉功能 | 熟悉 | 会 | | | |
| | 3. 前庭反应 | 了解 | | | | |
| | 实验20　视器、前庭蜗器和皮肤的观察 | 熟悉 | 会 | 技能实践 | | 4 |
| | 实验21　瞳孔对光反射、视力测定、色盲检查和声波传导途径 | 熟悉 | 会 | | | |

| 单元 | 教学内容 | 教学目标 | | 教学活动参考 | 参考学时 | |
|------|---------|---------|---------|-------------|---------|---------|
| | | 知识目标 | 技能目标 | | 理论 | 实践 |
| 十四、内分泌系统 | （一）概述 | 了解 | | 理论讲授<br>多媒体演示 | 4 | |
| | （二）下丘脑与垂体 | 熟悉 | 会 | | | |
| | （三）甲状腺 | 熟悉 | 会 | | | |
| | （四）甲状旁腺 | 熟悉 | 会 | | | |
| | （五）肾上腺 | 熟悉 | 会 | | | |
| | （六）胰岛 | 熟悉 | 会 | | | |
| | 实验22　内分泌器官大体及微细结构的观察 | 熟悉 | 会 | 技能实践 | | 2 |
| 十五、人体胚胎概要 | （一）胚胎发生 | 了解 | | 理论讲授<br>多媒体演示 | 4 | |
| | （二）胎膜与胎盘 | 熟悉 | 会 | | | |
| | （三）胎儿血液循环 | 熟悉 | 会 | | | |
| | （四）双胎、多胎与畸形 | 了解 | | | | |
| | 实验23　胚胎发育 | 熟悉 | 会 | | | 2 |
| 十六、人体衰老 | （一）人的寿命 | 了解 | | 理论讲授<br>多媒体演示 | 2 | |
| | （二）衰老 | 熟悉 | | | | |
| | （三）抗衰老 | 熟悉 | | | | |

## 五、说明

### （一）教学安排

本课程标准主要供中等卫生职业教育康复技术专业教学使用,第1学期开设,总学时为144学时,其中理论教学96学时,实践教学46学时,机动2学时。学分为8学分。

### （二）教学要求

1. 本课程对知识部分教学目标分为掌握、熟悉、了解三个层次。掌握:指对基本知识、基本理论、有较深刻的认识,并能综合、灵活地运用所学的知识解决实际问题。熟悉:指能够领会概念、原理的基本含义,解释现象。了解:指对基本知识、基本理论能有一定的认识,能够记忆所学的知识要点。

2. 本课程重点突出以岗位胜任力为导向的教学理念,技能目标分为能和会两个层次。能:指能独立、规范地解决实践技能问题,完成实践技能操作。会:指在教师的指导下能初步实施实践技能操作。

### （三）教学建议

1. 本课程依据康复技术岗位的工作任务、职业能力要求,强化理论实践一体化,突出"做中学、学中做"的职业教育特色,根据培养目标、教学内容和学生的学习特点以及执业资格考试要求,提倡项目教学、案例教学、任务教学、角色扮演、情境教学等方法,利用校内外实训基地,将学生的自主学习、合作学习和教师引导教学等教学组织形式有机结合。

2. 教学过程中,可通过测验、观察记录、技能考核和理论考试等多种形式对学生的职业素养、专业知识和技能进行综合考评。应体现评价主体的多元化,评价过程的多元化,评价方式的多元化。评价内容不仅关注学生对知识的理解和技能的掌握,更要关注知识在临床实践中运用与解决实际问题的能力水平,重视职业素质的形成。